Edition Emil Kraepelin

Herausgegeben von
Matthias M. Weber, Florian Holsboer,
Paul Hoff, Detlev Ploog† und Hanns Hippius

Band 7
Kraepelin in München II (1914-1921)

Emil Kraepelin

Kraepelin in München II

1914–1921

Herausgegeben von
Wolfgang Burgmair, Eric J. Engstrom
und Matthias M. Weber

belleville

Hormayrstraße 15, D-80997 München

ISBN 978-3-933510-96-9

Satz durch die Herausgeber mit TEX/ LATEX 2ε
Druck und Bindung: Steinmeier GmbH & Co. KG
D-86738 Deiningen

E19090522

Inhaltsverzeichnis

Vorwort

> Die Jahre des Wiederaufrichtens nach ungeheurem Einsturz, das sind die guten Wachstumsjahre der Völker. Zwar erkennen immer nur wenige besonnentätige Geister die Vorteile der Niederlage; aber auf diese wenigen kommt es an, und während andere genießen, anklagen, verfluchen und aufwühlen oder der Menschheit vorschreiben, wie sie sich von nun an zu entwickeln habe, bereiten jene still die Zukunft vor.
>
> *Hans Carossa (1931),*
> *Der Arzt Gion*[1]

Auch der siebte Teil der Edition des schriftlichen Nachlasses von Emil Kraepelin (⋆1856 – †1926) verfolgt – wie die bereits erschienenen Bände *Persönliches, Kriminologische und forensische Schriften, Briefe I, Kraepelin in Dorpat, Kraepelin in Heidelberg* und *Kraepelin in München I*[2] – die Absicht, der medizingeschichtlichen und wissenschaftshistorischen Forschung bisher unbekannte oder schwer zugängliche Quellen über Leben und Werk dieses einflußreichen Psychiaters zur Verfügung zu stellen.

Die Auswahl der hier präsentierten Aufsätze, Amtsschreiben und privaten Korrespondenz war von dem Bestreben geleitet, die Breite des Wirkens von Emil Kraepelin vom Beginn des Ersten Weltkriegs bis 1921 darzustellen. Von den hier edierten 83 Briefen aus dem Nachlaß stammen 17 von seiner Hand. Darüber hinaus wurden 11 weitere Dokumente aufgenommen, darunter Schreiben Kraepelins an staatliche Behörden und die medizinische Fakultät der Universität München, die seine administrativen Aufgaben als

[1] Vgl. Carossa 1978, S. 27.

[2] Vgl. Burgmair 2000a, 2001, 2002, 2003a, 2005, 2006; nachfolgend zitiert als „Bd. I“, „Bd. II“, „Bd. III“, „Bd. IV“, „Bd. V“, „Bd. VI“.

Klinikdirektor und forensisch-psychiatrischer Gutachter, als Wissenschaftspolitiker und vor allem als Aktivist in der Kriegszieldebatte widerspiegeln.

Den Ersten Weltkrieg, der heute gemeinhin als die historische „Ur-Katastrophe des 20. Jahrhunderts“ gilt[3], begriff Emil Kraepelin als eine nationale Bewährungsprobe, zu der er als Arzt und Wissenschaftler seinen Beitrag zu leisten hatte. Diese Haltung stellte für ihn als Angehörigen der Gelehrtenelite des Wilhelminischen Kaiserreichs eine Selbstverständlichkeit dar, die er niemals erkennbar hinterfragte. Kraepelin zählte dabei nicht zu jenen deutschen Professoren, die nur in den ersten Kriegsmonaten der damals weitverbreiteten patriotischen Begeisterung folgten. Sein Engagement orientierte sich während des Ersten Weltkriegs vielmehr an denselben Zielen, die er bereits seit etwa 1900 als Gesundheitspolitiker im Dienst der allgemeinen Volkshygiene verfolgt hatte. Im Vordergrund stand daher zunächst sein Kampf gegen Alkohol und Syphilis, die er als die wichtigsten Ursachen der Entartung betrachtete. Dies erklärt die umfangreichen Bemühungen Kraepelins, die Militärbehörden für entsprechende prophylaktische Maßnahmen bei den Truppen zu gewinnen, zumal er befürchtete, daß die Bedingungen des Krieges den Alkoholkonsum und die Verbreitung von Geschlechtskrankheiten enorm fördern würden.

Kraepelins Einsatz für den Krieg als nationale Aufgabe blieb jedoch nicht auf solche gesundheitspolitischen Maßnahmen zur Sicherung der Kampfkraft des deutschen Heeres beschränkt, sondern ging weit darüber hinaus, indem er sich ab 1915 aktiv an der sogenannten „Kanzlersturzbewegung“ gegen Theobald von Bethmann-Hollweg beteiligte. Ein wesentlicher Teil der im vorliegenden Band publizierten Quellen belegt die große Bedeutung, die Kraepelin als Mitglied des „Volksausschusses für rasche Niederkämpfung Englands“ und später als Gründungsmitglied der Deutschen Vaterlandspartei in Bayern zukam.

In dieser Eigenschaft verfaßte Kraepelin nicht nur Vorlagen für Flugblätter, mit denen die deutsche Öffentlichkeit für den Siegfrieden, expansive Kriegsziele und den uneingeschränkten U-Boot-

[3] Vgl. Mommsen 2002.

Krieg gewonnen werden sollte, sondern er ging bei diesen Themen auch gegen die von ihm als ungerecht empfundene Pressezensur vor. Die wichtigsten Partner Kraepelins in den politischen Auseinandersetzungen waren der Berliner Historiker Dietrich Schäfer und der Münchner Hygieniker Max von Gruber. Gerade der Vergleich mit diesen beiden Protagonisten zeigt auf, daß Kraepelin zwar nur selten in der politischen Öffentlichkeit agierte, aber dennoch einen unverzichtbaren Multiplikator für die Ziele der Kanzlersturzbewegung und der später daraus hervorgegangenen Parteien der nationalen Rechten darstellte.

Mit der Realität des Krieges kam Kraepelin dabei persönlich zunächst kaum in Berührung. Allerdings enthielten die Briefe seiner Schüler und Kollegen, die im Sanitätsdienst an der Front und in den Lazaretten eingesetzt waren, detaillierte Informationen über die Verhältnisse in den Kampfgebieten, nicht zuletzt zum Problem der sogenannten Kriegsneurotiker. Die Zuspitzung der politischen, wirtschaftlichen und sozialen Lage gegen Kriegsende erlebte Kraepelin schließlich auch in München. Die dortigen Ereignisse anläßlich des Munitionsarbeiterstreiks Anfang 1918 spiegelt nicht zuletzt das von ihm verantwortete forensisch-psychiatrische Gutachten über Ernst Toller wider, das im vorliegenden Band erstmals im vollständigen Wortlaut publiziert wird.

Trotz seiner politischen Aktivitäten verlor Kraepelin seine wissenschaftlichen Ziele nicht aus den Augen. Mitten im Ersten Weltkrieg gelang ihm im Februar 1917 die Gründung der Deutschen Forschungsanstalt für Psychiatrie (DFA). Hierbei konnte sich Kraepelin nicht nur auf den seit 1905 in Deutschland lebenden amerikanischen Bankier James Loeb als Hauptmäzen stützen, sondern auch auf jenes Netz gesellschaftlich maßgeblicher Persönlichkeiten und Gruppierungen, mit denen er bereits infolge seines Engagements in der Kanzlersturzbewegung in näheren Kontakt getreten war. Die Zielsetzung der DFA als nationale Wissenschaftsinstitution und zugleich internationales Forschungszentrum entspricht Kraepelins ambivalenter Position zwischen seiner Selbstidentifikation als deutscher Gelehrter und seinem Bemühen um den Erhalt seiner auch im Ausland anerkannten fachlichen Reputation.

Die deutsche Niederlage von 1918 empfand Kraepelin nicht zuletzt wegen seiner vielfältigen Aktivitäten während des Ersten Weltkriegs auch persönlich als einschneidenden Verlust. Wie etwa die Auseinandersetzung um die Einführung des Achtstundentages für das Pflegepersonal an seiner Münchner Klinik zeigte, arrangierte sich Kraepelin zwar mit den politischen und sozialen Verhältnissen der Nachkriegszeit, jedoch blieb ihm die Weimarer Republik fremd. Er bevorzugte weiter eine korporative Herrschaft der Experten und Eliten. Obwohl Kraepelin etwa mit der Gründung der DFA und auch bei der Wiederanknüpfung seiner Auslandsbeziehungen nach dem Ende des Krieges durchaus Erfolge zu verzeichnen hatte, erreichte er nach 1918 weder persönlich noch wissenschaftlich wieder jene einzigartige Position, die er vorher für sich beanspruchen konnte.

Sogar das Kernstück seiner beruflichen Karriere, seine psychiatrische Krankheitslehre, wurde von der nachkommenden Psychiatergeneration zunehmend kritisiert, worauf Kraepelin mit einer Modifikation seiner Nosologie reagierte. Daß das politische und soziale Modell der Wilhelminischen Ära, das Kraepelin repräsentierte, mit der Niederlage von 1918 tatsächlich gescheitert war, wurde ihm – wie vielen seiner Zeitgenossen – erst nach und nach bewußt. Der nächste Band der vorliegenden Edition, der sich derzeit in Vorbereitung befindet, wird vor allem die Bemühungen Kraepelins um die langfristige Sicherung seines wissenschaftlichen Werkes darstellen.

Wie bei den bereits erschienenen Bänden besorgten die Herausgeber Wolfgang Burgmair, Eric J. Engstrom und Matthias M. Weber gemeinsam die Auswahl, Transkription und Kommentierung der publizierten Aufsätze und Briefe. Die federführenden Bearbeiter werden ggf. am Ende des jeweiligen Kapitels genannt. Frau Margit Scheidl korrigierte wiederum die Transkriptionen der publizierten Aufsätze und der Brieftexte. Das Lektorat des gesamten Bandes lag in den Händen von Frau Gabriele Werbeck. Die erforderliche spezielle Literatur beschafften die Bibliothekarinnen des Max-Planck-Instituts für Psychiatrie, Frau Angelika Kaufmann und Frau Susanne Hölke. Der Verleger der vorliegenden Edition,

Herr Dr. Michael Farin (belleville Verlag), unterstützte das Projekt weiterhin durch seine fachkundigen Ratschläge. Frau Dr. Ulrike Schmidt besorgte dankenswerterweise auch die zur Vorbereitung dieses Bandes erforderlichen Übersetzungen von Quellen aus dem Französischen und Italienischen.

Zu besonderem Dank sind die Herausgeber der Horst-Kübler-Stiftung verpflichtet, die sowohl die Tätigkeit des Historischen Archivs des Max-Planck-Instituts für Psychiatrie als auch den vorliegenden Band durch einen Kostenzuschuß großzügig unterstützte. Die Stiftung Deutsche Forschungsanstalt für Psychiatrie (München) fördert weiterhin die Sicherung und archivische Erfassung des Nachlasses von Emil Kraepelin. Das Projekt wird vom Historischen Archiv des Max-Planck-Instituts für Psychiatrie (Deutsche Forschungsanstalt für Psychiatrie) in Kooperation mit der Psychiatrischen Universitätsklinik der Ludwig-Maximilians-Universität München durchgeführt.

Die Herausgeber haben wiederum zahlreichen Personen und Institutionen für ihre Hilfe und Anregungen zu danken. Die Mitglieder der Familie Kraepelin, insbesondere Herr Prof. Hans-Peter Dürr, Frau Wera Stabel, Frau Prof. Gunda Kraepelin, Herr Dr. Erich Schmidt-Kraepelin, Frau Dr. Ursula Perkow und Herr Günter Schwabe, ermöglichten während der letzten Jahre durch die großzügige Abgabe der bislang in ihrem Privatbesitz befindlichen Materialien und Dokumente überhaupt erst die Bearbeitung des Nachlasses.

Für die Archive und Bibliotheken, die das Projekt maßgeblich unterstützten, seien stellvertretend das Bayerische Hauptstaatsarchiv (Dr. Christoph Bachmann und Dr. Josef Anker) sowie die Stadtarchive Heidelberg (Frau Diana Weber) und Mannheim (Dr. Hanspeter Rings) genannt. Herr Prof. Paul U. Unschuld (Horst-Görtz-Stiftungsinstitut, Charité Berlin) und Herr Dr. Florian Mildenberger (Staatsbibliothek zu Berlin) sowie Herr Dr. Lorenz Beck, Archiv zur Geschichte der Max-Planck-Gesellschaft in Berlin-Dahlem, und seine Mitarbeiter Frau Dr. Marion Kazemi, Frau Susanne Uebele und Herr Dipl.-Arch. Dirk Ullmann trugen zu diesem Band durch ihre Auskünfte zu mehreren wichtigen Einzelfragen bei. Schließlich schulden die Herausgeber vielen Kollegen und Freunden Dank für sachliche Hinweise und Anregungen sowie für ihre technische Unterstützung:

Herrn Nicholas Alforde (University of Bradford, England), Prof. Dr. Jüri Allik (Tartu, Estland), Herrn Thomas Arnold (Bayerisches Landesamt für Statistik und Datenverarbeitung, München), Herrn Robert Bierschneider (Staatsarchiv München), Frau Dr. Wenche Blomberg (Oslo), Frau Karin Emich (Institut für Stadtgeschichte, Frankfurt/Main), Herrn Klaus Gruzlewski (München), Frau Heide Gutsche (Eberswalde), Herrn Per Håve, Prof. Dr. Jörg Hackmann (Greifswald), Herrn Björn Hofmeister (Washington, DC), Prof. Dr. Gunther Ladurner (Christian-Doppler-Klinik, Salzburg), Frau Dr. Anja Laukötter (Berlin), Dr. Michael Rietz (Raeren), Dr. Thomas Röske und Frau Dr. Bettina Brandt-Claussen (Sammlung Prinzhorn, Heidelberg), Frau Diane Richardson MLS (Oskar Diethelm Library, Cornell Medical College, New York City), Frau Dr. Brigitte Salmen (Schloßmuseum Murnau), PD Dr. Armin Schäfer (Berlin), Frau Barbara Schröder (Stadtarchiv Nassau), Frau Sabine Schroyen M. A. (Künstlerverein Malkasten, Düsseldorf), Frau Dr. Gudrun Silberzahn-Jandt (Esslingen-Kennenburg), Dr. Wolfgang Smolka und Frau Dipl.-Arch. Ursula Lochner (Archiv der Ludwig-Maximilians-Universität München), Frau Iris Sonnenstuhl-Fekete (Stadtarchiv Esslingen), Herrn Martin Steinhäuser (Verbandsgemeinde Nassau), PD Dr. Ralf Stremmel (Historisches Archiv Krupp, Essen-Hügel, Alfried Krupp von Bohlen und Halbach-Stiftung), Schwester M. Werenfried (Kloster Hegne), Prof. Dieter Weiß (Universität Bayreuth), PD Dr. Manfred Wildner (Bayerisches Landesamt für Gesundheit und Lebensmittelsicherheit, München), Frau Christiane Witzke (Stadtarchiv Neustrelitz), Herrn Axel Vater (Krefeld) und Prof. Josef Zihl (München).

München, im April 2009
Die Herausgeber

1. Editorische Hinweise

1.1. Provenienz

Wie bei den sechs vorangegangenen Bänden der Editionsreihe *Emil Kraepelin* stammen die hier wiedergegebenen Manuskripte, Amtsschreiben, Briefe und Briefkarten Kraepelins und seiner Korrespondenzpartner überwiegend aus den Teilen seines schriftlichen Nachlasses, die sich bei den verschiedenen Zweigen seiner Nachkommen erhalten haben, sowie aus den Beständen der Archive der Cornell University (New York), der Johns Hopkins University (Baltimore), der Wisconsin Historical Society (Madison), der Firma Bayer AG (Leverkusen) und der psychiatrischen Klinik der Ludwig-Maximilians-Universität München. Die Entwürfe und Originalschreiben der Amtskorrespondenz mit Ministerien, Behörden und Universitäten wurden u. a. aus den Beständen des Bayerischen Hauptstaatsarchivs, des Archivs der Ludwig-Maximilians-Universität und des Bundesarchivs Berlin transkribiert.

Emil Kraepelin legte zu seinen Lebzeiten nachweislich keinen Wert auf eine strukturierte Ordnung seines Schriftverkehrs. Erst nach seinem Tod 1926 führten seine Witwe Ina und seine älteste Tochter, Dr. med. Toni Schmidt-Kraepelin, eine generelle Sortierung aller damals noch auffindbaren Schriftstücke aus seinem privaten Besitz durch. Danach erhielten, gemäß dem Letzten Willen Kraepelins, seine vier Töchter – Toni, Eva, Ina und Hanna – jeweils größere Partien des schriftlichen Nachlasses, die sie wiederum an ihre Nachkommen weitergaben. Während des Zweiten Weltkriegs ging allerdings eine nicht mehr zu rekonstruierende Anzahl von Briefen und Manuskripten verloren. Die erhalten gebliebenen Dokumente wurden zwischen 1994 und 2008 nach und nach dem Historischen Archiv des Max-Planck-Instituts für Psychiatrie (Deutsche

Forschungsanstalt für Psychiatrie)[1] in München zur Archivierung und wissenschaftlichen Auswertung übergeben.

1.2. Wiedergabe der Texte

Der vorliegende Band enthält insgesamt 83 Briefe, davon 17 von der Hand Emil Kraepelins. Dies entspricht etwa einem Drittel der bislang aus dem Zeitraum von 1914 bis 1921 im Bestand des Historischen Archivs des Max-Planck-Instituts für Psychiatrie vorhandenen Korrespondenz. Detaillierte Verzeichnisse der Briefe nach Verfasser und Datum sowie ein Namens- und Ortsregister sind im Anhang beigefügt.

Auf Textkürzungen wurde in Briefen, Manuskripten und der amtlichen Korrespondenz Kraepelins verzichtet, um den Kontext und die Gewichtung der Aussagen sowie die formalen und stilistischen Charakteristika zu erhalten. Die originale Orthographie, Interpunktion, Syntax und der Lautstand wurden durchgehend beibehalten, ebenso die Absatzgliederung, fremdsprachige Zitate, sämtliche Abkürzungen, Währungs- und Maßbezeichnungen, Unterstreichungen, Hochstellungen und die Klammersetzungen. Offensichtliche Auslassungen von Wörtern und grammatikalische Fehler wurden von den Herausgebern nicht korrigiert und sind – wie alle orthographischen Eigenheiten – wegen der Häufigkeit ihres Vorkommens im Text nicht speziell gekennzeichnet.

Bei amtlichen Schriftstücken werden – soweit vorhanden – die originalen Paginierungen, Aktennummern und sonstige Ordnungskriterien angegeben. Die Privatkorrespondenz Kraepelins enthält keine derartigen Merkmale. Die Datums- und Ortsangaben der Verfasser wurden vereinheitlicht und erscheinen zusammen mit der Art des Dokuments (Brief, Karte etc.) in der Kopfzeile. Die Sortierung der Briefe folgt den originalen Datumsangaben. In vielen der hier edierten Briefe, Briefkarten und Aktenstücke sind Textverluste durch Ausrisse, Lochungen und andere Beschädigungen zu verzeichnen. Darüber hinaus ist die Lesbarkeit wegen der

[1] MPIP-HA.

stellenweise stark verblaßten Tinte erheblich beeinträchtigt. Die fehlenden oder unleserlichen Wörter und Passagen sind – soweit für das Verständnis nötig – in eckigen Klammern mit Fragezeichen ergänzt. Den Briefen in italienischer Originalsprache wurden Übersetzungen angefügt.

Die textkritischen Zeichen bedeuten in allen nachfolgenden Quellen:

Normale Schrift	Grundtext des originalen Manuskripts.
Geneigte Schrift	Handschriftliche Ergänzungen und Korrekturen.
[Text]	Handschriftliche Streichungen.
Text (unterstrichen)	Handschriftliche Unterstreichungen.
[Kursive Schrift]	Anmerkungen der Herausgeber.
[?]	Unsichere Lesart; Textverlust; Hinweise auf Lesevarianten durch die Herausgeber.
[N]	Seitenumbruch im Original, ggf. mit Paginierung.

Der Fußnotenapparat enthält alle Anmerkungen, die aus Sicht der Herausgeber für das unmittelbare Textverständnis erforderlich scheinen. Erläuterungen zu den in der Korrespondenz erwähnten Personen finden sich bei der ersten Nennung des Namens im Band, bei den Verfassern der Briefe beim ersten edierten Brief. Gegebenenfalls wird auf die entsprechende Anmerkung in den bereits vorliegenden Bänden der Edition verwiesen. Sofern nicht anders vermerkt, beziehen sich die biographischen Hinweise auf die Neue Deutsche Biographie, die Deutsche Biographische Enzyklopädie, das Biographisch-Bibliographische Verzeichnis deutschsprachiger Neurologen und Psychiater, das Biographische Lexikon der hervorragenden Ärzte, das Ärztelexikon, Degeners *Wer ist's* und den Reichs-Medizinal-Kalender.[2] Die Werke Emil Kraepelins werden nach der Bibliographie in Band I bzw. den Nachträgen in den Bänden IV und V sowie im vorliegenden Band VII zitiert.[3]

Wolfgang Burgmair

[2] Vgl. DBE 1999; Degener 1912; Eckart 2001; Hirsch 1884; Kreuter 1996; NDB 1953; Pagel 1901; Reichs-Medizinal-Kalender 1904, 1931.
[3] Vgl. Bd. I, S. 243-266; Bd. IV, S. 334; Bd. V, S. 366; S. 388.

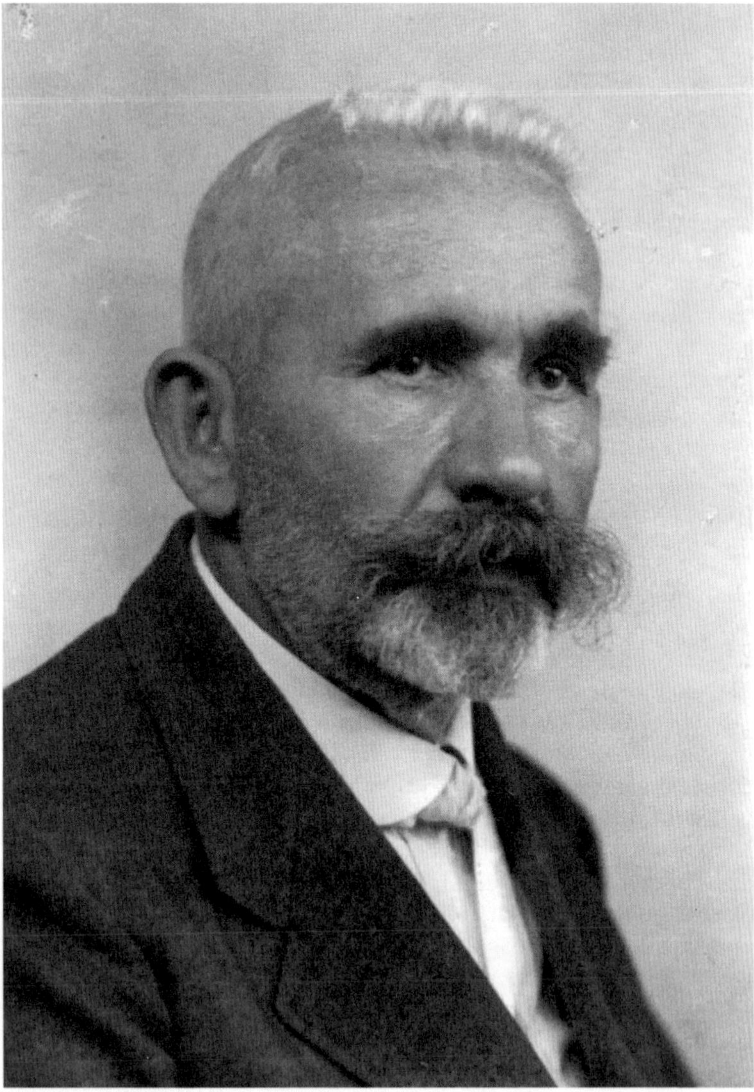

Emil Kraepelin, um 1918

2. Einleitung

Psychiatrie und Politik im Dienste des deutschen Volkes

> Das dicke Ende kam, aber anders und schneller, als er dachte, und er erlebte es. *[...]* Übersicht jedoch war ihnen nicht zu eigen. Wie hätte der Teufel nicht leichtes Spiel gehabt, sie zu verwirren? Was hätten sie gewußt? Weltpolitik, der Weltkrieg stieg ihnen zu Kopfe.
>
> *Annette Kolb (1927), Daphne Herbst*[1]

Der „Geist von 1914"

Nach dem Beginn der militärischen Kampfhandlungen im August 1914 ahnten in Deutschland nur wenige zeitgenössische Beobachter, daß der Krieg länger als einige Wochen dauern würde.[2] Die Aussicht auf einen kurzen siegreichen Feldzug erlaubte es, an die gesamtgesellschaftliche Mobilisierung in jenen Augusttagen die Hoffnung zu knüpfen, daß ein neuer „Geist von 1914" die sozialen Konfliktherde und die parteipolitische Interessenpolitik des späten Wilhelminischen Kaiserreiches überwinden und den Weg zu einer neuen Volksgemeinschaft ebnen würde.[3] Die Verkündung des sogenannten „Burgfriedens" durch Kaiser Wilhelm II.[4] Anfang Au-

[1] Vgl. Kolb 1982, S. 73f.
[2] Zum aktuellen diesbezüglichen Forschungsstand vgl. Thiemeyer 2007.
[3] Vgl. hierzu Bruendel 2003.
[4] Wilhelm II. erklärte am 04.VIII.1914 in Berlin: „Ich kenne keine Parteien mehr; ich kenne nur noch Deutsche." Vgl. Craig 1993, S. 299.

gust 1914 stand für die Sammlung aller gesellschaftlichen Kräfte unter vorläufiger Zurückstellung von politischen Differenzen und Reformansprüchen.

Die entscheidende politische Funktion des Burgfriedens bestand aber weniger in der Förderung eines patriotischen Gemeinschaftsgefühls, das ohnehin alsbald zu schwinden begann, er diente vielmehr der Legitimierung des Engagements aller Bürger[5]. Das gesamte, nunmehr durch den Kriegsausbruch „erlöste" Land war dazu aufgerufen, nicht nur die nationale Geschlossenheit herzustellen, sondern sie mit dem neuen „Geist von 1914" zu erfüllen. An dieser politischen Aufgabe beteiligten sich Millionen Deutsche, darunter auch Emil Kraepelin. Wegen seiner prominenten Stellung in der Psychiatrie nach 1900 und seiner volkshygienischen Bestrebungen kam Kraepelins politischen Aktivitäten allerdings eine herausgehobene Bedeutung zu, die nachfolgend näher dargestellt werden soll.

Kriegszieldebatte

Kraepelins politisches Engagement im Ersten Weltkrieg nahm seinen Anfang mit der Verkündung des Burgfriedens 1914 und sein Ende mit dessen Zerfall 1917. Dieser Verlauf ist durchaus als Ausdruck der zunehmenden politischen Radikalisierung und Polarisierung in Deutschland zu deuten, da bereits nach wenigen Monaten die Brüchigkeit und Instabilität des Burgfriedens sichbar wurden – und desto mehr, je länger der Krieg andauerte, bis der politische Konsens 1917 endgültig zerbrach. Beschleunigt wurde dieser Zerfall des Burgfriedens ganz erheblich durch die Kriegszieldiskussion, an der sich Kraepelin unmittelbar und mit beachtlichem politischem Elan beteiligte. Um Kraepelins Verhalten besser einschätzen zu können, erscheint es zunächst notwendig, den Verlauf der Kriegszieldebatte kurz zu skizzieren.

Obwohl bereits im Herbst 1914 verschiedene Gruppierungen mögliche deutsche Kriegsziele formulierten, erreichte die Diskussion erst im Sommer 1915 einen vorläufigen Höhepunkt, nachdem die

[5] Vgl. Fritzsche 1998, S. 51f.

Handelsblockade der Entente zu ersten Versorgungsengpässen geführt und die Versenkung des amerikanischen Passagierschiffs Lusitania die Fortsetzung des U-Boot-Krieges in Frage gestellt hatte. Zu den damals wohl bekanntesten Veröffentlichungen über die deutschen Kriegsziele zählte eine Denkschrift von Andreas Gildemeister[6], die bald darauf zur Grundlage der von alldeutschen Aktivisten formulierten sogenannten „Intellektuelleneingabe" vom 8. Juli 1915 wurde[7]. Die Unterzeichner dieser Eingabe wollten durch weitreichende Entschädigungs- und Gebietsansprüche, u. a. auch auf „Siedlungsraum", gegenüber Frankreich, Belgien, Rußland und England, die „Weltgeltung" Deutschlands sicherstellen. Nur auf diese Weise glaubten sie verhindern zu können, daß der „deutsche Geist" zu einem „wurzellosen Volksgeist" zersetzt wird, „der in allen Ländern – übrigens vergebens – Heimat suchen, sich überall anpassen und sein eigenes wie das Wesen der Wirtsvölker verfälschen muß, weil ihm der gesunde nationale Körper fehlt"[8].

Kraepelin zählte nicht nur zu den Unterzeichnern von Gildemeisters Denkschrift. Sie bewog ihn auch dazu, sich in München mit politisch Gleichgesinnten zusammenzuschließen und aktiv für die Durchsetzung annexionistischer Kriegsziele einzusetzen. Bereits 1915 wirkte er an der Organisation politischer Versammlungen und der Ausarbeitung der „Richtlinien für einen künftigen Frieden"[9] mit. Zu dieser Zeit bildeten sich in München, wie in vielen deutschen Städten, zahlreiche Zirkel, die sich mit der Kriegszielpolitik auseinandersetzten.[10] Beispielsweise scharte der Herausgeber der *Süddeutschen Monatshefte*, Paul Nikolaus Cossmann[11], Wissenschaftler und Politiker um sich, neben Kraepelin etwa den

[6] Andreas Mathias Gildemeister (⋆1869 – †nach 1930), Schriftsteller und Privatier aus Bremen.

[7] Vgl. Schwabe 1966; Hagenlücke 1997, S. 67f.; BayHStA: MInn 54014, gedruckte Unterzeichnerliste, 06.VIII.1915.

[8] Vgl. Gildemeister 1915, S. 7f. Den Aufruf unterzeichneten neben Kraepelin auch die Psychiater Gabriel Anton (Halle), Otto Binswanger (Jena), Alfred Hoche (Freiburg) und Aloys Alzheimer (Breslau).

[9] Vgl. Kraepelin 1983a, S. 192f.

[10] Vgl. Albrecht 1968, S. 157-163; Schwabe 1966, S. 108f.; Müller 1954, S. 124-126.

[11] Zur Biographie vgl. S. 345, Fußnote 15; Brief Paul Nikolaus Cossmann an Emil Kraepelin, 22.III.1920, S. 345.

bayerischen Verkehrsminister Heinrich von Frauendorfer[12] und den Volkswirt und späteren bayerischen Finanzminister Edgar Jaffé[13]. Auch der im Februar 1915 gegründete Verein „Deutsche Wacht“, in dem Kraepelin ebenfall aktiv mitwirkte, wurde zum frühen Sammelpunkt von Befürwortern annexionistischer Kriegsziele. Diese Gruppierungen gaben sich betont überparteilich mit dem Ziel, nicht nur die öffentliche Meinung, sondern auch die offizielle Reichspolitik zu beeinflussen.

Die Kanzlersturzbewegung

Der „Geist von 1914“ konnte jedoch in der Form einer überparteilichen Sammlungsbewegung während des Krieges kaum politisch verwirklicht werden. Gerade in Bayern kam es infolge der katastrophalen Ernte im Herbst 1915 zu scharfen Angriffen aus den Reihen des Bayerischen Christlichen Bauernvereins gegen die Kriegs- und Ernährungspolitik der Reichsregierung.[14] Die Entlassung des Großadmirals Alfred von Tirpitz[15] im März 1916, die daraus resultierende erneute Entschärfung des U-Boot-Krieges sowie der unentschiedene Ausgang der Seeschlacht am Skagerrak Anfang Juni 1916 heizten die Kriegszieldebatte wieder an. Immer häufiger wurde der von seinen Gegnern als „lendenlahm“ gescholtene Reichskanzler Theobald von Bethmann-Hollweg zur bevorzugten Zielscheibe der Befürworter eines uneingeschränkten U-Boot-Krieges.

[12] Heinrich von Frauendorfer (⋆1855 – †1921), Jurist und Politiker; nach dem Studium der Rechtswissenschaften Eintritt in die höhere Verwaltungslaufbahn bei der bayerischen Staats-Eisenbahn, von 1904 bis 1912 und von 1918 bis 1920 bayerischer Staatsminister für Verkehrsangelegenheiten, danach Staatssekretär im Reichsverkehrsministerium.

[13] Edgar Jaffé (⋆1866 – †1921), Nationalökonom und Politiker; ab 1898 Studium der Philosophie, Geschichte und Nationalökonomie in Berlin und Heidelberg, dort 1902 Promotion und 1904 Habilitation; mit Max Weber und Werner Sombart Herausgeber des *Archivs für Sozialwissenschaften und Sozialpolitik*; ab 1910 Professor an der Handelshochschule München, 1918/19 Finanzminister im Kabinett Eisner; als Ehemann von Else von Richthofen sowie als Mitglied des Kreises um Franziska zu Reventlow und Otto Gross einer der Protagonisten der Münchner Boheme vor 1914.

[14] Vgl. Albrecht 1968, S. 170.

[15] Vgl. S. 151, Fußnote 19.

Als treibende Kraft stand hinter dieser Radikalisierung des öffentlichen kriegspolitischen Diskurses und der Ausbreitung einer eigenständigen Kanzlersturzbewegung der sogenannte „Unabhängige Ausschuß für einen deutschen Frieden“ (UAdF)[16]. Federführend bei seiner Entstehung war der alldeutsche Historiker und radikale Annexionist Dietrich Schäfer[17]. Ihm gelang u. a. durch Rückgriff auf die Unterzeichner der Intellektuelleneingabe der systematische Aufbau eines reichsweiten Netzes von sogenannten Vertrauensmännern und Ortsgruppen, um über das Medium der öffentlichen Meinung die deutsche Regierung zu beeinflussen.[18] Der UAdF verfügte außerdem über ausgezeichnete Verbindungen zur Obersten Heeresleitung. Sie beruhten auf der engen Beziehung zwischen Carl Duisberg[19], dem einflußreichen Vertreter der chemischen Industrie, und Max Bauer[20], der zu den wichtigsten Beratern Erich Ludendorffs gehörte und maßgeblich an der kriegswirtschaftlichen Mobilisierung des „Hindenburg-Programms“ beteiligt war[21]. Durch die formale Konstituierung des UAdF im Juli 1916 entstand eine politische Massenorganisation, die mit der Unterstützung sowohl maßgeblicher Vertreter von Militär und Wirtschaft als auch zahlreicher lokaler Gruppen aus ganz Deutschland rechnen konnte – nicht zuletzt der Münchner Ortsgruppe, zu der neben Emil Kraepelin auch der Hygieniker Max von Gruber, der Verleger Julius F. Lehmann und der Rassenhygieniker Alfred Ploetz zählten[22].

[16] Vgl. Ackermann 2004, S. 166-185; Stegmann 1970, S. 458-476; Schäfer 1926, S. 171-190.

[17] Zu Schäfer vgl. S. 231, Fußnote 29; Ackermann 2004; Chickering 2007. Als Professor für Geschichte war Schäfer von 1896 bis 1903 Kraepelins Universitätskollege in Heidelberg.

[18] Vgl. Schwabe 1969, S. 120.

[19] Zur Biographie vgl. S. 253, Fußnote 53.

[20] Max Bauer (⋆1869 – †1929), Artillerieoffizier; ab 1908 Referent im Großen Generalstab, Mitarbeiter von Erich Ludendorff und Paul von Hindenburg; 1920 Teilnahme am Kapp-Putsch, schloß sich danach der österreichischen Heimwehr an; ab 1923 Militärberater in der Sowjetunion, in Spanien und in China.

[21] Vgl. Portz 2000; Wehler 2003, S. 114.

[22] Mitglieder des UAdF waren ferner die Reichstagsabgeordneten Paul Lensch und Eduard David vom rechten Flügel der SPD, der rechtskonservative Zentrumspolitiker und Straßburger Historiker Martin Spahn,

Emil Kraepelin unterstützte diese politische Mobilisierungsarbeit seit Herbst 1915. Von Dietrich Schäfer dazu aufgefordert, am Aufbau einer Vertrauensmänner-Gruppe des UAdF in München mitzuwirken[23], beteiligte er sich aktiv an der lokalen Organisation und stellte Räume in der Münchner Nervenklinik für Besprechungen zur Verfügung[24]. Im Februar 1916 fragte der Frankfurter Senatspräsident Hermann Ludwig Quincke bei Kraepelin an, ob er zum Zweck einer erfolgreicheren Mitgliederwerbung ein präzise formuliertes Programm der Hauptpunkte „vernünftiger und nicht zu eng begrenzter Kriegsziele“ formulieren könne.[25] Daraufhin stellte Emil Kraepelin seine außenpolitischen Vorstellungen in einem Manuskript mit dem Titel „Kriegsziele“ dar, das in vielen Punkten dem vom Münchner Ordinarius für deutsches bürgerliches Recht, Karl von Amira[26], im März 1916 verfaßten Aufruf

---

die Zentrumsabgeordneten Franz Joseph Pfleger, Robert Einhauser und Karl Scharnagl, der Generalsekretär des Bayerischen Christlichen Bauernvereins, Sebastian Schlittenbauer, der liberale Landtagsabgeordnete Karl Hübsch sowie der konservative Abgeordnete Friedrich Beckh. Aus den Reihen der bayerischen Reichsrätekammer und des adeligen Großgrundbesitzes beteiligten sich Franz von Buhl, Johann Kaspar Graf von Preysing-Lichtenegg-Moos, Fürst Friedrich Löwenstein-Wertheim-Freudenberg, Fürst Bertram Quadt zu Wykradt auf Isny und Fürst Otto zu Salm-Horstmar; aus dem Umfeld der *Süddeutschen Monatshefte* der Historiker Karl Alexander von Müller und der evangelische Geistliche Gottfried Traub, aus der Münchner Tagespresse die Redakteure Cajetan Freund von der *München-Augsburger Abendzeitung*, Adolf Schiedt von der *Münchener Zeitung* und Josef Osterhuber vom *Bayerischen Kurier*; schließlich aus der Wirtschaft der Direktor der Dresdner Bank in Bayern, Kommerzienrat Wilhelm Seitz, der Direktor der Maxhütte, Ernst von Fromm, und der Münchner Bauunternehmer Karl Stöhr. Vgl. Hoser 1990, S. 45-48; Hagenlücke 1997, S. 244-247. In Baden und Württemberg bildete der UAdF ebenfalls eigene Ortsgruppen, die meistens von Universitätsprofessoren geleitet wurden; Vorstand in Freiburg im Breisgau war z. B. der dortige Ordinarius für Psychiatrie, Alfred Hoche.

[23] Vgl. Brief Dietrich Schäfer an Emil Kraepelin, 06.X.1915, S. 231; Ackermann 2004, S. 166-180. Die ersten Ortsgruppen des UAdF wurden bereits Ende 1915 gegründet. Vgl. GStAPK: HA I, Rep. 92, NL Kapp, Nr. DV 5, Bl. 28, Brief Walter Stahlberg an Wolfgang Kapp, 12.XI.1915.

[24] Vgl. Kraepelin 1983a, S. 192.

[25] Vgl. Brief Hermann Ludwig Quincke an Emil Kraepelin, 13.II.1916, S. 242.

[26] Karl Konrad Ferdinand Maria von Amira (⋆1848 – †1930), Rechtshistoriker und Jurist; zur Biographie vgl. Bd. VI, S. 321, Fußnote 11.

„Richtlinien für Wege zum dauernden Frieden“[27] entsprach. Diesen Aufruf unterzeichneten etwa 90 bayerische Professoren, neben Kraepelin auch Politiker, Beamte, Gewerkschaftsfunktionäre, Lehrer und Handwerker. Ein beigelegtes Formular rief zur Sammlung weiterer Unterschriften auf, da die „Richtlinien“ mit den Zustimmungserklärungen an den Bundesrat und den Reichstag weitergeleitet werden sollten.[28]

Auf die wachsende Agitation gegen Bethmann-Hollweg reagierte die Reichsregierung mit verstärkten Zensurmaßnahmen und dem Versuch, die öffentliche Meinung für die gemäßigteren Kriegsziele des Reichskanzlers zu gewinnen. Auf seine Initiative und die des Auswärtigen Amts sowie in Zusammenarbeit mit Hans Delbrück[29] wurde im Juli 1916 als Gegengewicht zum UAdF der „Deutsche Nationalausschuß für einen ehrenvollen Frieden“ (DNeF) ins Leben gerufen[30]. Aus dem DNeF sollte eine Sammlungsbewegung

[27] Vgl. Abschnitt 4.2; BayHStA: Stv. Gen. Kdo. I. b. AK., 1710. Die „Richtlinien“ wurden von einem Ausschuß formuliert, in dessen Auftrag Kraepelin später agierte.

[28] Nach Bekanntwerden der „Richtlinien“ untersagte das bayerische Kriegsministerium die Herstellung und Verbreitung der Flugschrift und erstattete gegen den damals unbekannten Drucker Strafanzeige, da dieser „im feindlichen und neutralen Ausland *[...]* wesentliche politische Gefahren *[erzeugte und den]* Burgfrieden in nicht zu verantwortender Weise *[störte]*“. Während der Ermittlungen fiel der Verdacht auf den Verleger J. F. Lehmann, der die Vorwürfe jedoch zurückwies und behauptete, Amiras Aufruf sei bei einer Sitzung im katholischen Gesellenhaus im Januar 1916 entstanden. Vgl. BayHStA: MK 19286, Schreiben Kriegsministerium, 01.IV. und 24.IV.1916.

[29] Hans Delbrück (⋆1848 – †1929), Politiker und Historiker; ab 1868 Studium der Geschichte in Greifswald, Heidelberg und Bonn, 1873 Promotion, 1881 Habilitation; von 1882 bis 1885 Mitglied des preußischen Abgeordnetenhauses und von 1884 bis 1890 Reichstagsabgeordneter für die Freikonservative Partei; ab 1885 Extraordinarius und ab 1895 Ordinarius in Berlin, 1921 Emeritierung. Wissenschaftlich wurde Delbrück vor allem als Militärhistoriker bekannt. Obwohl ursprünglich dem konservativen Lager zuzurechnen, vertrat Delbrück später u. a. auch sozialdemokratische Positionen und lehnte vor allem die Bestrebungen der alldeutschen Bewegung ab. Nach dem Ersten Weltkrieg wandte er sich sowohl gegen die Annahme einer alleinigen deutschen Kriegsschuld als auch gegen die „Dolchstoßlegende“ und kritisierte nicht zuletzt das Vorgehen von Tirpitz und Ludendorff.

[30] Vgl. Ackermann 2004, S. 186-189; Stegmann 1970, S. 472-475; Hagenlücke 1997, S. 69.

hervorgehen, die Bürgertum, Adel und Arbeiterschaft auf die Linie der Reichsregierung festlegte. Neben Hans Delbrück zählten Albert Einstein, Adolf von Harnack, Edmund Husserl, Max Planck und Max Weber[31] zu den prominentesten Mitgliedern des Nationalausschusses.

Der „Volksausschuß für rasche Niederkämpfung Englands"

Die Gründung des DNeF führte jedoch nicht zu einer Beruhigung der Situation, sondern entfachte die Kriegszieldiskussion erst recht, wobei die Agitation gegen Reichskanzler Bethmann-Hollweg im Juli 1916 einen neuen Höhepunkt erreichte. Dabei wurde München zum Mittelpunkt der Kanzlersturzbewegung, einerseits wegen der verschärften Zensurmaßnahmen in Berlin, die dort eine öffentliche Behandlung der Kriegszielfrage zunehmend behinderten, andererseits wegen der Regierungstreue der bayerischen Krone[32]. Am 6. Juli 1916 hatte der Zentrumsabgeordnete und sogenannte „Bauernpräsident" Dr. Georg Heim[33] auf einer Versammlung des Bayerischen Christlichen Bauernvereins in München die angeblich „schwächliche Haltung des Reichskanzlers in der Frage des U-Bootskrieges" scharf angegriffen. Kurz darauf, am 14. Juli, nutzte der Landtagsabgeordnete und erste Generalsekretär des Bayerischen Christlichen Bauernvereins, Sebastian Schlittenbauer[34], die Versammlung im Großen Saal des Löwenbräukellers „zu einer

[31] Über die Kriegszielpolitik des UAdF meinte Max Weber, sie werde den sicheren Zusammenbruch Deutschlands herbeiführen: „Etwas Dümmeres ist nie erdacht worden." Vgl. Chickering 2007, S. 103. Weber äußerte diese Einwände auch in seinem Schreiben an die Redaktion der *Frankfurter Zeitung* im Sommer 1916. Vgl. Krumeich 2008, S. 480-482.

[32] Vgl. Albrecht 1968, S. 163-167.

[33] Zur Biographie vgl. S. 268, Fußnote 103.

[34] Sebastian Schlittenbauer (⋆1874 – †1936), Gymnasiallehrer und Politiker; von 1895 bis 1899 Studium der klassischen Philologie in München, dort 1901 Promotion, danach Gymnasiallehrer in München und Bamberg; von 1912 bis 1933 Landtagsabgeordneter, Generalsekretär des Bayerischen Christlichen Bauernvereins, Mitglied der Landesbauernkammer und Mitbegründer der Bayerischen Volkspartei.

Kundgebung größten Stils gegen den Reichskanzler" und erklärte darüber hinaus England zum Hauptfeind Deutschlands, wobei sein offizielles Vortragsthema allerdings „Die deutsche Landwirtschaft und der Friede" gelautet hatte[35]. Unter Umgehung der Zensur in Bayern wurden von den Veranstaltern Berichte über diese Versammlung an „norddeutsche Blätter" weitergeleitet, da sie sich nach Aussage eines Teilnehmers als „Anfang der Mobilmachung" verstanden. Staatliche Stellen maßen daher der jetzt auch amtlicherseits als „Kanzlersturzbewegung" bezeichneten Vereinigung erhebliche politische Sprengkraft zu, die es zu unterbinden galt: „Ihre Gefolgschaft finden die Alldeutschen hauptsächlich in den Kreisen des gebildeten Beamtenstandes und der Hochschullehrer, unter Führung von Geschichtsprofessoren, Geographen und Ethnographen."

Im Zusammenhang mit diesen scharfen Auseinandersetzungen entstand in München unter aktiver Beteiligung Emil Kraepelins der „Volksausschuß für rasche Niederkämpfung Englands" (VrNE)[36]. Der VrNE war aus der Münchner Ortsgruppe des UAdF entstanden und verfolgte die gleichen agitatorischen Strategien – die Mobilisierung der Öffentlichkeit – und politischen Ziele – den uneingeschränkten U-Boot-Krieg sowie die sofortige Entlassung des Reichskanzlers.[37] Seine Gründung stellte insbesondere eine Reaktion auf die Vorwürfe dar, die gegen den UAdF erhoben worden waren – preußische Einmischung und Kriegsverlängerung – und diente dem Zweck, „durch die Gewinnung einflußreicher Persönlichkeiten Druck auf den bayerischen König und auf

[35] BayHStA: Stv. Gen. Kdo. I. b. AK., 1710. Die gedruckte Einladung nennt u. a. Emil Kraepelin, Max von Gruber, Julius F. Lehmann, Alfred Ploetz, Bauunternehmer Karl Stöhr, Reichsarchivassessor Fritz Gerlich und Fürst Friedrich Löwenstein-Wertheim-Freudenberg.

[36] Der Name des VrNE wird in den Quellen nicht einheitlich wiedergegeben; gebräuchlich war auch „zur raschen Niederkämpfung" bzw. „für die rasche Niederkämpfung". Ein Aufruf aus dem Jahr 1917 enthält eine Liste der führenden Mitglieder des VrNE. Vgl. Abschnitt 4.2, S. 181-185.

[37] Laut Stegmann 1970, S. 468, war der VrNE ein bayerisches „Parallelinstitut" zum UAdF. Nach Schwabe 1969, S. 120, 248, ging die Initiative für den VrNE vom Alldeutschen Verband aus; politischer Hintermann soll Tirpitz gewesen sein. Seine Vertrauten Graf Preysing und Fürst Friedrich Löwenstein-Wertheim-Freudenberg leiteten den VrNE neben Max von Gruber.

die bayerische Regierung auszuüben". Dieses Vorgehen war insoweit erfolgreich, als Ludwig III.[38] ein „freundliches Verständnis" für das Anliegen des VrNE zeigte[39]. Regelmäßiger Treffpunkt dieses „halbgeheimen Ausschusses" war ein Hinterzimmer im Haus der Baufirma Karl Stöhr[40] in der Münchner Schwanthalerstraße. Kraepelin schilderte die Arbeit des VrNE folgendermaßen:

> Späterhin, als zweifelhaft erschien, für die vom Ausschuß vertretenen Kriegsziele in weiten Kreisen unseres Volkes genügenden Widerhall zu finden, stellten wir den Kampf gegen England in den Vordergrund und nannten uns Volksausschuß zur raschen Niederkämpfung Englands, um dadurch dem immer wieder erhobenen Vorwurfe der Kriegsverlängerung aus eigennützigen Beweggründen zu begegnen. Unsere Bestrebungen, Anhänger zu gewinnen, waren nicht ohne Erfolg; jedenfalls gelang es uns dauernd, ein eifriges und vertrauensvolles Zusammenarbeiten der Angehörigen verschiedenster Parteien zu gemeinsamem Ziele zu erreichen. Wir riefen eine ganze Reihe führender Politiker zu öffentlichen Vorträgen herbei und legten Wert darauf, daß immer Angehörige verschiedener Parteien neben einander zu Worte kamen. So sprachen bei uns Westarp und Reventlow, Pfleger und Schlittenbauer, Traub und Stresemann. Obgleich wir so bemüht waren, die innere Einheit unseres Volkes nach Möglichkeit zu stärken, wurden wir von der Regierung planmäßig verfolgt. Man hielt in unserer Geschäftsstelle Haussuchungen ab, beschlagnahmte unser Eigentum und die gegen England gerichteten Flugschriften und schnürte unsere öffentlichen Kundgebungen durch schärfste Zensurbestimmungen in geradezu lächerlicher Weise ein. Es gab eine Zeit, in der das Wort U-Boot in den von uns veranstalteten Vorträgen überhaupt nicht ausgesprochen werden durfte. Daß mit derartigen Bestimmungen nur Öl ins Feuer gegossen wurde, versteht sich von selbst.[41]

---

[38] Ludwig (III.) Luitpold Josef Maria von Bayern (⋆1845 – †1921), ältester Sohn von Prinzregent Luitpold von Bayern, als Nachfolger Ottos I. König ab 1913, Niederlegung der Regierung ohne Thronverzicht am 13.XI.1918. Vgl. Beckenbauer 1987; Abbildung S. 30.

[39] Vgl. Albrecht 1968, S. 164.

[40] Karl Stöhr (⋆1859 – †1931), Bauunternehmer und Architekt; erhielt u. a. 1926 den Auftrag zur Ausführung des Gebäudes der DFA an der Kraepelinstraße. Vgl. Müller 1954, S. 124-126; Abbildung S. 27.

[41] Vgl. Kraepelin 1983a, S. 192f.

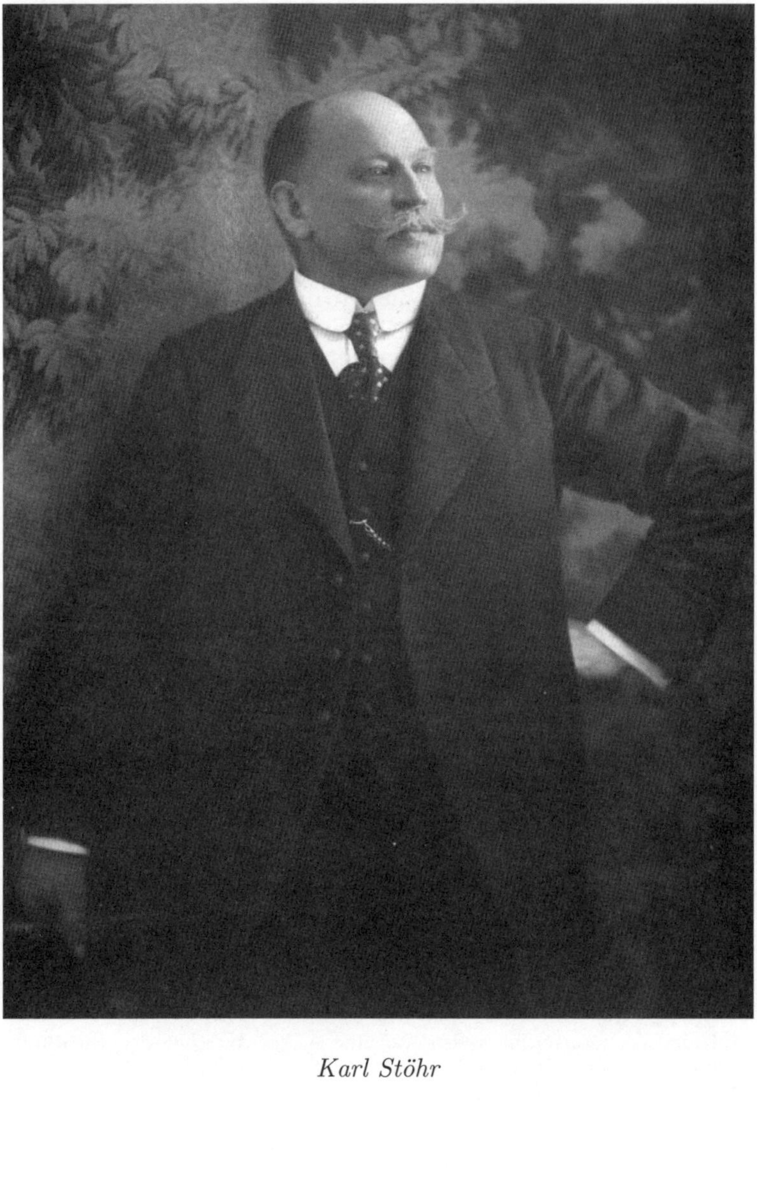

Karl Stöhr

Von den genannten Rednern zählten vor allem Ernst Graf zu Reventlow[42] und der evangelische Geistliche Gottfried Traub[43] zu den unversöhnlichsten Gegnern des Reichskanzlers und propagierten die am weitesten gehenden Kriegsziele. Nach den massiven Angriffen Heims und Schlittenbauers stellte der Vortrag von Reventlows am 29. Juli 1916 in der Münchner Tonhalle den Höhepunkt der öffentlichen Agitation gegen Bethmann-Hollweg dar.[44] Im Vorfeld dieser Rede hatte Kraepelin für den darauffolgenden 30. Juli persönlich zu einer „vertraulichen Besprechung der führenden Männer Süddeutschlands über die politische Lage“ eingeladen.[45] Als Gegenmaßnahme lancierte die Zensurstelle Nachrichten über die Provokationen des VrNE und UAdF in der Presse. In der *Augsburger Postzeitung* vom 27. Juli 1916 wurde unter der Überschrift „Die ‚Nationalisten' in Bayern an der Arbeit“ Kraepelins Einladungsschreiben an die Teilnehmer der verschiedenen nichtöffentlichen Veranstaltungen im Wortlaut und unter Nennung seines Namens publiziert.[46] Die hierdurch bloßgestellten Adressaten Kraepelins deckten sich weitgehend mit den Mitgliedern des VrNE. Kurz darauf griff das Stellvertretende Generalkommando in München durch und erließ Durchsuchungsbefehle, um die Schriften von Schäfer und anderen Annexionisten zu konfizieren[47].

[42]Ernst Graf zu Reventlow (⋆1869 – †1943), Militär, Schriftsteller und Politiker; von 1888 bis 1899 Marineoffizier, anschließend Journalist; wurde vor allem durch seine Kritik am „persönlichen Regiment“ Wilhelms II. bekannt, nach dem Ersten Weltkrieg prominenter Gegner der Weimarer Republik, führendes Mitglied der Deutschvölkischen Freiheitspartei, 1927 Übertritt in die NSDAP, bis 1936 Förderer der „Deutschen Glaubensbewegung“. Vgl. Boog 1965, S. 167f.

[43]Zur Biographie vgl. S. 298, Fußnote 6; zum Auftreten Traubs vgl. Henrichs 2001, S. 167f. Max Weber bezeichnete Traub und die Befürworter des U-Boot-Krieges als „U-Boot-Wüteriche“. Vgl. Krumeich 2008, S. 355f.

[44]Vgl. Albrecht 1968, S. 169f. Zu dieser Zeit rechnete Dietrich Schäfer mit der Unterstützung Kraepelins bei der Werbung von Abgeordneten des Zentrums für die Ideen des UAdF, wobei ihm vor allem an Sympathisanten aus der bayerischen Politik, des Adels und der Industrie gelegen war. Vgl. Brief Dietrich Schäfer an Emil Kraepelin, 22.VII.1916, S. 266.

[45]Kraepelin unterzeichnete den Aufruf „i. A. des Ausschuß der ‚Richtlinien für Wege zum dauernden Frieden'“. Zu den „Richtlinien“ vgl. S. 22f.

[46]Vgl. BayHStA: MK 17810.

[47]Vgl. BayHStA: Stv. Gen. Kdo. I. b. AK., 1710, Durchsuchungsbefehl, 24.VIII.1916. Auf die Stellvertretenden Generalkommandos der Armeekorps war während des Krieges die vollziehende Gewalt übergegangen.

Daß Reventlow überhaupt in München vortragen durfte, ging wesentlich auf die persönliche Intervention Kraepelins zurück. Als Vertreter des VrNE war er gemeinsam mit Max von Gruber und Karl Alexander von Müller sowohl beim bayerischen Kriegsminister als auch bei der Zensurstelle vorstellig geworden.[48] Nach der Darstellung von Müller empfing dort der Dienststellenleiter die Delegation

> mit seiner jovialsten Grandezza und hielt uns einen beredten Vortrag für Bethmann-Hollweg, aus dem mir nur geblieben ist, daß er es als eine der großen englischen Staatsweisheiten pries, nicht das Pferd zu wechseln, während man einen Strom kreuze – „crossing the stream, meine Herren, crossing the stream"! Nach etwa zwanzig Minuten erhob er sich: wir hätten ihn sicher verstanden, er bedaure sehr, uns keinen andern Bescheid geben zu können. Da erwiderte Kraepelin, ein kleiner, gedrungener Mann, von gelblicher Hautfarbe, mit dunklem Vollbart, ohne sich vom Stuhl zu erheben: „Herr Oberst, ich weiß nicht, ob Sie meinen Beruf kennen. Ich bin Psychiater. Wenn jemand mir einen halbstündigen Vortrag hält, so verstehe ich nicht nur seinen Inhalt, sondern muß imstande sein, über den geistigen Zustand des Redenden ein Urteil abzugeben, das ich vor Gericht vertreten kann." Die Wirkung dieser ganz ruhig gesprochenen Worte war unheimlich. Der Oberst, von dem die Rede ging, daß er ein starker Trinker sei, wurde aschfahl; er stützte sich mit beiden Händen auf seine Tischplatte: „Was wünschen die Herren also"? stammelte er unsicher. Nach wenigen Minuten hatte er den Vortrag genehmigt – offenbar um den teuflischen Gast, der ihn unverwandt ansah, ohne eine Miene zu regen, aus seinem Zimmer loszuwerden.[49]

[48] Vgl. Müller 1954, S. 128f. Zu Kraepelins Rolle vgl. auch Engstrom 1991.

[49] Vgl. Müller 1954, S. 128f. Allerdings genehmigte das Kriegsministerium die Veranstaltung nur mit Auflagen. Vgl. BBAW: NL Schäfer 1, Bd. 1, Beilagen II, Brief Kriegsministerium an Löweneck, 27.VII.1916. Nach Müller fand die Versammlung „in der Tonhalle, vor einem überfüllten Saal, statt und war eine Szene für sich. Neben dem Redner auf dem Podium saß ein Zivilbeamter der Zensurstelle mit dem Auftrag, nichts Ungehöriges zuzulassen, und mit der Ermächtigung, die Versammlung jederzeit zu schließen; aber er war der aggressiven Dialektik Reventlows nicht gewachsen, der ihn ständig apostrophierte, seine etwaigen Einwände vorwegnahm, mit einem ironischen Hinweis auf ihn abbrach, wenn er so viel gesagt hatte, daß über den Rest kein Zweifel mehr sein konnte."

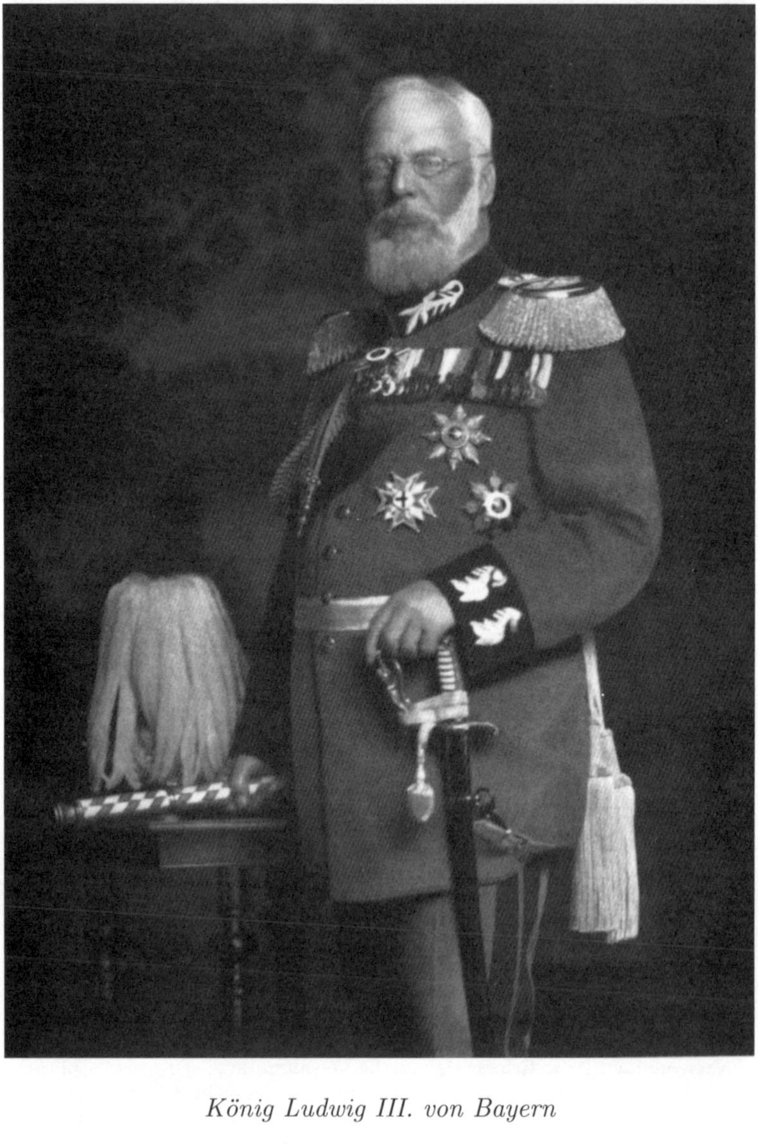

König Ludwig III. von Bayern

Nachdem Reventlow durch seine Rede erneut die öffentliche Stimmung gegen Bethmann-Hollweg aufgebracht hatte, versuchte der VrNE, auch den bayerischen König Ludwig III. für seine Ziele zu gewinnen. Einer ausschließlich aus Mitgliedern des VrNE bestehenden Delegation wurde am 5. August 1916 unter Führung Max von Grubers eine Audienz gewährt.[50] Gruber verlas vor Ludwig III. eine Denkschrift, in der herbe Kritik am Reichskanzler geübt und der uneingeschränkte U-Boot-Krieg gegen England gefordert wurde. Die Delegation äußerte die Erwartung, der bayerische König werde aktiv in die Reichspolitik eingreifen und den Kaiser davon überzeugen, Großadmiral Tirpitz als neuen Kanzler durchzusetzen.

Keine andere Audienz, die Ludwig III. von Bayern zu politischen Fragen zuließ, erregte soviel öffentliche Aufmerksamkeit wie dieses Treffen mit führenden Vertretern der Kanzlersturzbewegung. Ablauf und Gegenstand der eineinhalbstündigen Audienz wurden in der Presse eingehend diskutiert. Das Pressereferat des bayerischen Kriegsministeriums vermittelte das Bild eines eher kühlen Empfangs der Delegation; andere Quellen weisen aber darauf hin, daß Ludwig III. dem Anliegen keineswegs abweisend gegenüberstand. Die Darstellungen der Delegationsmitglieder wurden in der Presse größtenteils weggelassen und gelangten nur durch einige untergeordnete norddeutsche Zeitungen an die Öffentlichkeit. In einem späteren Brief an den bayerischen Ministerpräsidenten Georg von Hertling[51] versuchte Max von Gruber die Wogen zu glätten, indem er sich bemühte, die Kriegführung gegen England und die Handhabung der politischen Zensur als die einzigen

[50] Zum genauen Ablauf der Audienz vgl. Hagenlücke 1997, S. 234-236; Albrecht 1968, S. 164-167.

[51] Georg Graf von Hertling (⋆1843 – +1919), Politiker und Philosoph; Studium der Philosophie in München, Münster und Berlin, dort 1864 Promotion, 1867 Habilitation in Bonn, dort 1880 Ernennung zum Extraordinarius, 1882 Berufung nach München; wichtiger Repräsentant der katholischen Gesellschafts- und Soziallehre, Mitbegründer und bis 1919 Präsident der Görres-Gesellschaft; von 1875 bis 1890 und 1896 bis 1912 Abgeordneter des Zentrums im Reichstag, ab 1909 Fraktionsvorsitzender, 1912 Ernennung zum bayerischen Ministerpräsidenten; setzte u. a. das Regenschaftsgesetz zur Thronerhebung König Ludwigs III. unter Umgehung des dynastischen Anspruchs Ottos I. durch, lehnte den uneingeschränkten U-Boot-Krieg ab, von November 1917 bis September 1918 Reichskanzler.

Gesprächspunkte der Audienz darzustellen und die staatserhaltenden Absichten der Delegation betonte; eine direkte Äußerung zur Forderung nach der Absetzung Bethmann-Hollwegs unterließ er dagegen.[52] Aufgrund des Skandals sah sich der VrNE nach der Audienz jedoch seinen politischen Zielen keinen Schritt näher.

Nach diesem Mißerfolg zog sich die Speerspitze der Kanzlersturzbewegung aus Bayern zurück. Das hing teilweise mit der konsequenten Zensurpolitik des bayerischen Kriegsministeriums zusammen, das im August und September 1916 weitere größere Kundgebungen verhinderte[53]. Seit Anfang September 1916 ermittelte auch der Oberreichsanwalt gegen führende Mitglieder des VrNE und durchsuchte Wohnungen und Büros[54]. Wegen dieser Vorgänge verfaßte Kraepelin eine interne Stellungnahme gegen die Beschränkungen durch die Zensurbehörden, die als Typoskript an die Mitglieder des Unabhängigen Ausschusses versandt wurde.[55] Bald darauf, am 14. September 1916, zog die Reichsregierung nach und schränkte die Pressefreiheit ein.[56]

[52] Vgl. BayHStA: MA 967, Brief Max von Gruber an Georg von Hertling, 29.VIII.1916; Beckenbauer 1987, S. 177f.; Hoser 1990, S. 46-49; Müller 1954, S. 130f. Diese auch als „Streiflichter-Affäre" bezeichnete Angelegenheit zog sich, trotz weiterer Vermittlungsversuche des Fürsten Friedrich Löwenstein-Wertheim-Freudenberg beim Kabinettssekretär Ludwigs III., bis Ende November 1916 hin.

[53] Vgl. Albrecht 1968, S. 170; BayHStA: Stv. Gen. Kdo. I. b. AK., 1710, Schreiben Kriegsministerium an stellvertretende kommandierende Generale des I., II. und III. Armeekorps, 5.VIII.1916.

[54] Dabei wurden die Büros des Geschäftsstellenleiters des VrNE, Ludwig Frühauf, in der Kaufingerstraße 1-2 und seine Privatwohnung in der Milchstraße 27 sowie die Diensträume von Oscar Blank im Versicherungsbüro der Firma Karl Stöhr an der Schwanthalerstraße durchsucht, da die Zustimmungserklärungen aus den Aufrufen vor allem an diese Adressen gesandt wurden. Vgl. BayHStA: Stv. Gen. Kdo. I. b. AK., 1710, Bericht Stv. Gen. Kdo. I. b. AK. an Oberreichsanwalt Leipzig, 1.IX.1916; Kraepelin 1983a, S. 193.

[55] Vgl. *Die politische Zensur*, Abschnitt 4.3. Auch Max von Gruber beschwerte sich in einem offiziellen Schreiben an das bayerische Kriegsministerium vom 21.IX.1916 gegen die Repressalien und betonte den staatstragenden Charakter der Mitglieder des Ausschusses. Vgl. BayHStA: Stv. Gen. Kdo. I. b. AK., 1710.

[56] Vgl. Ackermann 2004, S. 207f.; Schäfer 1926, S. 192-194; BBAW: NL Schäfer 1, Bd. 1, Eingabe an den Reichstag betreffend die Einwirkung der

Trotz der verschärften Zensurmaßnahmen beteiligte sich Kraepelin weiterhin an der politischen Agitation. Er unterzeichnete beispielsweise einen Aufruf des UAdF „An das Deutsche Volk“ vom 23. August 1916[57]. Darüber hinaus wurde Kraepelin in der zum damaligen Zeitpunkt heftig diskutierten „Polenfrage“ aktiv. Erich Ludendorff hatte nach der Eroberung Polens im Sommer 1916 einen Plan zur Wiederherstellung der Unabhängigkeit des Landes entworfen. Dadurch sollte die Haltung der polnischen Bevölkerung zugunsten Deutschlands beeinflußt und nicht zuletzt die Rekrutierung von polnischen Soldaten erleichtert werden. Kraepelin folgte am 30. September 1916 einem Aufruf Dietrich Schäfers, sich mit den „besten Kennern polnischer Verhältnisse“ in Berlin zu treffen, um Ludendorffs Vorhaben zu verhindern[58]. Diese Gegenmaßnahme blieb jedoch erfolglos, da am 5. November 1916 die Wiederherstellung eines souveränen polnischen Staates nach Kriegsende proklamiert wurde. Kraepelins Beteiligung am Widerstand gegen Ludendorffs Plan beweist nicht nur, daß er ein Vertrauensmann des UAdF war, sondern auch, wie sehr er sich der annexionistischen Kriegszielpolitik verpflichtet fühlte[59]. Folgt man Kraepelins

Reichsregierung auf die öffentliche Meinung. Erst Ende Dezember 1916 wurde die Diskussion der Kriegszielfrage in der Öffentlichkeit wieder gestattet. Vgl. Stegmann 1970, S. 476.

57 Vgl. Unabhängiger Ausschuß 1916. Darin prangerte der UAdF zwar weiterhin die „Weltherrschaft des Angelsachsentums“ an, unterstützte allerdings im Gegensatz zu seinen bisherigen Vorhaltungen nunmehr die Forderungen von Reichskanzler Bethmann-Hollweg nach „realen Garantien für Deutschlands Zukunft“. Die Unterzeichnerliste umfaßte etwa 230 bekannte deutsche Persönlichkeiten, darunter neben Kraepelin auch Carl Duisberg, Ernst Haeckel und Wilhelm Wundt sowie zahlreiche Mitglieder des VrNE.

58 Vgl. Schäfer 1926, S. 202f; Kraepelin 1983a, S. 204. Anwesend waren neben Kraepelin u. a. der Publizist und Volkstumspolitiker Georg Cleinow (⋆1873 – †1936), die Fürsten Friedrich und Karl Löwenstein-Wertheim-Freudenberg, Fürst Salm-Horstmar, Regierungspräsident Friedrich Ernst von Schwerin (⋆1863 – †1936), Walter Stahlberg und der Direktor der Raiffeisengenossenschaft Posen, Leo Wegener.

59 In diesem Zusammenhang dürfte Kraepelin auch in Kontakt zu Bogdan Graf von Hutten-Czapski (⋆1851 – †1937) gekommen sein, Kurator der Hochschulen im Kaiserlich-Deutschen Generalgouvernement Warschau und Referent für Ostfragen in der politischen Abteilung des Generalstabs. Zu seinen Aufgaben zählte es, die „Verhältnisse bei den Fremdvölkern Rußlands zu erkunden und nach Mitteln zu suchen, ihre Gegnerschaft gegen

Darstellung in seinen Lebenserinnerungen, nutzte er seine Reise nach Berlin, um in Leipzig seinen Mentor Wilhelm Wundt aufzusuchen[60]. Anschließend besuchte er Carl Duisberg in Leverkusen, Gustav Krupp von Bohlen und Halbach in Essen und die Farbwerke Höchst. In diesen Gesprächen wurde neben politischen Themen auch die Gründung eines psychiatrischen Forschungsinstituts erörtert[61].

Nach der Ablehnung des Friedensangebotes von Bethmann-Hollweg durch die Entente-Mächte Ende Dezember 1916 und der darauffolgenden Wiederaufnahme des uneingeschränkten U-Boot-Krieges Anfang Januar 1917 entspannte sich die innenpolitische Lage in Deutschland zunächst für einige Monate. Mit dem Kriegseintritt der USA, der Gründung der USPD und der vom Kaiser proklamierten Reform des Dreiklassenwahlrechts – alles Ereignisse der ersten Apriltage 1917 – fand dann ein grundlegender Wandel der innenpolitischen Lage statt. Die Kriegszieldebatte begann erneut und führte im Juli 1917 letztlich zur Entlassung des Reichskanzlers sowie zum Zusammenbruch des Burgfriedens. Kraepelin scheint an diesen Vorgängen im Jahr 1917 allerdings eher wenig Anteil genommen zu haben, zumal sich der politische Schauplatz der Kanzlersturzbewegung von München nach Berlin verlagert hatte.

Dennoch zählte Kraepelin zu den Unterzeichnern des Gründungsaufrufs der Deutschen Vaterlandspartei (DVLP) und wurde Mitglied des engeren Ausschusses ihres bayerischen Landesvereins. Die DVLP stellte ein Sammelbecken für die Befürworter eines Siegfriedens („Hindenburg-Frieden") dar und wurde von der Großindustrie in erheblichem Umfang finanziell unterstützt.[62] Wie

das Zarenreich der militärischen und politischen Kriegführung nutzbar zu machen". Nach dem Ersten Weltkrieg war Kraepelin Hutten-Czapski durch die Anfertigung eines forensisch-psychiatrischen Gutachtens in einem Zivilrechtsstreit behilflich. Vgl. Basler 1962, S. 94, 127; Hutten-Czapski 1930; Hutten-Czapski 1936, S. 211-308.

[60] Vgl. Kraepelin 1983a, S. 204f.; Briefe Wilhelm Wundt an Emil Kraepelin, 07.IX.1916, 20.IX.1916, Steinberg 2002, S. 114, Briefe Nr. 365/366.

[61] Vgl. Kraepelin 1983a, S. 205-207; Brief Carl Duisberg an Emil Kraepelin, 07.III.1916, S. 253.

[62] Zur Vorgeschichte und Entstehung der DVLP im September 1917 vgl. Hagenlücke 1997; Hadry 2008.

Kraepelin in einem Brief an Carl Duisberg vom 15. September 1917 bekannte, sah er sich genötigt, „in solchen Zeiten wol oder übel doch auch in den politischen Schützengraben"[63] zu steigen, um in Bayern einen Landesverein der DVLP unter „eifriger Mitwirkung des Zentrums" zu errichten. Am Abend vorher hatte im Münchner Hotel Union die Gründungsversammlung[64] der bayerischen Landesgruppe der DVLP unter Vorsitz des Fürsten Friedrich Löwenstein-Wertheim-Freudenberg[65] mit einem einleitenden Vortrag von Wolfgang Kapp[66] stattgefunden. Die Leitung der bayerischen DVLP setzte sich im wesentlichen aus führenden Persönlichkeiten des VrNE zusammen.[67] Mit einer Großanzeige in der *München-Augsburger Abendzeitung* vom 2. Oktober 1917 wurde die Gründung des Landesvereins bekanntgegeben. Nach dem Ersten Weltkrieg relativierte Emil Kraepelin in seinen Lebenserinnerungen sein Engagement für die DVLP:

Der Gründung der Vaterlandspartei standen wir aus verschiedenen Gründen mit ernsten Bedenken gegenüber. Dennoch erschien es uns unmöglich, uns der Teilnahme an ihr zu entziehen, nachdem sie einmal ins Leben gerufen war. *[...]* Es stellte sich aber immer mehr heraus,

[63] Vgl. Brief Emil Kraepelin an Carl Duisberg, 15.IX.1917, S. 294.

[64] Archiv Rezensried: Taschenkalender Alfred Ploetz, Einträge 14.IX.1917, 12.X.1917; Max von Gruber wurde zunächst mit der Geschäftsführung der Landesgruppe betraut, sah sich jedoch dadurch bald überlastet.

[65] Vgl. S. 267, Fußnote 93.

[66] Wolfgang Kapp (⋆1858 – †1922), Verwaltungsjurist und Politiker; Studium der Rechtswissenschaften in Tübingen und Göttingen, 1886 Promotion; Verwaltungslaufbahn im preußischen Staatsdienst, seit 1907 Generallandschaftsdirektor in Königsberg; während des Ersten Weltkriegs führender Protagonist der Kanzlersturzbewegung und Gegner eines Verständigungsfriedens, gründete am 02.IX.1917 („Sedantag") u. a. mit Alfred von Tirpitz und Alfred Hugenberg unter dem Ehrenvorsitz von Johann Albrecht zu Mecklenburg (⋆1857 – †1920) die DVLP, erklärte am 13.III.1920 die Koalitionsregierung unter Reichskanzler Gustav Bauer wegen der Annahme der Versailler Verträge für abgesetzt, floh nach dem Scheitern des Putsches nach Schweden, verstarb während seines Hochverratsprozesses vor dem Reichsgericht in Leipzig im Juni 1922. Vgl. Cavallie 1995.

[67] Erster Vorsitzender wurde Reichsrat Franz von Buhl, zweiter Vorsitzender der Landtagsabgeordnete des Zentrums Dr. Robert Einhauser und dritter Vorsitzender Max von Gruber. Vgl. Albrecht, S. 286f; BayHStA: MA 97580. Als Gründungstag wurde der 70. Geburtstag Hindenburgs gewählt.

daß der Siegeswille unseres Volkes dahingeschwunden war, und daß die Vaterlandspartei kein geeignetes Mittel darstellte, ihn wieder zu erneuern.[68]

Die politische Strategie der DVLP glich im wesentlichen der Kanzlersturzbewegung. Sie heizte die öffentliche Debatte um die deutschen Kriegsziele an und rief ihre Mitglieder dazu auf, ein „Trommelfeuer von Eingaben“[69] an die deutschen Fürsten zu richten. In Bayern wurde die DVLP vielerorts für eine Partei der preußischen „Schlotjunker“ gehalten[70], konnte jedoch einige bekannte Persönlichkeiten für ihre Propagandaarbeit gewinnen, wie z. B. den Schriftsteller Ludwig Thoma[71]. Die Rede des Großadmirals von Tirpitz auf einer Veranstaltung der DVLP in der Münchner Tonhalle am 10. November 1917 zeigte die beachtliche Resonanz ihres Programms auch in Bayern.[72] Überhaupt schien das Programm der Annexionisten nach dem Waffenstillstand von Brest-Litowsk Ende 1917 vorübergehenden Aufwind zu erhalten. An der Tagesarbeit der DVLP beteiligte sich Kraepelin aber nicht mehr aktiv. Aus der zeitlichen Distanz seiner Lebenserinnerungen begründete er seinen Rückzug aus der Politik wie folgt:

Die planmäßige Hetze gegen die angeblichen Kriegsverlängerer fand immer günstigeren Boden, und wir mußten erkennen, daß wir, die wir zu jedem Opfer für das Vaterland bereit waren, nicht die Macht hatten, es vor der inneren Zersetzung zu bewahren. Um nicht die ohnedies ins Ungeheure wachsenden Schwierigkeiten noch zu vermehren, stellten

[68] Vgl. Kraepelin 1983a, S. 193. Am 05.XII.1917 äußerte sich selbst Max von Gruber gegenüber Alfred Ploetz sehr pessimistisch über die Bedeutung der Vaterlandspartei. Vgl. Archiv Rezensried: Taschenkalender Alfred Ploetz, Eintrag 05.XII.1917; Albrecht 1967, S. 289-291; Müller 1954, S. 202.

[69] Vgl. Vogt 1994, S. 632.

[70] Vgl. Ludwig Thoma, „Ein offener Brief“, *München-Augsburger Tageszeitung*, Nr. 98, 22.II.1918; nach Hadry 2008.

[71] Ludwig Thoma (⋆1867 – +1921), Jurist und Schriftsteller; Studium der Rechtswissenschaften in München und Erlangen; seit 1894 Rechtsanwalt in Dachau, 1897 Niederlassung in München; umfangreiche schriftstellerische Tätigkeit, u. a. für die Zeitschriften *Simplicissimus* und *März*, seit etwa 1917 Hinwendung zu rechtskonservativen und nationalistischen Positionen.

[72] Vgl. Kraepelin 1983a, S. 193; BBAW: NL Schäfer 2, Rede Tirpitz, 10.XI.1917; Abbildung Aufruf S. 183.

wir unsere Tätigkeit, die sich zuletzt auf Veranstaltung von Vorträgen durch militärische und wirtschaftliche Sachverständige beschränkt hatte, ein. Für mich war dieser Ausgang die Erfüllung eines Wunsches, mich von der Beschäftigung mit der Politik wieder zurückzuziehen. Das Bild, das ich im Laufe der Jahre von dem politischen Treiben gewonnen hatte, erschien mir nicht verlockend. /. . . / Ich hatte auch nicht den Eindruck, als ob die politischen Führer gerade immer geistig und sittlich besonders hervorragende Persönlichkeiten sein müßten; vielmehr schien mir öfters eine gewisse Strebsamkeit und Rührigkeit, großer Fleiß und Redegewandtheit maßgeblicher zu sein. Jedenfalls erkannte ich klar, daß meine Neigung niemals dem Gebiete der Politik gehören würde und daß ich meinem Vaterland besser werde dienen können, wenn ich zu meiner Arbeit als Arzt und Gelehrter zurückkehre.[73]

Kraepelins politisches Engagement im Ersten Weltkrieg stellte keinen Aktivismus um seiner selbst willen dar. Seine politische Tätigkeit richtete sich nicht nur gegen die Kanzlerschaft Bethmann-Hollwegs, sondern stand auch für eine andere politische Verfassung in Deutschland. Die Umrisse dessen, wofür Kraepelin zu kämpfte, werden deutlicher, wenn man zugleich seine gesundheitspolitischen Ziele betrachtet. Es bleibt aber an dieser Stelle festzuhalten, daß Kraepelin als Teil der sogenannten „zweiten Rechten" politisch verortet werden kann.[74] Im Gegensatz zum traditionellen konservativen Lager verhielten sich diese politisch aktiven Bürger gegenüber den Prozessen der Modernisierung nicht mehr von vornherein abwehrend; vielmehr waren sie grundsätzlich offen für die Phänomene der Moderne, wie etwa für den Nationalismus im Zeitalter imperialistischen Weltmachtstrebens und insbesondere für den wissenschaftlich-technischen Fortschritt. Die Moderne regte sie sogar zu ausufernden gesellschafts- und bevölkerungspolitischen Plänen und zu technizistischen Zukunftsvisionen an, die kaum mehr konservativ zu nennen waren. In diesem Sinne erschöpfte sich Kraepelins politisches Engagement keinesfalls im tagespolitischen Taktieren gegen den Reichskanzler, sondern orientierte sich an weitaus umfassenderen gesundheitspolitischen und wissenschaftlichen Horizonten.

[73] Vgl. Kraepelin 1983a, S. 193f.
[74] Vgl. Breuer 2001.

Gesundheitspolitik

Der Erste Weltkrieg verschärfte nicht nur mehrere zeitgenössische gesundheitspolitische Probleme, sondern brachte auch neue hervor. Aus der Sicht Kraepelins waren ganz erhebliche Anstrengungen notwendig, um die kriegsbedingten Ernährungsengpässe in der Allgemeinbevölkerung, die Verbreitung von Syphilis und Alkoholismus sowie die quantitativ und qualitativ erforderliche Rekrutierung von psychisch gesunden Soldaten zu bewältigen und dabei zugleich das volks- und rassenhygienische Wohl des Landes nicht aus den Augen zu verlieren. Somit standen „in der Heimat viele und wichtige Aufgaben“ an, die Kraepelin um so eifriger anging, als für ihn selbst ein Fronteinsatz nicht in Frage kam.[75]

Zu den 1915 vorerst wichtigsten gesundheitspolitischen Aufgaben zählte die Bekämpfung der Geschlechtskrankheiten, insbesondere der Syphilis. Bei der Lösung dieser von Kraepelin als „volkshygienische Grossthat“ der „deutschen Medizin“[76] verstandenen Aufgabe vermengten sich klinisch-wissenschaftliche und volkshygienische Interessen auf besonders prägnante Weise. Unmittelbar nach Kriegsbeginn hoffte Kraepelin, durch die Einnahmen aus der Durchführung von Wassermann-Reaktionstests die Stellung von Felix Plaut, dem Leiter der serologischen Abteilung seiner Klinik, finanziell abzusichern[77]. Auf Veranlassung Kraepelins warb Plaut bei anderen Krankenanstalten für die Einsendung der Wassermann-Untersuchungen an die Münchner Nervenklinik und dehnte auf diese Weise die Tätigkeit seines Labors weit über den eigenen Bedarf hinaus aus. Dadurch geriet Kraepelin allerdings

[75] Vgl. Kraepelin 1983a, S. 187.

[76] Vgl. BHStA: MKr 19193, Brief Emil Kraepelin an Edmund Lesser, 17.IV.1915.

[77] Zur Situation Plauts und zum Streit um das serologische Labor vgl. Engstrom 1991, S. 119-122; Briefe Emil Kraepelin an Kultusministerium und Rektorat der Universität München, 26.VII.1915, 09.IX.1915, Abschnitt 4.4, S. 197-199. Der nach Kriegsausbruch in England internierte Plaut wurde auf Intervention einer Tochter des britischen Premierministers Herbert Henry Asquith im November 1914 wieder freigelassen. Nach seiner Rückkehr erwirkte Kraepelin für ihn bei den deutschen Militärdienststellen eine „Unabkömmlichkeitserklärung“ bis zum Ende des Kriegs. Vgl. Kraepelin 1983a, S. 186; BayHStA: Landgerichte 1371; MPIP-HA: DFA 6, Eingabe Kraepelin an Stv. Gen. Kdo. I. b. AK., 13.I.1916.

in Konflikt mit Max von Gruber, der nicht nur Direktor des Hygieneinstituts der Universität war, sondern in Personalunion auch Vorstand der bakteriologischen Untersuchungsanstalt. Gruber beschwerte sich über die unerwartete Zunahme der Wassermann-Untersuchungen durch das serologische Labor der Nervenklinik und die dadurch verursachten finanziellen Einbußen für sein Institut.[78]

Außerdem verfaßte Plaut im Auftrag Kraepelins eine Denkschrift, die nicht nur an ausgewiesene Syphilis-Experten im ganzen Reichsgebiet verteilt, sondern auch dem bayerischen Generalstabsarzt übergeben wurde. Danach sollte das bayerische Heer „nach seiner Rückkehr aus Feindesland in möglichst großem Umfang nach Wassermann auf Syphilis" untersucht werden.[79] Als diese Pläne auf ministeriellen Widerstand stießen, mußte sich Kraepelin mit einer seiner Ansicht nach wissenschaftlich unzulänglichen Stichprobenuntersuchung an bayerischen Soldaten zufriedengeben.[80] Trotz seines erheblichen Einsatzes mußte Kraepelin aber bald feststellen, daß bereits andernorts umfassendere Maßnahmen zur Vorbeugung von Geschlechtskrankheiten in Angriff genommen worden waren. Im März 1915 begannen die Landesversicherungsanstalten und die Militärverwaltung, ein „flächendeckendes Netz" von Beratungsstellen für Geschlechtskranke zu errichten[81]. Bereits

[78] Vgl. UAM: Sen. 307, Brief Gruber an Dekanat der medizinischen Fakultät, 3.VI.1915. Gruber beklagte sich insbesondere, ihm sei nicht mitgeteilt worden, daß die Untersuchungen „in solchem Umfange aufgenommen werden sollen, wie dies später tatsächlich geschehen ist". Erst nach Intervention des bayerischen Innenministeriums wurde der Streit zuungunsten Kraepelins entschieden. Vgl. BayHStA: MK 11288, Schreiben Innenministerium an Kultusministerium, 6.VII.1915, 7.VIII.1915; Briefe Emil Kraepelin an Kultusministerium und Rektorat der Universität München, 26.VII.1915, 09.IX.1915, Abschnitt 4.4, S. 197-199.

[79] Vgl. BayHStA: MKr 10103, Brief Kraepelin an Generalstabsarzt Karl von Seydel, 05.I.1915; Kraepelin 1983a, S. 187f.; Besprechungsprotokoll, Abschnitt 4.4, S. 191-193. Kraepelin wurde in diesem Zusammenhang auch zu Beratungen an der militärärztlichen Bildungsanstalt (Kaiser-Wilhelm-Akademie) in Berlin herangezogen.

[80] Vgl. BayHStA: MKr 10103, Schreiben Emil Kraepelin an Generalstabsarzt Karl von Seydel, 19.III.1915, Kriegsministerium an Emil Kraepelin, 18.IV.1915; Briefe Emil Kraepelin an Kriegsministerium, 21.V.1915, 26.VII.1915, Abschnitt 4.4, S. 193-196.

[81] Vgl. Sauerteig 1999, S. 167f.; Kaufmann 1916b.

im Sommer 1915 wurden die Soldaten in einem „Mahnruf" auf die Gefahren der Geschlechtskrankheiten aufmerksam gemacht; 1916 erließ das Kriegsministerium schließlich Richtlinien für die prophylaktische Aufklärungsarbeit[82].

Die Bekämpfung der Geschlechtskrankheiten gehörte auch zu den vorrangigen Aufgaben der vom Ärztlichen Verein München Ende 1915 eingesetzten „Kommission zur Beratung von Fragen der Erhaltung und Mehrung der Volkskraft"[83]. Kraepelin war Mitglied der Kommission und nahm an ihren Sitzungen „regelmäßig und gerne" teil[84]. Neben ihm zählten u. a. auch Max von Gruber, der Gynäkologe Albert Döderlein, die Rassenhygieniker Fritz Lenz, Alfred Ploetz, Ernst Rüdin und Wilhelm Schallmayer sowie der Schriftleiter der *Münchner Medizinischen Wochenschrift*, Bernhard Spatz, zu den Teilnehmern an den Beratungen. Die Kommission war in mehrere Unterausschüsse gegliedert und befaßte sich mit einem breiten Spektrum aktueller gesundheitspolitischer Fragen. Neben der Bekämpfung der Geschlechtskrankheiten wurden auch Tuberkulose- und Kinderfürsorge, Schulhygiene, Frauenarbeit, Prostitution und Homosexualität behandelt.[85] Die Berichte der Ausschüsse wurden regelmäßig in der *Münchner Medizinischen Wochenschrift* veröffentlicht und an die Presse, einige Reichstagsmitglieder und an zahlreiche staatliche Behörden verteilt[86]. Der genaue Umfang von Kraepelins Tätigkeit in dieser Kommission läßt sich nicht mehr eindeutig ermitteln. Sicher ist jedoch, daß sei-

[82] Vgl. Sauerteig 1999, S. 206f. Die ersten Beratungsstellen, die zunächst nur für Soldaten zuständig waren, nahmen 1916 ihre Arbeit auf. Sie wurden u. a. in Universitätskliniken untergebracht, die serologische Untersuchungen durchführen konnten. Ob die Münchner Nervenklinik eine solche Beratungsstelle besaß, ist nicht belegt. Ende 1918 wurde die Zwangsbehandlung von Geschlechtskrankheiten ermöglicht. Vgl. Sauerteig 1999, S. 172-174; Neisser 1916. Zur Sexualhygiene im Ersten Weltkrieg vgl. Michl 2007, S. 113-180.

[83] Vgl. Trumpp 1916; Sauerteig 1999, S. 374f.

[84] Vgl. Kraepelin 1983a, S. 192.

[85] Vgl. Kraepelin 1983a, S. 191f. Die Kommission bildete bis 1918 insgesamt fünf Unterausschüsse: 1.) Bekämpfung der Geschlechtskrankheiten, 2.) Säuglings- und Kleinkinderfürsorge, 3.) Fürsorge für Schulkinder und Schulentlassene, 4.) Wohungs- und Siedlungswesen, 5.) Bevölkerungspolitik. Vgl. Gruber 1918b, S. VI.

[86] Vgl. Gruber 1918b, S. VI.

ne Schrift *Geschlechtliche Verirrungen und Volksvermehrung*, die in der Reihe *Arbeiten der vom Ärztlichen Verein München eingesetzten Kommission zur Beratung von Fragen der Erhaltung und Mehrung der Volkskraft* erschien[87], ein Ergebnis seiner dortigen Tätigkeit darstellte.

Wie ihr Name bereits vermuten läßt, wurde die Arbeit der Kommission maßgeblich von volks- und rassenhygienischen Gesichtspunkten geprägt. Nach Kraepelins Auffassung machte der Krieg die Sicherung „eines reichlichen und gesunden Nachwuchses" zur politischen Notwendigkeit[88]. In diesem Sinne zielten die 1916 von der Kommission verabschiedeten „Leitsätze betreffend den ärztlichen Ehekonsens und Eheverbote" auf die „Vermehrung der tüchtigen Volkselemente", die „Förderung der Vollwertigen" und die „Verminderung der rassenuntauglichen Elemente"[89]. Nach Ansicht der Kommission sollte eine Eheschließung bei Kranken und sogenannten „Minderwertigen" ein „positives" Gutachten staatlich beauftragter Eheberater voraussetzen. Kraepelins Stellvertreter an der Münchner Nervenklinik, Ernst Rüdin, beteiligte sich ebenfalls an der Kommissionsarbeit, nämlich mit einem Beitrag über *Die Qualitätsfrage des Nachwuchses*[90]. In seinen eigenen Veröffentlichungen aus dieser Zeit propagierte Kraepelin diese Ziele immer wieder, sei es die „tatkräftige Förderung der Frühehe" als wichtiger Bestandteil seiner Vorstellungen zur Hochschulreform[91] oder vor allem in seinen Anfang 1919 verfaßten und politisch äußerst brisanten *Psychiatrischen Randbemerkungen zur Zeitgeschichte*[92].

[87] Kraepelin forderte darin vor allem eine „gesunde Fortpflanzungspolitik", die „geschlechtliche Entgleisungen" verhindern und damit „ein schleichendes Gift aus unserem Volkskörper verdrängen" konnte. Vgl. Kraepelin 1918d, S. 120.

[88] Vgl. Kraepelin 1983a, 191f.; Kraepelin 1918d.

[89] Vgl. Weingart 1992, S. 226f., 274. Bezeichnenderweise formierte sich in München am 22./23.VII.1916 die Gesellschaft für Rassenhygiene fast gleichzeitig neu, allerdings ohne Beteiligung Kraepelins. Zu den Münchner Mitgliedern der Gesellschaft zählten aber zahlreiche Kollegen und Mitarbeiter Kraepelins, u. a. Max von Gruber, Alfred Ploetz, Julius F. Lehmann, Fritz Lenz, Hugo Spatz und Ernst Rüdin. Vgl. Weindling 1989, S. 299; Weber 1993, S. 69-72.

[90] Vgl. Trumpp 1916, S. 1524.

[91] Vgl. Kraepelin 1919d, S. 132, Abschnitt 3.3, S. 105.

[92] Vgl. Kraepelin 1919c, insbesondere S. 182f.

Als kaum weniger dringlich erachtete Kraepelin das Problem des Alkoholismus und seine verderblichen Folgen für die Kriegführung und Volksgesundheit.[93] Schon seit den 1890er Jahren hatte er energisch gegen den Alkoholmißbrauch gekämpft.[94] Nach Kriegsbeginn wandte sich Kraepelin als Vorsitzender des „Vereins abstinenter Ärzte des deutschen Sprachgebiets“ an den Leiter des bayerischen Feldsanitätswesens und das Reichsernährungsamt.[95] Während des Krieges nahm er an den Sitzungen des Vereins der alkoholgegnerischen Ärzte in München teil, wo es zu „lebhafter Aussprache“ zwischen ihm und anderen Mitgliedern kam[96]. Auch in der Kommission zur Beratung von Fragen zur Erhaltung und Mehrung der Volkskraft brachte er seine Ansichten zur Geltung.[97] Zu den Ergebnissen der Kommissionsarbeit zählten „Leitsätze über Alkoholismus und Nachwuchs“, die nicht nur massive Reglementierungen für das „Alkoholgewerbe“ vorsahen, sondern auch den engen Zusammenhang zwischen Alkoholmißbrauch und Volksgesundheit unterstrichen.[98] Für Kraepelin und die anderen Kommissionsmitglieder stand fest, „daß die Vorbeugung der Gefährdung des Nachwuchses durch den Alkoholmißbrauch zum größten Teil mit der Bekämpfung des Alkoholismus überhaupt zusammenfalle“[99]. Obwohl er seine eigenen Bemühungen im Kampf gegen den Alkoholismus für wenig erfolgreich erachtete[100], betrachtete er die Lösung der Alkoholfrage als einen Schlüssel zur Entschärfung zahlreicher sozialer und biopolitischer Probleme seiner Zeit.

[93] Vgl. Kraepelin 1916b, *Die Beeinflussung der Treffsicherheit beim Schießen durch Alkohol*, Abschnitt 3.1.

[94] Vgl. Bd. V, S. 51-57; Bd. VI, S. 53-56; Weber 2003.

[95] Vgl. Kraepelin 1983a, S. 188f.; BayHStA: MKr 10096, Schreiben Kriegsministerium an Medizinalabteilung, 04.II.1915; Brief Verein abstinenter Ärzte des deutschen Sprachgebiets an Kriegsministerium, 16.IX.1916; Brief Hugo Liepmann an Emil Kraepelin, 26.XI.1914, S. 215; Brief Max von Gruber an Emil Kraepelin, 06.V.1915, S. 222.

[96] Vgl. Sitzungsbericht, 16.XI.1916, *Münchner Medizinische Wochenschrift*, Bd. 63, 1916, S. 1732.

[97] Vgl. Trumpp 1916.

[98] Vgl. Gruber 1918a; Kraepelin 1920c, Abschnitt 3.4.

[99] Vgl. Gruber 1918a.

[100] Vgl. Kraepelin 1983a, S. 188; redaktionelle Fußnote in Kraepelin 1920c, S. 1235, Abschnitt 3.4, S. 130.

Daß sich trotz aller Bekenntnisse zur Überparteilichkeit die Trennung zwischen gesundheitspolitischer Volksaufklärung und politischer Agitation nicht immer aufrechterhalten ließ, zeigt das Beispiel des Münchener Vereins „Deutsche Wacht", der u. a. durch öffentliche Vortragsreihen einen Beitrag zur „Bewahrung und Stärkung der Kraft des deutschen Volkes", zur „Pflege der deutschen Erb- und Überlieferungswerte" und zur „Abwehr entarteter Einflüsse" leisten wollte[101]. Der kleine Gelehrtenkreis stellte aber auch eine Plattform für die frühen Gegner der Kriegszielpolitik von Bethmann-Hollweg dar. Die „Deutsche Wacht" veranstaltete etwa auf dem ersten Höhepunkt der Kriegszieldiskussion im Juli 1915 eine Vortragsreihe zur Kriegszielfrage, woraufhin einige der geplanten Reden polizeilich verboten wurden.[102] Im Laufe des Krieges organisierte der Verein zahlreiche Vorträge zu aktuellen sozialpolitischen und hygienischen Fragen.[103] Kraepelin scheint der „Deutschen Wacht" nahegestanden zu sein, allerdings läßt sich der genaue Umfang seiner Mitarbeit schwer nachweisen.

Sicher ist jedoch, daß Kraepelin dem vorbereitenden Ausschuß der von der „Deutschen Wacht" Ende Mai 1918 organisierten Tagung „Die Erhaltung und Mehrung der deutschen Volkskraft" angehörte[104]. Die Veranstaltung stand unter der „Schutzherrschaft" von Königin Marie Therese von Bayern[105]; der Eröffnungssitzung wohnten König Ludwig III. und seine Töchter, die Prinzessinnen Helmtrud[106] und Wiltrud[107] bei. Die 1200 Tagungsteilnehmer

[101] Vgl. BayHStA: MInn 73623, Satzung vom 08.II.1915.

[102] Vgl. StAM: Pol. Dir. 1831, Druckschrift Einladungsschreiben, 03.VII.1915, 4559, Schreiben Kriegsministerium an Verein Deutsche Wacht, 08.VII.1915. Max von Gruber sollte über „Rassenhygienische Betrachtungen über die Sicherung des deutschen Volkes und die Kriegsziele" und Erich Marcks über „Historisch-politische Betrachtungen über die deutschen Kriegsziele" vortragen.

[103] Von den späteren Mitgliedern des VrNE trugen hier auch Wilhelm Seitz und Karl Alexander von Müller vor. Vgl. StAM: Pol. Dir. 1832, 4561, Zeitungsmeldungen, 10.VI.1916 bis 22.XII.1919; Müller 1917.

[104] Vgl. Erhaltung 1918.

[105] Marie Therese Henriette Dorothee (⋆1849 – †1919), geborene Erzherzogin von Österreich-Este, 1868 Heirat mit dem späteren bayerischen König Ludwig III., Königin von Bayern seit 1913.

[106] Helmtrud Prinzessin von Bayern (⋆1886 – †1977).

[107] Wiltrud Prinzessin von Bayern (⋆1884 – †1975), 1924 Heirat mit Wilhelm II. Herzog von Urach (⋆1864 – †1928).

hörten in der Aula der Universität „lebhafte Aussprachen", betrachteten Filme zur Säuglings- und Tuberkulosefürsorge und besichtigten Universitätskliniken – mit dem Ziel, die großen Lücken auszufüllen, die der Weltkrieg „in die Reihen der besten Söhne unseres Vaterlandes" geschlagen hatte[108]. Kraepelins Mitarbeiter Ernst Rüdin steuerte ein Referat über *Alkoholismus, vererbbare Krankheitsanlagen, Ehekonsens* bei.[109] Kraepelins Beteiligung an der „Deutschen Wacht" war aber keineswegs auf die schlichte Volksaufklärung beschränkt. Dies belegt die Tatsache, daß er unmittelbar nach der Tagung – und ganz im Sinn ihrer Zielsetzung – durch eine Intervention beim Münchner Polizeipräsidenten die bevölkerungspolitischen Anstrengungen in Bayern zu zentralisieren versuchte.[110]

Der Krieg stellte nicht nur bekannte gesundheitspolitische Probleme wie Geschlechtskrankheiten, Alkoholismus oder Volkshygiene in ein anderes Licht, sondern schuf auch völlig neue. Mit jedem Kriegstag stieg die Zahl der infolge von Verschüttungen, Schädel-Hirn-Traumen, Schußverletzungen usw. psychisch oder

[108] Wesentlicher Zweck der Veranstaltung war „die Wahrung und Hebung der Tüchtigkeit und Gesundheit des Volkskörpers, besonders im Zusammenhang mit der Volksvermehrung, ferner die Wahrnehmung der Interessen der zukünftigen Geschlechter auf dem Gebiete unserer Volkswirtschaft". Vgl. Erhaltung 1918, S. V-VII.

[109] Die Ergebnisse der Tagung wurden im J. F. Lehmanns Verlag veröffentlicht und bildeten dort einen Teil des rassenhygienischen Programms, das Lehmann „mit Gruber, Kraepelin, Rüdin und Ploetz, später mit Fritz Lenz, Bauer und Fischer zusammenführte". Vgl. Lehmann 1935, S. 36; Rüdin 1918.

[110] Am 01.VI.1918 besprachen Max von Gruber, Emil Kraepelin, Fritz Lenz, Alfred Ploetz und Wilhelm Schallmayer mit dem Münchner Polizeipräsidenten die Umsetzung bevölkerungspolitischer Maßnahmen; vgl. Weindling 1989, S. 307. Ploetz notierte hierzu: „Ich fuhr Nachm. nach München mit Prof. Amann. Dort Sitzung im Polizeipräsidium wegen Bevölkerungspolitik. Auch Lenz, Gruber, Kraepelin, Schallmayer dort. Kein Resultat. Centralisierungsversuch Prof. Jakobs von dem Polizeipräsidenten abgewiesen." Der Tuberkulose-Experte Paul Jacob war Geschäftsführer der Tagung. Vgl. Archiv Rezensried: Taschenkalender Alfred Ploetz, Eintrag 01.VI.1918. Im März 1916 hatte Kraepelin noch von den seit Jahren bestehenden „ausgezeichneten Beziehungen zwischen meinem Wirkungskreise und demjenigen der Königlichen Polizeidirektion" berichtet. Vgl. StAM: Pol. Dir. 4342, Brief Kraepelin an Polizeipräsident, 02.III.1916.

neurologisch erkrankten Soldaten. Die mit der Versorgung dieser Kriegsopfer betrauten regionalen Fürsorgeorganisationen standen im Laufe des Jahres 1915 immer größeren Herausforderungen gegenüber. Auf Initiative der preußischen Provinzen Westfalen und Brandenburg sowie des Landes Sachsen schloßen sich deshalb medizinische und Verwaltungsfachleute zusammen und gründeten im September 1915 den Reichsausschuß für Kriegsbeschädigtenfürsorge[111]. Auch Kraepelin gehörte diesem Expertengremium an, das hauptsächlich beratende und begutachtenden Funktionen wahrnahm.[112] Als Mitglied im „Sonderausschuß für Heilbehandlung“ erarbeitete er gemeinsam mit Vertretern der Medizinalabteilung des Kriegsministeriums und des Reichsmarineamtes sowie mit anderen psychiatrischen Fachkollegen allgemeine Grundsätze für die Bewertung von Entschädigungsansprüchen wegen Geisteskrankheit sowie bindende Richtlinien für verschiedene Erkrankungsgruppen (manisch-depressives Irresein, Dementia praecox, Syphilis).[113] Empfohlen wurden vor allem möglichst rasche Kapitalabfindungen.

Mit Blick auf die wachsenden finanziellen Belastungen der Renten- und Kriegsbeschädigtenfürsorge hielt der Reichsausschuß fest, daß der „Nachweis vorausgegangener durchschnittlicher Kriegsschädigungen bei diesen Erkrankungen nicht ohne weiteres als ausreichend zur Begründung eines Entschädigungsanspruches betrachtet werden“ könne, und im Fall der Verschlimmerung einer bestehenden Geisteskrankheit gelte: „Erst der Nachweis besonderer Verlaufsverhältnisse und ihrer Abhängigkeit von Kriegsschädigungen rechtfertigt die Annahme einer Verschlimmerung durch den Krieg“[114]. Solche Beschlüsse wurden von Zeitgenossen als Versuch gewertet, „Gedanken an die Erlangung einer Rente“ unter

[111] Vgl. Frie 1994, S. 569; Reichsausschuß 1915.

[112] Vgl. Kraepelin 1983a, S. 189. Als Mitglied des Reichsausschusses unternahm Kraepelin z. B. im Sommer 1917 eine Studienreise nach Baden, um sich über die Behandlung von Kriegsneurotikern zu informieren.

[113] Neben Kraepelin gehörten u. a. Karl Bonhoeffer, Robert Gaupp, Alfred Hoche, Karl Moeli, Max Nonne, Bernhard Stier und Karl Wilmanns dem Reichsausschuß für Kriegsbeschädigtenfürsorge an. Vgl. Mitteilung, *Psychiatrisch-Neurologische Wochenschrift*, Jg. 19, 1917, S. 58.

[114] In diesem Zusammenhang sprach Kraepelin nach dem Ersten Weltkrieg in seinen Lebenserinnerungen von der „drohenden Hochflut der Kriegs-

„Rentenjägern" bereits im Keime zu ersticken und „durch einerseits vorsichtige, andererseits rücksichtslose sachverständige Gutachtertätigkeit" einzudämmen[115].

Abgesehen von dieser unmittelbar mit den Kriegsgfolgen befaßten Beratertätigkeit zeichneten sich Kraepelins gesundheitspolitische Aktivitäten während des Ersten Weltkriegs durch eine bemerkenswerte Kontinuität aus, welche die Zäsuren der Jahre 1914 und 1918 überschritt. Charakteristisch für sein gesundheitspolitisches Engagement waren tiefsitzende, degenerationstheoretisch und moralisch begründete Befürchtungen. Diese lassen sich sowohl in Kraepelins frühem Einsatz für die Abstinenzbewegung als auch in seiner Mitarbeit im bayerischen Zensurbeirat seit 1908 erkennen, aber auch in seinem Antrag auf ein Aufführungsverbot für den Sexualaufklärungsfilm *Anders als die Andern* von Magnus Hirschfeld[116] während der Sitzung des Vereins bayerischer Psychiater Anfang August 1919[117]. Zugleich gewann dieses moralische Unbehagen durch die Kriegserfahrungen einen fundamental neuen Charakter, da wegen der hohen Menschenverluste im Feld die volks- und rassenhygienischen Prioritäten wesentlich stärker in den Vordergrund traten. Der Erste Weltkrieg vertiefte Kraepelins Sorge um den Volkskörper und die Weltgeltung Deutschlands und lenkte seine gesundheitspolitischen Interessen besonders stark auf diese „Grundfrage unseres völkischen Daseins"[118].

Auf den Krieg und die durch ihn aufgeladenen moralischen und biopolitischen Probleme reagierte Emil Kraepelin aber nicht nur

neurotiker" und ihren „ungeheuerlichen Entschädigungsansprüchen". Vgl. Kraepelin 1983a, S. 191.

[115] Infolge der wachsenden Versorgungsansprüche forderte die Medizinalabteilung des preußischen Kriegsministeriums im Frühjahr 1916 aus dem ganzen Reich „Berichte der psychiatrischen Lazarettabteilungen über ihre einschlägigen Beobachtungen" an. Vgl. Weiler 1933, S. 31f.

[116] Vgl. Mitteilung, *Allgemeine Zeitschrift für Psychiatrie*, Bd. 76, 1920, S. 252f.; Weber 1997a; Weindling 1989, S. 375.

[117] Inwieweit dieser Vorstoß Kraepelins einen Teil der neuerdings untersuchten „moralischen Panik" bildete, die München vor dem Ersten Weltkrieg erfaßte, soll hier nicht näher analysiert werden. Vgl. Dickenson 2003; Williams 2001, S. 179f.; Friemberger 1998.

[118] Vgl. Kraepelin 1918b, S. 200.

mit tages- und gesundheitspolitischem Engagement, sondern auch mit institutionellen und wissenschaftlichen Veränderungen. Die Entwicklungen an der Münchner Nervenklinik und die Gründung der Deutschen Forschungsanstalt für Psychiatrie (DFA) können nur unter Berücksichtigung dieser Auswirkungen des Krieges adäquat verstanden werden.

Die Psychiatrische Klinik

Der Krieg wirkte sich in vielfältiger Weise auf den Klinikbetrieb aus. Zunächst führte er zu großen Verlusten vor allem beim männlichen Pflegepersonal und zu einem dauerhaften Personalmangel. Darauf reagierte Kraepelin mit der Einstellung von zusätzlichen weiblichen Pflegekräften[119] sowie einer „großen Zahl von Hilfspflegern“[120]. Die wachsenden kriegsbedingten Einschränkungen im Alltag verursachten auch eine zunehmende Anspannung des Verhältnisses zwischen Kraepelin und dem Pflegepersonal. Im Juni und Juli 1917 kam es zu Protesten unter den ledigen Pflegern, die mit der Niederlegung ihrer Arbeit drohten, falls eine „Teuerungszulage nicht ausbezahlt wird“[121]. Der akute Personalmangel verlieh diesen Drohungen zusätzliches Gewicht, so daß Kraepelin den Einsatz von Militärpflegern für den Fall eines Streiks vorbereitete, ehemalige Pfleger rekrutierte[122] und gelegentlich auch Pfleger entließ, die das Personal zu organisieren versuchten[123].

[119] Vgl. BayHStA: MK 11245, Brief Emil Kraepelin an Verwaltungsausschuß der Universität München, 05.X.1915.

[120] Vgl. BayHStA: MK 11248, Brief Emil Kraepelin an Verwaltungsausschuß der Universität München, 05.II.1916. Obwohl die Hilfspfleger einerseits keine feste Anstellung erhielten, bezogen sie andererseits Löhne, die teilweise erheblich über denen älterer Pfleger aus der Zeit vor dem Ersten Weltkrieg lagen.

[121] Vgl. BayHStA: MK 11248, Brief Emil Kraepelin an Kultusministerium, 16.VII.1917.

[122] Vgl. BayHStA: MK 11248, Brief Emil Kraepelin an Kriegsministerium, 20.VII.1917; Brief Ernst Rüdin an Verwaltungsausschuß der Universität München, 01.III.1918.

[123] Vgl. BayHStA: MK 11249, Beschwerde Josef Weigl, Gauleiter des Verbands der Gemeinde- und Staatsarbeiter, an Kultusministerium, 04.IV.1919.

Ganz abgesehen von den eventuellen Auswirkungen der bekannten politischen Haltung Kraepelins verursachte bereits die Lage der Nervenklinik im Stadtgebiet Münchens erhebliche Schwierigkeiten für die Personalpolitik. Während des Januarstreiks von 1918, bei dem sich der Unmut der Arbeiterschaft gegen eine weitere Verlängerung des als verloren erkannten Krieges entlud, wurde die DVLP von den Streikenden offen angefeindet. Auf einer Versammlung der Münchner Ortsgruppe der DVLP zur sogenannten Reichsgründungsgedenkfeier am 21. Januar 1918 kam es in der Nähe der Nervenklinik, am Sendlinger-Tor-Platz, nach dem Auftritt von Karl Alexander von Müller und Max von Gruber wegen ihrer annexionistischen Forderungen zu tumultartigen Zusammenstößen zwischen Kriegsveteranen und Parteimitgliedern, so daß die Veranstaltung abgebrochen werden mußte[124]. Demgegenüber versammelten sich auf der Theresienwiese die streikenden Arbeiter zu Massenkundgebungen[125].

Nach dem Krieg verlangte das Klinikpersonal eine „von Grundauf geschaffene Neuregelung" der Arbeitsverhältnisse an der Münchner Nervenklinik, u. a. einen Tarifvertrag und den Achtstundentag[126]. Die Forderungen des Personals wurden in Verhandlungen am 20. Dezember 1918 vorgetragen, worauf Kraepelin eine umfangreiche Stellungnahme verfaßte[127]. Erst nach der allgemeinen Einführung des Achtstundentags an den oberbayerischen Kreisirrenanstalten und der Ausrufung der Räterepublik[128] kam es am

[124] Vgl. StAM: RA 57844, Beschwerde Max von Gruber an Innenministerium, 27.I.1918, Stellungnahme der Polizeidirektion München an Regierung von Oberbayern, Kammer des Inneren, 22.II.1918; Hadry 2008; Hagenlücke, S. 242; Albrecht 1968, S. 295ff.

[125] Vgl. Gutachten Toller, Abschnitt 4.1, S. 146f.

[126] Vgl. BayHStA: MK 11248, 11249, Eingaben Josef Weigl, Gauleiter des Verbands der Gemeinde- und Staatsarbeiter an Kultusministerium und Ministerium für soziale Angelegenheiten, 03.XII.1918, 22.I.1919, 04.IV.1919 und 26.VIII.1919.

[127] Vgl. BayHStA: MK 11249, Emil Kraepelin an Verwaltungsausschuß der Universität München, 21.XII.1918, Abschnitt 4.5, S. 200-207.

[128] Vgl. BayHStA: MK 11249, Brief Emil Kraepelin an Verwaltungsausschuß der Universität München, 09.IV.1919. Zwei Tage nach der Ausrufung der Räterepublik erinnerte Kraepelin an seine Verhandlungen vom 20.XII.1918 und wies darauf hin, daß „bei unserem Personale über die Verzögerung der

24. April 1919 zu konkreten Verhandlungen und dem Entwurf eines Tarifvertrags[129]. Die getroffenen Vereinbarungen wurden aber nach der Zerschlagung der Räterepublik nicht oder nur zögernd umgesetzt.[130] Zu dieser Zeit mündeten die Beratungen der Direktorenkonferenz der bayerischen psychiatrischen Anstalten vom 2. Juli 1919 und der Jahresversammlung des Vereins bayerischer Psychiater in eine von Gustav Kolb[131] verfaßte Stellungnahme, die den Achtstundentag ablehnte[132]. Ende 1919 war der Achtstundentag an der Münchner Nervenklinik nach wie vor nicht umgesetzt; Kraepelins Widerstand dagegen blieb ungebrochen[133].

Kraepelin sah sich nicht nur mit Mängeln im Bereich des Pflegepersonals konfrontiert. Auch viele ärztlich-wissenschaftliche Mitarbeiter wurden 1914 eingezogen, was zu erheblichen Umstellungen im Klinikbetrieb führte. Dem Histopathologen Walther Spielmeyer wurde z. B. zu Kriegsbeginn die Einrichtung und Leitung aller Münchner Lazarette durch das Sanitätsamt übertragen.[134] Neben Spielmeyer betreute ein weiterer Mitarbeiter Kraepelins, der Psychiater und Neurologe Max Isserlin, zunächst das in der

Entscheidung eine lebhafte Unzufriedenheit besteht, die besonders durch die rasche und günstige Erledigung der Frage von Seiten der Obb Kreisregierung genährt wird".

[129] Eine Einigung konnte hinsichtlich des Achtstundentags, der Personalaufstockung und Pauschalvergütung erzielt werden. Vgl. BayHStA: MK 11249, Brief Ernst Rüdin an Kultusministerium, 24.IV.1919, Josef Weigl an Kultusministerium, 15.V.1919.

[130] Vgl. BayHStA: MK 11249, Bericht Josef Weigl an Ministerium für soziale Angelegenheiten, 26.VIII.1919. Eine Denkschrift des Verwaltungspersonals vom August 1919 verwies auch auf schwerwiegende Probleme in der Klinikverwaltung. Vgl. hierzu UAM: VA-A-I, 21d, Auszug Denkschrift.

[131] Gustav Kolb (⋆1870 – †1938), Psychiater; 1895 Promotion in Breslau, danach Assistent und ab 1902 zweiter Arzt an der Anstalt Bayreuth, 1905 Direktor der oberfränkischen Kreisirrenanstalt Kutzenberg, 1911 Direktor der Heil- und Pflegeanstalt Erlangen; 1928 Ruhestand.

[132] Vgl. Jahresversammlung des Vereins bayerischer Psychiater 1919, *Allgemeine Zeitschrift für Psychatrie*, Bd. 76, 1920, S. 260-263. Die Auswirkungen des Achstundentages wurden auch ausführlich auf der Jahrestagung des Deutschen Vereins für Psychiatrie 1920 in Hamburg diskutiert. Vgl. *Allgemeine Zeitschrift für Psychiatrie*, Bd. 76, 1920, S. 593f.

[133] Vgl. BayHStA: KM 1129, Bericht Emil Kraepelin an Verwaltungsausschuß der Universität München, Abschnitt 4.5, S. 207-214.

[134] Vgl. MPIP-HA: DFA 7/1, Lebenslauf Spielmeyer, 03.I.1919.

Ridlerschule im Münchner Westend untergebrachte „Reservelazarett München L“, das bereits im ersten Kriegsjahr über 480 schädelhirnverletzte, nerven- oder geschlechtskranke Soldaten beherbergte.[135] Angesichts der klaffenden Personallücken bekannte Kraepelin 1915 in einer Stellungnahme gegenüber dem Verwaltungsausschuß der Universität: „Da es unter den heutigen Verhältnissen unmöglich ist, rasch Ersatz zu schaffen, sind wir genötigt, rechtzeitig weibliche Kräfte heranzuziehen, die in die entstehenden Lücken eintreten können“[136]. Neben seiner Tochter Toni und der Psychiaterin Hanna Hohenauer[137] beschäftigte er ab 1916 die Assistenzärztinnen Elise Schmitt, Luise Weiler und Hildegard Brüning[138].

War die ärztliche Versorgung der Klinik nur mit großer Mühe aufrechtzuerhalten, so stellten die Kriegsereignisse der Forschung Kraepelins ebenso große Hindernisse in den Weg. Nach der Fertigstellung der achten Auflage seines Lehrbuches Anfang 1915 wollte Kraepelin zunächst seine Untersuchungen über vergleichende Psychiatrie fortsetzen[139]. Dazu plante er eine Reise nach Sibirien, Japan, China, Burma, Singapur, Indien und Ägypten.[140] Die Reise sollte im August 1915 beginnen und verfolgte das wissenschaftliche Ziel, die Häufigkeit und Eigenart der psychischen Krankheitsformen bei den verschiedenen Völkern zu untersuchen. Infolge des Kriegsausbruchs kam diese Reise jedoch nie zustande.

[135] Max Isserlin leitete die Station für Hirnverletzte von Sommer 1916 bis August 1919. Kraepelin versuchte nach dem Ersten Weltkrieg, diese Einrichtung der DFA zu unterstellen, was ihm jedoch nicht gelang. Vgl. Jutz 1981, S. 22-27; Kraepelin 1983a, S. 217f.

[136] Vgl. BayHStA: MK 11245, Schreiben Emil Kraepelin, 5.X.1915.

[137] Hanna Liguori-Hohenauer (⋆1885 – †1955). Kraepelin schilderte die Tätigkeit der Ärztinnen in seinem Gedicht „Papa an Toni auf das Buch: Aspira, der Roman einer Wolke, von Lasswitz“. Vgl. Bd. I, S. 108f., 136f.; BayHStA: MK 11245; MPIP-HA: GDA 862.

[138] BayHStA: MK 11245. Am 02.II.1916 fand die Morgenkonferenz in der Münchner Nervenklinik ausschließlich im Kreis von Assistenzärztinnen statt. Vgl. Kraepelin 1983a, S. 186; Bd. VI, S. 43; Abbildung S. 276.

[139] Vgl. Kraepelin 1983a, S. 185.

[140] Kraepelin beabsichtigte, in Begleitung des Greifswalder Ordinarius für Psychiatrie, Paul Schröder, zu reisen, der einer seiner ehemaligen Heidelberger Assistenten war. Vgl. Kraepelin 1983a, S. 184-186; Brief Paul Schröder an Emil Kraepelin, 31.XII.1914, S. 216.

Erst im Jahr 1925 konnte Kraepelin während seines Aufenthalts in den USA diese Forschungen mit einer breitangelegten Untersuchung über „Neger und Indianer" fortsetzen.[141]

Der Krieg unterbrach auch Kraepelins psychologische Forschung. Um Platz für die Einrichtung eines sogenanten Vereinslazaretts zu schaffen, räumte er das psychologische Labor in der Nervenklinik.[142] Darüber hinaus transferierte er die gesamte psychologische Bibliothek auf seinen Landsitz nach Suna am Lago Maggiore, auf die er allerdings nach der Kriegserklärung Italiens im Mai 1915 fünf Jahre lang nicht mehr zugreifen konnte[143]. Zu Kraepelins 60. Geburtstag 1916 konstatierte man den Stillstand dieser Forschungsrichtung in der Öffentlichkeit unverblümt: „Für die eigentliche Einsicht in die seelischen Erkrankungen haben auch die Untersuchungen, in denen abnorme Seelenvorgänge mit den Arbeitsmitteln der Experimentalpsychologie angepackt wurden, nur unbedeutende Hilfen geliefert."[144] Allerdings wurde Kraepelins „Additionsmethode" bei der Untersuchung hirnverletzter Soldaten angewandt, um ihre geistige Leistungsfähigkeit zu prüfen, und seine Klinik blieb eine erstrangige Anlaufstelle für experimentalpsychologische Forschungsprojekte[145].

Inwiefern auch Kraepelins klinische Forschung unter dem Einfluß des Krieges litt, ist nur schwer festzustellen. Zurückblickend meinte sein Mitarbeiter Karl Weiler im Jahr 1933, daß auch in den Kriegsjahren die Diagnosen nach wie vor „in fast allen Fällen unter der ausschlaggebenden Mitwirkung Kraepelins" gestellt wurden, „der so gut wie alle der Klinik zugeführten Kranken selbst untersuchte".[146] Obwohl es Kraepelin nicht gelang, den gesam-

[141] Vgl. MPIP-HA: K 20/III/3, 4; 24/1; 37/2; Reisepläne für Indien und Amerika. In diesem Zusammenhang führte Kraepelin 1921 auch eine umfangreiche Korrespondenz mit dem Psychiater Owen Berkely-Hill vom „Ranchi European Asylum Kanke".

[142] Vgl. Kraepelin 1983a, S. 187.

[143] Vgl. Brief Emil Kraepelin an Wilhelm Wundt, 27.XII.1919, Steinberg 2002, S. 119, Brief Nr. 371.

[144] Vgl. UAM: E-II-621, Zeitungsausschnitt, *Der Tag*, 25.III.1916.

[145] Vgl. Voß 1919; Brief Erp Taalman Kip an Emil Kraepelin, 20.IV.1916, S. 260.

[146] Vgl. Weiler 1933, S. 46; Bd. VI, S. 43.

melten „Beobachtungsstoff" während der Kriegsjahre klinisch auszuwerten[147], blieb er weiterhin davon überzeugt, daß eine statistisch ausgerichtete „Massenpsychiatrie *[...]* uns die Richtlinien für eine seelische Volksgesundheitslehre, für eine vorbeugende Bekämpfung aller jener Schäden liefern *[müßte,]* die wir unter der Bezeichnung der seelischen Entartung zusammenfassen"[148]. Mit diesem Ziel vor Augen legte Kraepelin im Auftrag des statistischen Ausschusses des Deutschen Vereins für Psychiatrie ein umfangreiches und auf der Jahresversammlung in Hamburg 1920 einstimmig angenommenes Diagnoseschema für die „Reichsstatistik" vor[149]. Weitgehend unverändert gegenüber der Zeit vor dem Ersten Weltkrieg setzte Kraepelin auch seine klinischen Lehrveranstaltungen fort.

Emil Kraepelins Lehrveranstaltungen in München (1914–1921)

Titel der Lehrveranstaltung	Zeitraum (Semester)[150]
Psychiatrische Klinik	WS 1914/15 – SS 1921
Anleitung zu wissenschaftlichen Arbeiten	WS 1914/15 – SS 1921
Klinische Besprechungen für Vorgerückte	SS 1919 WS 1919/20
Klinische Demonstrationen für Fortgeschrittene	SS 1920 – SS 1921

Wie bei Kraepelin ging auch die Forschung seiner wissenschaftlichen Mitarbeiter in den Kriegsjahren stark zurück und richtete sich auffallend nach kriegsrelevanten und gesundheitspolitischen Fragen aus. Das Erscheinen der großen Arbeiten zu Schädel- und Nervenschußverletzungen von Walther Spielmeyer und Rudolf Allers, Felix Plauts Studie zum Abderhaldenschen Dialysierungs-

[147] Vgl. Kraepelin 1983a, S. 217. Zur Anwendung und Entwicklung seiner Zählkartenmethode vgl. Kraepelin 1919e, S. 236-246; Weber 1997c.

[148] Vgl. Kraepelin 1918b, S. 195.

[149] Vgl. Brief Emil Kraepelin an Max Fischer, 03.I.1921, S. 369; *Allgemeine Zeitschrift für Psychiatrie*, Bd. 76, 1920, S. 622-628.

[150] Vgl. UAM: Vorlesungsverzeichnisse, 1914–1921; Pabón Suárez 1978, S. 96f.

verfahren[151] sowie Ernst Rüdins Monographie zur Vererbung der Dementia praecox zeugen vom Anschluß der psychiatrischen Forschung an die Prioritäten der Militärmedizin und der Bevölkerungspolitik.[152]

Nach dem Zusammenbruch des Kaiserreichs versuchte Kraepelin in mehreren Aufsätzen, seine Auffassung der klinischen Psychiatrie neu zu verorten, indem er ihre nosologischen Aufgaben in Erinnerung rief und ihre Methodik auf breitere Grundlagen stellte. Zunächst resümierte er in seinem 1919 publizierten Aufsatz *Die Erforschung psychischer Krankheitsformen* den Stand der zeitgenössischen klinischen Forschung und rechtfertigte – ausführlicher als je zuvor – sein methodisches Instrumentarium zur Erfassung und Verwertung klinischer Beobachtungen.[153] Ein Jahr später stellte er seinen Aufsatz *Die Erscheinungsformen des Irreseins* fertig, in dem er sich mit den verschiedenen Erkenntniswegen der klinischen Psychiatrie auseinandersetzte und unter weitgehendem Verzicht auf somatische Gesichtspunkte die typischen Äußerungs- bzw. Erscheinungsformen erläuterte, „in denen die angeborenen Eigentümlichkeiten wie die erworbenen Zustände der erkrankenden Persönlichkeit zum Ausdrucke gelangen“[154].

Kraepelins Analyse dieser sogenannten „pathoplastischen“ Faktoren umfaßte dabei auch die selbstkritische Frage, welche konzeptuellen Schlußfolgerungen für die psychiatrische Nosologie aus der Tatsache abzuleiten seien, daß in nicht wenigen Fällen keine sichere Abgrenzung zwischen den beiden großen nosologischen Kreisen der Dementia praecox und des manisch-depressiven Irreseins vorgenommen werden könne. Schließlich räumte er in seinem Auf-

[151] Der Physiologe Emil Abderhalden (⋆1877 – †1950), ab 1908 Lehrstuhlinhaber an der Tierärztlichen Hochschule Berlin und ab 1911 Ordinarius in Halle, entwickelte 1913/14 ein Verfahren zur Gewinnung und zum Nachweis von Proteinen durch Anwendung einer Diffusionsmembran in Kombination mit der Ninhydrin-Reaktion.

[152] Vgl. Allers 1916; Spielmeyer 1915; Plaut 1916; Rüdin 1916.

[153] Vgl. Kraepelin 1919e. Kraepelin entwarf hier nicht zuletzt ein elaboriertes Kartensystem, das weit über die in der Literatur oft angeführte einfache Zählkarte hinausging. Vgl. hierzu Engstrom 2005.

[154] Vgl. Kraepelin 1920f, S. 2, 12; Brief Arthur Kronfeld an Emil Kraepelin, 21.I.1921, S. 371.

satz *Über Entwurzelung* von 1920 jenen Faktoren eine höhere Bedeutung als in seinem bisherigen psychiatrischen Krankheitsverständnis ein, die er unter der Rubrik einer „sozialen Psychiatrie“ zusammenfaßte, wie etwa der familiären und sozialen Herkunft eines Patienten oder seiner biographischen Entwicklung.[155] Die Berücksichtigung dieser Momente änderte zwar nichts an Kraepelins Grundannahme, daß die Definition nosologischer Entitäten eine notwendige und sinnvolle psychiatrische Forschungsstrategie bildet, trug jedoch den klinischen, politischen und persönlichen Erfahrungen Rechnung, die er während und nach dem Ersten Weltkrieg gewonnen hatte.

Das „Neurotikerbehandlungslazarett“

Wohl keine andere klinische Erscheinungsform kriegsbedingter psychischer Krankheiten prägte die öffentliche und fachliche Diskussion stärker als die traumatische oder „Kriegs“-Neurose[156]. Bereits Anfang 1915 wurden die psychiatrischen Folgen des Krieges im Erscheinungsbild der „Kriegszitterer“ unübersehbar. Zur theoretischen und praktischen Bewältigung der von diesen Patienten mit ihren Zitter-, Schüttel- und Lähmungserscheinungen aufgeworfenen Probleme wurde bekanntlich die sogenannte „aktive Behandlung“ erdacht, wozu u. a. Hypnose, Wachsuggestion, Gewaltexerzieren, Scheinoperationen und Elektrotherapie zählten[157]. Zu den umstrittensten Behandlungsarten gehörte die sogenannte „Kaufmannsche Methode“, die elektrische Stromstöße in Verbindung mit „militärischer Willensüberwältigung“ einsetzte[158]. Die therapeutische Grundlage aller dieser medizinischen

[155] Vgl. Kraepelin 1921c; Abschnitt 3.5, insbesondere S. 143. Zum Begriff der „sozialen Psychiatrie“ bei Kraepelin und in der frühen Weimarer Republik vgl. Engstrom 2003c; Schmiedebach 2003.

[156] Zur Geschichte der traumatischen Neurose vgl. Lerner 2003; Schmiedebach 1997; Fischer-Homberger 1975, insbesondere S. 136-169.

[157] Vgl. Hirschfeld 1916; Kehrer 1917. Vgl. Brief Josef Schweighofer an Emil Kraepelin, 22.VIII.1915, S. 228.

[158] Vgl. Redebeitrag Kaufmann, Kriegstagung des Deutschen Vereins für Psychiatrie München 1916, *Allgemeine Zeitschrift für Psychiatrie*, Bd. 17, 1917, S. 191; Kaufmann 1916a; Kaufmann 1917a; Kaufmann 1917b.

Techniken war die Suggestion. Durch Täuschung, Psychopädagogik, Gewaltanwendung oder -androhung sollten die Symptome beseitigt werden.[159] Die Behandlung erfolgte meist in Feldlazaretten direkt hinter der Front, teilweise geradezu fließbandartig.

Die Methoden der „aktiven Behandlung“ wurden alsbald zum Gegenstand eines breiten Fachdiskurses, den Kraepelin zwar wahrnahm, an dem er sich aber kaum beteiligte[160]. Vor allem auf der Kriegstagung des Deutschen Vereins für Psychiatrie in München im September 1916[161] kam es zu umfangreichen Diskussionen, die letztlich einen therapeutischen Konsens herbeiführten. Es herrschte „erfreuliche Einigkeit“ darüber, daß „die in das Heimatgebiet verlegten Kriegsneurotiker nur in verschwindenden Ausnahmen wieder kriegsverwendungsfähig werden, und daß es sich im allgemeinen empfiehlt, sie, ohne sie erst zur Truppe zurückzuschicken, als arbeitsverwendungsfähig in die Kriegsindustrie oder den eigenen Arbeitsbetrieb zu entlassen“[162].

Die neuere psychiatriehistorische Forschung hat der aktiven Behandlung und der Kriegstagung von 1916 große Aufmerksamkeit geschenkt[163], wobei nicht zuletzt die bis weit vor 1914 zurückreichende Tradition der Elektrotherapie und die Bedeutung der Arbeitstherapie unterstrichen wird[164]. Obwohl nach wie vor unklar

[159] Diese Behandlungssitzungen wurden als „Willenskämpfe zwischen Ärzten und Patienten“ verstanden, in denen der Arzt versuchte, „dem Patienten seinen Genesungswillen aufzuzwingen“. Vgl. Lerner 1996, S. 105.

[160] Ohne Redebeitrag nahm Kraepelin Ende Mai 1915 an der Wanderversammlung der südwestdeutschen Neurologen und Irrenärzte in Baden-Baden teil. Dort wurde die aktive Behandlung ausführlich erörtert. Vgl. *Archiv für Psychiatrie und Nervenkrankheiten*, Bd. 56, 1916, S. 328-377.

[161] Vgl. Kriegstagung des Deutschen Vereins für Psychiatrie zu München am 21. und 22. September 1916, *Allgemeine Zeitschrift für Psychiatrie*, Bd. 73, 1917, S. 163-233; Brief Karl Moeli an Emil Kraepelin, 30.V.1916, S. 264. Die Tagung wurde gemeinsam mit der Gesellschaft Deutscher Nervenärzte veranstaltet. Vgl. dazu auch *Deutsche Zeitschrift für Nervenheilkunde*, Bd. 56, 1917, S. 1-216; *Münchner Medizinische Wochenschrift*, Bd. 63, 1916, S. 1594-1596.

[162] Vgl. *Allgemeine Zeitschrift für Psychiatrie*, Bd. 73, 1917, S. 194.

[163] Vgl. Hofer 2004, S. 281-338; Köhne 2009; Lerner 2003, S. 86-123; Kaufmann 1999; Riedesser 1996. Zur Militärpsychiatrie vgl. Lengwiler 2000.

[164] Vgl. Hofer 2004, S. 136-181; Lerner 2003, S. 125-162. Zeitgenossen wie Otto Binswanger war dies durchaus bewußt: „Die Behandlung der Kriegspsycho-

bleibt, in welchem Umfang die Elektrotherapie tatsächlich angewandt wurde, steht inzwischen fest, daß „aktiv behandelte" Soldaten in der Regel nicht wieder im Kampf eingesetzt wurden[165]. Im Gegensatz zum österreichischen Sanitätswesen, das – von einzelnen Nervenspitälern abgesehen – bis zum Kriegsende eine „scharfe" elektrische Suggestionstherapie anwandte, wurde in Deutschland ab 1916 zunehmend „psychotherapeutisch" mit Hypnose und Arbeitstherapie behandelt[166]. Insgesamt zeichnet sich die Entwicklung der Kriegsneurosentherapie durch Ausbau der Behandlungsstrukturen und eine umfassende Systematisierung aus, wofür auch das „Neurotikerbehandlungslazarett" an der Münchner Nervenklinik ein anschauliches Beispiel darstellt.

Bereits am 14. August 1914 stellte Kraepelin den Antrag, ein sogenanntes „Vereinslazarett" mit 40 Betten in der Münchner Nervenklinik einzurichten.[167] In diesem Lazarett hatte er Gelegenheit, „seelische Reaktionen auf die Kriegserlebnisse [...] bei geistig Vollgesunden"[168] zu beobachten. Nachdem Kraepelin anläßlich einer vom Reichsausschuß für Kriegsbeschädigtenfürsorge veranlaßten Studienreise nach Baden die „Erfolge" der aktiven Behandlung als „ungemein eindrucksvoll" erlebt hatte, wurde das Vereinslazarett offensichtlich im September 1917 unter der Leitung von Karl Weiler in ein „Neurotikerbehandlungslazarett" umgewan-

neurotiker mittels des faradischen Stromes ist vor 30-40 Jahren Gemeingut der militärärztlichen Therapie gewesen in allen Fällen der Hysterie, die dem Begriff der Simulation eingeordnet war. Die Erfolge von damals sprechen nicht für Dauerheilungen." Vgl. Redebeitrag Binswanger, *Allgemeine Zeitschrift für Psychiatrie*, Bd. 17, 1917, S. 185.

[165] Vgl. Lerner 2003, S. 4; Hofer, S. 301f. Vor allem Lerner stellt die Wiederherstellung der Arbeitskraft und nicht der Militärtauglichkeit in den Vordergrund seiner Analyse. Auf Max Isserlins Station wurden fast alle Kranken „zunächst mit Bettruhe behandelt, mit Medikamenten, larvierter und offener (auch hypnotischer) Suggestion, und kommen, sobald es zweckmäßig erscheint, in die Werkstätten. Die Arbeit gilt nicht als Dienst, sie wird den Kranken als Heilmittel dargelegt; die Kranken werden nur mit ärztlichen pädagogischen Mitteln zur Arbeit ermuntert." Vgl. Redebeitrag Isserlin, *Allgemeine Zeitschrift für Psychiatrie*, Bd. 17, 1917, S. 189.

[166] Vgl. Hofer 2004, S. 335; Lerner 2003, S. 125-162.

[167] Vgl. BayHStA: MK 11288, Schreiben Verwaltungsausschuß der Universität München an Kultusministerium, 17.VIII.1914; Kraepelin 1983a, S. 187.

[168] Vgl. Weiler 1933, S. 13.

delt[169]. Weiler war auch mit der Untersuchung und Begutachtung von „straffällig gewordenen Heeresangehörigen" beauftragt, wozu er eine „kriegsgerichtspsychiatrische Untersuchungsstelle für den Bereich des stellvertr. I. Bayer. Armeekorps" schuf und die „ärztliche Versorgung des großen Münchener Militärgefängnisses" übernahm[170]. Kraepelin, der zu dieser Zeit auch als fachärztlicher Beirat in Fragen der Kriegsneurosenbehandlung am Sanitätsamt München diente[171], schilderte die Umgestaltung in seinen Lebenserinnerungen:

Die Verwundeten unseres Lazaretts wurden nunmehr durch Neurotiker ersetzt. Die Wandlung war in höchstem Maße unerfreulich. War es bis dahin eine Freude gewesen, den Leidenden zu helfen und ihre Fortschritte zu beobachten, so war es jetzt oft schwer, gegenüber den in immer neuen Formen auftretenden Widerständen gegen die ärztliche Beeinflüssung die nötige Ruhe zu bewahren. Auf dem ersten Blick zeigte es sich, daß man es fast durchweg mit minderwertigen, unfähigen, vielfach auch böswilligen Persönlichkeiten zu tun hatte.[172]

Im Alltag des Lazaretts konnte Weiler „nach langen Kämpfen" zeigen, daß „jene Ausdruckserscheinungen abnormer seelischer Anlage restlos zu beseitigen und die Arbeitsfähigkeit dieser Menschen wieder herzustellen war"[173]. Unter Weilers Leitung wurde das Vereinslazarett nicht nur zur Ausbildungsstätte für die Therapie von Kriegsneurotikern, sondern auch zur Beobachtungsstation für die Untersuchung und Beurteilung aller diagnostisch unklaren Fälle im I. bayerischen Armeekorps, bevor die erkrankten Soldaten in eines der vier großen südbayerischen Behandlungslazarette verlegt wurden. In diesem Zusammenhang verfaßte Weiler Ende Januar 1918 für das Sanitätsamt „Richtlinien für die militärische Beurteilung der Psychopathen" und eine „Dienstanweisung für die Neurotiker-Behandlungslazarette"[174]. Der allgemeinen Struk-

[169] Vgl. Kraepelin 1983a, S. 190f.; Weiler 1919a; Weiler 1933, S. 14.

[170] Zur Begutachtungspraxis vgl. Brief Alwin Knauer an Emil Kraepelin, 17.II.1916, S. 244; Weiler 1919b.

[171] Vgl. Briefkarte Emil Kraepelin an seine Tochter Ina, 21.XII.1917, S. 295.

[172] Vgl. Kraepelin 1983a, S. 191.

[173] Vgl. Weiler 1933, S. 14; Kraepelin 1983a, S. 191.

[174] In den vier Lazaretten wurden 1918 insgesamt 2674 Soldaten behandelt. Zur Organisation vgl. Weiler 1919a; Weiler 1919b.

tur der Universitätsklinik entsprechend wurde das Lazarett damit zur diagnostischen Durchgangsstation für die Kriegsneurotiker der bayerischen Armee ausgebaut.

In einem Vortrag vor dem Landesverband für das ärztliche Fortbildungswesen schilderte Weiler 1918 die im Lazarett verwendeten Behandlungsmethoden. Er stellte drei infolge von Verschüttungen erkrankte Soldaten vor, die er „ohne Zuhilfenahme des elektrischen Stromes oder der Hypnose, lediglich durch suggestive, subkutane Injektion einer indifferenten Flüssigkeit, Verbalsuggestion und Bewegungsübungen“ heilte, wobei es „nicht so sehr auf die Methode, als auf die Persönlichkeit des Arztes“ ankam[175]. Insbesondere in den ersten Monaten nach Eröffnung des Lazaratts setzte Weiler aber durchaus die Behandlung mit elektrischem Strom ein. In der von ihm 1918 verfaßten Dienstanweisung wurde lediglich die Verwendung „starker, gefahrbringender elektrischer Ströme“ untersagt[176]. Im Laufe des Krieges riefen solche Methoden aber zunehmend öffentliche Proteste hervor.[177] Obwohl das Kriegsneurotikerlazarett am 1. Januar 1919 formal geschlossen wurde, setzte Weiler danach die aktive Behandlung noch über mehrere Monate fort[178], womit er im Rückblick die heroisierende Selbsteinschätzung seiner Tätigkeit am Lazarett der Münchner Nervenklinik rechtfertigte:

> In Anbetracht meiner außerordentlich umfangreichen gutachterlichen Betätigung während des Krieges und nicht zuletzt in Rücksicht auf meine sehr weitgehende Einflußnahme und Mitwirkung bei der Anordnung der Maßnahmen zur Wiederherstellung der Neurotiker und zur Abwehr der Bedrohung der Heeresdisziplin durch seelisch Minderwertige sah ich mich veranlaßt, im Dienste auszuharren.[179]

[175] Vgl. Bericht, *Münchner Medizinische Wochenschrift*, Bd. 65, 1918, S. 494.

[176] Weiler behauptete 1919, daß er sich zwar immer wieder zur Stromanwendung „genötigt“ sah, aber darauf bald ganz verzichtete. Nach dem Ersten Weltkrieg hielt er es für das große Verdienst des Kaufmannschen Überrumpelungsverfahrens, seit Ende 1915 die entscheidende Wende in der Kriegsneurotikerbehandlung herbeigeführt zu haben. Vgl. Weiter 1919, S. 402, 405.

[177] Vgl. Weiler 1919a, S. 401, 407; Kaufmann 1999, S. 141.

[178] Vgl. Weiler 1919a, S. 407; Weiler 1933, S. 14.

[179] Vgl. Weiler 1933, S. 37.

Die wichtige Funktion der Münchner Nervenklinik bei der Untersuchung und Behandlung der Kriegsneurotiker in Bayern erklärt auch, weshalb Kraepelin und seine Mitarbeiter mit der forensisch-psychiatrischen Begutachtung einiger Anführer des Münchner Munitionsarbeiterstreiks vom Januar und Februar 1918 beauftragt wurden. Zu den Beschuldigten zählte auch der damals 25jährige Ernst Toller[180]. Der Sohn eines Kaufmanns aus der Provinz Posen litt infolge seiner Erlebnisse an der Westfront nicht nur an einer psychischen Störung, sondern hatte sich auch vom kriegsbegeisterten Soldaten zum Pazifisten und Sozialrevolutionär entwickelt. Zum Zeitpunkt der Untersuchung in der Münchner Nervenklinik im Sommer 1918 war er noch nicht als Schriftsteller hervorgetreten und keine allgemein bekannte Persönlichkeit. Wie damals üblich, übernahm zunächst Ernst Rüdin in seiner Funktion als Oberarzt die Exploration und die Anfertigung des Gutachtens. An der persönlichen Untersuchung durch Kraepelin bestehen jedoch schon aufgrund Tollers nachträglicher Schildung der Begutachtungssituation keine Zweifel.[181]

Der Fall Toller bot aus damaliger fachlicher Sicht keine Besonderheiten; für Kraepelin und Rüdin handelte es sich – wie bei vielen Kriegsneurotikern – um eine „psychopathische und hysterische Persönlichkeit“, die als „ideologer Menschheitsbeglücker“ agierte und „aus einer mit geistigen Störungen schwer belasteten Familie“ stammte[182]. Nach den Vorschriften des Reichsstrafgesetzbuches begründete diese Diagnose keine Exkulpation. Das Gutachten ließ aber darüber hinaus auch kein Verständnis für die Handlungsweise oder die Motive der Streikenden erkennen und reduzierte ihre Bedeutung auf die „aufreizenden Suggestivwirkungen“ von „Massenbewegungen“, denen „disharmonische Naturen“ wie Toller besonders leicht anheimfallen würden. Die politischen und gesellschaftlichen Abhängigkeiten derartiger psychiatrischer Einschät-

[180] Vgl. Abschnitt 4.1.

[181] Neben Kraepelin und Rüdin dürften an der Untersuchung Tollers noch weitere Ärzte der Münchner Klinik beteiligt gewesen sein, insbesondere Eugen Kahn. Rüdin unterzeichnete das Gutachten als verantwortlicher Vertreter der Direktion. Vgl. Toller 1963, S. 75-78; Weber 1993, S. 88f.; Abschnitt 4.5, S. 201.

[182] Vgl. Abschnitt 4.1, S. 173-175.

zungen erwiesen sich erneut, als Rüdin ein Jahr später Anton Graf Arco-Valley begutachtete, der am 21. Februar 1919 den bayerischen Ministerpräsidenten und Mitbegründer der USPD, Kurt Eisner, erschossen hatte. Wie bei Toller kam Rüdin zu dem Ergebnis, daß Arco nicht geisteskrank und daher strafrechtlich für seine Tat verantwortlich sei, er zeichne sich allerdings durch eine „unreife, der Führung bedürftige und gleichzeitig ehrgeizige und impulsive Persönlichkeit“ aus. Zur Erhellung des Tatmotivs führte das Gutachten aus, Eisner sei für Arco, „wie für Tausende rechtschaffener Mitbürger, der revolutionäre Usurpator“ gewesen. Arco habe somit an dem „Fremdling“ einen aus den Zeitumständen erklärbaren „Tyrannenmord“ begangen, der „kein gemeiner Mord“ sei[183].

Die Deutsche Forschungsanstalt für Psychiatrie

Zweifellos muß die Errichtung des Neurotikerbehandlungslazaretts als Zeichen sowohl der Radikalisierung des Krieges nach den exorbitanten Verlusten des Jahres 1916 als auch der immer tiefer durchgreifenden Umstellung der Gesellschaft auf den totalen Krieg gedeutet werden. Seit dem Herbst 1916 bzw. der Einführung des Hindenburgprogramms wurden die Ressourcen der Nation zunehmend auf kriegswichtige Bereiche gelenkt. Vor diesem Hintergrund der totalen gesellschaftlichen Mobilisierung entstand aber nicht nur ein umfassendes Behandlungs- und Begutachtungsregime für Kriegszitterer, sondern auch ein neues Forschungsinstitut. Obwohl der Erste Weltkrieg den Forschungsalltag der Münchner Nervenklinik stark beeinträchtigt hatte, schuf er zugleich eine wichtige Legitimationsbasis für die Errichtung der Deutschen Forschungsanstalt für Psychiatrie (DFA).

In seinen Lebenserinnerungen stellte Kraepelin die Entstehung der DFA als eine glückliche Fügung aus der Verbindung von zwei scheinbar zufälligen Ereignissen dar.[184] Das erste war ein Besuch des Industriemagnaten Gustav Krupp von Bohlen und Halbach im

[183] StAM: Staatsanwaltschaft München I, 2295/2, S. 187-189.
[184] Vgl. Kraepelin 1983a, S. 202f.

Oktober 1915, der aufgrund seiner Mitgliedschaft in der Kaiser-Wilhelm-Gesellschaft (KWG) von Kraepelins Plan einer psychiatrischen Forschungsanstalt erfahren und sich dafür interessiert haben soll. Das zweite Ereignis war ein „Gespräch mit einem amerikanischen Herrn", aus dem bald danach große Geldzuwendungen dieses Mäzens und seiner Verwandten resultierten. Nach weiteren Spenden aus Kreisen der chemischen Industrie wurde dann am 13. Februar 1917 die Stiftung „Deutsche Forschungsanstalt für Psychiatrie" mit einem Grundstockvermögen von 1,7 Millionen Mark gegründet[185]; die Eröffnung und Aufnahme des Forschungsbetriebes erfolgten am 1. April 1918.

Tatsächlich ging die DFA aber aus einem komplexen historischen Bedingungsgefüge und aus Verkettungen von Personen und Ereignissen hervor, die alles andere als zufällig waren. Daher soll nachfolgend ein Überblick über die Vorgeschichte der DFA sowie die an der Gründung beteiligten Akteure mit ihren Interessen und die sich hierbei überlappenden gesellschaftlichen Netze gegeben werden.

Vorgeschichte der Gründung

Der Initiative, die Kraepelin in seinen Lebenserinnerungen als glücklichen Zufall schilderte, waren tatsächlich große Anstrengungen und lange Diskussionen vorausgegangen. Bereits vor dem Ersten Weltkrieg stand die Errichtung eines deutschen Forschungsinstitutes für Psychiatrie zur Debatte. Nach dem Internationalen Kongreß zur Fürsorge für Geisteskranke, der 1910 in Berlin stattgefunden hatte, entwarf Robert Sommer einen Plan

[185] Das ursprüngliche Stiftungsvermögen bestand aus Zuwendungen von James Loeb (524.000 Mark), seines Cousins Alfred Heinsheimer (524.000 Mark), von Gustav Krupp von Bohlen und Halbach (205.000 Mark), seiner Frau Bertha (205.000 Mark), von Eduard Arnhold (200.000 Mark) und Henry Theodore von Böttinger (42.000 Mark). Vgl. UAM: Sen. 307/1, Protokoll der Sitzung zur Vorbereitung der Errichtung einer Deutschen Forschungsanstalt für Psychiatrie in München, 30.XI.1916. Darüber hinaus erhielt die DFA zahlreiche kleinere Spenden; z.B. gewährte die KWG bereits vor der 1924 erfolgten „Angliederung" der DFA eine jährliche Unterstützung von 5000 Mark. Vgl. Kraepelin 1983a, S. 203; AGMPG: 16. SP KWG, 21.III.1916, Nr. 10, 27.V.1916, Nr. 10.

für eine sozialpsychiatrisch ausgerichtete „Reichsanstalt für Psychiatrie, entweder in Form einer selbständigen Anstalt oder einer psychiatrischen Abteilung des Reichsgesundheitsamtes“[186]. Infolge der etwa gleichzeitig verkündeten Kaiserbotschaft zur Gründung der KWG gewann Sommers Plan sofort an Aktualität und regte zu weitergehenden Überlegungen hinsichtlich einer psychiatrischen Forschungsanstalt an. In der Diskussion forderte beispielsweise Aloys Alzheimer ein deutlicheres rassenhygienisches Profil, der Frankfurter Nervenarzt Siegmund Auerbach dagegen eine stärkere Betonung der Prophylaxe von Nervenkrankheiten.[187] Kraepelin nahm die Kaiserbotschaft vom Oktober 1910 zum Anlaß, allgemein über die Beziehungen von Forschungsinstituten und Universitäten zu reflektieren und seine Überlegungen an den ersten Präsidenten der KWG, Adolf von Harnack, zu senden, allerdings ohne speziell auf Sommers Plan oder die Errichtung einer psychiatrischen Reichsanstalt einzugehen[188].

Erst der Vortrag von Fritz Siemens auf der Kieler Jahresversammlung des Deutschen Vereins für Psychiatrie im Mai 1912 führte zu einer fachlich koordinierten Initiative. Siemens wollte die Forschunganstalt endokrinologischen Fragen widmen und schlug die Errichtung eines „biologischen Forschungsinstitutes über die körperlichen Grundlagen der Geisteskrankheiten“ vor[189]. Danach erhielt Kraepelin auf seinen eigenen Vorschlag hin den Auftrag, eine Denkschrift zu verfassen, die wiederum auf der nächsten Jahresversammlung des Deutschen Vereins für Psychiatrie 1913 in Breslau vorgetragen und genehmigt wurde[190].

[186] Sommer reichte seinen Plan beim Petitionsausschuß des Reichstags ein, der ihn wegen der vorgesehenen klinischen Abteilung ablehnte. Vgl. Sommer 1910, S. 297; Sommer 1911b.

[187] Vgl. Alzheimer 1911; Auerbach 1911.

[188] Vgl. Kraepelin 1911d; Bd. VI, S. 73-88; MPIP-HA: K 33/8 Harnack, Briefkarte Adolf von Harnack an Emil Kraepelin, 5.VI.1911. Unmittelbaren Anlaß für Kraepelins Äußerungen bot eine Tagung der Münchner Ortsgruppe des Deutschen Hochschullehrertags im Frühjahr 1911.

[189] Vgl. Siemens 1912; Brief Fritz Siemens an Emil Kraepelin, 31.III.1917, S. 280f.

[190] Vgl. Sitzungsbericht, 30.V.1912, *Allgemeine Zeitschrift für Psychiatrie*, Bd. 69, 1912, S. 731; Sitzungsbericht 13.V.1913, *Allgemeine Zeitschrift für Psychiatrie*, Bd. 70, 1913, S. 796f.; *Psychiatrisch-Neurologische Wochen-*

Die KWG befand seit 1911 in einem langwierigen Abstimmungs- und Entscheidungsprozeß hinsichtlich der Gründung von biologisch-medizinischen Instituten, wobei infolge stark divergierender Positionen und Interessen jedoch keine Einigung erzielt werden konnte[191]. In diesem Zusammenhang erreichten die KWG auch mehrere Vorschläge aus dem Bereich der Psychiatrie, darunter die von Kraepelin, Siemens und Sommer. Offensichtlich berücksichtigte die KWG diese Vorhaben nicht weiter, nachdem der Senat im März 1912 die Errichtung eines Kaiser-Wilhelm-Instituts für Biologie befürwortet hatte.[192] Kraepelin erwog daher, sich wie Sommer mit einer Eingabe an den Reichstag zu wenden. Davon nahm er aber wegen politischer Unwägbarkeiten und der eventuell zu erwartenden bürokratischen Einflußnahme durch die Reichsministerien Abstand.[193]

Kraepelins Denkschrift von 1913 legte besonders großen Wert auf die klinisch-experimentelle Forschung, um das „Wesen der Geisteskrankheiten" zu erfassen. Dementsprechend großzügig fiel daher die Ausstattung der geplanten klinisch-experimentellen Abteilung aus. Sie sollte neben der eigentlichen Krankenabteilung, die Kraepelin für einen „unerläßlichen Bestandteil"[194] des Forschungsinstitutes hielt, auch noch eine chemische, eine serologisch-

schrift, Jg. 14, 1912, S. 303; Kraepelin 1983a, S. 167f.; AMCMA: Folder I/2188/1, Brief Emil Kraepelin an Adolf Meyer, 28.XII.1912. Kraepelins Denkschrift wurde nach Ablehnung durch die KWG mit einem Nachtrag versehen und erst 1916 veröffentlicht.

[191] Vgl. Brocke 1990, S. 151f.

[192] Vgl. AGMPG: 5. SP, 19.III.1912, Nr. 9; I, 1A, 1222-1, Anträge zur Errichtung biologischer und medizinischer Institute, 1912. Die aus der Zeit vor 1914 überlieferten Unterlagen der KWG enthalten lediglich eine Aufstellung der eingereichten Vorschläge und Druckschriften. Darin werden u. a. folgende Personen und Themen genannt: Siemens, „Institut für Erforschung der Geisteskrankheiten", Kraepelin, „Bekämpfung der Geisteskrankheiten", Plaut, „Institut für Psychiatrie", Gruber (ohne Bezeichnung), Sommer, „Familienforschung und Vererbungslehre". Ob diese Projekte untereinander abgestimmt waren oder den Versuch darstellten, eigene Interessen durchzusetzen, ist ebensowenig nachweisbar wie die Haltung der KWG zu den einzelnen Themen.

[193] Vgl. Rezension „Eine deutsche Forschungsanstalt für Psychiatrie", *Psychiatrisch-Neurologische Wochenschrift*, Jg. 19, 1917, S. 22.

[194] Vgl. Kraepelin 1916c, S. 7, 12.

bakteriologische und eine psychologische Unterabteilung umfassen. Im Vergleich dazu sah sein Programm eine relativ bescheidene Ausstattung für die zwei darüber hinaus vorgesehenen Abteilungen – d. h. für die Anatomie und die Demographie-Genealogie – vor. Die Bedeutung der klinischen Abteilung schien um so größer, als Kraepelin sogar die Ausgliederung der demographisch-genealogischen Abteilung an das Reichsgesundheitsamt erwog, da ihre Beziehungen zu den übrigen Forschungsrichtungen am Institut eine „weniger innige" war[195]. Mit dieser überwiegend klinisch-experimentellen Ausrichtung der Denkschrift setzte sich Kraepelin nicht nur vom endokrinologisch geprägten Vorschlag von Fritz Siemens, sondern auch vom hirntopographischen Forschungsschwerpunkt des Kaiser-Wilhelm-Instituts für Hirnforschung in Berlin ab.[196] Doch gerade das klare klinische Profil wurde Kraepelins Konzept – wie zuvor auch der Petition von Robert Sommer – zum Verhängnis, da die KWG damit letztlich ihre Ablehnung begründete.

Dieser Rückschlag führte dazu, daß sich Kraepelin erst wieder nach der Interessensbekundung von Gustav Krupp von Bohlen und Halbach im Oktober 1915 dazu veranlaßt sah, seine Denkschrift in der Hoffnung zu überarbeiten und zu veröffentlichen, dadurch die Diskussion wieder in Gang zu bringen und „Meinungsäußerungen anzuregen"[197]. Diese revidierte Fassung enthielt den Vorschlag, durch die „Angliederung" des Forschungsinstituts an eine psychiatrische Klinik auf eine eigenständige Krankenabteilung zu verzichten. Nunmehr war sowohl die Herauslösung der Laboratorien aus der Klinik und ihre Unterstellung unter das Forschungsinstitut als auch eine Aufteilung der Leitung auf zwei Professuren vorgesehen, jeweils eine für Forschung und Lehre. Durch die Einrichtung von fünf formal gleichrangigen Abteilun-

[195] Vgl. Kraepelin 1916c, S. 30.

[196] Am 21. März 1914 beschloß die KWG die Gründung eines Instituts für Hirnforschung unter der Leitung von Oskar Vogt, das im wesentlichen durch Gustav Krupp von Bohlen und Halbach finanziert wurde. Vgl. Richter 1996. Zur Ablehnung der Unterstützung eines psychiatrischen Instituts durch die KWG 1914 vgl. auch MPIP-HA: K 33/11 Laehr H, Postkarte Hans Laehr an Emil Kraepelin, 30.VII.1914, Bd. VI, S. 374f.

[197] Vgl. Kraepelin 1916c, S. 1.

gen für Anatomie, Chemie, Bakteriologie-Serologie, Psychologie und Demographie-Genealogie wurde ferner das klinische Übergewicht des ersten Entwurfes korrigiert.[198] Auf diesem Entwurf, der am 1. November 1915 fertiggestellt wurde, beruhte später dann auch konkret die Satzung und Struktur der DFA.

Hauptakteure: Krupp, Loeb, Kraepelin

Die Aussicht auf Verwirklichung dieses Vorhabens stieg Ende 1915 beträchtlich, nachdem Gustav Krupp von Bohlen und Halbach und James Loeb den Plan Kraepelins aufgegriffen hatten und tatkräftig förderten. Dabei stimmten die jeweiligen Interessen und Motive dieser beiden Gönner keineswegs überein. In Deutschland war Krupp der weitaus bedeutendste Förderer der Hirnforschung. Nur dank seiner sich über Jahrzehnte erstreckenden massiven finanziellen Unterstützung konnten Oskar und Cécile Vogt seit 1899 in Berlin ihr Neurobiologisches Laboratorium und das Kaiser-Wilhelm-Institut für Hirnforschung aufbauen. Daß Krupp ab Oktober 1915 auch die Ziele Kraepelins zu unterstützen begann, dürfte nicht zuletzt mit einem öffentlichen Skandal um das Ehepaar Vogt zusammenhängen.[199]

Nachdem Cécile Vogt dadurch Aufsehen erregt hatte, daß sie in Berlin auf offener Straße mit ihrer Gouvernante eine Konversation in französischer Sprache führte, war es zu Handgreiflichkeiten zwischen einem Passanten und Oskar Vogt gekommen, die letztlich zu seiner Verurteilung wegen groben Unfugs führten. Die Presse empörte sich über sein mangelhaftes „nationales Taktgefühl" und forderte Mitte Oktober 1915, daß Professoren „ein besonders tiefes und feines völkisches Empfinden haben" sollten. Gleichzeitig wurden Beschwerden darüber laut, daß Cecilé Vogt auf einer Sitzung der Gesellschaft Naturforschender Freunde zu Berlin „deutsche Militärärzte in unverschämter Weise beleidigt" hätte[200].

[198] Vgl. Kraepelin 1916c, S. 34.

[199] Vgl. Richter 1996; Satzinger 1998. Zu Krupps Unterstützung der DFA vgl. Briefe Gustav Krupp von Bohlen und Halbach an Emil Kraepelin, 06.I.1917, S. 277, 14.X.1918, S. 304.

[200] Vgl. Satzinger 1998, S. 86.

Kurz darauf wurde im November 1915 die Errichtung des Hirnforschungsinstitutes bis auf weiteres aufgeschoben[201].

Angesichts Krupps langjähriger Unterstützung der Forschungen Vogts und der xenophoben Töne in der Presse kann dieser Skandal seinem öffentlichen Ansehen nur Schaden zugefügt haben. Sowohl die zeitliche Nähe als auch der politische Kontext sprechen allerdings dafür, daß Krupps Zuwendungen an die DFA auch im Hinblick auf Kraepelins Haltung in der Kriegszieldebatte gedeutet werden muß[202], obwohl sich anhand der bekannten Quellen kein direkter Zusammenhang nachweisen läßt. Als Verteidigung gegen den Vorwurf der Förderung einer französischen Hirnforscherin dürfte die Unterstützung der DFA Krupp politisch durchaus nützlich gewesen sein. Zudem deckten sich Krupps wirtschaftspolitische Interessen als Hersteller der deutschen U-Boote und als starker Befürworter des Aufbaus eines mitteleuropäischen Wirtschaftsraumes mit wichtigen Punkten der annexionistischen Kriegszielpolitik.[203]

Ganz andere Motive standen hinter dem Engagement des größten Förderers der DFA, des deutsch-amerikanischen Mäzens James Loeb[204]. Seine Unterstützung kann zunächst als Versuch eines ausländischen Bürgers gewertet werden, sich mitten in einem eskalierenden Krieg vor politischen Repressalien zu schützen. Spätestens seit der Versenkung der Lusitania am 7. Mai 1915 stand die Frage der Neutralität bzw. eines eventuellen Kriegseintritts

[201] Vgl. Brief Oskar Vogt an Max Fürbringer, 21.XI.1915, Peiffer 2004, S. 375; AGMPG: 15. SP KWG, Nr. 10, 28. SP KWG, Nr. 7. Laut Senatsbeschluß der KWG vom 26.X.1915 hatte Vogt noch „den vollen Etat des ‚künftigen' KWI für Hirnforschung" erhalten. Die „endgültige Errichtung" wurde erst 1919 beschlossen.

[202] Ob Krupp möglicherweise auch von Kraepelins arbeitspsychologischer Forschung zu profitieren hoffte, läßt sich nicht eindeutig nachweisen. Wegen des großen Mangels an Fabrikarbeitern während des Ersten Weltkriegs war Krupp sicherlich an der Wiederherstellung der Arbeitskraft z. B. der Kriegsneurotiker interessiert. Kraepelin zeigte sich in seinen Lebenserinnerungen seinerseits beeindruckt von der Organisation der Fabriken Krupps. Vgl. hierzu Kraepelin 1983a, S. 205; Brief Gustav Krupp von Bohlen und Halbach an Emil Kraepelin, 06.IX.1916, S. 272.

[203] Vgl. Portz 2000, S. 262f., 265.

[204] Zu Loeb vgl. Burgmair 1997; Burgmair 2003b.

der USA gegen die Mittelmächte auf der Tagesordnung. Für seine Großzügigkeit wurde Loeb mit dem Wohlwollen des bayerischen Innenministeriums und des Generalkommandos belohnt und mußte keine kriegsbedingten Beschränkungen seiner Bewegungsfreiheit befürchten[205]. Zu diesen unmittelbaren persönlichen Gründen gesellte sich in Falle Loebs aber auch eine lange Tradition philanthropischen Mäzenatentums, die er und seine wohlhabende Familie pflegten[206]. Der weitaus größte Anteil des Stiftungsvermögens der DFA beruhte daher auf Zuwendungen von James Loeb, seinen Verwandten und seinem Freundeskreis.[207]

Hinzu kam schließlich die seit etwa 1906 bestehende persönliche Beziehung zwischen Loeb und Kraepelin, bei dem sich Loeb wiederholt wegen einer rezidivierenden affektiven Erkrankung in psychiatrische Behandlung begab. Den großen Respekt, den Loeb Kraepelins wissenschaftlicher Autorität entgegenbrachte, drückte er in seinem Schreiben vom 18.XII.1915 aus, in dem er sich bedingungslos hinter Kraepelins Plan einer Angliederung der DFA an die Münchner Klinik stellte. Zugleich bestimmte Loeb allerdings, daß die gestifteten Mittel zur Gewinnung von herausragenden Forscherpersönlichkeiten und zur Einrichtung von freien Forschungsplätzen für Wissenschaftler aus aller Welt nach dem Muster des meeresbiologischen Laboratoriums Woods Hole in den USA und der zoologischen Station in Neapel verwendet werden sollten.[208]

Kraepelin verfolgte mit der Gründung der DFA aber auch eigene Ziele. Die von ihm schon seit etwa 1900 mit wachsender Sorge beobachteten Gefahren des Alkoholismus, der Syphilis und der „Entartung“ gewannen im Verlauf des Krieges für ihn eine überragende Bedeutung. In seinen Augen avancierte die Bekämpfung dieser Übel zu einer biopolitischen Notwendigkeit. In zahlreichen Veröffentlichungen führte er immer wieder die durch den Weltkrieg erlittenen Schäden am „Volkskörper“ als Begründung und Legitimation der DFA an. In seiner revidierten Denkschrift von

[205] Vgl. Burgmair 1997, S. 94.
[206] Dazu zählte vor allem Alfred Heinsheimer. Vgl. Burgmair 2003b.
[207] Für eine Auflistung dieser Zuwendungen an die DFA bis 1921 vgl. Weber 1993, S. 121; Bericht 1923, S. 242.
[208] Vgl. Brief James Loeb an Emil Kraepelin, 18.XII.1915, S. 234.

1916 ging Kraepelin etwa davon aus, daß die wissenschaftliche Forschung „unserem Volke in seinem Daseinskampfe den Sieg" sichern sollte. Darin malte er auch ein Schreckensbild von den Schäden, „die durch psychische Krankheiten in unserem Volkskörper angerichtet" wurden, sowie von der „Schar leicht abnormer Menschen, die wir einmal als ‚Nervöse', Sonderlinge, Psychopathen, andererseits als Schwachsinnige und Minderwertige oder als Entartete und Gesellschaftsfeinde bezeichnen"[209].

In seinem zur Eröffnung der DFA gehaltenen Vortrag *Hundert Jahre Psychiatrie* rief er erneut zum Kampf gegen den „inneren Feind" auf; der Krieg habe dabei „auf das eindringlichste" gelehrt, „welche siegreichen Waffen gegen eine Welt von Feinden uns die Wissenschaft zu schmieden vermochte"[210]. Auf der zweiten öffentlichen Sitzung der DFA am 24. Mai 1918 sah Kraepelin „unser ganzes zukünftiges Schicksal" von der „allerwichtigste*[n]* Frage" der Volksgesundheit beherrscht. Für das Gedeihen des Volkes hänge alles davon ab, „ob in ihm die schädigenden oder die kräftigenden Einflüsse des Daseins auf die Dauer die Oberhand behalten"[211]. Eine Antwort auf diese „Grundfrage unseres völkischen Daseins"[212] könne nur die Wissenschaft liefern. Zumindest im Jahr 1918 begründete aus der Sicht Kraepelins dieses Problem und nicht nur die „Aufdeckung des Wesens und der Ursachen der Geisteskrankheiten" den in der Satzung der DFA geforderten „Zusammenhang der vertretenen Arbeitsrichtungen"[213].

Man kann davon ausgehen, daß die maßgeblichen Stifter der DFA mit diesen Zielen im großen und ganzen einverstanden waren, ob-

[209] Vgl. Kraepelin 1916c, S. 2.

[210] Vgl. Kraepelin 1918a, S. 270.

[211] Vgl. Kraepelin 1918b, S. 195. In der höchstwahrscheinlich von Kraepelin verfaßten Einleitung zum zweiten Bericht über die DFA vom 30. April 1921 wird als Zweck ihrer Forschung definiert: „Selbstverständlich soll unsere Anstalt eine Stätte strengster Wissenschaft sein, aber wir wollen dabei niemals das letzte Ziel aus den Augen verlieren, das ihren Stiftern vorgeschwebt hat, der Volksgesundheit zu dienen und mit an der Heilung der schweren Wunden zu arbeiten, die ein hartes Schicksal unserem Vaterlande geschlagen hat." Vgl. Bericht 1921, S. 349.

[212] Vgl. Kraepelin 1918b, S. 200. Eine ähnliche Argumentation findet sich in Kraepelin 1918e, S. 335.

[213] Vgl. Kraepelin 1920e, S. 315.

wohl sie sich wahrscheinlich – wie geschildert – zunächst von näherliegenden persönlichen oder politischen Interessen leiten ließen. Allerdings mußte Kraepelin seine Ziele gegenüber einer Vielzahl anderer gesellschaftlicher Instanzen durchsetzen. Auf welch breiter Front dies erfolgte, verdeutlicht die Zusammensetzung des Stiftungsrats der DFA. Dieser umfaßte nämlich nicht nur die Stifter, sondern auch Vertreter des bayerischen Kultusministeriums, der deutschen und bayerischen Vereine für Psychiatrie, der medizinischen Fakultät, der Universität, der Stadt München, des Kreises Oberbayern und der KWG.[214] Jeder dieser Akteure vertrat dabei seine eigenen Interessen und Prioritäten.

Völkischer Korporatismus

Es gehört zu den unbestreitbaren wissenschaftspolitischen Leistungen Kraepelins, dieses Interessengeflecht und seine inhärenten Gegensätze austariert und in der DFA institutionell verankert zu haben. Obwohl sich Kraepelin bei der Gründung der DFA nach einem „unumschränkten Herrscher“ sehnte, der „rücksichtslos in die Lebensgewohnheiten der Menschen einzugreifen vermöchte“, bildete dieser Erfolg keinesfalls das Resultat eines autokratischen Herrschaftsstils. Aber ebensowenig richtete sich Kraepelins wissenschaftspolitisches Handeln an Prozessen der Meinungsbildung in einem demokratisch oder gar sozialistisch verfaßten Staatsgebilde aus: Kraepelin warb dezidiert nicht in öffentlichen Foren für die DFA. Auf der Stiftungsratssitzung vom 24. Mai 1918 erinnerte er seine Zuhörer insbesondere daran, daß die Errichtung der DFA „ganz in der Stille“ erreicht worden war:

> Die Öffentlichkeit hat von der sich vollziehenden Entwicklung nichts erfahren; die Mitwirkung der Presse ist nicht in Anspruch genomen worden; eine eigentliche Werbearbeit hat nicht stattgefunden. Man könnte nicht ohne Berechtigung sagen: Was sich hier abgespielt hat, kam gewissermaßen von selbst; es genügte der zielbewußte Wille einiger weniger Personen.[215]

[214] Vgl. Kraepelin 1920e, S. 313.
[215] Vgl. Kraepelin 1918b, S. 169.

Mit Blick auf die oben skizzierten Ziele der DFA kann Kraepelins Wissenschaftspolitik daher unter dem Begriff des sogenannten völkischen Korporatismus zusammengefaßt werden[216]. Gemeint ist damit ein Modell des eigenverantwortlichen Interessenausgleichs von organisierten Gemeinschaften bzw. gesellschaftlichen Gruppen, das als gesellschaftspolitische Alternative zum Mehrheitsprinzip des Parlamentarismus verstanden wurde. Die Mobilisierung und Herausbildung von Interessengemeinschaften jenseits des Staates – und auch der Parteien – zählte zu den wichtigsten gesellschaftspolitischen Entwicklungen des späten Wilhelminischen Kaiserreichs.[217] Carl Duisbergs Initiative zur Gründung des Konzerns I. G. Farben oder sein gemeinsam mit Eduard Arnhold, Heinrich Caro und Wilhelm von Siemens 1908 ins Leben gerufener „Verein Chemische Reichsanstalt“[218] stellten typische Beispiele dieser Art politischer Vergesellschaftung dar, die von der wirtschaftlichen, wissenschaftlichen und technischen Elite getragen wurde.

Im gleichen Sinn agierte Kraepelin mehrere Jahre vor der Errichtung der DFA auf verschiedenen politischen Bühnen. Auch für ihn galt es, das politische Geschick Deutschlands nicht durch monarchische Erlasse oder durch Prozesse einer demokratischen Meinungsbildung zu beeinflussen, sondern durch die Heranziehung wissenschaftlich-technokratischen Expertenwissens zum Ausgleich von Interessenkonflikten zwischen den Vertretern von korporativ verfaßten Gruppierungen. In der Gesundheitspolitik zielte sein Kampf gegen den Alkoholismus und die Syphilis auf die Zusammenführung der Kräfte der Antialkoholbewegung in Bayern, um bestimmte volkshygienische Ziele zu erreichen.[219] Als Mitbegründer des Deutschen Hochschullehrertages äußerte er sich in zahlreichen Schriften zur Berufs- und Hochschulpolitik zugunsten der Interessen der Hochschullehrer, versuchte ihren Einfluß zu bün-

[216] Zum Begriff des völkischen Korporatismus vgl. Bruendel 2003; Bruendel 2004. In seiner Analyse geht Bruendel vor allem von der Unterscheidung des Konstitutionalismus vom Korporatismus und des Volksstaats von der Volksgemeinschaft aus.

[217] Zum Korporatismus im Wilhelminischen Kaiserreich vgl. Wehler 1995, S. 662-680, 1038-1065.

[218] Vgl. Johnson 1990a.

[219] Vgl. Bd. VI, S. 53-56.

deln und politisch für eine Reform der Universitäten einzusetzen[220]. Nach dem Ersten Weltkrieg gehörte er einer Kommission des Vereins bayerischer Psychiater zur Bildung von psychiatrischen Landes- und Kreiskommissionen an, deren Ziel es war, eine Interessenvertretung der Psychiatrie in ganz Bayern aufzubauen[221]. Schließlich bestand Kraepelins Leistung auch bei der Gründung der DFA darin, einen Interessenausgleich zwischen sehr unterschiedlichen gesellschaftlichen Gruppen im Dienste wissenschaftlicher, wissenschafts- und biopolitischer sowie volkshygienischer Ziele zu erreichen.

Beziehungsnetze

Das Austarieren von korporativ verfaßten Interessengegensätzen erforderte ein hohes Maß an wissenschaftspolitischem Geschick. Dabei bediente sich Kraepelin mehrerer, einander teilweise überlappender Beziehungsnetze der wissenschaftspolitischen Elite des späten Wilhelminischen Kaiserreiches. Eines der wichtigsten Netze war der Vorstandsrat des Deutschen Museums in München. Wie keine andere zeitgenössische Institution verkörperte das Deutsche Museum selbstbewußten Fortschrittsglauben, technologische Begeisterung, Szientismus und nationales Sendungsbewußtsein. In seinen Lebenserinnerungen berichtet Kraepelin, wie der Begründer des Deutschen Museums, Oskar von Miller[222], das erste Tref-

[220] Vgl. Bd. VI, S. 56-59; Kraepelin 1908a; Kraepelin 1911d; Kraepelin 1919d.

[221] Die Kommission legte im Oktober 1919 die Aufgaben und Zuständigkeiten der Landes- und Kreiskommissionen fest. Diese Mobilisierung und Ausweitung der fachlichen Interessenvertretung stellte u. a. eine Reaktion auf die Organisation des psychiatrischen Pflegepersonals im bayerischen Verband der Gemeinde- und Staatsarbeiter dar. Zur Konstituierung und Berichterstattung der Kommission vgl. *Allgemeine Zeitschrift für Psychiatrie*, Bd. 76, 1920, S. 265f.; Vocke 1920.

[222] Oskar von Miller (⋆1855 – †1934), Ingenieur und Unternehmer, Sohn des Erzgießers Ferdinand von Miller (⋆1813 – †1887); Studium des Bauingenieurwesens in München, wandte sich seit 1881 der Elektrotechnik zu, von 1883 bis 1889 mit Emil Rathenau Direktor der Deutschen Edison-Gesellschaft bzw. der AEG, seit 1890 selbständiges Ingenieurbüro für Energie- und Elektrotechnik, u. a. Errichtung des Walchenseekraftwerkes; betrieb seit etwa 1903 die Gründung des Deutschen Museums.

fen zwischen ihm und Gustav Krupp von Bohlen und Halbach vermittelte[223]. In den Herbstferien 1915 traf sich Kraepelin auch mit Georg Kerschensteiner[224], dem späteren Vorstandsmitglied des Deutschen Museums und Reichstagsabgeordneten der Fortschrittlichen Volkspartei[225]. Möglicherweise wurde über die DFA auch auf einer mehrtägigen Zusammenkunft der Mitglieder des Vorstandes und des Vorstandsrates des Deutschen Museums Anfang November 1915 in Berlin diskutiert. An dieser Sitzung nahmen zumindest viele der Protagonisten teil, die nur wenig später maßgeblich und unmittelbar an der Entstehung der DFA beteiligt waren, u. a. Gustav Krupp von Bohlen und Halbach, Emil Fischer[226], Oskar von Miller und Adolf von Harnack[227]. Die große Bedeutung dieses Netzes wurde nicht zuletzt dadurch unterstrichen, daß gemäß der Satzung der DFA die jährlichen Sitzungen ihres Stiftungsrats „in zeitlichem Anschluß an die Sitzungen des Deutschen Museums in München“ anberaumt werden mußten[228].

Kaum weniger bedeutsam waren die Kontakte zu Mitgliedern des Verwaltungsausschusses der KWG. Nahezu ihre gesamte Führungsriege wurde im Zusammenhang mit der Gründung der DFA konsultiert. Zur Vorbereitung seiner ursprünglichen Denkschrift hatte sich Kraepelin an den Präsidenten Adolf von Harnack gewandt.[229] Gustav Krupp von Bohlen und Halbach und der Nobelpreisträger für Chemie, Emil Fischer, welche die Verbindungen zu Carl Duisberg und zur deutschen Chemieindustrie herstellten, amtierten als erster bzw. zweiter Vizepräsident. Neben Krupp stiftete auch der erste Schriftführer der KWG, Eduard Arnhold, große Summen an die DFA[230]. James Loeb intervenierte nicht nur bei

[223] Vgl. Kraepelin 1983a, S. 201.
[224] Georg Kerschensteiner (⋆1854 – +1932), Pädagoge; zur Biographie vgl. Bd. VI, S. 290, Fußnote 114.
[225] Vgl. Kraepelin 1983a, S. 201.
[226] Vgl. S. 246, Fußnote 31.
[227] Vgl. Portz 2000, S. 37. Auf der Sitzung saß Carl Duisberg zwischen Krupp und von Tirpitz, der Symbolfigur der Kanzlersturzbewegung.
[228] Vgl. Kraepelin 1920e, S. 313, § 4.
[229] Vgl. Kraepelin 1983a, S. 168.
[230] Vgl. Burgmair 2003b, S. 370.

Arnhold, sondern schließlich auch beim zweiten Schatzmeister der KWG, Henry Theodore von Böttinger, um für die finanzielle Unterstützung der DFA zu werben[231].

Die Gründung und der spätere Ausbau der DFA beruhten außerdem auf auffallend engen Verbindungen zur chemisch-pharmazeutischen Industrie. Bereits Fritz Siemens hoffte in seinem Kieler Vortrag von 1912 auf die Unterstützung der einschlägigen deutschen Firmen.[232] Der wohl wichtigste Kontakt entstand hier zu Carl Duisberg[233], damals Generaldirektor und Vorstandsvorsitzender der Bayer AG und 1916 Gründer der ersten I. G. Farben. Emil Fischer vermittelte den Kontakt zu Duisberg, der sich zur Übernahme der Kosten für die chemische Abteilung verpflichtete und zusätzliche Verbindungen zu anderen Unternehmen herstellte[234]. In Duisberg, einer führenden Persönlichkeit des UAdF, kreuzten sich in besonders prägnanter Weise die Interessen der chemischen Industrie mit der Kanzlersturzbewegung[235].

Weitere Kontakte zur chemischen Industrie wurden durch Kraepelins ehemalige Patientin Amalie Caro geknüpft.[236] Als Tochter des Chemikers Heinrich Caro, des technischen Direktors der BASF[237], zählte sie zu den frühesten Förderern der DFA. Schließlich stand Kraepelin auch in Verbindung mit dem Nobelpreisträger Richard

[231] Trotz dieser Bemühungen erfolgte die formelle „Angliederung“ der DFA an die KWG – unter Beibehaltung ihrer selbständigen Rechtsnatur – erst im März 1924. Allerdings beschloß die KWG bereits im Oktober 1916, Böttinger als ihren Vertreter in ein zukünftiges „Kuratorium“ der DFA zu entsenden. Vgl. Burgmair 2003b, S. 352, 370-372; AGMPG: 16. SP KWG, 28.X.1916, Nr. 8.

[232] Vgl. Siemens 1912, S. 731: „Wo sind die reichen Stifter, die die Mittel dazu hergeben!? Ich denke hier in erster Linie auch an die chemisch-pharmazeutische Industrie.“

[233] Vgl. S. 253, Fußnote 53.

[234] Vgl. Kraepelin 1983a, S. 205f.

[235] Vgl. Portz 2000; Briefe Carl Duisberg an Emil Kraepelin, 13.IX.1917, S. 292, Emil Kraepelin an Carl Duisberg, 15.IX.1917, S. 294.

[236] Vgl. Briefe Amalie Caro an Emil Kraepelin, 22.I.1916, S. 237, 18.II.1916, S. 246, 12.I.1918, S. 297.

[237] Vgl. Brief Amalie Caro an Emil Kraepelin, 26.I.1919, S. 308. Heinrich Caro hatte bereits vor dem Ersten Weltkrieg hohe Summen für die Abstinenzbewegung gespendet. Vgl. MPIP-HA: K 33/15 Popert; Brief Hermann M. Popert an Emil Kraepelin, 27.IX.1905, Bd. VI, S. 231.

Willstätter[238], der 1915 auf den Lehrstuhl für Chemie nach München berufen wurde, und – vermittelt durch James Loeb – mit dem Chemieindustriellen Henry Theodore von Böttinger, auf dessen gleichzeitige Funktion in der KWG bereits hingewiesen wurde.[239]

Die Beispiele Amalie Caro und James Loeb verweisen schließlich auf ein weiteres Beziehungsnetz, das Kraepelin zu nutzen wußte, nämlich das seiner ehemaligen Patienten und ihrer Verwandten. Diesen Personenkreis, aus dem viele Stifter der DFA stammten, betrachtete er als optimalen Adressaten seiner Appelle wegen finanzieller Unterstützung[240]. Amalie Caro war in Heidelberg Patientin von Kraepelin gewesen[241] und sowohl Loeb als auch später sein Cousin Alfred Heinsheimer befanden sich bei Kraepelin in Behandlung. An die wohlhabende Schwester von Stanley McCormick, den Kraepelin 1908 auf einer Konsultationreise in die USA behandelt hatte, richtete Kraepelin nach dem Ersten Weltkrieg ebenfalls einen Spendenaufruf[242]. Vermutlich wurde auch ein Neffe von Gustav Krupp von Bohlen und Halbach in Kraepelins Münchner Klinik aufgenommen, nachdem er im Krieg Kopfverletzungen erlitten hatte.

[238] Vgl. S. 337, Fußnote 83.

[239] Vgl. Burgmair 2003b, S. 352, 371f. Das genaue Ausmaß dieser Querverbindungen läßt sich nur mehr schwer nachvollziehen. Das folgende Beispiel mag ihre Reichweite verdeutlichen. Carl Duisberg, Eduard Arnhold, Heinrich Caro und Wilhelm von Siemens gehörten dem Gründungskomittee des Vereins Chemische Reichsanstalt an, Duisberg und Arnhold später auch dem Vorstandsrat des Kaiser-Wilhelm-Instituts für Chemie. Darin galt Arnhold, der Repräsentant der Kohleindustrie in Oberschlesien, als „Kohlengroßhändler inmitten von Chemieindustriellen". Arnhold war zudem Aufsichtsrat der Dresdner Bank und verfügte hierdurch sehr wahrscheinlich über Kontakte zum VrNE-Mitglied Wilhelm Seitz, dem Direktor der Dresdner Bank in Bayern. Zu diesen Verbindungen vgl. Dorrmann 2002, S. 194; Johnson 1990b, S. 53, 113, 146; Burgmair 2003b, S. 369.

[240] Vgl. Brief Emil Kraepelin an Henry Phipps, 07.XI.1919, S. 330; WHS: AMBP, MSS 1E 358, Brief Emil Kraepelin an Mrs. Emmons Blaine, 21.I.1920. Die Herausgeber danken Frau Dr. Doris B. Nagel für diesen Hinweis.

[241] Vgl. Brief Amalie Caro an Emil Kraepelin, 26.I.1919, S. 308; Burgmair 1997, S. 82.

[242] Vgl. Brief Emil Kraepelin an Anita Blaine, 21.I.1920, S. 343. Zu Kraepelins USA-Reise 1908 vgl. Bd. VI, Abschnitt 5.2, S. 330, Fußnote 3.

Auch Kraepelins Beteiligung an der Kanzlersturzbewegung eröffnete ihm Wege zu potentiell wichtigen Mäzenen. Obwohl er in seinen Lebenserinnerungen seine politischen Aktivitäten deutlich von der Gründung der DFA abgrenzte[243], war die Schnittmenge der Akteure in beiden Bereichen tatsächlich groß. Daher kann die Entstehung der DFA weder vom Ersten Weltkrieg selbst noch von der innenpolitischen Radikalisierung Deutschlands seit Ende 1915 eindeutig getrennt werden. So wurde etwa auf der Sitzung des Vorstands des Deutschen Museums Anfang November 1915 auch die deutsche Kriegszielpolitik ausgiebig diskutiert.[244] Über seine Beziehungen zu Carl Duisberg und zu anderen Mitgliedern der Kanzlersturzbewegung standen Kraepelin Verbindungen zur Verfügung, die sich weit über die bayerischen Landesgrenzen hinaus erstreckten.

Als Kraepelin auf der Kriegstagung des Deutschen Vereins für Psychiatrie 1916 in München über die bevorstehende Errichtung eines Forschungsinstitutes für Psychiatrie berichtete, konnte er bereits auch auf ein Netz psychiatrischer Fachkollegen zugreifen[245]. Nur aufgrund seiner Tätigkeit als Vorstandsmitglied des Deutschen Vereins für Psychiatrie hatte er überhaupt den Auftrag erhalten, die Denkschrift von 1912/13 zu verfassen. Nach Gründung der DFA versuchte der Verein auf Kraepelins Veranlassung, 50.000 Mark aus den Einnahmen des 1919 errichteten staatlichen Branntweinmonopols für die DFA zu erhalten[246]. Kraepelin warb auch um die Mitwirkung seiner Fachkollegen bei der Gewinnung von geeigneten Mitarbeitern, beim Aufbau der Bibliotheksbestände[247] und einer Schausammlung.

Hierbei erhielt er fast immer die gewünschte Unterstützung; lediglich Paul Mayser, Kraepelins Kollege aus seiner Assistentenzeit bei Bernhard von Gudden, hinterfragte den praktisch-therapeutischen

243 Vgl. Kraepelin 1983a, S. 191-194, 201-204.
244 Vgl. Portz 2000, S. 221f.
245 Vgl. Brief Karl Moeli an Emil Kraepelin, 30.V.1916, S. 265; *Allgemeine Zeitschrift für Psychiatrie*, Bd. 73, 1917, S. 166.
246 Vgl. *Allgemeine Zeitschrift für Psychiatrie*, Bd. 76, 1920, S. 629.
247 Zur Schenkung der Laehr-Sammlung vgl. Weber 1991, S. 78; Abschnitt 3.2, S. 100.

Wert der psychiatrischen Forschung an der DFA[248]. Schließlich benötigte Kraepelin die Hilfe seiner Kollegen für den Erwerb psychiatriehistorisch bedeutender Dokumente und Objekte, für die er sich nicht zuletzt deshalb zunehmend interessierte, um die DFA als notwendigen Bestandteil der Entwicklung der deutschen Psychiatrie zu etablieren[249]. Im Gegenzug unterstützte er etwa seinen Nachfolger in Heidelberg, Karl Wilmanns, und dessen Assistenten Hans Prinzhorn bei der Ergänzung der Sammlung zur „Kunst der Geisteskranken“[250].

Als nach dem Ersten Weltkrieg die Aussichten auf eine staatliche oder zusätzliche privatwirtschaftliche Förderung dahinschwanden, richtete Kraepelin seine Appelle an die kollegiale Solidarität auch ins Ausland. Bei Adolf Meyer lotete er etwa die Chancen für eine finanzielle Unterstützung der DFA in den USA aus.[251] Jedoch wurden diese Versuche, die früheren Auslandskontakte wiederherzustellen, von der Katastrophe des Ersten Weltkriegs und dem mangelnden internationalen Engagement Kraepelins merkbar überschattet[252]. Auf die Bemühungen seiner japanischen Schüler, wieder mit ihm in Verbindung zu treten[253], reagierte Kraepelin beispielsweise äußerst zurückhaltend.

[248] Vgl. Kraepelin 1918f; Kraepelin 1983a, S. 212f.; Brief Paul Mayser an Emil Kraepelin, 11.VI.1917, S. 289.

[249] Vgl. Briefe Siegfried Kahlbaum an Emil Kraepelin, 16.XII.1920, S. 365, Emil Kraepelin an Siegfried Kahlbaum, 23.XII.1920, S. 367.

[250] Vgl. Brief Karl Wilmanns an Emil Kraepelin, 08.VII.1919, hier S. 319.

[251] Vgl. Brief Emil Kraepelin an Adolf Meyer, 03.XI.1919, S. 327; Kraepelin 1983a, S. 212.

[252] Vgl. Briefe Adolf Meyer an Emil Kraepelin, 01.XII.1919, S. 334, Emil Kraepelin an Adolf Meyer, 07.I.1920, S. 341. Kraepelins Werben für die DFA veranlaßte Meyer zu einer Intervention bei Franz Boas: „It goes absolutely without saying that the movement deserves all the support that can be obtained for it and I admire the aggressiveness with which it stirs up interest in its own behalf. Kraepelin has written to me and no doubt has written to some of the poeple whom I mentioned, but I repeat the fact that so far no effort has been made to support us on this side. Perhaps if something can be done for the Germans, people will wake up to their responsibilities at home.“ Vgl. AMCMA: Meyer Papers, Folder I/363/1, Brief Adolf Meyer an Franz Boas, 09.XI.1920.

[253] Vgl. Brief Shûzô Kure an Emil Kraepelin, 12.VII.1920, S. 354.

Strategien des Interessenausgleiches

Kraepelin erkannte, daß die Entstehung der DFA aus einer derart eklektischen Mischung von Interessen und Akteuren auch eine Gefahr für das Forschungsinstitut darstellte. Aus diesem Grund erhielt die DFA eine Struktur, die ihre wissenschaftliche Unabhängigkeit zu sichern suchte[254]. Die vermieteten, aber jederzeit kündbaren Arbeitsplätze sollten der Stärkung der „völligen Unabhängigkeit und Bewegungsfreiheit" der Anstalt dienen. Der Stiftungsrat war aus Vertretern vieler Interessengruppen zusammengesetzt, damit keine einzelnen Stifter „ursächliche Gesichtspunkte" in die Verwaltung der Anstalt hineintragen konnten. Außerdem bestimmte der Stiftungsrat nur über die finanziellen Ressourcen, aber nicht über den inneren und Forschungsbetrieb der DFA.

Auch auf die zu erwartenden wissenschaftlichen Binnenkonflikte antwortete Kraepelin mit institutionellen Ausgleichs- und Lösungsstrategien, wie z. B. die „völlige Gleichberechtigung der Abteilungsleiter"[255] oder die regelmäßigen Verwaltungsratssitzungen, die dazu dienen sollten, „entstehende Zwistigkeiten sachlich auszugleichen"[256]. Das eventuelle Konfliktpotential wurde teilweise dadurch entschärft, daß die DFA strukturell aus der Münchner Nervenklinik hervorgegangen und damit zunächst von großen personellen Kontinuitäten geprägt war[257].

Trotzdem ließ sich das gewünschte Gleichgewicht der verschiedenen Abteilungen innerhalb der DFA kaum verwirklichen. Nach dem ursprünglichen Plan von 1915 sollte die Anstalt aus einer anatomischen, chemischen, bakteriologisch-serologischen, psychologischen und schließlich einer demographisch-genealogischen Abteilung bestehen. Als der Betrieb am 1. April 1918 aufgenommen wurde, umfaßte die DFA jedoch zwei histopathologische Abteilungen unter Franz Nissl und Walther Spielmeyer sowie je eine

[254] Vgl. Kraepelin 1920e; Kraepelin 1983a, S. 212.

[255] Vgl. Kraepelin 1920e, S. 323; Kraepelin 1983a, S. 212. Den Verzicht auf die Unterordnung der Abteilungsleiter unter den Direktor der DFA betrachtete Kraepelin als wesentlichen Unterschied zur Organisationform der Kaiser-Wilhelm-Institute.

[256] Vgl. Kraepelin 1920e, S. 323.

[257] Vgl. Kraepelin 1920e, S. 325f.

Abteilung für Histotopographie (Korbinian Brodmann[258]), Serologie (Felix Plaut), Genealogie-Demographie (Ernst Rüdin) und experimentelle Psychologie (Emil Kraepelin, Johannes Lange).

Fehlende Mittel und Räumlichkeiten verhinderten jedoch zunächst die Errichtung der chemischen Abteilung. Vor allem der frühe Tod von Korbinian Brodmann im August 1918 und von Franz Nissl im August 1919 beeinträchtigte den Aufbau des Forschungsbetriebs erheblich[259]. Hinzu kam, daß Spielmeyer im September 1918 immer noch „durch militärische Aufgaben zu sehr in Anspruch genommen" war und der DFA beinahe durch einen Ruf nach Heidelberg verlorenging[260]. Die eigenständigen wissenschaftlichen Leistungen der DFA stellten sich daher erst Anfang der 1920er Jahre ein. Ferner zeichnete sich Ernst Rüdin im Kreis der leitenden Mitarbeiter als neuer Primus inter pares ab, da die genealogisch-demographische Abteilung von den bevölkerungspolitischen Herausforderungen des Krieges besonders profitierte und Kraepelin die Forschungen zur „Entartungsfrage" nach wie vor „in möglichst großem Umfange durchgeführt" wissen wollte[261].

Abgesehen von diesen Binnenproblemen gestalteten sich auch die Beziehungen der DFA zur Universität München, insbesondere zur medizinischen Fakultät, äußert schwierig, obwohl Kraepelins revidierte Denkschrift eine Angliederung vorsah[262]. Erst im Juli 1916 nahm er Verhandlungen mit der Universität auf und forderte ein Benutzungsrecht für die Klinikräume, das gesamte Inventar der Laboratorien als Leihgabe, die Fortzahlung der Bezüge der Abteilungsleiter durch die Klinik und die Übernahme des „gesamten nicht-klinischen wissenschaftlichen Dienstes" durch die DFA[263].

[258] Vgl. Brief Korbinian Brodmann an Emil Kraepelin, 01.III.1917, S. 279.

[259] Zu den Personalproblemen infolge von Brodmanns Tod vgl. Brief Emil Kraepelin an Gustav Krupp von Bohlen und Halbach, 24.IX.1918, S. 302.

[260] Vgl. Brief Franz Nissl an Oskar Vogt, 15.IX.1918, Peiffer 2004, S. 398; Kraepelin 1920e, S. 326; Kraepelin 1983a, S. 214.

[261] Vgl. Kraepelin 1916c, S. 30. Abgesehen von der großen wissenschaftlichen Bedeutung, die Kraepelin dieser Abteilung zumaß, beruhte ihre später dominante Position in der DFA vor allem auf der durch die Person Rüdins gewährleisteten Kontinuität. Vgl. Weber 1996.

[262] Vgl. Kraepelin 1920e, S. 311f.; Weber 1991, S. 77.

[263] Vgl. UAM: Sen. 307/1, Brief Emil Kraepelin an medizinische Fakultät, 07.VII.1916.

Gegen diesem Vorschlag erhob sich aus den Reihen der medizinischen Fakultät wegen der zu erwartenden Konflikte zwischen klinischen, didaktischen und wissenschaflichen Prioritäten erheblicher Widerstand.[264]

Nachdem der Senat der Universität seine Zustimmung an die Bedingung einer Personalunion in der Leitung der DFA und des Lehrstuhls knüpfte, drohte Kraepelin mit einer kompletten Loslösung der DFA von der Nervenklinik und ihrer Anbindung an das Krankenhaus München-Schwabing. Die Stadt München stellte dort bei einer künftigen Kooperation mit der DFA die Errichtung einer Krankenstation mit etwa 30 Betten in Aussicht.[265] Der letztlich zwischen der DFA und der Universität vereinbarte Vertrag unterstrich den provisorischen Charakter der Regelungen und räumte der DFA einerseits die Nutzung der Räume in der Nußbaumstraße ein, schrieb aber andererseits die Personalunion fest[266]. Als Kraepelin später versuchte, die Laboratorien als Bestandteil der DFA darzustellen, stieß er auf den nachhaltigen Widerstand der Universitätsverwaltung[267].

Kraepelins Bemühungen, die mit der DFA verbundenen unterschiedlichen Interessen auszugleichen, zeichneten sich gegenüber den staatlichen Instanzen durch eine gewisse Ambivalenz aus. Einerseits suchte er die staatliche Anerkennung der DFA in Form einer öffentlich genehmigten Stiftung unter der Schirmherrschaft

264 Gegenüber Wilhelm Wundt äußerte Kraepelin Ende 1919, er wolle die Klinik baldmöglichst aufgeben und lediglich noch die Leitung der psychologischen Abteilung der DFA behalten. Vgl. Kraepelin 1983a, S. 210; Steinberg 2002, S. 119, Brief Nr. 371.

265 Vgl. UAM: Sen. 307/1, Protokoll Ausschußsitzung betreffend DFA, 13.X.1916, Vertrag zwischen Stadtmagistrat München und der DFA, 22./24.V.1917; Kraepelin 1920e, S. 316; Kraepelin 1983a, S. 211. Nach dem Ersten Weltkrieg wurde die Zusammenarbeit der DFA mit der Stadt München u. a. durch ein Abkommen zur Errichtung einer Untersuchungsanstalt für Hirnverletzte weiter ausgebaut. Vgl. Kraepelin 1983a, S. 217f.

266 Vgl. UAM: Sen. 307/1, Vertrag 3.VIII./21.IX.1917. Die DFA war bis zur 1928 erfolgten Eröffnung ihres von der Rockefeller Foundation finanzierten Forschungsgebäudes an der Kraepelinstraße in München-Schwabing in der Nervenklinik untergebracht.

267 Vgl. BayHStA: MK 11243, Schreiben Verwaltungsausschuß der Universität München an Kultusministerium, 06.VII.1918.

des bayerischen Königs. Gemäß der Satzung der DFA führte außerdem ein Vertreter des Kultusministeriums, in der Regel der Leiter des Hochschulreferats, den Vorsitz im Stiftungsrat, wobei wichtige Beschlüsse ministerieller Zustimmung bedurften[268]. Ferner ersuchte Kraepelin das Reichsgesundheitsamt um Unterstützung[269] und verwies auf die offensichtliche Überschneidung staatlicher und wissenschaftlicher Interessen, etwa bei der Nutzung der Ressourcen des Medizinalwesens zur Beschaffung und wissenschaftlichen Auswertung von Informationen zu Gesundheitsfragen. Die DFA wurde darüber hinaus von zahlreichen weiteren staatlichen Instanzen „lebhaft" unterstützt, wie etwa durch das preußische Innenministerium[270]. Schließlich verdeutlichte Kraepelins herausragende Beteiligung an der von der bayerischen Staatsregierung geförderten Tagung „Die Erhaltung und Mehrung der deutschen Volkskraft", daß die korporativen Strategien seiner Wissenschaftspolitik sowohl auf die Beeinflussung als auch auf die Nutzung staatlicher Macht zielten.

Andererseits wurde jedoch die DFA maßgeblich durch die Mobilisierung privater Finanzmittel begründet. Kraepelin glaubte „niemals darauf rechnen *[zu]* können, daß uns die Mittel für eine in großem Maßstabe wirkende Forschungsanstalt von dem durch die Rücksicht auf die Steuerzahler eingeengten Staate zur Verfügung gestellt werden. Hier muß die private Stiftung eingreifen"[271]. Aus dieser Erkenntnis schöpfte er zugleich die Hoffnung, daß der DFA „mehr Bewegungsfreiheit gewährt" werden könnte. Insgesamt ist also festzuhalten, daß Kraepelin korporative Zusammenschlüsse gesellschaftlicher Interessengemeinschaften in den von ihm als wichtig erachteteten wissenschaftlichen und volkshygienischen Fragen den Unwägbarkeiten einer engen Anbindung an den – wie auch immer verfaßten monarchischen, demokratischen oder räterepublikanischen – Staat vorzog[272].

[268] Vgl. Kraepelin 1920e, S. 313.
[269] Vgl. BArch: R 1501, 111907, Bl. 262f., Brief Emil Kraepelin an Kaiserliches Gesundheitsamt, 20.VI.1916.
[270] Vgl. Kraepelin 1983a, S. 207.
[271] Vgl. Kraepelin 1918e, S. 337.
[272] Dementsprechend wurde die DFA bis in die 1930er Jahre überwiegend aus privaten Quellen finanziert. Vgl. Weber 1993, S. 117-124.

Kriegsverluste – Kriegsgewinne?

Zweifellos empfand Emil Kraepelin die Niederlage Deutschlands im Ersten Weltkrieg und den darauffolgenden Untergang des Wilhelminischen Kaiserreichs auch als großen persönlichen Verlust. Seine Identifikation mit dem wissenschaftlichen, wissenschaftspolitischen und gesellschaftlichen System Deutschlands von 1914 war zu groß, als daß er die Weimarer Demokratie oder gar die Räterevolution als einen politischen oder sozialen Fortschritt betrachten konnte. Vielmehr sah er sich durch diese Entwicklungen in seinen volkshygienischen Befürchtungen bestätigt, die er seit der Jahrhundertwende vielfach formuliert hatte und die unmittelbar auf seiner psychiatrischen Wissenschaft beruhten. Sein politisches Engagement während des Ersten Weltkriegs in der Kriegszieldebatte, der Kanzlersturzbewegung und der Vaterlandspartei ging ebenfalls aus dieser Haltung hervor. Jedoch war Kraepelin auch hier kein Erfolg beschieden; weder die Propagierung expansiver Kriegsziele noch die Beteiligung an politischen Gruppierungen oder der Kampf gegen Alkoholismus, Syphilis und Entartung hatten den Niedergang des Wilhelminischen Deutschland verhindern können.

Hinzu kamen die kriegsbedingten Beeinträchtigungen auf der privaten Ebene. Kraepelin mußte nicht nur auf sein so sehr geschätztes Landhaus in Suna verzichten, das seit etwa 1910 seinen eigentlichen Lebensmittelpunkt darstellte, sondern er hatte sich während des Krieges unter Hintanstellung seines ohnehin knapp bemessenen Privatlebens und seiner Reisen[273] in eine Vielzahl beruflicher und politischer Projekte gestürzt, deren Ausgang infolge der deutschen Niederlage mehr als fraglich erschien. Schließlich

[273] Die einzige längere private Reise während des Ersten Weltkriegs unternahm Kraepelin im August 1915 mit dem Fahrrad in Begleitung seiner Tochter Hanna über Thüringen und den Harz nach Mecklenburg, um bezeichnenderweise Einzelheiten über seine „Voreltern" in Erfahrung zu bringen. Neben Kraepelins wissenschaftlicher Beschäftigung mit Fragen der Vererbung dürfte auch der Tod seines Bruders Carl am 28.VI.1915, den Kraepelin als erheblichen biographischen Einschnitt erlebte, sein persönliches Interesse an der Familien- und Ahnenforschung geweckt haben. Vgl. Kraepelin 1983a, S. 194-200; *Persönliches*, Abschnitt 1, Bd. I, S. 21; Brief Franz Nissl an Emil Kraepelin, 25.VII.1915, S. 223.

war auch sein psychiatrisches Lehrgebäude einschließlich der Nosologie der Psychosen nach 1918 nicht mehr unangefochten; die kommende Generation von Psychiatern, darunter auch viele seiner Schüler, verfolgte neue Ansätze und Gedanken.

Dennoch wäre es verkehrt, Kraepelin ausschließlich zu den Verlierern des Ersten Weltkriegs zu rechnen. Die enge Verbindung zwischen Psychiatrie, Wissenschafts-, Gesundheits-, Berufs- und Parteipolitik, die er während des Ersten Weltkriegs in einem bis dahin ungekannten Ausmaß herstellte, bildete nämlich zugleich die notwendige Voraussetzung für die Gründung der DFA. Kraepelin konnte sich dabei nicht nur persönlich auf die Netze einer korporativ verfaßten gesellschaftlichen Elite stützen, sondern auch die psychiatrische Forschung darin insgesamt verankern, die dadurch zu einem Bestandteil des politischen Handlungsraums wurde. Die Belastbarkeit dieser Idee zeigte sich nicht zuletzt an den geradezu paradox divergierenden Zielen, die damit verwirklicht werden sollten – unabhängige psychiatrische Forschung mit experimentell-naturwissenschaftlichen Methoden im Dienst nationaler volkshygienischer Aufgaben auf der Grundlage privater Finanzierung bei gleichzeitiger Einbindung in das staatliche Wissenschaftssystem und der Wiederherstellung der internationalen Beziehungen.

Der Bedeutungszuwachs, den Kraepelin der psychiatrischen Forschung während des Ersten Weltkriegs bei gesellschaftlichen Eliten verschafft hatte, machte sie zweifellos zu einem Kriegsgewinner – allerdings mit der Konsequenz, daß dadurch eine Nähe der DFA zur Politik hergestellt wurde, die weit über Emil Kraepelins Tod 1926 hinaus wirksam blieb und sich bis heute immer wieder bemerkbar macht. Ihm selbst blieben noch fünf Jahre, um den Erfolg seines Konzepts zu überprüfen und den Fortbestand seines Lebenswerks zu sichern.

Die Herausgeber

3. Aufsätze und Vorträge 1915–1921

3.1. Die Beeinflussung der Treffsicherheit beim Schiessen durch Alkohol

Von Professor E. Kraepelin, München.[1]

Die im Jahre 1903 von *Bengt Boy* in Schweden durchgeführten Schiessversuche unter Alkoholeinfluss[2] hatten zu dem Ergebnis geführt, dass eine Gabe von etwa 30–40 gr Alkohol die Treffsicherheit sehr bedeutend herabsetze. Zieht man die bekannten Wirkungen des Alkohols – Verschlechterung der Wahrnehmung und Willenserregung – in Betracht, so wird man in der Tat eine Beeinträchtigung der Treffsicherheit von vornherein für wahrscheinlich halten dürfen. Dennoch überraschte bei den schwedischen Versuchen die Grösse des Ausschlags; zudem erschienen sie wegen nicht sehr zweckmässiger Anordnung und wegen ihrer geringen Ausdehnung nicht geeignet, eine genügend sichere Entscheidung zu bieten. Es war unter diesen Umständen ausserordentlich dankenswert, dass sich das Bayrische Kriegsministerium auf meine Bitte entschloss, im Herbste 1908 mittelst einer grossen, planmässig durchgeführten Versuchsreihe die Frage nach der Beeinflussung der Treffsicherheit durch mässige Alkoholgaben (40 gr) erneut zu prüfen.[3] Nach

[1] Kraepelin 1916b. *Internationale Monatsschrift zur Erforschung des Alkoholismus und Bekämpfung der Trinksitten*, Jg. 26, 1916, S. 265-270.

[2] Vgl. Boy 1904.

[3] Zur Begründung, Planung und Durchführung der Schießversuche vgl. Brief Emil Kraepelin an bayerisches Kriegsministerium, 08.VII.1906; Bd. VI, Abschnitt 4.2, S. 101f. Kraepelins Aktivitäten als Vorsitzender des Ver-

Ueberwindung von mancherlei Schwierigkeiten, die zum Verluste einiger Versuchstage führten, wurden von 20 ausgewählten, vorzüglichen Schützen an 16 Tagen 30 Versuchsreihen gewonnen, bei denen gegen 27 000 Schüsse auf Ringscheiben aus 200 Meter Entfernung im Liegen abgefeuert wurden. Die Anordnung der Versuche wurde derart getroffen, dass jedem Al**[266]**koholversuche ein unter genau gleichen Bedingungen verlaufender Normalversuch entsprach, bei dem lediglich statt der Alkoholgabe eine entsprechende Menge Wasser genommen wurde. Jeder Versuch gliederte sich in vier Abschnitte, nach deren erstem jeweils der Alkohol oder das Wasser getrunken wurde; die weiteren Abschnitte folgten 5, 25 und 45 Minuten später. In jedem Abschnitte wurden von jedem Manne 10 Schüsse abgegeben. Da die ganze Uebung im Lager Lechfeld abgehalten wurde, bot es keine Schwierigkeit, die gesamte Lebensführung der Versuchspersonen gleichmässig zu gestalten, insbesondere die Beeinträchtigung der Versuchsergebnisse durch anderweitige Alkoholgaben, durch Kaffee oder Tabak zu verhindern. Jede Beeinflussung der Mannschaften durch Hinweis auf die Zwecke der Versuche, ihre voraussichtlichen oder wirklichen Ergebnisse wurde peinlichst vermieden; ferner waren die einzelnen Schützen beim Schiessen soweit voneinander getrennt, dass eine gegenseitige Störung nicht in Frage kommen konnte.

Erhebliche Schwierigkeiten bereitete die Berechnung der Ergebnisse. Die einfache Bewertung der einzelnen Ringzahlen nach ihrer Entfernung vom Scheibenmittelpunkte erwies sich deswegen als untunlich, weil sich die Schüsse wegen vielfacher, aus sehr verschiedenen Ursachen entspringender Fehlerquellen keineswegs

eins abstinenter Ärzte des deutschen Sprachgebietes zu Beginn des Ersten Weltkriegs führten dazu, daß die Veröffentlichung der nachfolgend dargestellten Versuchsergebnisse erst 1916 erfolgte. Hierüber referierte Kraepelin auf der Jahresversammlung dieses Vereins, die am 23.IX.1916 – unmittelbar nach der Münchener Kriegstagung des Deutschen Vereins für Psychiatrie – stattfand, unter dem Titel *Schießversuche mit und ohne Alkohol.* Außerdem sprachen Ernst Rüdin über *Alkoholismus in München während des Krieges* und der Chefarzt des Reservelazaretts Bamberg, Georg Bonne (⋆1859 – †1945), über *Geschlechtskrankheiten und Entartung.* Vgl. BayHStA: MKr 10095, Einladungsschreiben Verein abstinenter Ärzte des deutschen Sprachgebietes an bayerisches Kriegsministerium, 16.IX.1916; *Allgemeine Zeitschrift für Psychiatrie*, Bd. 73, 1917, S. 300f.

gleichmässig um jenen Punkt herum gruppieren. Auch abgesehen von der verschiedenen Grösse der Streuung nach oben und unten wie nach beiden Seiten, zeigt der wirkliche Mittelpunkt einer gegebenen Schussgarbe regelmässig eine je nach den Bedingungen wechselnde Abweichung vom Scheibenmittelpunkte, die in diesen Versuchen bis zu 10 cm betragen konnte. Es erwies sich daher als nötig, für jede Versuchsgruppe, die 200 Schüsse umfasste, zunächst den „Streuungsmittelpunkt" zu bestimmen, um dadurch die in äusseren Bedingungen liegenden, wechselnden Fehler nach Möglichkeit auszuschalten. Welche Wege zu diesem Ziele führten, soll hier unerörtert bleiben. Die mittlere Entfernung der Schüsse vom Streuungsmittelpunkte konnte dann als Mass für die im einzelnen Abschnitte erreichte Schiessleistung benutzt werden.

Um zu einem Einblicke in die Grösse und Art der Alkoholwirkungen zu gelangen, war es zunächst notwendig, den Verlauf einer Versuchsreihe ohne Alkohol festzustellen. Dabei empfahl es sich, die Morgen- und die Nachmittagsversuche getrennt zu behandeln, da sie ja nicht genau die gleichen Bedingungen darboten. Wenn man die durchschnittliche Schiessleistung je der ersten der vier aufeinanderfolgenden Versuchsabschnitte, des „Vorversuchs" (A bezw. B), gleich 100 setzt, so ergaben sich für die weiteren Abschnitte folgende Zahlen:

Vormittags				Nachmittags			
A	1	2	3	B	1	2	3
100,0	102,2	102,8	102,5	100,0	102,0	102,5	101,4

Es zeigt sich also, dass im Verlaufe einer Versuchsreihe die Treffsicherheit zunächst steigt, um dann wieder ein wenig abzu**[267]**nehmen. Diese Beobachtungen hat nichts Ueberraschendes; sie entspricht vielmehr den Erfahrungen, die man bei allen derartigen Versuchen in genau derselben Weise zu machen pflegt. Die anfängliche Zunahme der Leistung ist ohne Zweifel als *Uebungswirkung* aufzufassen. Wir wissen ja, dass bei allen Arbeiten, auch den besteingeübten, in den Zwischenzeiten ein mehr oder weniger starker Uebungsverlust eintritt, der sich bei neuer Betätigung wieder auszugleichen beginnt. Die geringe Abnahme der Leistung im letzten Versuchsabschnitte dürfen wir ebenso sicher als *Ermüdungszeichen* auffassen; dazu stimmt, dass sie nach Tisch ein wenig stärker ausgeprägt ist, als Vormittags. Besonders bemerkenswert ist es, dass im übrigen die Zahlenverhältnisse der beiden Versuchsgruppen bis auf wenige Dezimalstellen genau miteinander übereinstimmen. Darin liegt der Beweis, dass sich die unvermeidlichen zufälligen Versuchsfehler in sehr vollkommener Weise ausgeglichen haben. Den erhaltenen Werten darf demnach ein hoher Grad von Zuverlässigkeit zugeschrieben werden.

An den Alkoholtagen ergaben sich folgende Werte:

	Vormittags				Nachmittags		
A	1	2	3	B	1	2	3
100,0	100,3	99,7	100,0	100,0	102,7	100,5	100,8

Fassen wir zunächst die an den Vormittagen gewonnen Zahlen ins Auge, so zeigt sich, dass allerdings nur im zweiten Versuchsabschnitte nach der Darreichung des Alkohols ein geringes Sinken der Leistung unter diejenige des Vorversuches stattgefunden hat, dass aber alle Zahlen *unter denjenigen der Normaltage liegen.* Es hat somit eine unzweifelhafte Herabsetzung der Treffsicherheit durch den Alkohol stattgefunden. Die Grösse dieser Beeinträchtigung entspricht ziemlich genau derjenigen des Uebungszuwachses, der auf diese Weise völlig ausgeglichen wird. Der Beginn der Alkoholwirkung lässt sich schon im ersten Versuchsabschnitte nach der Einverleibung des Giftes nachweisen, also nach 5–10 Minuten. Sie beträgt hier 1,9%. Am stärksten ist sie in dem 25–30 Minuten nach dem Trinken fallenden Versuchsabschnitte mit 3,1%, um im letzten, nach 45–50 Minuten, mit 2,5% wieder etwas abzunehmen. Diese Beobachtungen entsprechen völlig den sonstigen Erfahrungen über den Verlauf der Wirkung einer einmaligen, mittleren Alkoholgabe. Etwas abweichend gestaltet sich das Bild an Nachmittagen. Hier haben wir nach 5–10 Minuten noch keine ungünstige Alkoholwirkung zu verzeichnen, vielmehr sogar eine Zunahme der Treffsicherheit um 0,7%. Das kann auf Zufälligkeiten beruhen, kann aber möglicherweise auch eine Alkoholwirkung bedeuten. Wir dürfen wohl annehmen, dass nach der Mittagsmahlzeit die in den gefüllten Magen eingeführte Alkoholgabe weit langsamer aufgesogen wurde, als am Vormittage, dass also zunächst nur sehr kleine Alkoholmengen wirksam wurden. Im Hinblicke auf später noch zu erörtende Erfahrungen lässt sich die Möglichkeit einer günstigen Wirkung des Alkohols unter solchen Umständen nicht ohne weiteres ablehnen. Der weitere Verlauf des Ver**[268]**suches zeigt aber auch hier eine Verschlechterung der Leistungen um 2%, die am Schlusse auf 0,6% zurückgeht. Die Alkoholwirkung scheint demnach, soweit die Versuchsausschnitte ein Urteil gestatten, nicht nur später eingetreten, sondern auch geringer ausgefallen zu sein, sich gewissermassen verzettelt zu haben. Das entspricht durchaus den alltäglichen Erfahrungen über die Abschwächung der Vergiftungserscheinungen durch vorherige reichliche Nahrungsaufnahme.

Wichtiger als diese durchschnittliche Herabsetzung der Treffsicherheit durch den Alkohol, die zufällig fast genau dem Uebungszuwachse entspricht, ist die Beeinflussung der einzelnen Schützen. Allerdings treten dabei wegen der kleineren Versuchszahlen wesentlich stärkere Schwankungen der Werte hervor. Ja, wir stossen öfters auf ganz entgegengesetzte Ergebnisse. Diese Erfahrung, die sich bei allen Arzneiversuchen wiederholt, wird, abgesehen von zufälligen Fehlern, durch den Umstand bedingt, dass wir in den Versuchszahlen fast immer die Resultante ganz verschiedener Wirkungen vor uns haben, vor denen einmal diese, ein anderes Mal andere stärker ausgeprägt sein können. Der Vorgang des Schiessens setzt sich aus einer Reihe von Teilvorgängen zusammen, der Wahrnehmung und Einstellung des Zieles, der Haltung des Gewehrs, dem Abdrücken, die in verschiedener Weise durch das Gift beeinflusst werden können. Dazu kommen die gemütlichen Begleiterscheinungen, Befangenheit, Spannung, Aufgeregtheit. Die Beeinflussung aller dieser neben und nacheinander verlaufenden seelischen Leistungen ergibt dann das in den Zahlen sich ausdrückende Gesamtbild der durch den Alkohol hervorgerufenen Veränderungen.

Trotz diese verwickelten Zusammenhänge lässt sich das Durchschnittsergebnis der Alkoholversuche im allgemeinen auch bei den einzelnen Schützen in gleicher Weise feststellen. Nur bei zwei Schützen erschien die Alkoholwirkung lediglich günstig, bei einem allerdings nur in ganz unbedeutendem Grade, um 1–2%. In dem andern Falle nahm die Treffsicherheit zunächst um 7% zu, während die Besserung in den folgenden Versuchsabschnitten nur noch 1 bezw. 4% betrug. Hier dürfte also in der Tat anfangs ein günstiger Einfluss stattgefunden haben, der dann auf der Höhe der Alkoholwirkung zum grossen Teile wieder ausgeglichen wurde. Es ist nachträglich natürlich schwierig, zu sagen, worin diese Besserung etwa begründet war. Nur um Möglichkeiten anzudeuten, sei darauf hingewiesen, dass es sich um die Beseitigung einer gewissen Befangenheit handeln könnte, eine Wirkung, die dem Alkohol ohne Zweifel zukommt. Aehnliche Erwägungen könnten bei weiteren sieben Schützen in Betracht gezogen werden, die wenigstens im ersten Versuchsabschnitte nach der Einnahme des Alkohols eine Besserung der Leistung aufzuweisen hatten; sie betrug meist nur 1–2%, stieg aber gelegentlich zu 7% an. Die alkoholische Willenserregung, die ja wohl auch bei der Verscheuchung der Befangenheit mitspielt, könnte weiterhin vorübergehend eine festere Haltung des Gewehrs und rascheres Abdrücken im geeigneten Augenblicke bedingen. Bei allen diesen Schützen, mit **[269]** einer geringfügigen Ausnahme, verkehrten sich aber die günstigen Anfangswirkungen in dem folgenden Versuchsabschnitte in das Gegenteil, und auch im letzten Abschnitte fand sich nur zweimal noch eine kleine Besserung. Bei 11 Schützen endlich liess sich nur eine Verschlechterung der Schiessleistung feststellen. Sie betrug schon in den ersten 5–10 Minuten im Mittel 4%, bei einzelnen Personen bis 10%. Nach 25–30 Minuten war die Verschlechterung bei 17 Schützen deutlich und stieg auf 6, 7, 8, 9, ja selbst 12% an, um in dem letzten Versuchsabschnitte wieder etwas abzunehmen. Sie betrug hier im Mittel immerhin noch etwa 3%, bei einzelnen Schützen aber bis 10%.

Von grossem Interesse ist die Beobachtung, dass uns auch bei den Schiessversuchen die bekannte alkoholische Selbsttäuschung über die eigene Leistungsfähigkeit in ausgeprägter Weise begegnete. Bei der vorherigen Befragung über die eigenen Wahrnehmungen gaben fünf Schützen an, unter Alkoholeinfluss besser zu schiessen, während drei eine Verschlechterung beobachtet hatten und die übrigen kein Urteil abgeben konnten. Von der ersten Gruppe zeigten drei tatsächlich im Anfange eine geringe Besserung, einer auch am Schlusse des Versuches; auf der Höhe der Alkoholwirkung schossen alle drei schlechter. Die beiden übrigen boten durchweg eine Abnahme der Treffsicherheit dar, sogar bis zu 10%. Auch die zweite Gruppe schoss, ihrer eigenen Angabe entsprechend, unter Alkoholeinfluss schlechter, ein Mann allerdings nur sehr unbedeutend. Von anderen Schützen wurden erhebliche Verschlechterungen ihrer Schiessergebnisse, bis zu 10%, gar nicht bemerkt. Auf Befragen erklärten zehn Schützen, dass sie lieber *mit* Alkohol schiessen möchten; unter ihnen befanden sich mehrere mit bedeutender Verschlechterung der Schiessleistung. Gerade in dieser Selbsttäuschung, die dem Schützen die Abnahme seiner Treffsicherheit verschleiert, liegt natürlich eine besondere Gefahr.

Das Endergebnis der vorliegenden Versuche mag im Hinblicke auf die von *Bengt Boy* gemachten Angaben einigermassen enttäuschen; es darf jedoch den Anspruch auf grosse Zuverlässigkeit erheben. Die verhältnismässig geringe Grösse der durchschnittlichen Ausschläge ist vielleicht zum Teil durch den Umstand bedingt, dass es sich um ausgewählt gute Schützen handelte. Man wird ja wohl annehmen dürfen, dass weniger stark eingeübte Leistungen dem verschlechternden Einflusse des Alkohols in höherem Grade zugänglich sind. Eine richtige Wertung der erhaltenen Zahlen ist aber nur dann möglich, wenn man die einzelnen Versuchspersonen berücksichtigt. Es ist immerhin keine ganz gleichgültige Tatsache, dass schon die geringe Gabe von 40 gr Alkohol bei einer Reihe von gesunden, vortrefflich eingeübten Schützen Verschlechterungen der Treffsicherheit bis zu 10, ja 12% bewirken kann, *ohne dass ihnen diese Veränderung zum Bewusstsein kommt.* Zu beachten ist dabei auch, dass die Verhältnisse im Kriege, abgesehen von den gelegentlich ungleich grösseren Alkoholmengen, häufig viel ungünstiger liegen dürften, als bei unseren **[270]** Versuchspersonen. Vorausgehende Schlaflosigkeit, Ueberanstrengungen, mangelhafte Ernährung, gemütlich Erregungen können möglicherweise die schon unter den günstigsten Bedingungen weit überwiegenden verschlechternden Alkoholwirkungen ganz ausserordentlich steigern. Allerdings fehlen darüber noch Versuche, aber die alltägliche Erfahrung scheint doch entschieden in diesem Sinne zu sprechen.

3.2. Die Deutsche Forschungsanstalt für Psychiatrie

Von Prof. Dr. Emil Kraepelin, München.[4]

Die Verheerungen, die der Weltkrieg gerade unter den Besten und Rüstigsten unserer Volksgenossen angerichtet hat, mahnen uns auf das eindringlichste, nach Möglichkeit die Schäden abzuwehren, die unserer Zukunft aus dieser schweren Einbuße edelster Kräfte erwachsen. Unter den vielen Feinden, die es hier zu bekämpfen gilt, stehen mit in erster Reihe die *Geisteskrankheiten.* Handelt es sich doch bei ihnen immer um sehr ernste Leiden, die in ungezählten Fällen zu mehr oder weniger ausgeprägtem Siechtum, vielfach sogar zum Tode führen! In weitem Umfange zerstören sie den Kern der menschlichen Persönlichkeit, rauben den Befallenen die Fähigkeit vernünftigen Handelns, machen sie hilflos und oft genug auch gefährlich für sich selbst oder für ihre Umgebung. Mindestens die Hälfte der Erkrankenden bedürfen daher besonderer Fürsorge in geschlossenen Anstalten, vielfach für Jahre und selbst das ganze Leben hindurch. Dadurch werden sie für ihre Familien und die mit ihrer Versorgung betrauten Körperschaften zu einer kaum noch erträglichen wirtschaftlichen Last. Da sie außerdem in erheblichem Maße die Neigung zeigen, ihr Leiden zu vererben, wirkt ihr verhängnisvoller Einfluß auf die kommenden Geschlechter nach, bisweilen in vernichtender Weise.

Der Umfang der Schädigung, welche die Geisteskrankheiten für das Volkswohl bedeuten, ist nicht ganz leicht abzuschätzen. Man wird annehmen dürfen, daß *zurzeit auf etwa 500 Einwohner des Deutschen Reiches ein anstaltsbedürftiger Geisteskranker* kommt, und daß *die Gesamtzahl der Irren mindestens das Doppelte* beträgt. Wir haben demnach sicher mit mehr als einer Viertelmillion seelisch in höherem oder geringerem Grade verkrüppelter oder zerstörter Personen zu rechnen. Dazu kommt noch die unübersehbare Zahl der nicht ausgesprochen Kranken, aber Minderwertigen, Nervösen, Unausgeglichenen, Entgleisten; die teils als Verbrecher, Landstreicher, Prostituierte Polizei und Strafrechtspflege

[4] Kraepelin 1918e. *Die Naturwissenschaften*, Jg. 6, 1918, S. 333-337.

beschäftigen, teils durch ihre Unfähigkeit, den Anforderungen des Lebens zu entsprechen, die Schmerzenskinder ihrer Familien werden. Ob mit der angeführten Zahl die wirkliche Sachlage schon erschöpft ist, erscheint zweifelhaft, wenn man bedenkt, daß die Menge der versorgungsbedürftigen Geisteskranken in allen Ländern mit geordneter Irrenfürsorge ungemein rasch anwächst, und daß die Zählungen in kleineren, mit besonderer Sorgfalt durchforschten Bezirken zum Teil beängstigend hohe, unsere Annahmen um das doppelte, ja selbst das 4–5fache übertreffende Ergebnisse geliefert haben.

Das Rüstzeug, mit dem wir den die seelische Gesundheit unseres Volkes bedrohenden Gefahren gegenüberstehen, muß leider als gänzlich unzulänglich bezeichnet werden. Allerdings hat unsere Irrenfürsorge im Laufe des letzten Jahrhunderts ganz gewaltige Fortschritte gemacht[1)],[5]; sie steht jetzt auf einer Höhe, auf der das Erstrebenswerte als wenigstens grundsätzlich erreicht angesehen werden kann. Allein wir dürfen es uns nicht verhehlen, daß unser großartig entwickeltes Anstaltswesen bei der überwiegenden Mehrzahl der Kranken nur die Trümmer der seelischen Persönlichkeit erhalten kann, die zerrüttende Leiden übrig gelassen haben. In anderen Fällen kann der Arzt immerhin die günstigen Bedingungen schaffen, unter denen die Erkrankung auf natürlichem Wege zur Ausheilung gelangt; nur ganz ausnahmsweise aber vermag unsere Wissenschaft durch ihr Eingreifen wirklich unmittelbar das Leiden zu beseitigen. Was unser ärztliches Handeln lähmt, ist in weitem Umfange *unsere Unkenntnis von den Entstehungsbedingungen und dem Wesen der Geistesstörungen.* Auf einzelnen Gebieten kennen wir wohl die Ursachen, können sie aber nicht beseitigen. Bei manchen der wichtigsten Formen des Irreseins reicht ferner die Aufgabe der Bekämpfung weit über den ärztlichen Wirkungskreis hinaus; hier wäre also ein Erfolg erst dann zu erwarten, wenn es durch umfassende Vorarbeiten gelänge, gesicherte Grundlagen für ein Zusammenwirken weitester Volkskreise, vielfach auch der Gesetzgebung, zu erreichen.

[1)] *[Fußnote im Original:]* Näheres darüber in *Kraepelin*, Hundert Jahre Psychiatrie, ein Beitrag zur Geschichte menschlicher Gesittung, 1917.

---

[5] Vgl. Kraepelin 1918a.

Prüft man die Bedingungen, unter denen heute die psychiatrische Forschung lebt, so erkennt man ohne weiteres, daß sie die ihrer harrenden Aufgaben schlechterdings nicht zu bewältigen vermag. Die Irrenanstalten sind naturgemäß in erster Linie auf die Bedürfnisse der ärztlichen Fürsorge berechnet. Für rein wissenschaftliche Arbeiten stehen ihnen mit verschwindenden Ausnahmen weder Forscher zu Gebote, die sich frei ihrer Tätigkeit widmen könnten, noch die nötigen Hilfskräfte, die Arbeitsräume und sonstigen Mittel zu weiter reichenden Untersuchungen. Dazu kommt, daß durch das Überhandnehmen der Riesenanstalten mit ihren ungünstigen Beförderungsverhältnissen **[334]** die Anziehungskraft der Anstaltslaufbahn für selbständige wissenschaftliche Persönlichkeiten erheblich beeinträchtigt worden ist. In den Kliniken sind die Bedingungen durch das Zuströmen lernbegieriger Kräfte und die nahen Beziehungen zur medizinischen Gesamtwissenschaft ohne Zweifel günstiger. Allein auch hier sind die Leiter mit den Geschäften des Unterrichts, der Prüfungen, der Krankenbehandlung und Verwaltung vielfach derart belastet, daß ihre Forschertätigkeit auch dann verkümmern muß, wenn sie es nicht von vornherein vorziehen, ihre Stellung zur Begründung einer umfangreichen Privatpraxis auszunutzen. Die jüngeren Mitarbeiter aber werden fast immer durch die Rücksicht auf die von ihnen erstrebte Laufbahn verhindert, sich dauernd mit allen Kräften auf ein bestimmtes Forschungsgebiet festzulegen, wie es die großen Aufgaben der Wissenschaft gebieterisch fordern. Sie pflegen zudem kümmerlich besoldet zu sein, finden kaum rechte Muße für eigene Arbeit, wandern nach wenigen Jahren wieder ab und verfügen nur über die kärglichen Hilfsmittel, die ihnen der sparsame Staat für den Luxus der Wissenschaft zur Verfügung stellen kann und die ihnen ihr Vorgesetzter übrig läßt.

Es ist kein Wunder, wenn uns unter solchen Umständen angesichts der Riesenaufgaben, die uns die Wissenschaft stellt, das Gefühl der Ohnmacht beschleicht. Was wir brauchen, ist eine zielbewusste Arbeitsteilung und sind Hilfsmittel, die wenigstens einigermaßen im Verhältnisse zu der Größe der Anforderungen stehen, die an uns herantreten. Der Umfang der Psychiatrie ist heute bereits so groß, daß es für den Einzelnen völlig unmöglich ist, die zum Teil weit auseinander liegenden Hilfswissenschaften selbst zu beherrschen. Es ist daher in erster Linie nötig, für alle die verschiedenen Arbeitsgebiete, die zur Klärung der psychiatrischen Fragen zusammenwirken müssen, Forscher ersten Ranges zu gewinnen und sie in die Lage zu versetzen, daß sie ihre ganze Arbeitskraft uneingeengt und sorgenfrei ihrem besonderen Lebenswerke widmen können. Ihnen müssen dann möglichst günstige Arbeitsbedingungen geschaffen werden, ausreichende und zweckmäßig ausgestattete Räume, Hilfskräfte aller Art, tüchtige Mitarbeiter und reiche Mittel zur Beschaffung aller jener zahlreichen und mannigfaltigen Einrichtungen und Werkzeuge, ohne die heute naturwissenschaftliches Arbeiten in großem Maßstabe nicht möglich ist. Alle diese Voraussetzungen lassen sich nur in besonderen, von allen sonstigen Verpflichtungen befreiten *Forschungsanstalten* verwirklichen, denen zugleich Summen zu Gebote stehen, wie wir sie bisher nicht im entferntesten für wissenschaftliche Zwecke auf unserem Gebiete auszugeben gewohnt waren.

Die Aufgabe einer solchen Forschungsanstalt wird es vor allem sein, die *Ursachen und das Wesen der Geistesstörungen aufzuklären,* sodann *Mittel zu ihrer Verhütung, Heilung oder Linderung aufzufinden.* Wie eng beide Forschungsrichtungen mit einander verknüpft sind, lehrt am besten das Beispiel der *Syphilis.* Es war lange bekannt, daß im Gefolge dieser Krankheit auch allerlei schwere Nerven- und Gehirnleiden auftreten können, aber erst die letzten Jahrzehnte haben uns mit zunehmender Sicherheit darüber belehrt, daß auch die gefürchtetste Form des Irreseins, die sogenannte Gehirnerweichung, immer nur auf dem Boden der Syphilis zustande kommt, wenn auch in der Regel erst nach 8 bis 15 Jahren. Durch diese Feststellung, die ihre letzte Sicherung durch die Wassermannsche Reaktion erhalten hat, ist unseren Behandlungsversuchen mit einem Male eine bestimmte Richtung gegeben worden. Allerdings hat sich herausgestellt, daß die sonst bei syphilitischen Erkrankungen wirksamen Verfahren bei der Gehirnerweichung versagen. Wir haben indessen doch ganz bestimmte Gesichtspunkte für unsere weiteren Bemühungen in dieser Richtung gewonnen, die uns hoffentlich früher oder später, nach diesen oder jenen Umwegen, unserem Ziele näher bringen werden.

Vor allem wissen wir aber, daß eine Verhütung der syphilitischen Ansteckung, vielleicht auch eine sehr frühzeitige und gründliche Behandlung, dem Auftreten der Gehirnerweichung vorbeugt.

Nachdem uns durch die Wassermannsche Reaktion die Möglichkeit gegeben wurde, den Schleichwegen des syphilitischen Krankheitserregers nachzuspüren, hat sich herausgestellt, daß sein Wirkungsbereich erheblich größer ist, als man früher ahnen konnte. Abgesehen von den Erkrankungen des Herzens und der großen Gefäße, werden nicht wenige Gehirnleiden, für die man Überanstrengung und aufreibende Lebensführung verantwortlich machte, in Wirklichkeit durch Syphilis verursacht. Namentlich aber wird es immer deutlicher, daß zahlreiche Formen kindlichen Schwachsinns, körperlicher und geistiger Unzulänglichkeit, auch mangelhafter sittlicher Veranlagung, auf Schädigungen und Erkrankungen des werdenden Geschöpfes durch elterliche Syphilis beruhen können. Die sorgsame Durchforschung dieser Zusammenhänge eröffnet bedeutsame Aussichten auf Behandlung und vor allem Vorbeugung.

Weit klarer, als bei der Syphilis, liegen die ursächlichen Verhältnisse bei den durch *Genußgifte,* besonders durch den Alkohol, erzeugten Geistesstörungen. Immerhin harren auch hier noch so manche wichtige Fragen ihrer Lösung. Es hat ziemlich lange gedauert, bis man eine zuverlässige Kenntnis von den Wirkungen des Alkohols auf das Seelenleben gewonnen hat, die durch merkwürdige Selbsttäuschungen zum Teil verdeckt werden; bei den übrigen Genußgiften ist unser Verständnis für die Eigenart der durch sie herbeigeführten seelischen Veränderungen noch ganz unzulänglich. Aber auch der ursäch**[335]**liche Zusammenhang mit der Vergiftung bedarf bei einer Reihe von alkoholischen Geistesstörungen noch sehr der Aufklärung, da sich hier unbekannte Zwischenglieder einzuschieben scheinen. Neben psychologischen Versuchen dürften Stoffwechseluntersuchungen Aufklärung bringen. Bei der Bekämpfung der Genußgifte wie der Syphilis fällt außerdem der Wissenschaft die Aufgabe zu, die von ihr erhobenen Tatsachen in eindringlicher Form der Massenaufklärung dienstbar zu machen, da nur auf diesem Wege die gesetzgeberischen Maßnahmen erreicht werden können, die für die Eindämmung der beiden verbreitetsten äußeren Ursachen des Irreseins erforderlich sind.

Leider fehlt uns bei einer Anzahl der häufigsten und schwersten Formen des Irreseins noch jede Handhabe für eine wirksame Bekämpfung, weil uns ihre Ursachen und ihr Wesen zurzeit völlig unbekannt sind. Das gilt vor allem von der die Hauptmasse verblödender Geisteskranker liefernden *Dementia praecox* und von der *Epilepsie,* in gewissem Sinne auch von dem ungemein verbreiteten *manisch-depressiven Irresein,* dem ein großer Teil der tobsüchtigen Erregungszustände, namentlich aber der melancholischen Verstimmungen angehört. Es wird eine Hauptaufgabe der psychiatrischen Forschung sein müssen, das Dunkel, das heute noch über diesen Krankheitsvorgängen schwebt, aufzuhellen. Als Hilfsmittel werden ihr dabei neben der anatomischen Feststellung der feineren Hirnveränderungen und den Erfahrungen über Vererbung und Keimschädigung wahrscheinlich Stoffwechseluntersuchungen, vielleicht auch ein Eindringen in die verwickelten Lebensvorgänge des Blutes und der Körpergewebe dienen, wie es uns die aus den Bestrebungen der Immunitätsforschung hervorgegangene *Serologie* zu vermitteln beginnt. Man hat hier vielfach an Störungen der Säftemischung durch Versagen oder krankhafte Abänderungen innerer Drüsenausscheidungen gedacht. Das verlockende Vorbild für solche Vorstellungen war die Aufdeckung der Verursachung des *Kretinismus* durch Ausfall der Schilddrüsenleistung mit den an sie sich knüpfenden überraschenden Heilerfolgen. Es scheint zwar nicht, als ob wir auf anderen Gebieten ähnlich einfache Zusammenhänge aufzufinden hoffen dürfen. Immerhin ist es sicher, daß eine Reihe unscheinbarer drüsiger Gebilde von entscheidendster Bedeutung auch für die seelische Entwicklung des Menschen ist, und daß wir daher alle Ursache haben, derartigen Erfahrungen nachzugehen, namentlich auch mit Hilfe des Tierversuches.

Ein weiteres umfangreiches Untersuchungsgebiet ist dasjenige der *Entartung.* Wir wissen zwar im allgemeinen, daß durch Vererbung zweckwidriger Eigenschaften eine Verschlechterung der Rasse erzeugt werden kann, aber die genaueren Bedingungen, unter denen sich seelische Mängel und Krankheitsanlagen auf die Nachkommenschaft übertragen, sind uns noch unbekannt. Uns fehlen daher auch zuverlässige Richtlinien für die Verstopfung dieser Quelle der Entartung. Fast noch wichtiger erscheint die Frage, auf welchem Wege überhaupt vererbbare Unzulänglichkeiten und ungünstige Abweichungen entstehen. Hier wäre vor allem die Bedeutung der Keimschädigungen durch Genussgifte, Krankheitserreger, Siechtum, ungünstige Lebensverhältnisse zu erforschen. Daß sie allgemeine Minderwertigkeit der Nachkommenschaft bedingen können, steht fest, nicht aber, ob und in welchem Umfange durch sie bestimmte vererbbare Krankheitsanlagen erzeugt werden.

Ein ungemein wichtiges, wenn auch sehr schwer zu handhabendes Forschungshilfsmittel ist auf dem Gebiete der Entartung die *Massenzählung.* Der jeweilige seelische Gesundheitszustand eines Volkes findet in einer unabsehbaren Reihe von Lebenserscheinungen seinen Ausdruck, von denen viele durch statistische Untersuchungen erfaßt werden können. Abgesehen von der Feststellung der jeweils auftretenden geistigen Erkrankungen, von Zählungen der geistig Schwachen und Siechen, der Epileptischen und Taubstummen, vermag uns natürlich die Häufigkeit der Selbstmorde und Verbrechen, die Verbreitung der Landstreicherei und der Prostitution, des Alkoholismus und der Syphilis, das Ausmaß der Schulfähigkeit und Militärtauglichkeit wertvolle Anhaltspunkte für die Beurteilung der Volksseele zu liefern. Es liegt aber auf der Hand, daß auch alle möglichen anderen Erhebungen, in denen sich Willensäußerungen der Massen widerspiegeln, zur Vervollständigung des Bildes herangezogen werden können, die Eheschließungen, die Kinderzahl, die Landflucht, die wirtschaftliche Entwicklung, die religiösen, politischen und künstlerischen Strömungen, das Schrifttum, die Ergebnisse der Erziehung und Bildung und vieles andere. Daneben werden auch alle Tatsachen, die ein Licht auf die körperliche Tüchtigkeit unseres Volkes werfen, die Kindersterblichkeit, die Absterbeordnung, die Häufigkeit von Allgemeinerkrankungen, eine gewisse Berücksichtigung finden müssen.

Es ist ohne Zweifel eine überaus schwierige, aber auch großartige Aufgabe, aus der Fülle von Erfahrungen, die uns Massenzählungen zu liefern vermögen, diejenigen Züge vorsichtig herauszuschälen und zu einem Gesamtbilde der Volksseele zu vereinigen, in denen deren Regungen erkennbar hervortreten. Wäre es möglich, diese Aufgabe mit einiger Zuverlässigkeit zu lösen und damit einen Einblick in die Veränderungen zu gewinnen, die das Seelenleben unseres Volkes fortlaufend erfährt, so würden wir damit in die Lage versetzt sein, die vielumstrittene Grundfrage unserer Zukunftsentwicklung zu beantworten, ob in unserem Volkskörper die entartenden oder die ertüchtigenden Vorgänge die Oberhand haben, ob wir uns also auf absteigender oder aufsteigender Linie bewegen. Wir würden aber auch ferner **[336]** rechtzeitig das Anwachsen bedrohlicher Erscheinungen auf dem einen oder anderen Lebensgebiete bemerken, die nötigen Gegenmaßregeln treffen und deren Wirksamkeit überwachen können. Voraussetzung für die Lösung aller dieser Aufgaben ist die tiefdringende Erforschung der Entstehungsbedingungen abnormer Seelenzustände.

Es wäre vergebliche Mühe, noch weiter alle die einzelnen Möglichkeiten aufzuzählen, die sich einer Schar leistungsfähiger, mit reichen Mitteln ausgestatteter psychiatrischer Forscher für ihre Arbeit am Wohle unseres Volkes bieten würden. Im Wesen der Wissenschaft liegt es, daß jeder Fortschritt unfehlbar neue Fragestellungen gebiert, die Niemand voraussehen kann. Vor 50 bis 60 Jahren dachte kaum Jemand daran, das Irresein mit anderen Hilfsmitteln, als denjenigen der groben Krankenbeobachtung kennen zu lernen; jedenfalls bestanden nirgends wissenschaftliche Arbeitsräume für solche Zwecke. Erst vor etwa 40 Jahren begann man hier und da, die feineren Veränderungen des kranken Gehirns auf mikroskopischen Schnitten zu untersuchen, aber es dauerte noch lange Jahre, bis die ersten verwertbaren Ergebnisse zutage gefördert werden konnten. Noch später setzten die ersten Versuche ein, das vor allem durch *Wundt* entwickelte Forschungsmittel des psychologischen Versuches auf die Psychiatrie anzuwenden. In den letzten beiden Jahrzehnten ist man dann daran gegangen, genauere Stoffwechseluntersuchungen bei Geisteskranken durchzuführen, und in jüngster Zeit, besonders seit der Entdeckung der Wassermannschen Reaktion, ist endlich auch die Serologie in den Dienst der Psychiatrie gestellt worden. Daneben laufen die Bestrebungen, die alte, rohe Erblichkeitsforschung in die Bahnen unserer heutigen naturwissenschaftlichen Anschauungen zu lenken. So hat sich im Laufe eines halben Jahrhunderts der einfachen Krankenbeobachtung ein reicher Kranz von Hilfswissenschaften hinzugesellt, die alle mit eigenartigen Mitteln ihre besonderen Wege zum gemeinsamen Ziele gehen. Die Aufgaben der Forschung haben sich vervielfacht und sind unendlich verwickelter geworden, als man früher ahnen konnte. Ihre Bearbeitung erfordert daher heute schon einen ganzen Stab selbständiger, nach ganz verschiedenen Richtungen ausgebildeter Forscher, wo noch vor 50 Jahren die sinnende Betrachtung der wechselnden Krankheitsbilder und allenfalls eine grobe Zerlegung des kranken Gehirns die einzigen Erkenntnisquellen waren.

Aus diesen Darlegungen geht hervor, daß die Errichtung einer Forschungsanstalt die notwendige Folge der Entwicklung ist, die unsere Wissenschaft genommen hat. Sie konnte zunächst in *München* gewagt werden, weil hier die Umstände am günstigsten waren. Nicht nur wurde für diesen Zweck hier eine größere Geldstiftung gemacht[6], sondern die neue Anstalt ließ sich auch ohne besondere Schwierigkeit zunächst gastweise in der mit zahlreichen wissenschaftlichen Arbeitsräumen ausgestatteten psychiatrischen Klinik unterbringen. Ferner aber ergab sich die Möglichkeit späterer Angliederung an eine neue, von der Stadt *München* geplante Aufnahmeabteilung für Geisteskranke; dadurch wird in absehbarer Zeit die Aussicht auf einen eigenen, allen Bedürfnissen angepassten Neubau eröffnet, für den die Stadt das Gelände bereits zur Verfügung gestellt hat.

Unter solchen Umständen hat die Anstalt im April d. J. ihre Arbeiten begonnen. Es wurden zunächst 5 Abteilungen gebildet, von denen 3 den verschiedenen Gebieten der anatomischen Forschung und je eine der Serologie und den demographisch-genealogischen Untersuchungen gewidmet sind. Nach Beendigung des Krieges wird es voraussichtlich möglich sein, auch eine chemische und eine psychologische Abteilung einzurichten. Für die bestehenden Abteilungen wurden hervorragende Forscher gewonnen, die nach jeder Richtung vollkommenste Unabhängigkeit und Selbständigkeit genießen und den Bayrischen Staatsbeamten durchaus gleichge-

[6]Gemeint ist die Stiftung der DFA, die am 13.II.1917 durch König Ludwig III. von Bayern mit einem Grundstockvermögen von 1,7 Millionen Papiermark errichtet wurde. Zur Gründung der Stiftung vgl. die Korrespondenz in diesem Band mit Amalie Caro, Carl Duisberg, Gustav Krupp von Bohlen-Halbach und James Loeb; Kraepelin 1983a, S. 201-203; Weber 1991.

stellt sind. Da die Forschungsanstalt der Universität angefügt ist, gehören sämtliche Abteilungsleiter dem Lehrkörper an, ohne jedoch die Lehrtätigkeit im Hauptamte auszuüben. Das Gebiet ihres Wirkens ist lediglich die wissenschaftliche Forschung und die Heranziehung von Mitarbeitern für deren Aufgaben. Um den Zufluß jüngerer strebsamer Kräfte zur Forschungsanstalt nach Möglichkeit zu fördern, wurde eine später noch zu vermehrende Anzahl von wissenschaftlichen Arbeitsplätzen geschaffen und allen jenen Körperschaften der deutschen Bundesstaaten, denen die Fürsorge für das Irrenwesen obliegt, angeboten, solche Plätze gegen eine Jahresmiete von 2000 Mark durch geeignete Ärzte zu besetzen. Erfreulicherweise haben trotz der großen Lasten des Krieges schon 20 derartige Körperschaften ihre Bereitwilligkeit erklärt, solche Plätze ganz oder teilweise zu mieten. Damit ist die sichere Gewähr für ein Gedeihen der Anstalt gegeben und zugleich die unerläßliche Beziehung zu den deutschen Irrenanstalten hergestellt, die, wie wir hoffen, auch ihrerseits aus der wissenschaftlichen Arbeit Anregung und Berufsfreudigkeit schöpfen werden. Auch den Stiftern und ebenso der Kaiser-Wilhelmsgesellschaft, die unsere Bestrebungen durch einen Jahresbeitrag unterstützt, wird die Besetzung solcher Arbeitsplätze freistehen.

So sind denn die Vorbedingungen für eine befriedigende Entwicklung der Forschungsanstalt gegeben. Allerdings darf man sich nicht vorstellen, daß die Ergebnisse der beginnenden Arbeit rasch und mühelos reifen werden. Sicherlich wird es unermüdlichen, lange Zeit fortgesetzten Zusammenwirkens aller Kräfte bedürfen, bis sich allmählich das tiefe Dunkel zu lichten beginnt, das noch den größten Teil unseres Wissensgebietes verhüllt. Wenn das aber jemals erreicht **[337]** werden kann, so ist es nicht anders möglich, als auf den nunmehr beschrittenen Wegen. Alle nur denkbaren Hilfsmittel müssen herangezogen und der Forschung in vollem Maße dienstbar gemacht werden. Dazu gehört, abgesehen von der Einrichtung und dem zeitgemäßen Ausbau der jetzt ins Auge gefaßten Forschungsabteilungen, denen sich nach Bedarf noch neue hinzugesellen sollen, vor allem eine möglichst vollständige, alle Hilfswissenschaften mit umfassende *Bücherei,* zu der ein Grundstock schon durch die hochherzige Stiftung der ungemein wertvollen Bücherschätze des verstorbenen Geheimrates *Lähr*[7]-Zehlendorf geliefert wurde. Weiterhin wird man an die Schaffung von reicher ausgestatteten Arbeitsgelegenheiten für einzelne besonders begabte jüngere Forscher, die Heranziehung geeigneter wissenschaftlicher Hilfskräfte, die Gewährung von Stipendien, die Ermöglichung von wissenschaftlichen Reisen und Untersuchungen im Auslande denken können.

Selbstverständlich erfordert die Ausführung derartiger Zukunftspläne sehr viel größere Mittel, als sie uns zurzeit zu Gebote stehen. Unter allen Umständen betrüge aber der Aufwand für eine nach jeder Richtung auf das reichste ausgestattete Forschungsanstalt nur einen ganz winzigen Bruchteil der Jahressumme von etwa 200 Millionen, die heute die Versorgung der zum größten Teile unheilbaren Anstaltskranken verschlingt. Wenn also die Forschung nicht ganz unfruchtbar bleibt, sondern im Laufe der Zeit jene Last irgendwie zu verringern imstande ist, so werden sich die Aufwendungen für sie reichlich lohnen. Man muß sich nur immer vor Augen halten, daß unsere Wissenschaft doch auch mit den jetzigen, überaus kümmerlichen Mitteln und unter den ungünstigsten äußeren Verhältnissen sehr beachtenswerte Fortschritte gemacht und wichtige Gesichtspunkte für die Verhütung und Behandlung mancher Formen des Irreseins aufgefunden hat.

Leider werden wir niemals darauf rechnen können, daß uns die Mittel für eine in großem Maßstabe wirkende Forschungsanstalt von dem durch die Rücksicht auf die Steuerzahler eingeengten Staate zur Verfügung gestellt werden. Hier muß die *private Stiftung* eingreifen, wie es auch bei den zum Teil mit Riesensummen rechnenden sonstigen Forschungsanstalten, namentlich des Auslandes, der Fall gewesen ist. Vielleicht ist sogar diese Entstehungsweise die für das Gedeihen der Anstalten vorteilhaftere, weil sie

[7] Bernhard Heinrich Laehr (⋆1820 – †1905), Psychiater; zur Biographie vgl. Bd. V, S. 247, Fußnote 41. Der größte Teil der von Bernhard Heinrich Laehr über Jahrzehnte gesammelten Werke der psychiatrisch-neurologischen Fachliteratur übergab sein Sohn Hans der DFA anläßlich ihrer Gründung. Die etwa 4000 Bände umfassende „Heinrich-Laehr-Sammlung“ zählt heute zum Bibliotheksbestand des Max-Planck-Instituts für Psychiatrie. Sie stellt ein einzigartiges Beispiel einer nervenärztlichen Gelehrtenbibliothek des 19. Jahrhunderts dar.

ihnen weit mehr Bewegungsfreiheit gewährt. Schon die bisherige Erfahrung hat gezeigt, daß es selbst unter den Behinderungen des Krieges möglich gewesen ist, eine psychiatrische Forschungsanstalt wenigstens in der jetzigen bescheidenen Form zustande zu bringen; die dafür nötigen Mittel sind in weniger als zwei Jahren zusammengeflossen. Man darf sogar hoffen, daß gerade die Erfahrungen des Krieges den Gedanken volkstümlich machen werden, nunmehr auch die Bestrebungen zur Hebung der seelischen Volksgesundheit nachdrücklich zu unterstützen. Wer selbst in seiner nächsten Umgebung erfahren hat, was seelisches Leiden und Siechtum für den Erkrankten und seine Familie bedeutet, der wird gewiß nach Kräften dazu beisteuern, daß die Vorbedingungen für eine wirksame Eindämmung dieser nur allzu reichlich fließenden Quelle menschlichen Elends geschaffen werden. Aber auch derjenige, der persönlich von derartigen Schicksalen nicht berührt wurde, dürfte sich der Einsicht nicht verschließen, daß es sich hier um Fragen und Bestrebungen handelt, die für die gesamte Zukunft unseres Volkes von höchster Wichtigkeit sind.

3.3. Die Zukunft der deutschen Hochschulen

Von Emil Kraepelin.[8]

Alle menschlichen Einrichtungen sind der Ausdruck einer bestimmten Entwicklungsstufe; sie müssen sich wandeln, wenn sie den Anforderungen der Zeit nicht mehr genügen. Das gilt vor allem von den Werkstätten des Geistes, die dazu bestimmt sind, die Triebkräfte für den Fortschritt der Gesittung zu erzeugen und den kommenden Geschlechtern zu überliefern, von den Hochschulen. Ihr inneres Leben übt nicht nur einen starken Einfluß auf die jeweiligen Zeitströmungen aus, sondern es muß sich auch seinerseits immerfort den neuen Bedürfnissen anpassen, die im Werdegange eines Volkes auftauchen. Man vergleiche nur den Zustand der Hochschulen in der Zeit, da Bologna und Salamanca Hörer aus

[8] Kraepelin 1919d. *Süddeutsche Monatshefte*, Jg. 17, 1919, S. 130-145.

aller Herren Länder anzogen, mit demjenigen unserer Tage, und man wird die gewaltigen Umwälzungen ermessen können, die sich mit den höchsten Bildungsstätten vollzogen haben.

Ein solcher Rückblick muß uns zu der Überzeugung führen, daß auch der jetzige Zustand der Hochschulen kein endgültiger sein kann, dass wir im Gegenteil unablässig bestrebt sein müssen, das gewaltige Werkzeug menschlicher Vervollkommnung für die Lösung gegenwärtiger und künftiger Aufgaben immer tauglicher zu machen. Wie die Pflanze schon im Herbste die Knospen für das Frühjahr vorbereitet, so sollten auch wir vorausschauend ans Werk gehen, die Wandlungen anzubahnen und durchzuführen, die geeignet sind, der Hochschule die geistige Führung des Volkes zu erhalten. Lösen wir diese Aufgabe nicht aus eigenem Antriebe, so besteht die Gefahr, daß unberufene Hände an dem in Jahrhunderten emporgewachsenen Bau unserer höchsten Bildungsanstalten herumpfuschen. Nur eine planmäßige Fortentwicklung dieser aus dem deutschen Geiste geborenen Einrichtungen kann unser Ziel sein. Wir dürfen nicht das Bewährte über Bord werfen, nur weil es alt ist, ohne das Neue genau zu prüfen, das an seine Stelle treten soll; wir werden aber auch nicht kurzsichtig am Überlieferten kleben, wenn es nicht mehr zeitgemäß, vielleicht schädlich geworden ist.

Wollen wir uns über die Fragen klar werden, die bei der Umgestaltung unseres Hochschulwesens zur Erörterung kommen müssen, so wird unsere Betrachtung einmal den *Arbeitsbetrieb* der Hochschule im weitesten Sinne und fernerhin ihre *Verfassung, ihren inneren Aufbau und ihre Stellung im Staate ins Auge zu fassen haben.* Um aber einen Maßstab für unser Urteil zu gewinnen, wird es zweckmäßig sein, zunächst die gegenwärtigen und zukünftigen Aufgaben unserer Hochschulen klarzulegen. Wir werden dann prüfen können, wie weit ihr gegenwärtiger Zustand die Lösung dieser Aufgaben in möglichst vollkommener Weise gewährleistet, und an welchen Punkten eine Neuordnung anzugreifen hat, um sie für ihre Bestimmung tauglicher zu machen. Ich werde mich dabei überall auf die Betrachtung der Universitäten beschränken; Nutzanwendungen auf andere Hochschulgattungen lassen sich unschwer ableiten.

Der augenfälligste Zweck der Hochschulen ist die *Vermittlung höherer wissenschaftlicher Bildung,* die ihnen vom Staate fast ausschließlich übertragen wurde. Sie sind die Stätten, die den gesamten Bedarf des Gemeinwesens an geistig hochstehenden Persönlichkeiten zu decken haben. Ein sorgfältig ausgearbeitetes Prüfungs- und Berechtigungswesen sorgt dafür, daß niemand eine führende verantwortliche Stellung im öffentlichen Dienste erreichen kann, der nicht durch den Lehrgang der Hochschulen hindurchgegangen ist. **[131]**

Weit zweifelhafter ist die Forderung, daß unsere Hochschulen *erziehen,* den Willen entwickeln und die Persönlichkeit beeinflussen sollen. Was in dieser Richtung geschieht, bleibt zumeist mehr ein zufälliges, nicht planmäßig gewolltes Ergebnis. So kann der Inhalt der Vorlesungen über Geschichte, Sittenlehre, Erziehungslehre diese Wirkung haben. Dazu kommt die durch den Lehrbetrieb erzielte Anleitung zu geregelter Arbeit, zu gewissenhafter, geduldiger und ausdauernder Lösung weitaussehender Aufgaben, ferner die durch den Prüfungszwang gegebene Nötigung zur Bewältigung bestimmter Stoffgebiete. Auch die Anregung zu eigener wissenschaftlicher Betätigung, wie sie in praktischen Übungen aller Art, in Seminarien, auf wissenschaftlichen Ausflügen, bei der Durchführung selbständiger Untersuchungen, an kleineren Hochschulen namentlich auch durch den persönlichen Verkehr mit den Lehrkräften gewährt wird, darf als wichtige erziehliche Beeinflussung eingeschätzt werden. Endlich kommt noch die gegenseitige Einwirkung der Studierenden aufeinander in Betracht, das Vereins- und Verbindungswesen, die Pflege der Leibesübungen[9], die vereinte Betätigung an gemeinnützigen Unternehmungen. Wie es scheint, tun namentlich die englischen und amerikanischen Hochschulen für die eigentliche Erziehung ihrer Angehörigen erheblich mehr als wir. Ich möchte glauben, daß hier bei uns eine Lücke klafft, die wir auszufüllen suchen müssten, will aber von einer ausführlichen Erörterung dieser wichtigen, leider noch wenig geklärten Frage vorerst absehen.

[9] Emil Kraepelin unterstützte nach dem Ersten Weltkrieg persönlich die Einführung des Hochschulsports in München. Vgl. UAM: N-I-96, Bd. 2, Umlauf des Dekanats der medizinischen Fakultät, „Unterricht über körperliche Erziehung an den Hochschulen", 05.XII.1919, Gutachten Max von Gruber mit Randvermerk Kraepelins.

Die höchste und schwierigste Aufgabe der Hochschulen ist endlich die *wissenschaftliche Forschung.* Bei den immer steigenden Anforderungen, die der Staat an den Lehrbetrieb stellen muß, besteht ohne Zweifel die Gefahr, daß die Forschungsarbeit durch diesen in den Hintergrund gedrängt wird. Der Unterricht kann jedoch nur dann fruchtbar und anregend sein, wenn er in der freien wissenschaftlichen Betätigung wurzelt. Nur sie ermöglicht es ihm, die Jugend mit jener Begeisterung zu erfüllen, die sie über die handwerksmäßige Aneignung des Prüfungswissens erhebt und ihr in das Berufsleben das Streben nach schöpferischer Arbeit mitgibt.

Die zweckmäßige Lösung der *Lehraufgabe* wird durch eine Reihe von Bedingungen beherrscht, von denen wir die Vorbildung der Hörer, die Eigenschaften der Lehrer, die Gestaltung und die Ausdehnung des Lehrbetriebes etwas näher erörtern wollen. Die vollberechtigte Zulassung zur Hochschule ist zurzeit bekanntlich an die Erledigung einer Mittelschule geknüpft. Der Streit über den Wert der drei in Betracht kommenden Schulgattungen war erbittert, und die Meinungen über die beste Art der Vorbildung sind auch heute noch sehr geteilt. Eine Entscheidung kann, wie ich denke, nur ein über Jahrzehnte sich erstreckender, sorgsamer Vergleich der Erfolge liefern, die jede Form der Vorbildung für die Zukunft ihrer Schüler aufzuweisen hat. Dabei ist jedoch zu berücksichtigen, daß die Veranlagung der den verschiedenen Mittelschulen zugehenden Schüler bisher wohl keine gleichmäßige ist. Die Überlieferung der aus dem humanistischen Gymnasium hervorgegangenen gebildeten Stände bedingt noch immer eine gewisse Bevorzugung dieser Vorbildungsstätte, während die anderen Schulgattungen, namentlich die Oberrealschule, mehr von den Trägern anderer Geistesrichtungen aufgesucht werden. Ein Ausgleich wird erst im Laufe längerer Zeiten zu erwarten sein. Weiterhin muß beachtet werden, daß auch der Anfangsunterricht auf der Hochschule noch wesentlich unter dem Einflusse jener Zeiten steht, in denen nur der Besuch des humanistischen Gymnasiums die Zulassung zur Universität ermöglichte. Meine eigene Ansicht, die natürlich ebenso persönlich gefärbt ist, wie die vieler anderer Beurteiler, geht dahin, daß die humanistische Vorbildung wenigstens für das medizinische Stu**[132]**dium eine außerordentlich mangelhafte Grundlage darstellt.[10] Beim Prüfungsgeschäfte habe ich mich auch oftmals überzeugen können, daß die aus der Schule geretteten Reste dieser Bildung betrüblich geringe sind.

Mag man sich jedoch zu dieser Frage stellen, wie man will, so wird unter allen Umständen ein früherer Beginn des Hochschulbesuches anzustreben sein. Die Not unseres Vaterlandes verlangt dringend eine tatkräftige Förderung der *Frühehe.* Es ist ein unerträglicher Zustand, daß unbemittelte Angehörige unserer gebildeten Stände durch die übermäßig lange Ausbildungszeit, wenn überhaupt, dann erst in vorgerücktem Lebensalter zur Gründung einer Familie gelangen können. Wertvollste Vererbungsmöglichkeiten gehen dadurch immerfort dem Volksganzen verloren, ganz abgesehen von unvermeidlichen sittlichen Schäden. Dazu kommt, daß die Anforderungen an die Berufsausbildung naturgemäß ständig anwachsen und der Eintritt in den Beruf immer weiter hinausgeschoben wird. Diese unheilvolle Entwicklung läßt sich natürlich nicht durch eine Einschränkung der Studienzeit, sondern nur durch einen früheren Eintritt in den Hochschulbetrieb bekämpfen. Wir dürfen uns dabei vor Augen halten, daß sich im Laufe der Zeit der Abgang von der Mittelschule immer mehr hinausgeschoben hat; es gab Zeiten, in denen man mit 16 und 17 Jahren die Hochschule beziehen konnte.

Um eine Verjüngung der Hochschüler zu erreichen, sind zwei Voraussetzungen zu erfüllen. Zunächst ist es nötig, die Mittelschulbildung früher zu einem Abschlusse zu bringen. Ohne Zweifel wird diese Forderung auf erbittertsten Widerstand stoßen, um so mehr, als im Gegenteil die Neigung besteht, den Lehrstoff der Mittelschule immer wieder zu erweitern. Indessen, so schwer es ist, sich von jahrhundertealten Überlieferungen zu trennen, so gebieterisch verlangt die Rücksicht auf die Zukunft unseres Volkes, daß wir die *allgemeine* Mittelschulbildung auf das unbedingt Notwendige beschränken und alles irgend Entbehrliche – es ist nach

[10] Zur Frage der Schulbildung vgl. auch Kraepelin 1897b. Im Rückblick auf seine eigene Schulzeit in Neustrelitz bedauerte Kraepelin, „viele kostbare Jugendzeit" mit „philologischen Nichtigkeiten" verloren zu haben. Vgl. Kraepelin 1983a, S. 1.

meiner Überzeugung nicht ganz wenig – rücksichtslos ausscheiden, um einen früheren Beginn der Fachausbildung zu erreichen. Nur auf diesem Wege ist es möglich, die trostlose, verbitternde und gefährliche Überalterung unserer gebildeten Jugend hintanzuhalten.

Allerdings steht dem früheren Eintritte in das Hochschulleben das ernste Bedenken entgegen, daß dessen Einrichtungen nicht auf jugendlich ungefestigte, sondern auf reife Persönlichkeiten zugeschnitten sind. Schon jetzt bringt der unvermittelte Übergang in die akademische Freiheit so manche Gefahren mit sich, wenn sie sich auch mit der Einschränkung des blöden Alkoholdienstes wesentlich verringert haben. Um hier Abhilfe zu schaffen, wird man an die Einschiebung einer Zwischenstufe zwischen den rein schulmäßigen und den freien Unterrichtsbetrieb der Hochschule denken können, wobei eine Anlehnung an amerikanische Erfahrungen möglich wäre. Man könnte da bereits die beiden Oberklassen der Mittelschule, etwa vom 16. Lebensjahre an, unter entsprechender Gliederung der Lehrpläne und in diesem Zwecke angepaßten Unterrichtsformen, der eigentlichen Berufsvorbildung dienstbar machen Vorzuziehen wäre es jedoch wohl, auf der Hochschule Einrichtungen zu treffen, die geeignet wären, jugendliche Studierende vor dem Missbrauche der akademischen Freiheit zu schützen. In erster Linie käme dabei vielleicht der pflichtmäßige Eintritt in Arbeitsgemeinschaften unter Leitung jüngerer Hochschullehrer in Betracht, denen in der persönlichen Anleitung und Führung ihrer Schüler ein neuer, anregender und dankbarer Aufgabenkreis geschaffen werden könnte. Auf die Ausgestaltung solcher Einrichtungen im einzelnen, die in verschiedener Weise möglich wäre, soll hier nicht eingegangen werden. Es genügt, zu betonen, daß sie bei der dring**[133]**gend notwendigen Verjüngung unserer Hörerschaft für die ersten Hochschuljahre unerlässlich wären, und daß sie der geistigen Nährmutter unserer Jugend die willkommene Möglichkeit geben würden, auch ihre erziehliche Tätigkeit in fruchtbringender Weise auszubauen.

Die neue Zeit erhebt stürmisch die Forderung, bei der Zulassung zu den Hochschulvorlesungen von dem Nachweise einer genügenden Vorbildung vollständig abzusehen und jedem Lernbegierigen die Hörsäle ohne weiteres zu öffnen. Soweit dafür ein Bedürfnis besteht, dürfte es durch die Einrichtung der weiten Kreisen zugänglichen Hörerkarte im wesentlichen gedeckt sein. Die uneingeschränkte Freigabe der Vorlesungen für den „Mann auf der Straße“ führt, wie die Erfahrung gelehrt hat, entweder zu einer unleidlichen Verflachung des Unterrichts, soweit er wirklich versucht, sich dem allgemeinen Verständnisse anzupassen und Eindruck auf die Menge zu machen, oder zur Benützung der Hörsäle als Wärmestuben. Wir haben wahrlich keine Ursache, einen solchen Unfug nachzumachen. Etwas ganz anderes ist es, in den vereinzelten Fällen, in denen eifriges Streben auf ungewöhnlichen Wegen zum Verständnisse wissenschaftlicher Fragen gelangt ist, von der Beibringung der vorgeschriebenen Zeugnisse abzusehen und sie durch eine persönliche Prüfung zu ersetzen. Daß es außerdem eine Ehrenpflicht der Hochschule ist, auch zur Belehrung aller wissbegierigen Volksgenossen beizutragen, wird später zu besprechen sein.

Die Bedeutung einer Hochschule für das Land *steht und fällt mit der Güte ihres Lehrkörpers.* An ihn müssen daher dauernd die allerhöchsten Anforderungen gestellt werden. Die der Jugend als Vorbilder dienenden Hochschullehrer sollen nicht nur ausgezeichnete Gelehrte, sondern vor allem auch volle Persönlichkeiten sein. Wir verlangen von ihnen außer hervorragender Verstandesbegabung schöpferische Veranlagung, geistige Selbständigkeit, Fleiß und Geduld, strenge Sachlichkeit, Freiheit von Vorurteilen aller Art, untadelige Sittlichkeit und Festigkeit des Willens. Dazu muß dann noch Befähigung und Lust zum Lehren kommen. Da sich alle erforderlichen Eigenschaften nur selten vereinigt finden, bedürfen wir einer *Auslese,* die rücksichtslos nur die allerbesten auf die Lehrstühle gelangen lässt.[11] Wie sie erreicht werden kann, ist die wichtigste Frage des gesamten Hochschulwesens.

Bei uns in Deutschland geschieht die Berufung wesentlich durch die Fakultäten. Sie sind jedenfalls im allgemeinen am besten be-

[11] Kraepelin stellte schon 1908 auf dem Deutschen Hochschullehrertag in Jena das Prinzip der Auslese in den Mittelpunkt seiner Reformideen. Nicht wenige der genannten Vorschläge trug Kraepelin bereits dort vor. Während 1908 sein Begriff der Auslese allerdings noch auf die „wissenschaftliche Persönlichkeit“ beschränkt blieb, erfuhr er hier durch die Forderung nach der Frühehe eine markante biopolitische Erweiterung. Vgl. Kraepelin 1908a; Bd. VI, S. 71-73.

fähigt, die Reihe der möglichen Anwärter für einen Lehrstuhl zu übersehen, über sie zuverlässige Erkundigungen einzuziehen und zu einem Urteile über die wissenschaftliche und menschliche Eignung der in Betracht kommenden Persönlichkeiten zu gelangen. Es ist ferner eine Lebensbedingung für sie, jede Lücke so vollkommen wie nur irgend möglich wieder auszufüllen, da ihr Ansehen und ihre Bedeutung durchaus von der Lösung dieser Aufgabe abhängt. Allerdings kommen trotz aller Sorgfalt in der Auswahl gelegentlich Missgriffe vor, die von niemandem mehr bedauert werden, als von den betroffenen Fakultäten selbst. Daß dabei unsachliche Rücksichten die Schuld tragen, ist jedenfalls eine seltene Ausnahme. Ich wenigstens kann feststellen, daß ich in den mehr als 30 Jahren, in denen ich an zahlreichen Berufungen teilnehmen konnte, keinen Fall erlebt habe, in dem die Fakultät nicht auf das ernsteste bemüht gewesen wäre, den besten Anwärter für die Besetzung zu gewinnen, der ihr erreichbar war. Dagegen könnte ich eine Reihe von Beispielen anführen, in denen Unterrichtsverwaltungen sich in Berufungsangelegenheiten von persönlichen, politischen, konfessionellen oder höfischen Rücksichten leiten ließen. Jedenfalls ist unser Berufungsverfahren dem in romanischen Ländern üblichen Bewerbungswesen, bei dem der Regierung ein weit stärkerer Einfluß zufällt, erheblich überlegen.

[134] Neuerdings hat Becker[12] den Vorschlag vertreten, bei Berufungen in weitem Umfange Fachvertreter, auch jüngere, zu hören, um so gewissermaßen durch Mehrheitsbeschluß der Sachverständigen die geeignetste Persönlichkeit herauszufinden; die

[12] Carl Heinrich Becker (⋆1876 – †1933), Orientalist und Kulturpolitiker; Studium der Arabistik und Religionswissenschaft in Lausanne, Heidelberg und Berlin, 1899 Promotion, Forschungsreisen in den Nahen Osten, 1902 Habilitation, 1908 Berufung auf den Lehrstuhl für Geschichte und Kultur des Vorderen Orients am Hamburger Kolonialinstitut, 1913 Berufung nach Bonn, 1916 nach Berlin; ab 1917 Ministerialrat in der Hochschulabteilung des preußischen Kultusministeriums, 1921 und von 1925 bis 1930 parteiloser preußischer Kultusminister. Becker zählte von 1916 bis 1930 zu den maßgeblichen Gestaltern der Hochschul-, Wissenschafts-, Schul- und Kulturpolitik in Preußen. Das Kernstück seines Programms war die Umwandlung außerplanmäßiger Professuren in persönliche Ordinariate. Becker veröffentlichte seine Reformpläne zuerst in sechs Artikeln, die zwischen dem 24.XI.1918 und dem 17.III.1919 in der *Deutschen Allgemeinen Zeitung* erschienen. Vgl. Becker 1919; Müller 1991.

Entscheidung soll dann bei der auf diese Weise gerüsteten Regierung liegen. Becker hält sein Verfahren für eine „Objektivierung“ der Berufung[13]. Daß man die Fachvertreter hören muß, ist selbstverständlich, und die Fakultäten machen von dieser Erkenntnisquelle regelmäßig sehr ausgedehnten Gebrauch. Es ist aber zu bedenken, daß gerade bei der gegenseitigen Wertschätzung der Fachgenossen die Verschiedenheit der Lehrmeinungen eine große Rolle zu spielen pflegt, und daß vielfach eine bestimmte Richtung an den Hochschulen die Oberhand gewinnt. Würde hier ohne genauere Sachkenntnis nach dem Mehrheitswillen entschieden, so bestände die Gefahr, daß die herrschende Richtung bald alle anderen ausgemerzt hätte. Eine Fakultät kann dieser Möglichkeit wegen ihres besseren Einblickes in die Verhältnisse ohne Zweifel viel leichter entgegenarbeiten, als eine lediglich auf Gutachten angewiesene Unterrichtsverwaltung. Die Heranziehung jüngerer, noch aufstrebender Lehrer zur Meinungsäußerung verstärkt die Gefahr einseitiger und unsachlicher Beurteilung bedeutend. Auch darauf muß hingewiesen werden, daß amtliche, für die Regierung abgegebene Gutachten regelmäßig ganz anders aussehen werden, als die vertraulichen Meinungsäußerungen gegenüber einem Amtsgenossen. Zuverlässige Urteile über die persönlichen Eigenschaften, die für eine Berufung mit von ausschlaggebender Bedeutung sind, wird man in ersteren vergeblich suchen. Auch pflegen die engeren Fachgenossen über diese Punkte weniger gut unterrichtet zu sein, als die Mitglieder derselben Fakultät, die jetzt bei Berufungen regelmäßig mit befragt werden.

Hat man durch sorgsame Auslese geeignete Lehrkräfte gewonnen, so sollte man danach trachten, daß sie sich ganz ihren eigentlichen Aufgaben widmen. Statt dessen werden sie meist durch Nebenämter weit über Gebühr belastet, durch die Zugehörigkeit zu allen möglichen Ausschüssen und Körperschaften, durch Sitzungen und vor allem durch das Prüfungsgeschäft, das in großen Hochschulen zur unerträglichen Qual werden kann. Hier ist eine Einschränkung dringend geboten. Freilich sind die Prüfungen eine Erwerbsquelle, und sie gelten auch als ein Mittel, die Hörer in bestimmte Vorlesungen zu zwingen. Demgegenüber soll in Eng-

[13] Vgl. Kraepelin 1908a, S. 15-17; Müller 1991, S. 213.

land die Bestimmung bestehen, daß niemand von seinem Lehrer geprüft werden darf. Zahlreiche Hochschullehrer bei uns würden eine solche Anordnung begrüßen. Man darf aber nicht vergessen, daß sie für die Prüflinge eine außerordentliche Erschwerung bedeutet. Außerdem ist es auch für den Unterricht selbst wichtig, daß sich der Lehrer in der Prüfung ein Bild von den Erfolgen und Mängeln seiner Arbeit verschafft. Möglichste Einschränkung, nicht aber völlige Beseitigung der Prüfungstätigkeit scheint daher geboten zu sein. Dagegen sollte rücksichtslos gegen diejenigen Ablenkungen von der Lehraufgabe eingeschritten werden, die aus rein privater Beschäftigung entspringen, ganz besonders auf dem Gebiete der Medizin. Es ist geradezu ein Unglück, daß so manche unserer besten Begabungen bei der Berufung in „große Stellungen" durch die an sie herantretenden Anforderungen der Praxis, Gutachtertätigkeit, den Betrieb von Privatkliniken ihren eigentlichen Aufgaben fast völlig entzogen werden. Hier tut Abhilfe dringend not, unter Umständen durch erhebliche Erhöhung der Gehaltsbezüge.

Eine nicht zu unterschätzende Gefahr droht der Hochschule durch *Überalterung* ihrer Lehrkräfte, namentlich an den großen Mittelpunkten der Wissenschaften, an die man ohnedies erst in reiferem Alter berufen zu werden pflegt. Man hat sich gegen **[135]** diese Gefahr in Österreich bekanntlich durch Festsetzung einer bestimmten Altersgrenze für das Amt des Hochschullehrers zu schützen gesucht. Dagegen läßt sich geltend machen, daß die Altersunfähigkeit je nach der Persönlichkeit zu sehr verschiedener Zeit eintreten kann; eine gleichförmige Regelung wird also die Laufbahn in einem Falle zu früh, in einem anderen zu spät abschneiden. Immerhin dürfte es zumeist für die Hochschule besser sein, wenn der Abgang einer Lehrkraft bedauert, als wenn er herbeigesehnt wird. Im allgemeinen wird das 65. Lebensjahr als zweckmäßiger Zeitpunkt für den Rücktritt vom Lehramte anzusehen sein, doch sollte auch darüber hinaus noch die Möglichkeit zu wissenschaftlicher Forschung gewährt werden. Erwägenswert wäre wohl auch das russische Verfahren, Hochschullehrer zunächst nur auf 25 Jahre anzustellen und sie dann von 5 zu 5 Jahren wieder bestätigen zu lassen, wenn sie es nicht vorziehen, sich auf ihr Ruhegehalt zu beschränken. Nur müsste in diesem Falle zuverlässig dafür gesorgt sein, daß die Entscheidung über das Verbleiben im Amte nicht durch unsachliche Beweggründe beeinflußt wird.

Von der allergrößten Bedeutung ist für jede Fakultät *die Heranziehung eines möglichst tüchtigen Nachwuchses,* eine Frage, die auf dem Hochschullehrertage in Jena eingehend erörtert wurde[14]. Da unter den zum akademischen Berufe herandrängenden Bewerbern unbedingt eine scharfe, unter Umständen grausame Auslese gehalten werden muß, um nur die Allertüchtigsten ans Ziel gelangen zu lassen, bringt die Laufbahn notwendig viele bittere Enttäuschungen mit sich. Dieser Umstand hat zu einer weitverbreiteten, nur zum Teile berechtigten Unzufriedenheit geführt, die *niemals* ganz beseitigt werden kann, soweit sie eben durch das Wesen der Auslese bedingt wird. Einigkeit herrscht darüber, daß bei der Zulassung zum Lehramte mit größter Strenge verfahren werden soll, um Ungeeignete von vornherein fernzuhalten. Es ist aber zu bedenken, daß es vielfach unmöglich ist, die Zukunft eines wissenschaftlichen Anfängers vorherzusagen. Die Verantwortung, ihn vor dem Eintritte in die Hochschullaufbahn zurückzuweisen, ist daher so groß, daß der Nichtfachmann sie gar nicht tragen kann. Auch dem Kundigen können leicht Irrtümer unterlaufen, da die weitere Entwicklung eines Menschen vielfach von Eigenschaften abhängt, die sich nur langsam offenbaren. Ich selber muß bekennen, daß ich meine erste Zulassung zum Lehramte nur einer weitgehenden Milde der Fakultät verdanke; weder meine Habilitationsschrift noch die abgehaltene Prüfung und der Probevortrag konnte nach meinem heutigen Urteil die Vermutung rechtfertigen, daß mir die Erringung einer Professur einstmals gelingen werde. Unter diesen Umständen wird man natürlich immer mit der Aufnahme auch weniger geeigneter Persönlichkeiten in den Lehrkörper rechnen müssen; sonst wäre ja auch eine Auslese unmöglich. Andererseits drängt sich die Notwendigkeit auf, die sich nicht bewährenden Kräfte rechtzeitig wieder auszumerzen, damit sie nicht

[14] Kraepelin bezieht sich hier auf sein Referat „Die Auslese für den akademischen Beruf“ für den Zweiten Deutschen Hochschullehrertag, der vom 27. bis 29.IX.1908 in Jena stattfand. Vgl. Kraepelin 1908a; Brief Karl von Amira an Emil Kraepelin, 24.IX.1908, Bd. VI, S. 321f.

sich selbst und der Hochschule zur unerträglichen Last werden. Man wird aber wohl zu unterscheiden haben zwischen solchen Lehrern, die aus irgendeinem sachlichen Grunde keine ordentliche Professur erreichen können, und denjenigen, die für den akademischen Beruf überhaupt minder geeignet oder untauglich sind. Für die erstere Gruppe wird man immer mehr die Schaffung von einigermaßen befriedigenden Stellungen im Lehrbetriebe anstreben, in denen sie ihre Fähigkeiten nutzbringend verwerten können. Die wachsende Ausdehnung der Lehraufgaben erfordert ja für jede Hochschule einen reichen Stab solcher Lehrkräfte. Die letzteren aber sollten nach einer nicht allzu lang bemessenen Frist ohne weiteres *aus dem Lehrkörper ausscheiden,* um sich rechtzeitig in einen anderen, ihren Fähigkeiten **[136]** und Kenntnissen naheliegenden Beruf zurückziehen zu können. Damit würde ihnen selbst die größte Wohltat erwiesen, da sie vor unausbleiblichen Enttäuschungen und der aus ihnen entspringenden Verbitterung bewahrt blieben. Ihre anderweitige Unterbringung sollte vom Staate auf alle Weise erleichtert werden, um die mit dem Hochschulberufe verbundenen unvermeidlichen Härten nach Möglichkeit zu lindern. Damit auch dem Mittellosen, wenn er tüchtig ist, der Zutritt zur akademischen Laufbahn ermöglicht werde, sollte man die jüngeren Kräfte, soweit sie nicht bezahlte Stellungen innehaben, durch Lehraufträge und ähnliche Beihilfen vor wirtschaftlicher Not schützen. Unter keinen Umständen aber darf mit der Zulassung zum Lehramte eine dauernde und bequeme Versorgung verbunden sein. Sie würde selbstverständlich zu einem maßlosen Andrang, gleichzeitig aber zu einer Beschränkung der Zulassungen, zur Aufhebung des späteren Wettbewerbs und der Auslese und damit zum Niedergang unseres Nachwuchses führen. Der bisweilen erhobene naive Anspruch auf Entschädigung für die freiwillig geleistete Forscherarbeit würde sein Gegenstück in dem Verlangen der Maler und Dichter finden, für ihre Erzeugnisse vom Staate besoldet zu werden.

Die Entwicklung des *Lehrbetriebes* selbst hat im Laufe des letzten Jahrhunderts eine tiefgreifende Wandlung erfahren. Die noch heute so genannten „Vorlesungen“ sind längst nicht mehr die einfache Übermittlung der vom Lehrer schriftlich niedergelegten Weisheit, und das „Nachschreiben“ beschränkt sich, soweit es überhaupt noch stattfindet, auf gelegentliche flüchtige Notizen zur Unterstützung des Gedächtnisses. Die in gewaltiger Zahl entstandenen Lehr- und Handbücher, die Grundrisse und Leitfäden geben dem Schüler auf jedem Gebiete des Wissens die Möglichkeit, unabhängig von dem Worte des Lehrers sich die nötigen Kenntnisse zu erwerben. Infolgedessen ist die Bedeutung der planmäßigen, umfassenden Darstellungen eines Wissensgebietes im Lehrbetriebe der Hochschulen wesentlich geringer geworden als früher. Dennoch wird diese Form des Lehrens schwerlich ganz verschwinden. Zunächst pflegt die „Vorlesung“ in zahlreichen Fächern, so überall in den Naturwissenschaften und in der Medizin, von Vorweisungen und Darbietungen begleitet zu sein, die kein Buch ersetzen kann. Sodann aber wird die persönliche Art der Auffassung und Wiedergabe von seiten des Lehrers stets ihren besonderen Reiz für den lernbegierigen Schüler behalten und ihm Eindrücke vermitteln, die für seine wissenschaftliche Ausbildung von allerhöchstem Werte sind.

Dennoch ist es klar, daß der Schwerpunkt des Unterrichts allmählich immer mehr auf diejenigen Lehrformen hinübergeglitten ist, die nicht auf das „Hören“, sondern auf das Mitarbeiten eingestellt sind, auf die Kurse, die Übungen, die Seminare. Die Erkenntnis hat sich Bahn gebrochen, daß nicht das Wissen, sondern das Können das Hauptziel des Unterrichts sein muß. Im weiten Kreise der Naturwissenschaften ist diese Umwandlung des Lehrbetriebs so gut wie vollendet, aber auch in den Geisteswissenschaften, selbst in der am längsten widerstrebenden Rechtswissenschaft, vollzieht sich unaufhaltsam der Übergang von der Belehrung zur Unterweisung, von der tatenlosen Aufnahme des Lernstoffes durch das Ohr zu seiner lebendigen Verarbeitung durch eigene Tätigkeit. Es ist die gleiche Bewegung, die auch den Lehrbetrieb der Mittelschulen zu verinnerlichen bestrebt ist.

Die hier angedeutete Entwicklung ist für die Ausgestaltung des Lehrkörpers von weittragender Bedeutung gewesen. Einer Vorlesung können Hunderte von Hörern gleichzeitig folgen; bei praktischen Übungen kann der einzelne Lehrer nur einer kleinen Zahl von Teilnehmern seine Aufmerksamkeit zuwenden. Hier **[137]** bedarf der Leiter einer größeren Zahl von Hilfskräften, die nach seinen Anweisungen die Arbeiten überwachen und überall helfend und verbessernd eingreifen. Die Bedeutung dieser Hilfskräfte, die bei der fortschreitenden Arbeitsteilung natürlich auch auf weiten Gebieten der Wissenschaft den Lehrbetrieb selbständig zu führen haben, ist dadurch ganz außerordentlich gestiegen; ohne sie wäre der Hochschulunterricht heute unmöglich. Sie haben daher ein Anrecht auf weitherzige Förderung.

Nicht ohne Einfluß auf die Gestaltung des Unterrichts ist die anscheinend fernliegende, viel umstrittene Frage des *Kollegiengeldes.* Die Mängel dieser Einrichtung, die Erschwerung des Studiums für Unbemittelte, die starke Belastung gerade der lerneifrigsten Schüler, endlich die Ungleichheiten in der Beteiligung der einzelnen Lehrer an dem goldenen Segen, liegen auf der Hand. Man hat daher häufig, so namentlich auch in der jetzigen gärenden Zeit, mit Nachdruck die gänzliche Abschaffung der Kollegiengelder gefordert. Für diesen Ausfall müsste dann natürlich Ersatz geschaffen werden. Die Gehälter der Hochschullehrer sind im allgemeinen so bemessen, daß ein mehr oder weniger erhebliches Einkommen aus Kollegiengeldern vorausgesetzt wird. Fiele dieses fort, so müssten jene entsprechend erhöht werden. Die dazu nötigen beträchtlichen Mittel müssten doch wohl von denen aufgebracht werden, die in erster Linie den Vorteil des Unterrichts genießen. Es ist auch zu bedenken, daß die Wertschätzung einer Einrichtung und damit ihre richtige Ausnutzung durch die Notwendigkeit, zu ihrer Erhaltung beizutragen, gefördert wird. Ob der Gedanke durchführbar ist, die Beiträge der Studierenden in Form einer Pauschsumme oder durch Besteuerung nach dem Vermögen aufzubringen, steht dahin. Die offenbaren Ungleichmäßigkeiten in der Verteilung der Kollegiengelder auf die einzelnen Lehrer werden durch die allmählich den ganzen Lehrkörper erfassende Neuordnung schon wesentlich gemildert; es könnte vielleicht auch mit noch schärferer Erfassung sehr hoher Einkünfte zugunsten der benachteiligten Amtsgenossen vorgegangen werden. Man sollte aber nicht vergessen, daß die Kollegiengelder auch einen gewissen Ansporn für die Lehrtätigkeit bedeuten, und daß diese letztere erfahrungsgemäß ohne jene Einrichtung verkümmert. Endlich ist es klar, daß auch der Zugang zum Lehramte von dem Verhältnisse zwischen Angebot und

Nachfrage beherrscht wird. Auf Gebieten, die anderweitige lohnende Erwerbsmöglichkeiten gewähren, wird man notgedrungen das Einkommen diesen Bedingungen anpassen müssen, wenn man nicht einer Abwanderung der fähigsten Köpfe Vorschub leisten will.

Mit kurzen Worten darf hier wohl auch die für den Lehrbetrieb nicht ganz gleichgültige *Semestereinteilung* besprochen werden. Offen zutage liegt der Übelstand, daß unsere beiden Lehrabschnitte sehr verschieden lang sind, ferner, dass ein Teil des Unterrichts gerade in die heißeste Zeit des Jahres fällt. Auch die mangelnde Übereinstimmung zwischen Hoch- und Mittelschulferien wird von vielen Familien sehr störend empfunden. Endlich erscheint die Verschiedenheit des Zeitpunktes der Entlassung von den Mittelschulen in Nord- und Süddeutschland dringend verbesserungsbedürftig. Die vom Preußischen Kultusministerium ausgehende Anregung, zwei gleiche Lehrabschnitte in die ersten und die letzten Monate des Jahres zu legen, würde nach allen diesen Richtungen günstig wirken. Es würden dadurch Verhältnisse geschaffen, wie sie in Dorpat bestanden und sehr angenehm empfunden wurden. Die gegen diese Regelung von verschiedenen Seiten geäußerten Bedenken dürften nicht entscheidend ins Gewicht fallen. Selbstverständlich darf nie außer acht gelassen werden, daß die Pausen im Unterrichte für Lehrer und Schüler **[138]** nichts weniger als Freizeiten sind, sondern, abgesehen von der nötigen Erholung, nur einer anderen Form der Arbeit dienen. Sie dürfen daher unter keinen Umständen wesentlich verkürzt werden. Man braucht sich nur der Notwendigkeit der sich von Jahr zu Jahr mehr ausdehnenden Ferienkurse[15] zu erinnern, um hier den richtigen Standpunkt zu gewinnen. Gerade deswegen würde es sich empfehlen, auch im Winter zwischen die beiden Lehrabschnitte eine längere Pause zu legen. Daß es erstrebenswert wäre, den Lehrbetrieb einheitlich zu beginnen und zu schließen und seine Umgrenzung nicht der Willkür des einzelnen zu überlassen, soll nur nebenbei erwähnt werden.

[15] Gegen Ende des Ersten Weltkriegs stieg die Zahl von Ferienkursen und Zwischensemestern stark an, um den demobilisierten Studenten die Wiederaufnahme des Studiums zu ermöglichen. Vgl. Briefe Franz Nissl an Emil Kraepelin, 25.I.1917, S. 278; Karl Wilmanns an Emil Kraepelin, 08.VII.1919, S. 321; Franz Tuczek an Emil Kraepelin, 27.II.1919, S. 373.

Eine letzte Frage, die hinsichtlich des Lehrbetriebes zu erörtern wäre, ist diejenige nach seiner *Ausdehnung*. Da der Hochschule die wichtige Aufgabe zufällt, dem Staate die für die verschiedensten Bedürfnisse erforderlichen wissenschaftlichen Kräfte zu liefern, muß sie beim Unterricht an ihre Hörer notwendig hohe Anforderungen stellen. Diese müssen also, damit sie den gebotenen Darlegungen überhaupt folgen können, über ein Mindestmaß von geistiger Reife verfügen, das nur durch den Nachweis einer genügenden Vorbildung gewährleistet werden kann. Es ist jedoch weiterhin mit allen Kräften anzustreben, daß die unermesslichen geistigen Güter, die unsere Hochschulen zutage fördern und verwalten, in möglichst großem Ausmaße für das allgemeine Wohl nutzbar gemacht werden. Für diesen Zweck sind Einrichtungen nötig, die außerhalb des regelrechten Lehrbetriebes stehen und jeweils den besonderen Bedürfnissen angepasst sind, deren Befriedigung sie dienen sollen. Wie wir in den Museen aus der Unzahl der aufgespeicherten, zur wissenschaftlichen Verwertung bestimmten Gegenstände Schausammlungen auslesen, die bestimmte Ausschnitte aus dem Gesamtgebiete umfassen, so wird die Lehrtätigkeit der Hochschule neben der planmäßigen Ausbildung der Studierenden auch solche Vorlesungen und Übungen ins Auge zu fassen haben, die nach Form und Inhalt ganz andere Aufgaben zu lösen haben. Nur dadurch, daß sie aus ihrer Abgeschlossenheit heraustritt und ihre belehrenden Anregungen den verschiedensten Kreisen zugänglich macht, wird sie sich diejenige Stellung in der öffentlichen Wertschätzung wieder erringen, die sie einzunehmen berechtigt und verpflichtet ist.

Zunächst wird sie um die wissenschaftliche *Fortbildung* der bereits im Berufe stehenden ehemaligen Hörer je nach ihrem besonderen Wirkungskreise besorgt sein müssen, indem sie ihnen in knapper Form die neueren Errungenschaften unseres Wissens vorführt und ihnen Gelegenheit gibt, früher gewonnene Kenntnisse aufzufrischen. Weiterhin wird es notwendig sein, die wichtigsten Ergebnisse der einzelnen Forschungsgebiete in geeigneter Auswahl auch solchen Hörern zugänglich zu machen, die einer anderen Bildungsrichtung angehören. Da hier von vornherein eine mehr gemeinverständliche Fassung angestrebt werden muß, wird man den

Zutritt jedem Gebildeten und ernsthaft Strebenden gestatten können. Noch volkstümlicher sollten die eigentlichen *Volkshochschulkurse*[16] gehalten sein, die breiten Schichten einen Einblick in das Getriebe der Wissenschaft zu vermitteln bestimmt sind. Diese Art des Unterrichts, die bereits eine bedeutende Ausdehnung gewonnen hat, ist offenbar von der allergrößten Wichtigkeit für die Verbreitung der Bildung wie für die Annäherung der einzelnen Volksschichten aneinander. Durch sie allein kann sich die Hochschule ihren Rang als allgemeine und unentbehrliche Bildungsstätte und ihre Führerrolle in der geistigen Entwicklung des Volkes dauernd bewahren. Gerade für die jüngeren Lehrkräfte ist hier ein Feld fruchtbringender Tätigkeit gegeben, für dessen Bebauung sie allerdings auch entsprechend entlohnt werden sollten, selbstverständlich in der Hauptsache aus öffentlichen Mitteln. **[139]**

Neben der dem unmittelbaren Nutzen des Staates dienenden Lehrtätigkeit tritt die Aufgabe der *wissenschaftlichen Forschung* an unseren Hochschulen wesentlich zurück. Und doch ist gerade sie durchaus entscheidend für unser gesamtes geistiges Leben. Abgesehen davon, daß die Forschung der Quell ist, aus dem alle überlieferte Wissenschaft entspringt, vermag auch nur die Teilnahme an ihr den Lehrer wie den Schüler über die trockene Erledigung der vorgeschriebenen Pflichtarbeit zu erheben und ihnen jene Frische der Seele zu erhalten, ohne die der Lehrbetrieb zur öden Paukerei wird. *Die Lehrstätten müssen darum notwendigerweise zugleich Stätten der Forschung sein.*[17] Das unseren Hochschulen hier sich eröffnende Betätigungsgebiet ist unermesslich. Die Hilfsmittel und Einrichtungen aber, die ihnen für seine Bearbeitung zur Verfügung stehen, müssen im Verhältnisse zur Größe der Aufgabe kümmerlich genannt werden. Vor allem wird dem Gelehrten, der zugleich Hochschullehrer ist, durch die umfang-

[16] Soweit nachweisbar, unterrichtete Kraepelin niemals persönlich an Volkshochschulen. In München existierten nach dem Ersten Weltkrieg der 1896 gegründete Volkshochschulverein und die seit 1906 bestehenden Akademischen Arbeiterkurse e. V., die sich 1923 zur Volkshochschule München zusammenschlossen. Die Weimarer Reichsverfassung von 1919 schrieb in Artikel 148 die Förderung der Bildung einschließlich der Volkshochschulen vor. Vgl. Steinmetz 1929; Weitsch 1919.

[17] Vgl. Kraepelin 1911d; Bd. VI, S. 73-88.

reiche Lehrpflicht und die damit verknüpfte Prüfungsarbeit der größte Teil seiner verfügbaren Zeit genommen. In den ihm verbleibenden kargen Freistunden kommt er unmöglich zu jener inneren Ruhe und Sammlung, die zur Verfolgung weitausschauender wissenschaftlicher Pläne unerlässlich ist. Er muß seine Forschertätigkeit vor allem in die Ferien verlegen, die nach einem Scherzworte immer wieder unliebsam durch das Semester unterbrochen werden. Endlich fehlen ihm regelmäßig die zahlreichen eingearbeiteten Hilfskräfte, ohne die heute die Lösung großer Aufgaben undenkbar ist; er könnte sie auch gar nicht beschäftigen, da er durch immer neu sich aufdrängende Pflichten von der Forschung abgezogen wird.

Diese schon heute drückend empfundenen Schwierigkeiten werden im Laufe der Zeit fortschreitend anwachsen, da mit der zunehmenden Arbeitsteilung die Anforderungen an die Forschertätigkeit naturgemäß steigen. Wir stehen also vor der Notwendigkeit, für die Forschung auf der Hochschule in irgendeiner Form freieren Spielraum und größere Hilfsmittel zu gewinnen, wenn wir nicht gerade die hervorragenden Forscher an den Lehrstätten verkümmern lassen oder verlieren wollen. Unter allen Umständen müssen wir verhüten, daß Forschung und Lehre grundsätzlich voneinander getrennt werden. Wie ein reiner Lehrbetrieb ohne selbständige wissenschaftliche Arbeit rasch verflachen, erstarren und seine höchste bildende Kraft verlieren würde, so bedarf auch die Forschung der Beziehungen zum Unterricht und zur lernbegierigen Jugend, aus denen ihr fortdauernd reiche Anregungen zufließen. Ohne den Zusammenhang mit den allgemeinen Bildungsstätten und ihren auf die Förderung des gesamten geistigen Lebens gerichteten Zielen läuft die Forschung zudem Gefahr, sich zu zersplittern und in unfruchtbare Einzelheiten zu verlieren.

Aus diesen Gründen gibt es keinen andern Weg, die überragende Stellung unserer Hochschulen zu erhalten, als die *Eingliederung von eigenen Forschungsanstalten.* Leider ist nicht zu erwarten, daß der Staat gewillt und imstande sein wird, die sehr bedeutenden Opfer zu tragen, die eine solche Entwicklung erfordert. Wir werden vielmehr hier im wesentlichen auf die Einsicht und das Wohlwollen der besitzenden Kreise angewiesen sein, die bereit sind, durch Stiftungen den Fortschritt der Wissenschaft zu fördern.[18] Nach und nach könnten so, wie es etwa das Beispiel Leipzigs zeigt, in den vorhandenen Rahmen eine Reihe von Anstalten eingefügt werden, die lediglich der Forschung dienen, jedenfalls nicht durch die staatlichen Anforderungen an einen regelrechten Lehrbetrieb für die Masse der Studierenden belastet sind[19]. Selbstverständlich würden solche Anstalten nicht wahllos für alle möglichen Wissensgebiete, sondern jeweils für solche Fragen errichtet werden, deren Lösung be**[140]**sonders wichtig oder aussichtsreich erscheint. Auch würden nicht alle Hochschulen die gleichen Forschungen in Angriff nehmen, sondern es würde sich eine Arbeitsteilung als zweckmäßig erweisen, so daß die eine Hochschule diesen, die andere jenen Zweig der Forschertätigkeit besonders pflegen würde.

Die Leitung kleinerer Forschungsanstalten könnte vielfach in den Händen der vorhandenen Hochschullehrer bleiben[20]. Der Fortschritt bestände hier darin, daß diesen Gelehrten eine Reihe von Hilfskräften und reichere Mittel zur Verfügung gestellt würden, die ihnen gestatten, ihre wissenschaftliche Leistungsfähigkeit neben dem Lehramte fruchtbarer zur Geltung zu bringen. Außerdem aber werden wir für die wichtigeren Forschungsgebiete auch selbständige Anstalten erstreben müssen, deren Leiter ihre volle Kraft der wissenschaftlichen Arbeit zu widmen hätten, wenn auch eine eng umgrenzte Lehrtätigkeit in der Behandlung von Einzelfragen für angehende Gelehrte nicht ausgeschlossen werden darf.

Wer um sich schaut, weiß, daß Lehr- und Forscherbegabung häufig voneinander getrennt sind. So mancher bedeutende Gelehrte gelangt heute nicht auf den Lehrstuhl, weil ihm die Fähigkeit zum Unterrichten abgeht. Für solche, unter Umständen

[18] Auf diese Weise entstand nicht zuletzt auch die von Kraepelin konzipierte und geleitete DFA. Vgl. Brief James Loeb an Emil Kraepelin, 18.XII.1915, S. 234; S. 61, Fußnote 185.

[19] Die schwierigen wirtschaftlichen Bedingungen nach 1918 und die Restriktionen des Versailler Vertrages veranlaßten die Universität Leipzig, konsequemt die finanziellen Ressourcen lokaler Stiftungen zu erschließen. Aus diesen Bemühungen enstand 1920 schließlich die „Vereinigung von Förderern und Freunden der Universität Leipzig“. Vgl. Kästner 1990, S. 122f., 129.

[20] Bis zu seiner Emeritierung 1922 leitete Emil Kraepelin in Personalunion sowohl die Münchner Universitätsnervenklinik als auch die DFA.

äußerst wertvolle Persönlichkeiten müssen wir an unseren Hochschulen Raum schaffen. Es ist indessen unbestreitbar, daß gerade die Lehrtätigkeit eine ungemein wertvolle Vorbereitung für die Forscherarbeit bildet. Die Notwendigkeit, die eigenen Gedanken in klare, lehrbare Formen zu bringen, sodann aber ein größeres Wissensgebiet gleichmäßig zu beherrschen, bewahrt den Forscher vor Irrwegen und Einseitigkeiten. Es ist daher wünschenswert, auch solchen Gelehrten den Übergang zur reinen Forschertätigkeit zu ermöglichen, die vorher längere Zeit im Lehrbetriebe gestanden haben. Das erscheint um so wichtiger, als der Massenunterricht wegen seiner Eintönigkeit im Laufe der Jahre leicht einen gewissen Überdruß erzeugt und dann besser jüngeren Kräften übertragen wird, für die er noch den Reiz der Neuheit hat. Es sollte daher denjenigen Hochschullehrern, die ausgeprägte Forschereigenschaften haben, auf ihren Antrag noch in jüngeren oder doch mittleren Jahren die Möglichkeit geboten werden, ihre Lehrtätigkeit auf besondere Einzelfragen einzuschränken und sich vorwiegend der Forscherarbeit zu widmen. Zu diesem Zwecke sollten an jeder Hochschule eine Anzahl von Forschungsprofessuren geschaffen werden, die im übrigen den Lehrprofessuren gleichzustellen wären. Jedenfalls muß mit allen Mitteln verhindert werden, daß die wissenschaftliche Forschung in Anstalten abwandert, die nicht in engster Verbindung mit den Hochschulen stehen.

Stärker, als die Fragen des Lehrbetriebes und der Forschung, hat die *Verfassung der Hochschulen* in jüngster Zeit die Gemüter erregt. Daß die Selbstverwaltung aufrechterhalten und ausgebaut werden soll, wird wohl von allen Beteiligten erstrebt; es erscheint in der Tat nicht zweckmäßig, in das äußerst empfindliche innere Leben der Hochschulen von außen her einzugreifen. Die geschichtlich gewordenen Einrichtungen sind gewiß nicht immer vollkommen, aber sie sollten nur von denen weiter entwickelt werden, die ganz in den Geist der wissenschaftlichen Lehrstätten eingedrungen sind und ohne Nebenziele lediglich ihr Gedeihen im Auge haben. Organe der Selbstverwaltung sind heute der Rektor, der Senat und die Fakultäten. Es wird zu prüfen sein, wie weit sie in ihrer jetzigen Form ein gesundes Gedeihen unserer Hochschulen zu gewährleisten vermögen.

Da der *Rektor* an unseren Hochschulen nur für ein Jahr gewählt wird, kann er eine entscheidende Tätigkeit in der Selbstverwaltung nur ausnahmsweise ausüben. Seine Amtszeit ist zum mindesten an größeren Hochschulen viel zu kurz, um ihm eine völlige Beherrschung seines Wirkungskreises zu gestatten. Er **[141]** bleibt dauernd in hohem Grade abhängig von der vorhandenen Überlieferung, sowie von seinen seßhafteren und eingeweihteren Untergebenen und Amtsgenossen. Zudem pflegt er durch mancherlei mehr äußerliche, zeitraubende und lästige Pflichten stark in Anspruch genommen zu werden. So kann es kommen, daß er vielfach weniger eine Stütze als eine Zierde der Hochschule darstellt. Dieser Mangel an innerer Bedeutung bringt es mit sich, daß bei der Wahl des Rektors oft die für die Verwaltung wichtigen Eigenschaften der Persönlichkeit weniger maßgebend sind, als das Dienstalter und der regelmäßige Wechsel der Fakultäten, allenfalls auch die Fähigkeit, die Hochschule würdevoll zu vertreten.

Soll, was sicherlich erstrebenswert ist, die Bedeutung des Rektors gehoben werden, so wird dazu eine Verlängerung seiner Amtsdauer auf mindestens 3 Jahre erforderlich sein. Freilich dürfte unter den heutigen Verhältnissen kein Hochschullehrer dazu bereit sein, diese ehrenvolle Bürde für so lange Zeit auf sich zu nehmen. Man würde eine solche Neuordnung nur dann durchführen können, wenn zugleich der Rektor bedeutend entlastet würde, zunächst etwa durch die Entbindung von großen Vorlesungen. Ferner wäre die Ablehnung aller rein äußerlichen Verpflichtungen, endlich aber die Schaffung von einigen Beiräten ins Auge zu fassen, die verschiedene Gebiete des Verwaltungskreises selbständig zu bearbeiten und die Entscheidungen vorzubereiten hätten. Es wird wohl überall möglich sein, aus dem Lehrkörper die für einen solchen Verwaltungsrat geeigneten Kräfte herauszufinden, die natürlich ebenfalls eine längere Amtsdauer haben müssten. Mit ihrer Hilfe würde der Rektor bei Beschränkung auf die sachlichen Aufgaben des Amtes ohne allzu großen Zeitaufwand imstande sein, die Geschäfte der Hochschule wirklich zu leiten; das Rektorat würde aufhören, im wesentlichen eine Ehrung für verdiente Gelehrte zu sein. Als Ausgleich für die erzwungene Abkehr von der wissenschaftlichen Tätigkeit könnte dem scheidenden Rektor jeweils ein anschließender halb- oder ganzjähriger Urlaub gewährt werden. Besonders geeignete Männer sollten nach einer Zwischenpause möglichst wiedergewählt werden, da es weniger darauf ankommt, jedem älteren Mitgliede des Lehrkörpers der Reihe nach den Zutritt zum Rektorate zu verschaffen, als die Leitung der Hochschule dauernd in zuverlässige, tatkräftige Hände zu legen.

Wenn der Rektor mit seinen Beiräten die Hochschule tatsächlich regiert, wird sich die Aufgabe des *Senates* in dem Sinne ändern müssen, daß er dem Verwaltungsrate gegenüber die Wünsche und Meinungen des gesamten Lehrkörpers zur Geltung bringt. Zu diesem Zwecke wird er Vertreter nicht nur der engeren Fakultäten, sondern auch der übrigen Hochschullehrer in sich schließen müssen, die nach einem bestimmten Verhältnisse von der Gesamtlehrerschaft zu wählen wären. Im Laufe der Zeit wird man diese Wahlen wohl auch ganz freigeben können. Dabei besteht allerdings die Gefahr, daß die reiferen und besonneneren Mitglieder des Lehrkörpers durch die an Zahl immer anwachsenden jüngeren und unerfahrenen Wähler überstimmt würden. Man wird jedoch darauf vertrauen dürfen, daß die geistige Macht hervorragender Männer im allgemeinen stark genug sein wird, solchen Gefahren zu begegnen. Überdies sollte dem Verwaltungsrate ein solches Maß von Selbständigkeit gewährt werden, daß er sich übereilten und bedenklichen Beschlüssen nicht ohne weiteres zu beugen braucht. Selbstverständlich würde auch die Oberaufsicht des Staates hier regelnd eingreifen können, mindestens soweit es sich um die Gewährung und Verwendung von Geldmitteln handelt.

Die dritte Staffel der Selbstverwaltungskörperschaften bilden die *Fakultäten.* Sie haben einerseits die besonderen Angelegenheiten ihres Geschäfts**[142]**bereiches zu regeln, andererseits auch in allgemeinen Hochschulfragen Stellung zu nehmen, um ihren Vertretern im Senate entsprechende Weisungen geben zu können. Bei der wachsenden Bedeutung, die den bisher nicht der engeren Fakultät angehörenden Hilfslehrkräften zukommt, wird ihre regelmäßige Heranziehung zu den Verwaltungsgeschäften ins Auge gefasst werden müssen. Sie ist auch notwendig, um dem weitverbreiteten, im wesentlichen unbegründeten Misstrauen gegen die Fakultäten entgegenzuwirken und die dringend nötige innere Einigkeit des Lehrkörpers zu stärken. Allerdings geht dabei eine wesentliche Eigenschaft der bestehenden Fakultäten verloren, ihre Zusammensetzung aus völlig gleichberechtigten und voneinander unabhängigen Personen. Daß gerade dieser Umstand die Sachlichkeit der Beratungen besonders gefördert hat, wird jeder Kenner bestätigen müssen. Auf der anderen Seite ist nicht zu leugnen, daß die Unabhängigkeit der Fakultätsmitglieder ihnen in den Sonderfragen ihres Faches eine große Machtvollkommenheit gewährt, da niemand ihnen darin ohne zwingende Gründe entgegentritt, um sich nicht bei anderem Anlasse unliebsamer Einmischung in die eigenen Angelegenheiten auszusetzen.

Leider scheinen die Erfahrungen, die man anderwärts durch reichliche Eingliederung von Hilfslehrkräften in die Fakultäten gemacht hat, sehr unerfreulich zu sein. Die Gefahr der inneren Reibungen, der Gruppenbildungen, der unsachlichen Strebungen dürfte sich wesentlich steigern. Ihr kann bis zu einem gewissen Grade dadurch begegnet werden, daß die Zuwahl zur engeren Fakultät durch die Gesamtheit der beteiligten Hochschullehrer erfolgt, daß also die Gewählten nicht etwa Vertrauensmänner bestimmter Gruppen darstellen. Sie dürfen nicht gebunden sein, im Sinne von Auftraggebern zu stimmen und darüber Rechenschaft abzulegen, und sie müssen zur Geheimhaltung der Verhandlungen, soweit sie für notwendig erachtet wird, ebenso streng verpflichtet sein wie die übrigen Mitglieder der Fakultät. Daß ihre Mitwirkung bei Berufungsfragen wegen der dabei mitspielenden lebhaften Gemütsbedürfnisse auszuscheiden hat, wird wohl allgemein zugegeben.

Wächst der Umfang der Fakultät über ein gewisses, schon jetzt fast überall erreichtes Maß hinaus, so werden geschäftliche Verhandlungen außerordentlich erschwert. Die Zuziehung einer größeren Zahl weiterer Mitglieder wird daher notwendig zur Bildung von Ausschüssen führen, denen die Bearbeitung einzelner Angelegenheiten übertragen werden muß. Auch dieser Umstand wird wohl dazu beitragen, die Unzuträglichkeiten zu verringern, die durch die Teilnahme jüngerer, vielfach noch wenig erprobter Persönlichkeiten an den Fakultätsgeschäften voraussichtlich herbeigeführt werden. Ob unter diesen Verhältnissen die Beibehaltung der sogenannten weiteren Fakultät noch von Wert ist, wird die Erfahrung lehren. Ich will nicht verhehlen, daß mir persönlich der Ausbau dieser letzteren Einrichtung neben der bestehenden engeren Fakultät weit zweckmäßiger erscheinen würde, als eine weitgehende Umbildung der jetzigen Einrichtungen. Es wird doch zu leicht vergessen, daß heute die Mitglieder der Fakultät, besonders in den größeren Hochschulen, eine sorgsame Auslese vielfach bewährter, mit den Bedürfnissen und Überlieferungen ihres Amtes innig vertrauter Männer darstellen, was für den in Aussicht genommenen Zuwachs keineswegs immer zutrifft. Wenn es einen anderen Weg gibt, den natürlichen Wunsch der Hilfslehrkräfte nach Teilnahme an den Geschäften zu befriedigen, als die Zerstörung einer festgefügten, einheitlich zusammengesetzten Körperschaft, die bisher das Rückgrat unserer Hochschulverfassung gebildet hat, so sollte man ihn beschreiten. Die Übertragung einer Reihe von allgemeineren Angelegenheiten an die große Gemeinschaft der Fakultätsangehörigen zur Beratung und Beschlußfassung könnte diesem Zwecke dienen. **[143]**

Mit besonderer Lebhaftigkeit ist in jüngster Zeit auch die Forderung nach einem Mitbestimmungsrecht der *Studierenden* in Senat und Fakultät erhoben worden. Ohne Zweifel gibt es eine Reihe von Verwaltungsangelegenheiten, bei deren Regelung die Mitarbeit unserer jungen Kampfgenossen erwünscht, ja notwendig erscheint. Dahin gehören das Stipendienwesen, die Studienordnung, die Hochschulbücherei, die Wohlfahrtseinrichtungen, vielleicht auch die Aufrechterhaltung von Zucht und Ordnung an der Hochschule. Wo derartige Fragen zur Beratung stehen, wird man berufenen Vertretern der Studentenschaft unbedenklich die Mitwirkung zugestehen dürfen. Dagegen wäre es ein schwerer Mißgriff, allgemein die Studierenden zur Verwaltung der Hochschule mit heranzuziehen. Ganz abgesehen von der mangelnden Reife und Erfahrung, fehlt ihnen vor allem die Seßhaftigkeit, die allein das Einarbeiten in die bestehenden Verhältnisse, die Berücksichtigung der Überlieferungen und damit die Stetigkeit der Entwicklung gewährleistet. Mit Recht betrachten wir als einen großen Vorzug unseres deutschen Hochschulwesens die Freizügigkeit der Studierenden, die ihnen den Einblick in die verschiedensten Wissenschaftsbetriebe ermöglicht. Gerade sie bedingt jedoch einen fortwährenden unruhigen Wechsel in der Vertreterschaft der Lernenden. Dazu kommt die Gleichgültigkeit und Schwerfälligkeit der Massen, die nur zu leicht einzelnen Strebern und Schreiern ungebührlichen Einfluß zu gewinnen gestattet. Aber auch sonst ist immer zu bedenken, daß ein Student nur wenige Jahre der Hochschule angehört und daher weder die Befähigung noch das Recht in Anspruch nehmen kann, in der Verwaltung ihrer Einrichtung Männern gleichgestellt zu werden, die für ihr ganzes Leben mit ihr verknüpft sind.

Wenn die „UNIVERSITAS LITERARUM" ursprünglich alle wissenschaftlichen Bestrebungen umfasste, so hat die weitere Entwicklung zu vielfachen Abspaltungen geführt. Man kann diese Tatsache bedauern, wird sie aber schwerlich rückgängig machen können. Sie ist eine Folge der unaufhaltsam fortschreitenden Arbeitsteilung, die nach neuen Betriebsformen und Einrichtungen drängt. Wollte man heute alle inzwischen entstandenen Hochschulen wieder mit den Universitäten vereinigen, so würden Riesenanstalten entstehen, deren Teile zwar äußerlich verknüpft wären, aber keine rechte Lebensgemeinschaft darstellen würden. Pflegt doch ohnedies an den großen Universitäten das innere Band zwischen den verschiedenen Wissenschaftsbetrieben wegen der Mannigfaltigkeit ihrer Bedürfnisse, Ziele und Voraussetzungen ein sehr lockeres zu sein. Trotz der entgegenstehenden Schwierigkeiten werden wir aber mit größtem Nachdrucke an einer Gemeinschaft aller wissenschaftlichen Bestrebungen arbeiten müssen. Was sämtliche Hochschulen eint, ist die Erzeugung geistiger Werte und die Aufgabe höchster Ausbildung unseres Volkes. Mag daher auch jedes einzelne Arbeitsgebiet sich die ihm notwendigen besonderen Bedingungen und Einrichtungen schaffen, so sollten doch alle sich in gemeinsamen Fragen eng und stark zusammenschließen. Jede Wissenschaft bedarf vor allem der *Freiheit.* Diese können wir ihr gegenüber immer wieder auftauchenden feindseligen und missgünstigen Strebungen nur erhalten, wenn die Gemeinschaft aller Hochschulen sie mit unerschütterlicher Entschlossenheit schützt.

Die Verschiedenheit der örtlichen Bedingungen hat naturgemäß dazu geführt, daß die einzelnen Hochschulen sich nicht gleichmäßig entwickelt haben. Vor allem bestehen gewaltige Unterschiede in ihrer Größe. Daraus ergeben sich für den Unterricht ganz verschiedenartige Verhältnisse, enge persönliche Fühlung zwischen Lehrer und Schülern bei bescheidenen Lehrmitteln hier, Massenbetrieb in reich ausgestatteten Arbeitsstätten dort. Diese Ungleichheiten können wir **[144]** nicht beseitigen; sie sollten vielmehr zielbewußt ausgenutzt werden. Die kleinen Hochschulen sind unersetzlich für den Anfänger, der noch auf Schritt und Tritt die Unterstützung des Lehrers braucht und schon mit den gewöhnlichen Hilfsmitteln auskommt. Dagegen sollten die großen Hochschulen namentlich von den reiferen und vorgeschritteneren Studierenden aufgesucht werden, die schon selbständig ihren Weg zu gehen vermögen und von den günstigeren Arbeitsbedingungen vollen Nutzen ziehen.

Mir scheint überhaupt, daß die durch die Bedürfnisse des Staates geforderte Gleichmäßigkeit in der Ausstattung und den Zielen der Hochschulen zweckmäßig durch eine gewisse Anpassung an die eine oder andere Sonderaufgabe gemildert werden sollte. Ansätze dazu lassen sich schon in der bisherigen Entwicklung erkennen. Es gibt Hochschulen, die besonders das Gebiet der Medizin oder der Naturwissenschaften pflegen, andere, die in den Rechtswissenschaften, in der Mathematik, in den Sprachwissenschaften oder in der Philosophie ihre Stärke haben. In der Regel wird diese Eigenart durch die glückliche Berufung einzelner hervorragender Forscher und Lehrer bestimmt, die auf andere bedeutende Fachgenossen anziehend wirken und naturgemäß auch die reichere Ausstattung mit Lehrmitteln aller Art herbeiführen. Es wäre zu erwägen, ob nicht diese Sondereinstellung einzelner Hochschulen auf bestimmte Wissenschaftsgebiete planmäßig gefördert werden sollte, um einer zu großen Zersplitterung der Kräfte vorzubeugen. Die Angliederung von Forschungsanstalten mit ihren umgrenzten Aufgaben wäre dafür ein geeignetes Mittel.

Daß unsere Hochschulen zunächst zur geistigen Förderung unserer Volksgenossen bestimmt sind, bedarf keiner weiteren Darlegung. Dennoch würde es nicht zweckmäßig sein, sie *Ausländern* gänzlich zu verschließen. Abgesehen davon, daß die Wissenschaft keine Landesgrenze kennt, bringt die Berührung mit fremden Studierenden mannigfache wertvolle Anregungen für Lehrer und Studiengenossen. Endlich aber ist die wissenschaftliche Erziehung auch ein wichtiges Mittel zur Gewinnung politischen Einflusses, das namenlich von unseren westlichen Nachbarn zielbewusst mit größter Tatkraft und Geschicklichkeit gehandhabt worden ist. Auch uns hat die deutsche Wissenschaft so manche schätzbaren Gemütsbeziehungen bei denen verschafft, die mit ihr in nähere Berührung gekommen sind. Es ist jedoch selbstverständlich, daß wir ausländische Gäste an unseren Hochschulen nur dann willkommen heißen können, wenn ihre Heimatländer auch unseren Studierenden Gastfreundschaft gewähren, und nur in demjenigen Umfange, den die vordringliche Befriedigung der Bedürfnisse unserer Volksgenossen gestattet. Endlich ist zu betonen, daß jeder Ausländer, da er nicht durch Steuern zur Erhaltung unserer Hochschulen beiträgt, angemessen hohe Zuschüsse leisten muß, wenn er von ihren Einrichtungen Gebrauch machen will.[21] Jedenfalls werden wir Vorsorge treffen müssen, daß nur die wissenschaftlich tüchtigsten und strebsamsten Ausländer bei uns Aufnahme finden und der unerfreuliche Schwarm derer ferngehalten wird, die es lediglich aus wirtschaftlichen oder politischen Gründen zweckmäßig finden, einige Zeit einer deutschen Hochschule anzugehören.

Sollen wir zum Schlusse noch kurz der Stellung der Hochschulen zum *Staate* gedenken, so läßt sich alles Notwendige in die kurze Formel zusammenfassen, daß die Wissenschaft und ihre Lehre unbedingt frei sein müssen. Die Beschäftigung mit höherer Geistesarbeit erscheint der Menge nur zu leicht als Liebhaberei, für die der Staat keine übermäßigen Opfer bringen sollte. In Wirklichkeit ist sie für jedes große Gemeinwesen eine Lebensnotwendigkeit, und ganz besonders das deutsche Volk verdankt nicht zuletzt seinen wissenschaftlichen **[145]** Leistungen seine Stellung in der Welt. Wir dürfen daher verlangen, daß der Staat das Hochschulwesen in seinem eigensten Interesse mit allen Kräften fördert.

[21] Artikel 276, Absatz c des Versailler Vertrags vom 28.VI.1919 verpflichtete Deutschland allerdings dazu, „die Staatsangehörigen der alliierten und assoziierten Mächte, deren Güter, Rechte oder Interessen, einschließlich der Gesellschaften oder Vereinigungen, an denen sie beteiligt sind, keinen anderen oder höheren direkten oder indirekten Gebühren zu unterwerfen, als sie den eigenen Angehörigen oder deren Gütern, Rechten oder Interessen auferlegt sind oder etwa auferlegt werden“.

Allerdings wird man darauf nur insoweit mit Sicherheit rechnen können, wie die Bedürfnisse des Staates nach geistiger Ausbildung seiner Bürger sich unmittelbar geltend machen. Große Geldmittel für rein wissenschaftliche Zwecke werden einer Volksvertretung angesichts der zahllosen drängenden Forderungen des Tages immer nur schwer und in unzulänglichem Maße abzuringen sein. Hier werden wir die Einsicht und die Hilfsbereitschaft einzelner, die in England, Frankreich und namentlich in Amerika so Großes geschaffen hat, je länger je mehr heranziehen müssen.[22] Keine Förderung der wissenschaftlichen Anstalten, sie komme, woher sie wolle, darf aber durch die Einräumung irgendeines unsachlichen Einflusses auf Forschung und Lehre erkauft werden. Jeder Versuch, den Betrieb der Hochschulen in irgendeine bestimmte Richtung zu drängen, muß ohne weiteres alle Vertreter der Wissenschaft einmütig zur Abwehr bereit finden, da sein Gelingen ihren Untergang bedeuten würde. Daß es an solchen Versuchen von den verschiedensten Seiten nicht fehlt, bedarf keiner besonderen Darlegung. Freilich ist die höfische Beeinflussung fortgefallen; wir werden nicht mehr durch Orden und Titel „ausgezeichnet“, sondern haben nur noch das natürliche Recht, uns selber auszuzeichnen. Ob jedoch in der neuen Zeit auch der Druck politischer und religiöser, namentlich aber wirtschaftlicher Strömungen ausbleiben wird, ist mehr als zweifelhaft.

Die wissenschaftliche Forschung ist ein ungemein zartes Getriebe; sie kann nur gedeihen in freier persönlicher Eigenart. Jedes Eingreifen fremder Mächte, jede Bevormundung läßt sie verkümmern. Muß der Gelehrte daher zum Gedeihen des großen Menschheitswerkes, das seinen Händen anvertraut ist, völlige geistige Unabhängigkeit fordern, so werden wir von ihm andererseits äußerste Anspannung und Ausnutzung aller seiner Kräfte im Dienste der Wissenschaft und strenge Selbstzucht verlangen dürfen, die nur das große Ziel der Mehrung unseres Wissens und keine Nebenrücksichten kennt. Zu der äußeren Freiheit muß sich die noch weit

[22] Bereits Ende 1919 begann Kraepelin, philanthropische Unterstützung aus den USA für die DFA zu suchen. Vgl. Briefe Emil Kraepelin an Henry Phipps, 07.XI.1919, S. 330, an Adolf Meyer, 03.XI.1919, S. 327, und an Anita Blaine, 21.I.1920, S. 343.

wichtigere innere Freiheit von Vorurteilen, Menschenfurcht und eigensüchtigen Strebungen gesellen, wenn der Gelehrte ein echter Priester der Wahrheit sein soll. Bei der fortschreitenden Arbeitsteilung und der steten bohrenden Vertiefung in die unendlichen Aufgaben der Forschung wird eine gewisse Einseitigkeit der geistigen Veranlagung und Entwicklung nicht zu vermeiden sein, aber sie wird unbedenklich, ja besonders fruchtbar, wenn sie in einer innerlich gefestigten und ausgeglichenen Persönlichkeit verankert ist.

Wer einen Weg sucht, muß ein Ziel vor Augen haben. Wohin er dann in jedem Augenblicke seinen Fuß zu setzen hat, lässt sich nur in großen Umrissen vorausbestimmen, aber die allgemeine Richtung kann man doch für einige Zeit festlegen. Mit dieser Aufgabe müssen wir uns heute beschäftigen; ihre Lösung wird aus dem Widerstreite der Meinungen gewonnen werden. Notwendig ist es aber, daß hier diejenigen führen, die durch berufsmäßige Mitarbeit an dem Wunderbau der Wissenschaft mit ihren Lebensbedingungen innig vertraut sind, damit nicht täppische oder böswillige Hände seine Grundlagen zerstören. Sie müssen aber nicht nur die klare Erkenntnis des Zweckmäßigen und Notwendigen, sondern auch den festen Willen haben, das Erstrebenswerte unbeirrt durch Ablenkungen und Widerstände in die Tat umzusetzen. Gelingt es, die Vertreter des Forscherberufes zur freudigen und entschlossenen Mitarbeit an der sachgemäßen Ausgestaltung unseres Hochschulwesens zusammenzufassen, so kann der Erfolg nicht zweifelhaft sein, denn der einmütige Wille aller Vorkämpfer der Wissenschaft ist die größte und unwiderstehlichste Kulturmacht auf Erden.

3.4. Krieg und Geistesstörungen*)

Von Prof. Kraepelin in München.[23]

[1235] Entgegen der allgemeinen Erwartung hat uns der Krieg eine nennenswerte Zunahme der Geistesstörungen nicht gebracht. Die Zahl der Aufnahmen in die Psychiatrische Klinik München, die 1913: 1758 und 1914: 1838 betrug, bewegte sich für die folgenden Jahre in den Zahlen 1478, 1488, 1448, 1614, 1430[24]. Dabei ist zu berücksichtigen, dass während der Kriegsjahre ein erheblicher Teil der männlichen Bevölkerung in den Militärlazaretten verpflegt wurde. In diesen fand auch die grosse Zahl der durch gemütliche Erschütterungen Zusammengebrochenen und der „Kriegsneurotiker" Unterkunft, die nach Beendigung des Krieges fast durchweg rasch wiederhergestellt waren. Andererseits hat die von England über uns verhängte Aushungerung[25] die Sterblichkeit unserer Kranken in den Anstalten ungeheuerlich gesteigert, so dass der Bestand weit unter denjenigen der Friedenszeit gesunken ist und an vielen Orten die völlige Auflassung einzelner Anstalten erwogen werden kann[26].

*) *[Fußnote im Original:]* Dieser Aufsatz war für die Tagespresse bestimmt. Es ist bezeichnend für den Einfluss, den die Brauinteressen in München auf die Presse ausüben, dass das Mahnwort des hervorragenden Gelehrten in einer führenden Münchener Zeitung nicht untergebracht werden konnte. Jetzt ist die Warnung *Kraepelins* überholt. Das Braukapital hat gesiegt und das Vollbier in unbeschränkter Menge ist in München wieder eingezogen. Schriftl.

[23] Kraepelin 1920c. *Münchner Medizinische Wochenschrift*, Jg. 67, 1920, S. 1235; *Irrenpflege*, Bd. 24, 1921, 224-227.

[24] Zur Entwicklung der Aufnahmezahlen der Münchner Nervenklinik während des Ersten Weltkrieges vgl. Weiler 1933, S. 46-51.

[25] Kraepelin unterzeichnete im März 1919 die „Depesche an die medizinischen Fakultäten und Universitäten der neutralen Welt und an den Präsidenten Wilson". Darin forderten zahlreiche im Ausland namhafte deutsche Mediziner, u. a. Ludwig Aschoff, August Bier, Sigmund Freud und Ferdinand Sauerbruch die Bildung einer internationalen Ärztekommission zur unabhängigen Untersuchung der Ernährungslage in Deutschland und die Aufhebung der Nahrungsmittelblockade durch England. Vgl. UAM: N-I-95, Bd. 13, 06.III.1919.

[26] Gemäß der Entschließung des bayerischen Innenministeriums vom 13.IX.1917 wurden sämtliche Heil- und Pflegeanstalten in Bayern dazu

Weit erfreulicher, als diese in grossem Massstabe erfolgte Abtötung von Kranken, ist die in ganz Deutschland festgestellte, sehr bedeutende Abnahme der durch Alkoholmissbrauch erzeugten Geistesstörungen. In der Preussischen wissenschaftlichen Deputation für das Medizinalwesen haben die Sachverständigen Geheimräte *Beninde*[27] und *Bonhoeffer* – Berlin sowie *Partsch*[28] – Breslau mit Nachdruck auf den günstigen Einfluss der Alkoholknappheit auf die Volksgesundheit hingewiesen. Der Deutsche Verein für Psychiatrie hat ferner auf seiner Pfingsttagung in Hamburg[29] nach einem Berichte von *Wagner*[30] – Wien und *Peretti*[31] – Düsseldorf einstimmig eine Entschliessung dahin gefasst, dass unter allen Umständen die jetzt bestehenden Verhältnisse auf dem Gebiete der Alkoholbewirtschaftung aufrecht erhalten werden müssten. Die Grösse des Unheils, das entstehen würde, wenn

aufgefordert, über den Gesundheitszustand ihrer Patienten zu berichten. Zahlreiche Anstalten stellten erhöhte Sterblichkeitszahlen fest; vgl. hierzu den umfangreichen Rücklauf in BArch: R 86, 2062. Zu den vielfältigen Ursachen der deutlich erhöhten Mortalität psychisch kranker Anstaltspatienten gegenüber der Durchschnittsbevölkerung während des Ersten Weltkriegs vgl. Beninde 1920, S. 73f., 81, 113; Bonhoeffer 1920; Faulstich 1998, S. 64, 80; Sammet 2003.

[27] Max Beninde (⋆1874 – +1949), Hygieniker; Studium der Medizin in Breslau und Kiel, 1898 Promotion; danach Assistent am Hygieneinstitut Breslau, Kreisassistenzarzt in Carolath, Kreisarzt in Liebenwerda, wissenschaftlicher Hilfsarbeiter der schlesischen Bezirksregierung in Breslau, Regierungs- und Medizinalrat in Frankfurt/Oder, Vortragender Rat im preußischen Innenministerium, ab 1917 zugleich Direktor der Landesanstalt für Wasser-, Boden- und Lufthygiene in Berlin-Dahlem, seit 1919 im Ministerium für Volkswohlfahrt, Mitglied des Reichsgesundheitsrats; 1934 Pensionierung. Vgl. Beninde 1920, S. 76.

[28] Carl Partsch (⋆1855 – +1932), Chirurg und Zahnmediziner; ab 1874 Studium der Medizin in Breslau, dort 1880 Promotion und 1884 Habilitation, 1886 Niederlassung als praktischer Arzt, von 1890 bis 1923 Direktor des zahnärztlichen Universitätsinstituts in Breslau, ab 1921 Ordinarius. Partsch gilt als einer der Begründer der modernen Zahlheilkunde.

[29] Gemeint ist die Jahresversammlung des Deutschen Vereins für Psychiatrie am 27./28.V.1920 in Hamburg. Vgl. *Allgemeine Zeitschrift für Psychiatrie*, Bd. 76, 1920, S. 132, 271.

[30] Gemeint ist Julius Wagner Edler von Jauregg.

[31] Joseph Peretti (⋆1852 – +1927), Psychiater; Studium der Medizin in Bonn, Promotion 1875; ab 1876 Assistent an der Anstalt Siegburg, ab 1878 in Andernach und ab 1887 wieder in Bonn tätig, 1891 Ernennung zum Direktor der Anstalt Merzig, von 1893 bis 1923 Direktor der Heil- und Pflegeanstalt Düsseldorf-Grafenberg.

unser verelendetes, körperlich, sittlich und wirtschaftlich herabgekommenes Volk von neuem wie früher mit Alkohol überschwemmt würde, ist in der Tat gar nicht abzusehen.

Die Zahl der wegen alkoholischer Geistesstörungen in die Psychiatrische Klinik eingelieferten Kranken betrug im Jahre 1910: 300; dabei sind diejenigen Fälle nicht miteingerechnet, bei denen der Alkohol nicht die Hauptursache der Aufnahme war. Um uns dieser Flut zu erwehren, mussten wir beantragen, dass auch in anderen Krankenhäusern vorläufige Unterkunftsmöglichkeiten geschaffen wurden. Gleichwohl hatten wir auch 1914 noch 277 Alkoholisten aufzunehmen. Diese Zahl sank dann aber 1915 auf 126, 1916 auf 76, 1917 auf 56, 1918 auf 44 und 1919 auf 43; das Prozentverhältnis zu den Gesamtaufnahmen nahm von 22,1 auf 5,5 Proz. ab. Natürlich wurde dieses Sinken mit durch das Ausrücken eines grossen Teiles der männlichen Bevölkerung beeinflusst. Indessen die Abnahme erstreckte sich auch auf die nicht dienstfähigen Lebensalter und auf die Frauen, deren Zahl unter den aufgenommenen Trinkern 1914 noch 33, 1919 nur noch 2 betrug, und sie dauerte unvermindert 1919 an, als die waffenfähige Mannschaft bereits aus dem Felde zurückgekehrt war.

Es besteht demnach nicht der geringste Zweifel, dass diese günstige Gestaltung der geistigen Volksgesundheit durch die Alkoholknappheit, bei uns, wo der Bieralkoholismus die entscheidende Rolle spielt, vor allem *durch den geringeren Alkoholgehalt des Bieres* bedingt wurde. Der Bieralkoholismus, der früher alljährlich Hunderte dem Irrenarzte zuführte, ist bei uns tatsächlich verschwunden; die Kranken, die jetzt zur Aufnahme kommen, sind hauptsächlich Schieber, Animierkellnerinnen oder Erwerbslose, die in schweren Wein- oder Schnapsräuschen eingeliefert werden. Welche ungeheure Bedeutung diese praktische Ausschaltung der Bierräusche aus unserem Volksleben für den verhältnismässig unblutigen Verlauf der Revolution gehabt hat, mag man nach der Tatsache beurteilen, dass die schreckliche Bluttat[32] am Karoli-

[32] Im Keller des von dem Verleger Hugo Bruckmann bewohnten Prinz-Georg-Palais am Karolinenplatz 5 wurden am 06.V.1919 21 Mitglieder des katholischen Gesellenvereins St. Joseph von Angehörigen des „Freikorps Bayreuth“ und einem preußischen Husaren ermordet. Da die Opfer keinerlei Verbindungen zu revolutionären Kreisen hatten, erhoben sich nach dieser

nenplatz unter dem Einflusse unmittelbar vorher gereichter grösserer Alkoholmengen geschah. Wäre den Massen billiges, stark eingebrautes Bier in dem früher gewohnten Umfange zugänglich, so würden wir in unseren politisch so erregten Zeiten wohl noch ganz andere Dinge erleben, als die ohnedies so berüchtigten Salvatorschlachten[33].

Unter diesen Umständen ist es nicht lediglich eine Frage der Brauereidividenden, sondern eine überaus ernste Angelegenheit der Volksgesundheit, ob wir zu den früheren Zuständen zurückkehren sollen oder nicht. Daran ändert das törichte Gerede von dem „flüssigen Brot“ und von den bayerischen Volkssitten, die gebieterisch ein starkes Bier fordern, gar nichts. Jeder Verständige sollte wissen, dass „flüssiges Brot“ lediglich eine kostspielige Verhunzung des uns heute so bitter notwendigen täglichen Brotes bedeutet. Welches Mass von geistigem und körperlichem Siechtum, von Gewalttaten, von Verlust an Arbeitskraft, von Ehezerrüttung, von wirtschaftlichem Niedergang, von Entartung der Nachkommenschaft uns das bayerische Reservatrecht ungehemmter Biervertilgung gebracht hat, davon wissen die Kranken- und Irrenhäuser, die Zivil- und Strafgerichte, die Armenpflegen und die Hilfsschulen zu berichten. Es ist auch eitel Flunkerei, alle die genannten üblen Folgen des Alkoholismus nur dem Wein und dem Schnaps aufzubürden und das Bier als verdienstlichen Vorkämpfer gegen jene weit schädlicheren Getränke hinzustellen. Vielfach ist gerade das Gegenteil richtig. Nur etwa 40 Proz. der uns wegen alkoholischer Geistesstörungen eingelieferten Kranken trinken auch Schnaps, und sie greifen zu ihm, wenn ihnen ihr wirtschaftlicher Niedergang die Bezahlung des teuereren Bieres nicht mehr gestattet. Muss wirklich noch an das Bierherz und an den schwammigen Wanst des stumpfsinnigen Bierphilisters erinnert werden, in dessen Verherrlichung sich unsere Ansichtskartenindustrie nicht genug tun konnte?

Wahrlich es ist an der Zeit, dass in dieser hochernsten Frage endlich einmal alle Einsichtigen zusammenstehen, die ein Herz für

Tat in München erstmals Stimmen gegen den „weißen Terror“. Vgl. Zorn 1986, S. 206.

[33] Gemeint sind die Schlägereien auf dem Münchner Nockherberg während des Starkbierausschanks in der Fastenzeit. Vgl. Burger 1988.

die Not unseres Volkes haben. Jedenfalls müssen wir von Regierung und Volksvertretung fordern, dass über die Rückkehr zum Starkbier keine Entscheidung getroffen werden darf, bevor nicht auch diejenigen gehört wurden, die den Standpunkt des Volkswohls vertreten, die Aerzte und Richter, die Volkswirte und die Armenpfleger. Der Krieg hat uns neben allem Elend ein Geschenk in den Schoss geworfen, das einen erheblichen Teil der erlittenen Schäden wieder gutmachen könnte. Vor dem Kriege zahlten wir für geistige Getränke jährlich 3 Milliarden und tauschten dafür gesundheitliches, sittliches und wirtschaftliches Unheil ein, das in seiner Bedeutung jenen Betrag sicherlich noch weit überstieg. Jetzt sind wir bettelarm und darauf angewiesen, alle unsere Kräfte auf das äusserste für den Wiederaufbau unseres zerstörten Volkstums anzuspannen. Da ist für den Luxus schöner Räusche kein Platz mehr. Das grosse amerikanische Volk hat es in jahrzehntelangem harten Ringen fertig gebracht, sich aus den Sklavenketten des Alkoholismus zu befreien, und das kleine Finnland ist den gleichen Weg gegangen – sollte unser eigenes Volk, wenn es einmal erkennt, was auf dem Spiele steht, nicht die Kraft finden, Einrichtungen festzuhalten, deren heilsame Wirkung auch dem blödesten Auge klar sein muss?

3.5. Über Entwurzelung*)

Von Prof. Kraepelin.[34]
(Aus der Deutschen Forschungsanstalt für Psychiatrie in München.)
(Eingegangen am 11. November 1920.)

[1] Der Mensch ist ein Herdentier. Die Entwicklung seiner seelischen Persönlichkeit wird auf das stärkste durch die Beziehungen zu seiner menschlichen Umgebung beeinflußt, in erster Linie durch

*) *[Fußnote im Original:]* Nach einem am 9.11.1920 in einer Sitzung der Deutschen Forschungsanstalt für Psychiatrie gehaltenen Vortrage.

[34] Kraepelin 1921c. *Zeitschrift für die gesamte Neurologie und Psychiatrie*, Bd. 63, 1921, S. 1-8.

seine Familie, weiterhin durch seine Gefährten und Freunde, endlich durch seine Volksgenossen. Wenn auch seine natürlichen Anlagen in seiner Erbmasse verankert sind, so erhalten sie doch ihre weitere Ausgestaltung, ihre Richtung, ihre Ziele wesentlich durch die Einflüsse, die namentlich in der Jugend aus der Wechselwirkung der zu kleinem oder größerem Kreise aneinander geschlossenen Persönlichkeiten hervorgehen. Es kann daher von einschneidender Bedeutung für die Formung der Verstandes-, Gemüts- und Willensanlagen des einzelnen werden, ob jene Einflüsse dauernd in gleichem Sinne wirken oder vielfachem Wechsel unterworfen sind. Besonders schwache, in sich wenig gefestigte Naturen bedürfen des Rückhaltes an einer Gemeinschaft, die ihrem Denken, Fühlen und Handeln eine einheitliche, bestimmte Richtung gibt, sie vor Gefahren schützt und ihnen in schwierigen Lebenslagen eine vertraute Zuflucht bietet.

Diese Überlegungen mögen uns die Wichtigkeit einer Erscheinung dartun, die sich mit der allgemeinen Bezeichnung der *„Entwurzelung“* umschreiben läßt. In ihrer verhängnisvollsten Form wird sie durch die Auflösung der Familienbande herbeigeführt. Wer eine größere Zahl minderwertiger, gescheiterter, auf Abwege geratener Menschen überblickt, wird überrascht durch die Erfahrung, wie häufig bei ihnen alle Beziehungen zu den nächsten Angehörigen abgebrochen sind. Das ist gewiß zum Teil die Folge ihrer persönlichen Eigenschaften, kann aber doch auch wohl ursächliche Bedeutung haben. Für diese Auffassung würde namentlich die ungünstige Stellung der unehelichen Kinder im Gesellschaftsleben sprechen, wenn freilich auch hier noch **[2]** andere Umstände, Unbeherrschtheit der Eltern, Alkohol, Lues, mit eine Rolle spielen. Es wäre aber sicherlich lohnend, festzustellen, wie weit der ungünstige Einfluß der familiären Entwurzelung sich dort geltend macht, wo jene Schädlichkeiten nicht in Betracht kommen.

Um solche Untersuchungen anzustellen, würden wir zunächst die *schicksalsmäßigen* von der durch *persönliche Eigenschaften* bedingten Entwurzelung zu unterscheiden haben. In die erste Gruppe würde vor allem die Zerstörung der Familiengemeinschaft durch den Tod oder ähnliche unabwendbare Ereignisse gehören, in die letztere die Lösung jener Gemeinschaft durch das Verhalten der Eltern oder der Kinder selbst. In beiden Fällen kann die Entwurzelung vollständig oder unvollständig sein, je nachdem die Loslösung des einzelnen aus dem Familienkreise sich auf sämtliche oder nur einzelne Mitglieder desselben erstreckt; sie kann ferner beginnend oder bereits vollendet sein. Wenn man will, kann man auch noch verschiedene Grade der Entwurzelung auseinanderhalten, wenn sie Abtrennung von den Eltern, von den Geschwistern, von den Geschwistern der Eltern, von den Großeltern, von den Geschwisterkindern betrifft. Schon diese letzteren Verbindungen pflegen allgemein ziemlich locker zu sein, so daß ihre völlige Zerstörung kaum mehr nennenswerte Bedeutung haben wird. Es darf jedoch darauf hingewiesen werden, daß auch der Zusammenhalt weitverzweigter Familien, wie er vielfach durch Familientage und Familienstiftungen zum Ausdrucke kommt, unter Umständen zur inneren Festigung der einzelnen Glieder beitragen kann. Dasselbe gilt von den allerdings nur noch geistigen Beziehungen zu den weiter zurückliegenden Ahnen. So sehr auch hier durch die Einmischung fremder Erbeinflüsse die innere Einheitlichkeit des Stammes beeinträchtigt sein kann, so fließt doch aus dem Bewußtsein, Träger eines großen Namens, ruhmreicher Überlieferungen zu sein, eine Kraftquelle, deren erzieherischen Wert man nicht unterschätzen darf. Die unbezweifelbare innere Tüchtigkeit des alten Adels zieht aus ihr einen Teil ihrer Nahrung.

Auf der anderen Seite können die Folgen einer vollständigen familiären Entwurzelung, namentlich dort, wo sie nicht durch eine besonders günstige Veranlagung einigermaßen wieder ausgeglichen werden, recht schwere sein. Schon Kinder, die eines ihrer Eltern verloren haben, leiden bekanntlich darunter, bald im Sinne einer übermäßig strengen, freudlosen Erziehung, bald in demjenigen der Verzärtelung und Verwilderung, zumal wenn noch unliebsame stiefelterliche Einflüsse hinzukommen. Auch die Aufzucht durch Großeltern und Geschwister der Eltern pflegt nur ein unzulänglicher Ersatz für die richtige Mischung der Erziehungseinflüsse durch Vater und Mutter zu sein. Wesentlich erschwert ist bekanntlich ferner die Persönlichkeitsentwicklung der **[3]** einzigen Kinder, denen die unersetzliche, abschleifende und stützende Einwirkung des geschwisterlichen Zusammenlebens fehlt.

Mit dem Heranwachsen verschärfen sich die Entwurzelungserscheinungen. An die Stelle der natürlichen, dauernd gleichgerichteten seelischen Einflüsse treten zufällige, einander durchkreuzende und verwirrende Beziehungen. Dem Entwurzelten fehlt die Familienüberlieferung, die, von allen Seiten ihn umgebend, seinem Seelenleben eine gewisse Stetigkeit gibt. In ihm entwickelt sich nicht das Gefühl der inneren Zusammengehörigkeit, die Bereitschaft, für die Seinigen einzustehen, nicht die Zuversicht, in schwieriger Lage bei ihnen Schutz und Hilfe zu finden. Diese Vereinsamung begünstigt die selbstsüchtigen Regungen, die trotzige Abschließung von der Umgebung oder die widerstandslose Hingabe an fremde Einflüsse. Es ist wahr, daß alle diese Eigenschaften auch im Kreise der Familie zur Ausbildung kommen, und daß andererseits günstige Umstände den Verlust der Familie ausgleichen können, aber man wird doch kaum bezweifeln dürfen, daß der Ausfall aller seelischen Beziehungen, die aus der natürlichen Gemeinschaft mit den nächsten Angehörigen entspringen, im allgemeinen zur Verkümmerung der ihnen entsprechenden Seiten des Seelenlebens führen wird.

Dazu kommt aber, daß gewisse Veranlagungen, die den Wirkungen der Entwurzelung ähnlich sind, gerade das Ausscheiden aus der Familie herbeizuführen pflegen, auch wo es nicht schicksalsmäßig bedingt ist. Der Mangel an Mitgefühl und Gemeinsinn, die rechthaberische Eigenbrötelei, die Reizbarkeit und Empfindlichkeit, das paranoide Mißtrauen, bis zu einem gewissen Grade auch die Haltlosigkeit führen fast notwendig zu einer Lockerung des Familienzusammenhaltes und werden dann ihrerseits durch das Ausbleiben der erzieherischen, regelnden und hemmenden Einflüsse der nächsten Angehörigen verschärft. Diese psychopathische Form der Entwurzelung stellt demnach eine Art Selbstreinigungsvorgang der Familien dar, aus deren Gemeinschaft die für das enge Zusammenleben ungeeigneten Bestandteile ausgeschieden werden, um dem Rest eine um so größere Festigkeit und die damit verknüpfte Sicherheit der Fortentwicklung im Sinne seiner Eigenart zu ermöglichen.

Die Verfolgung der hier angedeuteten Vorgänge wäre eine wichtige Aufgabe der Demographie, die allerdings nur durch die eingehende Betrachtung persönlicher Lebensschicksale zu lösen wäre. Auf der einen Seite wäre, etwa mit Hilfe von Schulen[35], die Wirkung der schicksalsmäßigen Entwurzelung auf die Entwicklung der Persönlichkeiten und ihr Verhalten im Lebenskampfe zu untersuchen. Die unehelich Geborenen, die Waisen und die einzigen Kinder müßten dabei den Sprößlingen aus Vollfamilien gegenübergestellt werden. Dabei wäre **[4]** allerdings zu berücksichtigen, daß auch in biologisch vollzähligen Familien eine mehr oder weniger vollständige seelische Entwurzelung durch die Minderwertigkeit der Eltern oder Geschwister bedingt werden kann. Ein trunksüchtiger Vater, eine liederliche Mutter oder auf Abwege geratene Geschwister können das innere Gefüge der Familie ebenso schädigen wie der Eingriff des Todes. Von entscheidender Bedeutung ist natürlich überall das Lebensalter, in dem die Entwurzelung wirksam wird. Es wäre zu prüfen, ob sie im Kindesalter oder in den Entwicklungsjahren die schädlichsten Folgen hat.

Die andere Seite der Frage ist die Selbstentwurzelung infolge ungünstiger persönlicher Eigenschaften. Hier wäre nachzuforschen, in welcher Häufigkeit und in welchem Grade der Ausschluß aus der Familiengemeinschaft durch die besondere Veranlagung einzelner Glieder herbeigeführt wird, und welche Wirkungen dann wieder dieses Ausscheiden ausübt. Ich bin überzeugt, daß die Untersuchung dieser Verhältnisse uns eine Vertiefung unseres Verständnisses namentlich für die Bedeutung psychopathischer Minderwertigkeit im Gesellschaftsleben bringen wird.

Vielleicht noch wichtiger aber, als diese beiden Richtungen der Betrachtung, ist die Erörterung der Frage, ob nicht auch in unseren allgemeinen Lebensverhältnissen Ursachen liegen, die der familiären Entwurzelung in unliebsamer Weise Vorschub leisten. Wir können nicht daran zweifeln, daß dies in weitem Umfange zutrifft. Vergegenwärtigen wir uns nur einen Augenblick den Unterschied zwischen Stadt und Land, so erkennen wir ohne weiteres, daß auf dem Lande die Familienzusammengehörigkeit ungleich enger und dauernder ist, als in der Stadt. Die Schwankungen

[35] Bereits vor dem Ersten Weltkrieg erhielt Emil Kraepelin die Genehmigung, daß sein Mitarbeiter Ernst Rüdin Schulakten für genealogisch-demographische Untersuchungen einsehen konnte. Vgl. Bd. VI, S. 50f.

im Erwerbsleben, die Erleichterung des Verkehrs, die Schwierigkeiten gemeinsamer Unterkunft in der Stadt, die größere geistige Regsamkeit und Unternehmungslust des Stadtbewohners begünstigen zunächst die räumliche Loslösung der Familienglieder und bereiten dadurch ohne Zweifel vielfach auch deren seelische Trennung vor. Allerdings werden sich diese Einflüsse meist erst in einem Alter geltend machen, in dem die Entwurzelung ein fast normaler Vorgang ist. Weiterhin aber ist der Unterschied zwischen den gebildeten und den niederen Volksschichten augenscheinlich. Während bei jenen der Zerfall der Familie zu den seltenen Ausnahmen gehört, machen wir in den breiten Massen unerfreulich häufig die Erfahrung, daß die Beziehungen zwischen Eltern und Kindern, namentlich aber zwischen Geschwistern, sich schon sehr früh vollständig gelockert haben. Es wäre dringend erforderlich, die Ursachen dieser für das innere Leben des Volkes verhängnisvollen Erscheinung genau festzustellen und womöglich wirksam zu bekämpfen. Daß dabei die Wohnungsfrage eine wichtige Rolle spielt, liegt auf der Hand. **[5]** Beachtenswert ist weiterhin die besondere Festigkeit des Familienzusammenhanges bei den Juden, die entweder als Rasseeigentümlichkeit oder als Folge des jahrhundertelangen Druckes aufgefaßt werden kann, unter dem dieses Volk, eingesprengt in andere Völker, gestanden hat.

Eine kurze Überlegung lehrt, daß die hier ausschließlich betrachtete, in erster Linie psychiatrisch wichtige familiäre Entwurzelung nur ein Sonderfall einer ganz allgemeinen, das gesamte Seelenleben des Menschen berührenden Frage ist. An unsere Blutsverwandten knüpfen uns die innigsten, die Herstellung einer Lebensgemeinschaft vermittelnden Bande. Jeder von uns wird aber, teils durch Geburt, teils durch die persönlichen Schicksale, noch in andere Lebenskreise hineingestellt, die auf uns ähnliche, wenn auch zumeist schwächere Wirkungen ausüben wie die Familie. Außer den ursprünglichen, angeborenen Wurzeln unseres Daseins entwickeln sich späterhin Verbindungen, die wir selbst herstellen. Vor allem ist hier der Ehe zu gedenken. Die Auflösung einer Ehe durch den Tod oder durch Trennung zerstört ebenfalls eine bedeutsame Gruppe gemütlicher Beziehungen, die der Regelung des Geschlechts- und Fortpflanzungstriebes und darüber hinaus der

Erhaltung engster Kameradschaft mit allen ihren sittlichen Einflüssen und Sicherungen dienen. Es ist erklärlich, daß die konjugale Entwurzelung, da sie immer erst in reiferem Alter erfolgt und zudem durch eine neue Eheschließung ausgeglichen werden kann, im allgemeinen nicht die einschneidende Bedeutung hat wie die Loslösung aus der Familie. Immerhin pflegt doch namentlich das Weib, die Witwe wie besonders die geschiedene Frau, nicht unerheblich unter ihr zu leiden. Im letzteren Falle können dabei natürlich auch noch solche Eigenschaften mitspielen, die zum Zustandekommen der Entwurzelung beigetragen haben.

Weiterhin aber sind wir nach Abstammung, Erziehung und Lebensschicksalen alle Angehörige eines Volkes, dessen gesamte Entwicklung den Urgrund unseres Daseins abgibt. Hier ist auch unser Seelenleben fest verankert; hier sind nach des Dichters Wort die starken Wurzeln unserer Kraft[36]. Es bedarf wohl keiner näheren Ausführung, daß die nationale Entwurzelung, der Verlust des inneren Zusammenhanges mit den Überlieferungen und der Gedankenwelt, den Freuden und Leiden, dem Wirken und Streben des eigenen Volkes ein großes Unglück bedeutet, das entweder schicksalsmäßig oder als Folge der persönlichen Veranlagung eintreten kann. Man darf wohl daran denken, daß namentlich der unerfreuliche Internationalismus des jüdischen Volkes durch die ihm auferlegte nationale Entwurzelung großgezogen wurde. Weiterhin aber ist auf die traurige Rolle jener Persönlichkeiten hinzuweisen, die sich selbst aus ihrer Stammesgemeinschaft ausschlossen. Leider scheint das deutsche Volk dieser Entwurzelungsgefahr in besonders **[6]** hohem Grade ausgesetzt zu sein; ihr wird Vorschub geleistet durch die Eheschließungen mit Angehörigen fremder Völker.

In einer gewissen Beziehung zur nationalen steht die sprachliche Entwurzelung. Die Muttersprache in allen Besonderheiten und Feinheiten ihres verwickelten Gefüges ist vor allem der Ausdruck des völkischen Geistes und seiner Entwicklung durch die Jahrtausende. In ihr prägt sich die gesamte Gedankenwelt und die

[36] Vgl. Friedrich Schiller, *Wilhelm Tell*, 2. Aufzug, 1. Szene; Attinghausen zu Rudenz: „Ans Vaterland, ans teure, schließ dich an, // Das halte fest mit deinem ganzen Herzen. // Hier sind die starken Wurzeln deiner Kraft."

Geschichte der Volksgemeinschaft aus, wie sie die seelische Zusammenarbeit aller Stammesgenossen geschaffen hat. Sie ist daher der wertvollste Besitz, den die Zugehörigkeit zu einer großen Gemeinschaft uns bieten kann. Durch sie nimmt jeder Volksgenosse an dem geistigen Erwerb vergangener Geschlechter teil; in der Muttersprache wurzelt sein eigenes Denken mit allen Fasern; sie allein gibt ihm das Hilfsmittel zu höchster Entfaltung seiner inneren Kräfte. Es ist daher von allergrößter Bedeutung für die Jugend, das wundervolle Werkzeug der Muttersprache auf das vollkommenste beherrschen zu lernen. Das ist aber nur möglich, wenn die sprachlichen Wurzeln der Gedankenarbeit sich bis in ihre feinsten Verästelungen zunächst ungestört durch fremdartige Einflüsse ausbilden und befestigen können. Dieser für die geistige Entwicklung ungemein wichtige Vorgang wird durch die Einmischung fremder Sprachen empfindlich beeinträchtigt, insofern durch sie die scharfe Ausprägung der Hilfsmittel des Denkens verwischt und ihre klare Eindeutigkeit mit Zwitterbildung durchsetzt wird. Es scheint auch, daß bei mehrsprachiger Erziehung die rein sprachlichen Bestandteile unserer Vorstellungen ein unerwünschtes Übergewicht über den Gedankeninhalt gewinnen, wie die Häufigkeit von sprachlichen Assoziationen unter solchen Umständen andeutet. Ich halte es für sehr wahrscheinlich, daß die bedauerliche Unfähigkeit der deutschen gebildeten Jugend zu klarer und durchsichtiger Gedankendarstellung zum guten Teil auf der zu frühen Einmischung von Fremdsprachen, namentlich des Lateinischen, in die Entwicklung der Muttersprache beruht. Die Überflutung unserer Ausdrucksweise mit Worten und Wendungen, die nicht unserer Muttersprache angehören, ist zum Teil die Folge unserer übertriebenen Hochschätzung des Fremden, einer gewissen geistigen Entwurzelung, die dann ihrerseits wieder durch jenes Eindringen fremder Gedankenerzeugnisse in unser innerstes Wesen begünstigt wird.

Ganz kurz soll noch angedeutet werden, daß auch die religiöse Entwurzelung auf die seelische Entwicklung ungünstig einwirken kann, um so mehr, je unentbehrlicher für den einzelnen der Halt ist, den ihm die Religion zu bieten vermag. Selbstverständlich kommt dabei nur der Verlust des inneren Verhältnisses zum religiösen Leben in Betracht. In geringerem Grade kann endlich bei wenig gefestigten Menschen schon die Loslösung aus den gewohnten Lebensbedingungen, wie [7] bei jungen Mädchen der Eintritt in einen fremden Dienst, die Versetzung in ein fernes Land, der Wechsel des Berufes entwurzelnde Wirkungen ausüben, sie unsicher und haltlos machen.

Bei allen diesen Betrachtungen ist jedoch nicht außer acht zu lassen, daß ein gewisser Grad von Entwurzelung *Vorbedingung aller Entwickelung ist.* Jeder Mensch muß, um seine Eigenart zu entfalten und an den Fortschritten des Gemeinschaftslebens mitarbeiten zu können, aus dem Kreise, dem er ursprünglich angehört, herauswachsen, sich von den starren Banden der Überlieferung befreien und neue Wege einschlagen. Aber wenn auch der Stamm aus dem Erdreich emporstrebt, das den Samen zur Entfaltung brachte, wenn auch die Früchte nur in der freien Luft und in den Fluten des Sonnenlichtes gedeihen, so darf doch dabei niemals die feste Verankerung im Mutterboden verloren gehen, aus dem er seine Kräfte zieht. Vielleicht besteht hier ein ähnliches Verhältnis wie zwischen der körperlichen und geistigen Entwicklung. Die allgemeine Richtung edelsten menschlichen Strebens geht darauf hin, den geistigen Gütern immer mehr den unbedingten Vorrang vor den Rücksichten auf das körperliche Wohlergehen zu verschaffen, bis zur rücksichtslosen Selbstaufopferung für ein hohes, über das Einzelwesen hinausreichendes Ziel. Auch hier aber werden wir mit Sorgfalt darauf achten müssen, daß nicht über der einseitigen Züchtung geistiger Fähigkeiten die körperlichen Grundlagen unseres Daseins verkümmern und damit eine biologische Entwurzelung zustande kommt; wir würden uns ja sonst selbst unfähig machen, unsere letzten Ziele zu erreichen. Wie wir also mit allen Mitteln die tierischen Wurzeln unseres Wesens als den Urquell unserer Kraft zu pflegen haben, so sollten wir auch darauf achten, daß die seelischen Wurzeln unserer Persönlichkeit, die vor allem aus der Familie und aus der Stammeszugehörigkeit entspringen, möglichst unversehrt erhalten bleiben.

Es wird die Aufgabe weiterer Forschung sein, die Bedeutung dieser Gesichtspunkte für die Psychiatrie näher festzustellen. Sollte sich, was ich erwarte, zeigen, daß in der Tat der Entwurzelung eine gewisse Rolle für die ungünstige Entwicklung der seelischen Persönlichkeit zukommt, so wäre es unsere Aufgabe, nach Mitteln zu suchen, die dieser Schädigung entgegenzuwirken geeignet sind. Vor allem dürften hier Maßnahmen der inneren Kolonisation in Betracht kommen[37], die den Zusammenhalt der Familien festigen, die Möglichkeit der Siedelung auf eigenem Grund und Boden, ferner die Förderung der Familienforschung, der Familienstiftungen[38], die Begünstigung der Frühehe, die Erleichterung der Kinderaufzucht, um der Zersprengung der Familien entgegenzuwirken, das Verbot der Kinderarbeit, die Eindämmung des Kneipenwesens, endlich alle Mittel, die den zersetzenden Einflüssen des Internationalismus Einhalt gebieten und der Kräftigung des inneren Zu**[8]**sammenhaltes der Volksgenossen dienen. Daß hierbei endlich auch der seelischen Veredelung der Massen durch Verbreitung von Bildung und Festigung der geistigen Gemeinschaft eine erhebliche Bedeutung zukommt, wird durch die größere Widerstandsfähigkeit der gebildeteren Schichten gegenüber entwurzelnden Einflüssen wahrscheinlich gemacht. Wenn alle diese Aufgaben auch weit, weit über das Gebiet der psychiatrischen Fachwissenschaft hinausreichen, so sollten doch psychiatrische Gesichtspunkte dabei nicht außer acht gelassen werden. Gerade die Frage der Entwurzelung ist daher neben so manchen anderen geeignet, uns Ausblicke auf die zukünftige Entwicklung einer Wissenschaft zu gewähren, die wir heute mehr ahnen als kennen, auf eine *soziale Psychiatrie.*

[37] Emil Kraepelin äußert sich hierzu auch ausführlich in seinem Aufsatz *Psychiatrische Randbemerkungen zur Zeitgeschichte*, der in den politisch bedeutsamen *Süddeutschen Monatsheften* erschien. Vgl. Kraepelin 1919c, S. 182.

[38] Auch Emil Kraepelin plante seit 1912 die Errichtung einer Familienstiftung, die jedoch 1920 vom bayerischen Innenministerium endgültig nicht genehmigt wurde. Vgl. MPIP-HA: K 10/1, Statut, undatiert; BayHStA: MK 17810, Schreiben Innenministerium an Kraepelin, 26.V.1920.

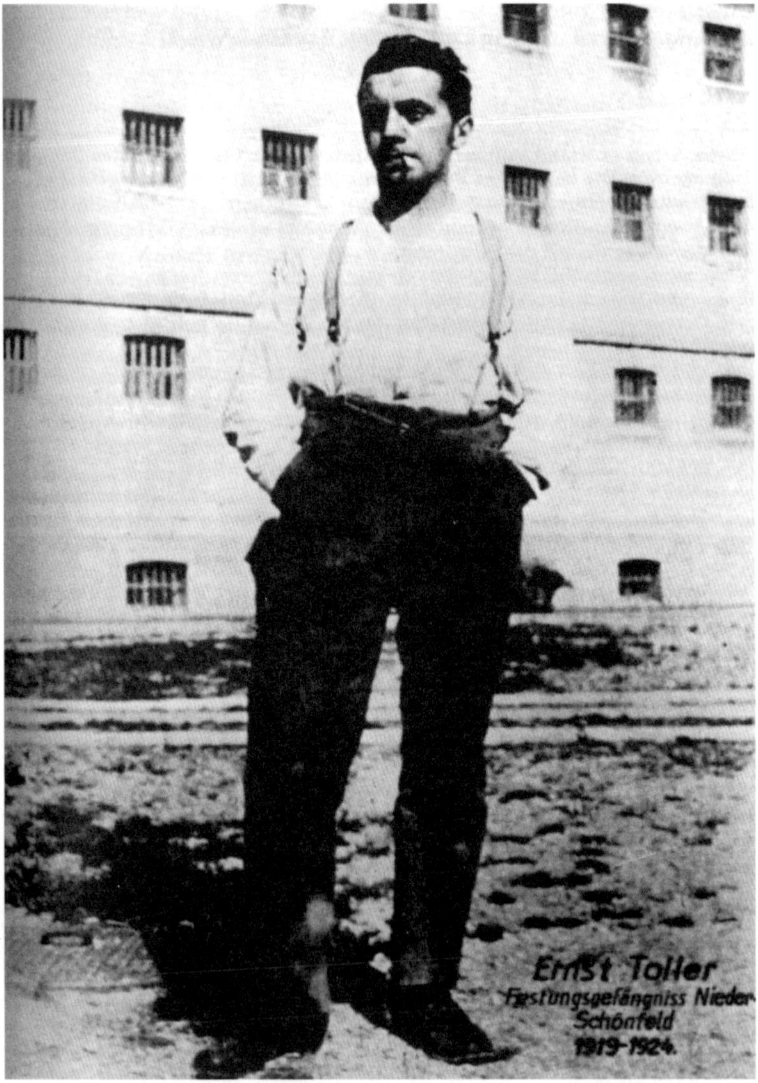

Ernst Toller

4. Politik und Öffentlichkeit

4.1. Gutachten Ernst Toller

III.[1]
Ernst *Toller*

1.
Aktenbericht.

[43] Toller[2] ist Folgendes zur Last gelegt: Er verlas am 28. I. 1918 gelegentlich eines „Diskussionsabendes“ der unabhängigen Sozialdemokratie Münchens im goldenen Anker[3] vor etwa 300 Personen u. A. eine von ihm verfasste Schrift: „Aufruf an das Deutsche Volk“.

[1] BArch: R 3003, C 24/18, Bd. 9, fol. 169-204 (Gutachten S. 43-78). Zur Schilderung der Begutachtungssituation vgl. Toller 1963, S. 75-78.

[2] Ernst Toller (⋆1893 – †1939), Schriftsteller; Sohn eines jüdischen Kaufmanns aus der ehemaligen preußischen Provinz Posen, 1914 Studium in Grenoble, Kriegsfreiwilliger, 1917 nach Freistellung vom Militärdienst wegen Krankheit Fortsetzung des Studiums in München und Heidelberg; Februar 1918 Beteiligung am Munitionsarbeiterstreik, nach der Ausrufung der Republik zweiter Vorsitzender der bayerischen Arbeiter- und Soldatenräte, 1919 Vorsitzender der bayerischen USPD und des Zentralrates der Münchner Räterepublik, Abschnittskommandant der „Roten Garde“; nach Niederschlagung der Räterepublik seit 1920 Festungshaft in Niederschönenfeld wegen Hochverrats, Abfassung expressionistischer Dramen (*Masse Mensch*, 1920); nach Haftentlassung 1924 Übersiedlung nach Berlin, 1933 Ausbürgerung, Exil in der Schweiz, 1934 in London, 1936 in New York, dort 1939 Suizid nach dem Sieg Francisco Francos im Spanischen Bürgerkrieg. Vgl. Distl 1993; ter Haar 1988; Grau 2001, S. 339; Karl 2008; Rothe 1997; Abbildung S. 144.

[3] Gemeint ist die Bierwirtschaft Goldener Anker in der Schillerstraße 30 im sogenannten Klinikviertel der Münchner Ludwigsvorstadt. Hier hatte Kurt Eisner bereits im Dezember 1916 einen politischen Diskussionskreis mit bis zu 100 Teilnehmern gegründet, aus dem u. a. die Münchner USPD hervorging. Vgl. Schmolze 1978, S. 39f.

Gemeinsam mit Anderen verfasste er am 1. II. 1918 das Flugblatt „Kameraden", das mit seinem Wissen und Willen besonders am 2. II. 1918 an die Teilnehmer einer Versammlung streickender Arbeiter auf der Theresienwiese zu München verteilt wurde[4]. In einer Versammlung vom 2. II. 1918 in der Schwabinger Brauerei[5] forderte er in einer aufreizenden Rede zur Fortsetzung des Streicks auf. Er machte also den fortgesetzten Versuch, in einverständigem Zusammenwirken mit Anderen einen über das Reich sich erstreckenden Massenstreick der in Rüstungsbetrieben beschäftigten Arbeiter herbeizuführen und zu fördern (Versuch des Landesverrats). Toller beteiligte sich an der Streickbewegung in führender Weise. Der Entwurf eines Aufrufes fand sich bei seinen Habseligkeiten. Er musste daher nach anfänglichem Leugnen die Urheberschaft zugeben.

Am 4. II. 1918 erklärte Toller, der Aufruf, den er mit habe verfassen helfen, sei durch Indiskretion veröffentlicht worden. Er war aber zur Veröffentlichung **[44]** bestimmt, sein Wortlaut sei richtig wiedergegeben. Die Frage, ob ein Streick die Verteidigung schwächen konnte, müsse er ablehnen, denn er betrachte diese Frage nur sittlich – politisch. Er bestreite, dass er sich durch den häufigen Wohnungswechsel in München der Feststellung seiner Wohnung habe entziehen wollen. Im goldenen Anker am 28. I. 1918 sei er erstmals in seinem Leben als Redner aufgetreten. Auf Seite 132, Bd. 1 der Akten gab er allerlei Redensarten zu, die er aber dann später nicht mehr wahr haben wollte. Bis Donnerstag den 31. I. habe er sich in keiner Weise politisch betätigt. Erst an diesem Tage bei dem Schriftsteller Mann[6] habe er von dem Streick erfahren.

---

[4] An diesem Tag versammelten sich etwa 6000 Streikende auf der Theresienwiese, um für ein baldiges Ende des Krieges und gegen die katastrophalen Lebensbedingungen zu demonstrieren. Vgl. Bauer 1989, S. 143.

[5] Die Schwabinger Brauerei an der Leopoldstraße 82 nahm 1874 ihren Betrieb mit Gastwirtschaft im ehemaligen Baader-Schlößchen auf. Seit dem Neubau von 1889 verfügte das Lokal über einen großen Festsaal, in dem vor und nach dem Ersten Weltkrieg berühmte Faschingsbälle, die sogenannten „Schwabylon-Feste" stattfanden. Seit 1917 befand sich die Schwabinger Brauerei im Besitz der Spaten-Franziskaner-Brauerei. Vgl. Bauer 1982, S. 249.; Bauer 1989, S. 164f.; Grau 2001, S. 336f.

[6] Heinrich Mann (⋆1871 – †1950), Schriftsteller; 1889 Beginn einer Buchhandelslehre in Dresden, 1891/92 Volontär beim S. Fischer Verlag, gleichzeitig

Am 1. II., Freitags, sei er in der Versammlung der Schwabinger Brauerei gewesen. Richtig sei, dass er die Frauen zur Beteiligung am Umzuge aufgefordert habe. Er habe nicht zur Fortsetzung des Streicks aufgefordert, trotz Vorhaltes, dass dies bei den gegebenen Umständen ausserordentlich unglaubwürdig sei. Er gebe nicht ausdrücklich zu, dass das Gedicht, das er auf der Theresienwiese vorgelesen habe, aufreizend wirken musste. Er fühle sich schon verantwortlich dafür, dass er keine Massnahmen getroffen, um zu verhindern, dass der Aufruf „Kameraden" auch in andere Hände, als in die auf der Theresienwiese versammelten Arbeiter kam. Beabsichtigt war es nicht. Er lege die Hauptbetonung darauf, dass ihm die Hauptsache die Wiedererweckung des religiösen Menschen und die Befreiung der Geister war.
Am 8. II. erklärte Toller, mit dem „Aufruf an das Deutsche Volk" habe er nichts zu tun. Er bestreite, **[45]** dass die Apostrophe an die Frauen für ihn bezeichnend sei. Er habe in Berlin von einem Unbekannten den Aufruf zugeschickt erhalten. Dass er am 28. I. auf dem Diskussionsabend den Aufruf teilweise verlesen habe, sei richtig. Bald erklärte Toller dann aber, er habe etwas ausgesagt, was ihn nunmehr reue. Er habe dabei unter einem ihm unerklärlichen inneren Zwang gehandelt. Er gebe nunmehr zu, bei der Abfassung des Aufrufes „an das Deutsche Volk" stark beteiligt gewesen zu sein. Nähere Erklärungen, wo und wie der Aufruf entstand, bitte er zur Zeit nicht abgeben zu müssen, da er sich in grosser Erregung befinde und durch die zeitweise Verweigerung der Nahrungsaufnahme etwas geschwächt sei.
Toller besuchte (nach fol. 36 ff. des 4. Bandes), nachdem er 2 Jahre lang wegen Krankheit den Unterricht nicht hatte besuchen können, vom Jahre 1907 bis 1914 das Realgymnasium in Bromberg. Er absolvierte in allen Fächern mit „gut" oder „genügend", nur in der Mathematik mit „mangelhaft". Er wollte sich später der Litera-

Studien an der Universität Berlin und Beginn der schriftstellerischen Tätigkeit; 1893 Übersiedlung mit der Familie nach München, seit 1896 lange Auslandsaufenthalte, hauptsächlich mit seinem Bruder Thomas in Italien, seit 1914 nach Heirat mit Maria Kanová wieder in München ansässig, 1928 Übersiedlung nach Berlin nach Trennung von seiner Ehefrau; 1931 Präsident der Sektion für Dichtkunst der Preußischen Akademie der Künste, 1933 nach Arbeitsverbot Emigration nach Frankreich, 1940 Flucht in die USA. Vgl. Flügge 2006.

tur widmen, da er schon damals schriftstellerisch tätig war. Sommersemester 1914 besuchte er Grenoble (Vorlesungen über französische Literatur, Jurisprudenz und Nationalökonomie). Er wollte auf alle Fälle das juristische Examen machen, ohne sich aber schon klar über seinen Lebensberuf zu sein. Vor Kriegsausbruch gelang ihm dann gerade noch, die Schweizergrenze zu überschreiten. Am 9. VIII. 1914 meldete er sich in München als Kriegsfreiwilliger, kam im März 1915 ins Feld und blieb bis April 1916 an der Westfront (Kämpfe im Priesterwald[7] und **[46]** bei Regnierville).

Im Mai 1916 erkrankte er an Magen-, Nerven- und Herzstörungen, verbrachte Juli und August 1916 im Sanatorium Ebenhausen, blieb bis Ende Oktober 1916 bei der 1. Genesungs Batterie des 1. Bay. Fuss Art. Reg. und wurde Oktober 1916 zunächst wegen Krankheit beurlaubt, dann am 5. I. 1917 als Kriegsbeschädigter unter Verzicht auf Rentenansprüche als d.a.v.H.[8] entlassen.

Nach der Beurlaubung besuchte er in München wieder philosophische und juristische Vorlesungen, erkrankte aber Ende Juni 1917 neuerdings an Herz- und Nervenstörungen, weshalb er nach Samotschin zu seiner Mutter ging. Nach einer 6 wöchigen Kur in Bad Schachen bei Lindau im August und September 1917 kehrte er nach München zurück, machte dann September - Oktober einen Kongress Deutscher Professoren und Schriftsteller auf der Burg Lauenstein[9] in Thüringen mit und bezog dann für den Winter 1917/18 die Universität Heidelberg und hörte Philosophie, Jurisprudenz und Volkswirtschaft.

[7] In diesem Waldstück nordöstlich von Pont-à-Mousson (Lothringen) fanden vor allem von März bis Mai 1915 heftige Kämpfe statt. Ernst Toller schilderte seine dortigen Kriegserfahrungen u. a. in seinem Gedicht *Leichen im Priesterwald*. Vgl. Kriegsarchiv 1923, S. 153f.; Toller 1979, S. 179.

[8] Offizielle militärische Abkürzung für „dauernd arbeitsverwendungsfähig Heimat“.

[9] Auf der Burg Lauenstein – bei Ludwigsstadt in Oberfranken nahe der thüringischen Grenze gelegen – veranstalteten der Verleger Eugen Diederichs und der Philosoph Max Weber im Mai und September 1917 zwei Tagungen, die sich mit Fragen der „Führerschaft im Staat“ und der Demokratie befaßten. Daran nahmen u. a. auch Walter von Molo, Theodor Heuss und Ernst Tönnies teil. Tollers Erwartungen an den Verlauf der Tagung wurden, wie er später bekannte, enttäuscht. Vgl. Plöger 2007, S. 165; Rothe 1997, S. 34, 37, 40.; Ziegler 2005, S. 64f.

Er wollte sich den Doktortitel in der Volkswirtschaft erwerben. In Heidelberg beteiligte er sich Ende 1917 an einem Kreis von etwa 10-15 Studenten und Studentinnen, welche unter sich philosophische, wirtschaftliche und sozialpolitische Fragen allgemeiner Art wissenschaftlich besprachen. Der Kreis nahm auch, gelegentlich der Bewegung gegen Prof. Förster[10] im Herbst 1914, Stellung zu der aktuellen Frage der Einschränkung der politischen Freiheit der Universitätsstudierenden. Man **[47]** verfasste gemeinschaftlich einen Protest dagegen, der von 135 Studenten unterzeichnet wurde. Dann erklärte sich der Kreis, im November 1917, auch gegen die Vaterlandspartei[11]. Um die gleiche Zeit beschloss er die Gründung eines kulturpolitischen Bundes[12] der Deutschen Jugend und Toller verfasste die Leitsätze dazu. Er gründete auch eine Gruppe dieses Kulturbundes. Die Namen des Kreises möchte er nicht nennen. Mehrere seiner Bekannten seien nämlich schon wegen Unterzeichnung des Aufrufs gegen die Vaterlandspartei bereits aus Heidelberg ausgewiesen worden. – Ende November 1917 sei er wie-

[10] Friedrich Wilhelm Förster (⋆1869 – †1966), Pädagoge und Pazifist; Sohn des Astronomen Wilhelm Julius Förster, Studium der Philosophie, Nationalökonomie und Physiologie in Freiburg und Berlin, 1893 Promotion, 1898 Habilitation in Zürich; dort bis 1912 Privatdozent, 1913 Extraordinarius in Wien, 1914 Ordinarius für Pädagogik und Philosophie in München, seit 1915 Protagonist der pazifistischen Bewegung; 1920 nach massiven Angriffen durch nationale Kreise Niederlegung des Münchner Lehrstuhls und Übersiedlung in die Schweiz, 1926 nach Frankreich, 1940 über Portugal in die USA, 1963 Rückkehr von New York nach Zürich. Bereits Försters Berufung durch ministerielle Anordnung auf den Münchner Lehrstuhl provozierte intensive Diskussionen um die Universitätsautonomie. Im Ersten Weltkrieg wurde die Lehrtätigkeit des Pazifisten zum Politikum; seine 1915/6 veröffentlichten Angriffe auf die deutsche Politik lösten einen Sturm der Entrüstung aus und führten zu Studentenunruhen. Förster gilt u. a. als Begründer der modernen politischen Bildung. Vgl. Förster 1916; Grau 2001, S. 362.

[11] Kraepelin gehörte 1917 zu den Gründern des bayerischen Landesvereins der Deutschen Vaterlandspartei und war Mitglied seines engeren Ausschusses. Vgl. S. 34.

[12] Gemeint ist der „Kulturpolitische Bund der Jugend in Deutschland“, für den neben Toller auch Heinrich Mann detaillierte Leitsätze formulierte. Er beabsichtigte, „in jungen Menschen Verantwortlichkeit zu wecken und sie zu politischer Aktivität zu führen“ und „durch praktische Arbeit die immer tiefer werdende Kluft zwischen Volk und Intellektuellen zu überwinden“. Vgl. Toller 1995, S. 31-34.

der an seinem alten Leiden (Herz- und Nervenstörungen) und an Bronchialkatarrh erkrankt, mit darauffolgendem Ohrenleiden.
Im Dezember 1917 und Januar 1918 erschienen wegen des von ihm unterzeichneten Aufrufes gegen die Vaterlandspartei in der Deutschen Zeitung[13] und Deutschen Tageszeitung[14] verschiedene polemische Artikel gegen ihn. Es war dies eine Form der Denunziation und um nicht deswegen wieder zum Heere einberufen zu werden, fuhr er am 24. I. 1918 eigens nach München, um beim Generalkommando seine Zurückstellung persönlich zu befürworten. Er wollte dort nur kurze Zeit bleiben. Er bestreite ganz entschieden, etwa zu dem Zwecke nach München gekommen zu sein, um sich hier an der Einleitung und Durchführung der Streickbewegung zu beteiligen.[15] Als er von Berlin nach München gefahren sei, habe er noch keine Ahnung davon gehabt, dass es zu einer Streickbewegung kommen werde. In Berlin hatte er sich überhaupt noch nicht mit der Streickbewegung befasst, sei mit Eisner[16] in Berlin nur **[48]** einmal zusammengetroffen, im Laufe des Januar 1918. Eisner

[13]Seit April 1917 kontrollierten verschiedene Mitglieder des Alldeutschen Verbandes die zum Hugenberg-Konzern gehörende *Deutsche Zeitung*; vgl. Hoser 1990, S. 31f., 39, 95.

[14]Die *Deutsche Tageszeitung – unparteiisches Volksblatt* erschien zwischen 1894 und 1934 in Berlin. Sie geriet während des Ersten Weltkriegs unter den Einfluß rechtsgerichteter nationalistischer Kreise. Vgl. Hoser 1990, S. 41, 138, 162.

[15]Zu Tollers eher geringer Bedeutung für den Streik im Januar 1918 vgl. Köglmeier 1999.

[16]Kurt Eisner (⋆1867 – †1919), Literat und Politiker; Studium der Philosophie und Germanistik in Berlin, nach Abbruch des Studiums aus finanziellen Gründen Anschluß an Friedrich Naumanns Nationalsozialen Verein, ab 1898 Mitglied der SPD, von 1893 bis 1898 Redakteur der *Hessischen Landeszeitung* in Marburg, von 1899 bis 1905 Redakteur beim *Vorwärts* in Berlin, ab 1907 Chefredakteur der SPD-nahen *Fränkischen Tagespost*; 1910 Umzug nach München, ab 1917 Vorsitzender der USPD in München und 1918 Anführer der Munitionsarbeiterstreiks, deswegen von Januar bis Oktober 1918 inhaftiert, führende Beteiligung an der Novemberrevolution 1918 in München, die zum Sturz der bayerischen Monarchie führte, als Vorsitzender des Arbeiter-, Bauern- und Soldatenrats proklamierte er am 07.IX.1918 den „Freistaat Bayern", ab dem 08.XI.1918 bayerischer Ministerpräsident und bayerischer Außenminister, nach starken Verlusten der USPD bei den Landtagswahlen 1919 zum Rücktritt bereit, wurde am 21.II.1919 auf dem Weg zum Bayerischen Landtag von Anton Graf von Arco-Valley erschossen. Vgl. Grau 2001; Geier 1998, S. 50-58.

war damals anwesend, als er ein von ihm, dem Angeschuldigten, verfasstes Drama „der Entwurzelte“[17] vorlas. Zwischen ihm und Eisner sei keinerlei Vereinbarung über ein späteres Zusammenwirken in München getroffen worden. Ausser dem Besuch beim Generalkommando in München wollte er hier nur noch eine Gruppe des kulturpolitischen Bundes der Deutschen Jugend gründen. Während seines Aufenthaltes im Sanatorium Grunewald bei Berlin habe er verschiedene Schriften gelesen. Bis dahin war er der Überzeugung gewesen, dass das Deutsche Reich nur einen Verteidigungskrieg führe.
Durch die Schriften aber seien ihm erhebliche Zweifel gekommen. Infolge dieser Zweifel sei er in eine sehr erregte und verwirrte Stimmung geraten. Dazu kamen in Berlin noch Gerüchte, dass Kühlmanns[18] Einfluss auf einen Verständigungsfrieden untergraben werde, dass die Vaterlandspartei auf amtliche Stellen einen weitgehenden annexionspolitischen Einfluss ausübe. Besonders erregt habe ihn, dass Tirpitz[19] erklärt habe, die Deutsche Regierung stehe in Wirklichkeit auf dem Standpunkt weitgehender Annexionen,

[17] Das Manuskript des Dramas *Der Entwurzelte. Das Ringen eines Menschen* befindet sich im Nachlaß von Gustav Landauer; vgl. Internationaal Instituut voor Social Geschiedenis, Amsterdam: Gustav Landauer Papers.

[18] Richard von Kühlmann (⋆1873 – †1948), Diplomat; Studium der Rechtswissenschaften in Leipzig, Berlin und München, danach Eintritt in den diplomatischen Dienst, Einsatz in St. Petersburg, Teheran und London, ab 1904 in Marokko, danach in Washington und Den Haag, ab 1908 Botschafter in London, Eintreten für deutsch-englische Verständigung, Sondermissionen in Stockholm und Istanbul, 1915 Gesandter in den Niederlanden, 1916 Botschafter in Istanbul, 1917 Ernennung zum Staatssekretär im Auswärtigen Amt; beteiligt an den Friedensverträgen von Brest-Litowsk und Bukarest 1917/18, 1919 erzwungener Rücktritt nach einer aufsehenerregenden Rede vor dem Reichstag für einen Verständigungsfrieden. Vgl. Kühlmann 1948.

[19] Alfred von Tirpitz (⋆1849 – †1930), Militär und Politiker; ab 1897 Staatssekretär im Reichsmarineamt, verantwortlich für die Aufrüstung der deutschen Kriegsmarine („Tirpitz-Plan“), verfolgte eine expansive Außen- und Kriegszielpolitik; von 1908 bis 1918 Mitglied des Preußischen Herrenhauses, 1911 Ernennung zum Großadmiral, 1917 Mitbegründer der alldeutschen Vaterlandspartei, von 1924 bis 1928 Reichstagsabgeordneter der Deutschnationalen Volkspartei. Seine Forderung nach einem uneingeschränkten U-Boot-Krieg führte seit 1915 zu wachsenden Konflikten mit Kaiser Wilhelm II. und Reichskanzler Theobald von Bethmann-Hollweg, weshalb Tirpitz im März 1916 zurücktrat. Vgl. Roedel 2003.

wolle aber die Annexionen nur auf einem anderen Wege durchführen, als die Vaterlandspartei. Er glaubte, dass dieser Standpunkt eine ungeheuere Schädigung des Deutschen Volkes in sich schliesse, den Krieg verlängere, zu neuen Kriegen führe u. s. w. In diesem erregten Zustande habe er die Reise nach München angetreten. In der Bahn habe er dann eine Skizze: „Tragödie unserer Zeit" geschrieben, eine Art Blosstellung der **[49]** Unmenschlichkeit, die kommende Offensive zu bejubeln. Diese Skizze habe dann ein Bekannter, den er in München getroffen, für vortrefflich zu einem Aufruf an das Deutsche Volk geeignet gehalten. Durch weitere Mitteilungen sei er dann noch erregter gegen die Deutsche Regierung geworden. Die Lektüre von Lichnowskis[20] Denkschrift habe ihn vollständig überzeugt von der Mitschuld der Deutschen Regierung am Kriege. In dieser Stimmung habe er dem Bekannten die Erlaubnis gegeben, seine Skizze in einen Aufruf an das Deutsche Volk umzuarbeiten. Er habe ihm aber erklärt, zu einer Verbreitung des Aufrufes gebe er seine Erlaubnis nicht her, weil der Aufruf in seiner Umarbeitung nicht mehr ganz mit seinen Anschauungen übereinstimmte. Auch Eisner habe den Aufruf nicht zur Veröffentlichung geeignet erklärt. Er wollte dann am 27. I. 1918 Eisner im Kolloseum[21] sprechen hören. Die Rede habe ihn in starke Erregung gebracht.

[20] Karl Max Fürst von Lichnowsky (⋆1860 – †1928), Diplomat; ab 1887 in Stockholm, Istanbul, Dresden, Bukarest und Wien eingesetzt, seit 1899 Vortragender Rat und Personaldezernent im Auswärtigen Amt, von 1912 bis 1914 deutscher Botschafter in London; setzte sich vergeblich für einen Ausgleich zwischen Deutschland und England ein, nach nicht authorisierter Publikation seiner privaten Denkschrift *Die Schuld der deutschen Regierung am Kriege* Ausschluß aus dem Preußischen Herrenhaus, 1918 kurzzeitig Mitglied der Deutschen Demokratischen Partei. Vgl. Grau 2001, S. 324; Lichnowsky 1918; Toller 1963, S. 63.

[21] Gemeint ist Kill's Colosseum, eine beliebte Gastwirtschaft mit Varieté und Laienbühne an der Kolosseumstraße 4. Das Lokal wurde von Franz Kill seit 1872 betrieben und ausgebaut. Infolge einer Brandkatastrophe im Fasching 1881, bei der mehrere Darsteller einer Eskimo-Gruppe ums Leben kamen oder schwerste Verletzungen davontrugen, gelangte Kill's Colosseum in München zu trauriger Berühmtheit. Unter den Verletzten befand sich auch Max Gudden, ein Sohn des Psychiaters Bernhard von Gudden. Vgl. Bauer 1982, S. 174f.; Grau 2001, S. 335f.; Gudden 1987, S. 158-160; Toller 1963, S. 64f.

Am nächsten Tage im goldenen Anker (Diskussionsabend der Us. Partei[22]) sei ihm dann der Gedanke gekommen, ob er nicht selbst die Versammelten einmal aus den rein parteipolitischen Erörterungen zu höheren menschlichen und sittlichen Erwägungen emporheben könne. Es war ihm ja noch ausdrücklich versichert worden, es handle sich um eine geschlossene Versammlung, bei der man offen reden könne. Da habe er Teile aus dem Aufrufe der Russischen Soldaten an die Deutschen Soldaten zur Einleitung eines Waffenstillstandes verlesen, habe sich dann gegen die Verherrlichung des Krieges gewandt u. s. w. Auch einzelne Sätze aus seiner Skizze habe er ver**[50]**lesen. Von der Streickbewegung habe er in seiner Rede kein Wort gesprochen. Er bestreite entschieden, die Versammelten zur Teilnahme an der Streickbewegung aufgefordert zu haben. Vom Streick habe er damals überhaupt noch keine nähere Kenntnis gehabt. Er bestreite entschieden Äusserungen, wie sie auf Seite 9/10 des Aktes gegen ihn angegeben seien, gebraucht zu haben; Äusserungen wie: „Geht auf die Strasse, schlagt sie nieder, stürzt die Regierung, beseitigt sie gewaltsam, rottet die Monarchien aus“, habe er in keiner Weise gebraucht. Das liege ihm vollständig fern. Er bestreite auch die Äusserung: „Hindenburg[23] und Ludendorf[24] seien die grössten Mörder der Geschichte.“

[22]Gemeint ist die USPD.

[23]Paul von Hindenburg (⋆1847 – †1934), Militär und Politiker; Ausbildung in den Kadettenanstalten von Wahlstatt und Berlin, danach erfolgreiche militärische Laufbahn, Teilnahme an den Kriegen von 1866 und 1870/71, Ausbildung an der Kriegsakademie, Aufstieg in den preußischen Generalstab, 1891 Beförderung zum Oberstleutnant im Kriegsministerium, ab 1893 Kommandeur verschiedener Truppenteile, 1911 Ruhestand; 1914 Reaktivierung als Befehlshaber der 8. Armee in Ostpreußen, Sieg in der Schlacht von Tannenberg, 1916 Chef des Generalstabs, 1918 Rückführung des Feldheeres, 1919 erneute Versetzung in den Ruhestand; 1925 Kandidat der konservativen Parteien für das Amt des Reichspräsidenten, 1932 Wiederwahl, 1933 Ernennung von Adolf Hitler zum Reichskanzler, mit Hindenburgs Tod 1934 erlosch das Amt des Reichspräsidenten. Vgl. Pyta 2007.

[24]Erich Ludendorff (⋆1865 – †1937), Militär und Politiker; Ausbildung im preußischen Kadettenkorps, danach Offizier der Marineinfanterie, von 1890 bis 1893 Generalstabsausbildung, bis 1913 Aufstieg zum Oberst, 1914 Versetzung als Generalmajor und Brigadekommandeur nach Straßburg, 1916 Berufung in die Oberste Heeresleitung als Erster Generalquartiermeister; 1918 aus dem Dienst entlassen, Flucht nach Schweden, seit den

Bis Freitag, den 1. II.1 918 sei er an der Bewegung für den allgemeinen Massenstreick in keiner Weise beteiligt gewesen. Erst Donnerstags, den 31. I., als er gerade zu Besuch bei Heinrich Mann war, sei er auf streickende Arbeiter auf der Strasse aufmerksam geworden. Frau Mann[25] habe ihm dann gesagt, heute Morgen sei der Streick ausgebrochen. Kröpelin[26], den er Abends auf der Strasse dann getroffen, habe ihn zu einer Zusammenkunft eingeladen, wo über den Streickvorgang Bericht erstattet werden sollte. Es waren aber nur 10 Leute da und er sei nur $\frac{1}{4}$ Stunde geblieben. Von den Versammlungen im Mathäserbräu[27] und Wagnerbräu[28] habe er keine Kenntnis. Die von ihm zum 2. II. angekündigte Vorlesung über sein Drama mit Gedichten habe nicht erfolgen können wegen polizeilichen Verbots infolge seines Auftretens am Freitag den 1.II. **[51]**
Da ihn der Verlauf der Streickbewegung interessierte, besuchte er am 1. II. die Versammlung in der Schwabingerbrauerei. In einem impulsiven Entschluss sei er dort, als sich keine Leute zur Deputa-

frühen 1920er Jahren Protagonist der völkischen Bewegung, Allianz mit Adolf Hitler, 1923 Beteiligung am sogenannten Hitler-Putsch in München, 1925 nach Niederlage bei der Reichspräsidentenwahl Rückzug aus der Politik, 1926 Heirat mit der Nervenärztin Mathilde von Kemnitz, verfaßte okkultistisch-verschwörungstheoretische Schriften und war bis zu seinem Tod in pseudoreligiösen Zirkeln aktiv. Vgl. Bd. VI, S. 35, Fußnote 78.

[25] Maria [Mimi] Mann (⋆Kanová) (⋆1886 – +1947), Schauspielerin; von 1914 bis 1930 Ehefrau von Heinrich Mann, 1928 Rückkehr nach Prag, von 1940 bis 1945 im KZ Theresienstadt interniert. Vgl. Krüll 1992.

[26] Carl Kröpelin (⋆1893 – +1977), Schlosser, Gewerkschaftsfunktionär; während des Ersten Weltkriegs Mitglied der USPD in München, 1919 Mitglied des Vollzugsausschusses der Arbeiter- und Soldatenräte und des Zentralrats, 1921 Wechsel zur SPD, bis 1933 Gewerkschaftssekretär des Deutschen Metallarbeiterverbandes, 1946 Mitglied der Verfassunggebenden Landesversammlung und Abgeordneter der SPD im Bayerischen Landtag. Vgl. Grau 2001, S. 566, Fußnote 82; Herz 1988, S. 86, 324.

[27] Seit dem Neubau der Gaststätte 1884 an der Bayerstraße 5 war der Mathäserbräu eine der größten Bierwirtschaften Münchens. Ab 1907 gehörten Haus und Lokal der Löwenbrauerei. Während der Münchner Räterepublik befand sich wegen der Nähe zum Hauptbahnhof im Mathäserbräu das Hauptquartier der Revolutionäre. Vgl. Bauer 1982, S. 147f.; Müller 1954, S. 336.

[28] Der Wagnerbräu in der Lilienstraße 29 im Stadtteil Au zählte seit dem Neubau von 1901 zu den größeren Gaststätten Münchens. Vgl. Bauer 1982, S. 198f.

tion fanden, welche zum Zwecke der Enthaftung Eisners vorstellig werden sollte, auf die Bühne getreten und habe sich bereiterklärt, die zweite Deputation zu begleiten. Da ihn das beglückende Gefühl beherrschte, dass die versammelten streickenden Arbeiter nicht um materieller Interessen, sondern um idealer Zwecke willen und ihres Menschseins willen in den Streick getreten seien, habe er das Bedürfnis und auch die Kraft gefühlt, zu der versammelten Menge zu sprechen. Er bestreite aber ganz entschieden, dass er dabei die Anwesenden zur Fortsetzung des Streicks aufgefordert und Äusserungen gebraucht habe, wie sie auf Bl. 52 des Aktes gegen ihn angegeben seien. Er habe kein Wort davon gesagt, dass nur ein kleines Häuflein internationaler Hunde dieses Morden weiterführen wolle, dass die Polizei unsere Gefangenen freigeben müsse und wenn es über Leichen gehe, dass Tausende bereit sein müssten, die Stelle eines verhafteten Führers einzunehmen und dass fortgestreickt werden müsse, bis die Führer wieder frei seien. – Nach der Rede habe er sich dem Demonstrationszug angeschlossen. – Nach der Demonstration habe er auf Aufforderung, zusammen mit anderen, in einem Lokal, dessen Namen er nicht nenne, das Flugblatt „Kameraden“ entworfen. – Nachmittags 3 Uhr ging er wieder in die Schwabingerbrauerei, wo er wieder gesprochen habe. Zur Fortsetzung des Streicks habe er aber in keiner Weise aufge**[52]**fordert. – Am nächsten Tage ging er mit der Deputation zur Polizeidirektion. Er habe dort u. A. gesagt: Ebenso, wie er es für seine Pflicht gehalten, sich freiwillig zum Militär zu stellen, halte er es jetzt für seine Pflicht, gegen die Annexionspläne aufzutreten. – Dann habe er auf der Theresienwiese gesprochen. Zur Fortsetzung des Streicks habe er aber nicht aufgefordert. – Er habe dann in einem Streickausschuss am Beschluss der Wiederaufnahme der Arbeit zum 4. II. mitgewirkt. – Auch in einer Versammlung am Sonntag habe er nur allgemein Menschliches gesprochen, kein Wort vom Streick. Über die Vervielfältigung des Flugblattes „Kameraden“ habe er seine Verwunderung ausgesprochen. Am 2. II. sei er auch in eine Deputation zum Ministerpräsidenten gewählt worden. Er sei aber nicht hingekommen, weil er bereits Sonntag den 3. II. verhaftet worden sei.

Er bestreite jeden Landesverrat. Er wisse nicht mehr, ob er früher gesagt, den Aufruf habe er in Berlin von einem Bekannten zugeschickt erhalten. Verfasst habe er den Aufruf nicht, sondern die Bekannten unter Benützung seiner Skizze. Der belastende Schlusspassus rühre nicht von ihm her. Die Skizze selbst besitze er nicht mehr. Dass durch die Streickbewegung eine Schädigung der Landesverteidigung und der Deutschen Heeresmacht eintreten könnte, daran habe er nicht gedacht. Im Gegenteil war er überzeugt, dass ein 3 tägiger Streick die Organisation der Deutschen Heeresmacht nicht schädigen könne. Er habe die ganze Streickbewegung als einen Versuch zur Rettung Deutschlands aufgefasst. **[53]**
Die strafrechtliche Verantwortlichkeit für alle seine Handlungen übernehme er in vollem Umfange. Er sei zwar sehr erregt, aber sich des Sinnes und der Bedeutung seiner Ausführungen bewusst gewesen. Etwas Strafbares habe er darin allerdings nicht gesehen. – Vom 12. bis 14. Altersjahr sei er ständig krank und bettlägerig gewesen (Beinlähmung auf nervöser Grundlage). In den folgenden Jahren hatte er fast jährlich erhebliche Nervenstörungen durchzumachen und habe auch an Herzstörungen und Gelenkrheumatismus gelitten. Deswegen musste er jährlich etwa 2-3 Monate von der Schule wegbleiben. Etwa Mai 1916 in Strassburg (Offiziersaspirand) sei er neuerdings erkrankt (totaler Nervenzusammenbruch, Magen- und Sprachstörungen, Herzneurose und Zittern am ganzen Körper) und sei im Oktober 1916 wegen Neurasthenie und Herzerweiterung als dauernd arbeitsverwendungsfähig entlassen worden. Im Wintersemester 1916/17 sei er wegen seelischer Depressionszustände in Behandlung von Professor Isserlin[29] gestanden. Im Sommersemester 1917 habe er wiederholt nervöse Erschöpfung gehabt (Marcuse, Ebenhausen)[30]. In Heidelberg, im November

[29] Max Isserlin (⋆1879 – †1941), Psychiater; zur Biographie vgl. Bd. VI, S. 343, Fußnote 6; Jutz 1981; Weyerer 2008.

[30] Julian Marcuse (⋆1862 – †1942), Psychiater; Studium der Medizin in Zürich, Breslau, Erlangen und Würzburg, dort 1887 Promotion, 1890 Niederlassung in Mannheim, von 1905 bis 1923 Leiter der Kuranstalt Ebenhausen, gleichzeitig gesundheitspolitischer Funktionär der SPD in München, während der Zeit der Münchner Räterepublik Nachrichtenübermittler zwischen der Münchner und der fränkischen SPD, nach 1923 Niederlassung als Nervenarzt in München; 1942 Deportation ins KZ Theresienstadt. Vgl. Birnbaum 1982, S. 369-371; Jäckle 1988, S. 98.

1917 sei er an Kieferhöhlenkatarrh mit totalem Erschöpfungszustand erkrankt. Im Januar 1918 sei er im Sanatorium Grunewald Berlin[31] wegen Nervenleidens und körperlicher Erschöpfung behandelt worden, ebenso im Militärarrest im Februar und März 1918.
Über Persönlichkeit und Geistesverfassung des Toller erklärten verschiedene Zeugen noch Folgendes:
Sein Freund Dr. Auerbach[32] will dem Toller wirk**[54]**lich den Rat gegeben haben, möglichst rasch zum Generalkommando München zu fahren. Denn Toller sei damals krank und besonders in hohem Grade nervös gewesen. Die Presseangriffe auf ihn hätten seine krankhafte Nervosität noch gesteigert.[33] Als er vor etwa 1 Jahr noch zu ihm, dem Zeugen, gekommen sei, sei er bescheiden und zurückhaltend gewesen. Er habe sich auch bei Kriegsbeginn begeistert als Kriegsfreiwilliger gestellt und eine gute vaterländische Gesinnung bekundet. Als der Zeuge im Herbst 1917 dann vom kulturpolitischen Bund erfahren habe, sei er überrascht gewesen. Ende Dezember 1917 sei Toller krank nach Berlin gekommen und von dem Zeugen in der Klinik von Prof. Herzfeld[34] besucht worden (Nervosität infolge Influenza, Fieber etc.) „Aber mir erschien sein

[31] Gemeint ist das 1895 in der Berliner Hagenstraße 43 eröffnete Sanatorium für Nervenleidende und Rekonvaleszenten. Vgl. Guttstadt 1900, S. 202.

[32] Gemeint ist möglicherweise Nelli Auerbach, Volkswirtin; Studium der Nationalökonomie in Heidelberg und München, seit 1917 Bekanntschaft mit Ernst Toller, während der Münchner Räterepublik Mitglied des Bundes Sozialistischer Frauen, im Zuge der Ermittlungen gegen Toller Flucht aus München, 1921 Promotion in Heidelberg. Vgl. StAM: Staatsanwaltschaften 2242/I; Sternsdorf-Hauck 1989, S. 21f.; Hering 2003, S. 35.

[33] Toller schilderte die Pressekampagne folgendermaßen: „Die Deutsche Vaterlandspartei greift uns an, nennt uns Verräter am vaterländischen Gedanken, pazifistische Verbrecher. *[...]* Einige Menschen schreiben uns zustimmende Briefe, darunter der alte Foerster und Einstein. *[...]* Eine anonyme ‚deutsche Mutter' wünscht uns, daß wir in einem Granattrichter festgebunden und von englischen Geschossen zerrissen werden. *[...]* Die Zeitungen der Rechten rufen die Behörden gegen uns auf. Demokratische Professoren in der Universität nennen uns würdelose Pazifisten. *[...]* Am Tag, an dem die Verfolgungen einsetzen, liege ich mit schwerer Grippe und hohem Fieber im Krankenhaus." Vgl. Toller 1963, S. 60-62.

[34] Josef Herzfeld (⋆1863 – †nach 1937), Otolaryngologe; ab 1882 Studium der Medizin in Berlin, Königsberg, Rostock und Greifswald, 1886 Promotion, Assistent an der Poliklinik für Hals-Nasen-Ohrenkranke in Berlin,

ganzes Wesen völlig verändert. Mit leidenschaftlicher Zudringlichkeit sprach der sonst so ruhig Zurückhaltende unaufhörlich von seinen politischen Idealen". Nach Wochen des Fiebers kam er nach dem Sanatorium Grunewald. „Aber seine innere Unruhe und äussere Unrast erschwerten dort den Ärzten die Behandlung derart, dass ein längerer Aufenthalt im Sanatorium zwecklos erschien." Dr. Auerbach redet von einer „Psychose seines jungen Freundes". Auf seinen Freund Roth machte Toller immer den Eindruck eines nervösen Menschen. Er wechselte sehr oft in seinen Gefühlsstimmungen, wogegen er in seinen Ansichten sich oft als Fanatiker zeigte, der gegenteiligen Gründen nicht leicht zugänglich war. Dass er geistig nicht normal sei, daran habe er, Zeuge, nicht gedacht. Merkmale geistiger anormaler Beschaffenheit seien ihm nicht auf**[55]**gefallen.
Ein Hauptmann aus Stuttgart, bei dessen Batterie Toller mehrere Monate lang zugeteilt war, stellt ihm das Zeugnis aus, dass er damals pflichttreu und strebsam war. Er halte ihn nicht für fähig, gegen die Interessen Deutschlands zu handeln. Er habe niemals etwas Ungünstiges in dieser Richtung über ihn gehört.
Prof. Weber[35] erklärte: „Ich bemerke, dass an der unbedingten Ehrlichkeit und Ernstlichkeit der Absichten Tollers gar kein Zweifel bestehen kann. Er quälte sich anscheinend innerlich mit diesen Fragen ab. Ich hatte den bestimmten Eindruck, dass er durch die Kriegseindrücke seelisch sehr stark angegriffen und nervös erschüttert war. Er brachte dies auch in dichterischer Form zum Ausdruck. Persönlich war er oft sehr erregt, behauptete allerdings, dass er dies hauptsächlich bei Auseinandersetzungen mit mir sei, sonst nicht. Seine ‚Leitsätze' hielt der Zeuge für unreif. Sie liessen die Kenntnis der Lebenstatsachen vermissen. Bei späteren Zusammenkünften, auch kurz vor dem Streick, war er stark erregt. Ich hatte allerdings den Eindruck, dass Toller in seiner Erregtheit leicht Einflüssen anheimfallen könnte, die ihn bestimmen könnten, öffentlich für seine Meinung aufzutreten."

Weiterbildung in Wien, Gründung einer privaten Hals-Nasen-Ohrenklinik in Berlin, 1911 Ernennung zum Professor.

[35] Max Weber (⋆1864 – †1920), Soziologe; zu Emil Kraepelin und Max Weber vgl. Bd. V, S. 31-33.

Nach Prof. Förster gehöre Toller überhaupt zu den Leuten, die leicht „ihren Kopf verlieren". Zeuge habe ihn vor gewalttätiger Propaganda gewarnt. Er halte ihn für einen edlen Menschen, aber auch für etwas fantastisch und eitel.
Heinrich Mann entnahm Tollers Gesprächen, dass **[56]** er ein jugendlicher wirrer Kopf sei. Er habe erklärt, er sei früher umgekehrt begeisterter Militarist gewesen, jetzt aber von allgemein kriegsfeindlicher Gesinnung.
Die Mutter[36] berichtete Folgendes: Schon in den letzten Monaten habe sie eine erschreckende Wendung in dem Verhalten ihres Sohnes ihr gegenüber wahr genommen. Als er Mitte Januar in Landsberg a. W. bei ihr gewesen sei, habe er einen furchtbaren Lebensüberdruss bekundet.
Er sagte wiederholt: „Was liegt mir an meinem Leben. Erhängte sehen wohl nach dem Tode schrecklich aus". –
Der Angeschuldigte sei schwer erblich mit geistigen Störungen belastet. Der Grossvater mütterlicherseits litt einige Monate an Geistesgestörtheit mit Schwermut und erhängte sich. 2 Brüderstöchter des Grossvaters mütterlicherseits, sowie deren Bruder seien seit mehreren Jahrzehnten in einer Irrenanstalt bei Berlin. Ein Bruder der Mutter war mehrere Jahre geistesgestört. Eine Tochter und ein Sohn der Schwester der Mutter waren wiederholt geisteskrank. Ein Sohn des jüngsten Bruders des Grossvaters mütterlicherseits war auch geisteskrank. Ein Sohn der ältesten Stiefschwester der Mutter (Kinder eines Vaters) starb in Geistesstörung durch Selbstmord. Eine Schwester des Vaters starb in einer Irrenanstalt. – Der Angeschuldigte selbst sei von Jugend auf ein Sorgenkind gewesen. Von frühester Jugend an hatten seine Kinderkrankheiten stets mit Krampfanfällen begonnen. Er war fast stets in ärztlicher Behandlung. Schon als 10 jähriger Knabe verweigerte er jede Nahrung und erklärte nichts essen zu können. Erst als man in einem Sanatorium mit der Sonde drohte, ass er (Diagnose: Hochgradige Nervosität). Etwa 2 Jahre **[57]** später kam er zur Mutter und sag-

[36] Charlotte Ida Toller (⋆ Cohn, + 1946) übernahm nach dem Tod ihres Ehemanns 1911 dessen Gemischtwarenhandlung in Samotschin (Provinz Posen). 1914 wurde ihrer Firma die Versorgung der Stadt Bochum mit Kartoffeln übertragen. Ab 1919 lebte Charlotte Toller in Landsberg an der Warthe. Vgl. StAM: Staatanwaltschaften 2242/I; Rothe 1997, S. 21-27.

te plötzlich, er könne nicht gehen, alle Mittel, ihm das auszureden, waren nutzlos. Durch ärztliche Kunst gelang das Gehen allmählich wieder (die Diagnose lautete wiederum: schwere Nervosität). Einige Jahre später musste sie den Sohn wieder in ein Sanatorium in Zehlendorf[37] bringen, weil er wieder die Nahrungsaufnahme verweigerte und über Kopfschmerzen und Schlaflosigkeit klagte (wieder „hochgradige Nervosität"). – Als ihr Sohn sie im Januar 1918 besucht habe, sei sie entsetzt über sein Aussehen gewesen. Er trug ein sehr unstätes und hochgradig nervöses Wesen zur Schau. Ruhig machte sie ihm Vorhalte, warum er nicht zuerst den Referendar und dann den Doktor mache. Als sie zu ihm „mein guter Sohn" sagte, wurde er sehr aufgeregt und schrie los: „Ich bin gar nicht Dein guter Sohn, Du kannst Dich ja von mir lossagen". Später habe er ihr eingestanden, dass er seit langer Zeit nicht mehr schlafen könne und Schlafmittel zur Beruhigung seiner sehr überreizten Nerven gebrauchen müsse. –

Nach Auskünften aus Samotschin war Toller ein begabter Schüler. 1906/07 ging er längere Zeit am Stock. Man nahm damals allgemein an, dass die Krankheit nur in seiner Einbildung bestünde. – Der Vater des Toller war hochangesehen, von gerader Denkungsart.

Nach Bericht des Realgymnasiums Bromberg zeigte er guten Stil und bei Schulaufgaben ein hervorstechendes, schauspielerisches Talent. Von seinen Fähigkeiten hatte er eine verhältnismässig hohe Meinung. Der frühe Verlust seiner Eltern[38] hat wohl die Ausbildung seines Charakters, zeitige Selbstständigkeit und Selbstbewusstsein beein**[58]**flusst. „An seiner geistigen Zurechnungsfähigkeit zu zweifeln haben wir keinen Anlass".

Dr. Lipowsky[39] in Bromberg, der Toller seit etwa dem 13.-15. Altersjahr, etwa bis 1917 ständig und halbjährlich in Behandlung

[37] Gemeint ist vermutlich die 1899 eröffnete Heilstätte für Nervenkranke Haus Schönow, eine Anstalt für „heilbare oder besserungsfähige Nervenkranke". Vgl. Guttstadt 1900, S. 526-528.

[38] Ernst Tollers Vater Mendel, genannt Max, starb 1911. Vgl. Rothe 1997, S. 24-26.

[39] Gemeint ist vermutlich Dr. Israel Lipowsky, Facharzt für Magen- und Darmerkrankungen in Bromberg, approbiert 1896. Vgl. Reichs-Medizinal-Kalender 1904, S. 183.

hatte, erklärte, Toller sei auf seine Veranlassung wegen hysterischer Lähmung viele Wochen lang im Bromberger Diakonissenhaus behandelt worden. Alles in allem sei Toller „eine überspannte Natur“ und ein Mensch, der immer etwas Besonderes haben musste. Jedoch habe er Merkmale einer ausgesprochenen geistigen Erkrankung an ihm nicht wahrgenommen, wenn auch schwere Hysterie, wie sie bei ihm vorliege, zu Zwangsvorstellungen und damit zum Schluss freier Willensbestimmung führen könne und an die Grenzen geistiger Erkrankung reiche.
Dass Toller sich an einem Streickdemonstrationszuge beteiligte würde seiner hysterischen Veranlagung durchaus entsprechen, da eine solche Gelegenheit ihm die erwünschte Veranlassung bot, sich irgendwie hervorzutun und etwas Besonderes zu vollführen, dessen Tragweite er im Augenblick nicht überschauen konnte und später vielleicht bedauerte. Auch schriftlich erklärte Dr. Lipowsky noch, Toller habe ausser an schweren hysterischen Lähmungen noch hysterische Darmverschlingung gehabt und später auch Urinverhaltung angegeben. Alle die Klagen waren lediglich durch das hysterische Streben veranlasst, sich interessant zu machen. Jahrelang ging er nur auf einen Stock gestützt, als längst bereits jede Spur einer Lähmung beseitigt war. Er trug schliesslich den Stock am Arm, konnte aber nicht gehen, wenn er den Stock nicht **[59]** bei sich hatte. Nahm man ihm den Stock fort, dann versagten seine Beine den Dienst. Die krankhafte Sucht, sich interessant zu machen, reichte in sein weiteres Leben. Er dichtete, schrieb für Zeitungen, knüpfte Verhältnisse mit Schauspielern und Schauspielerinnen an und war nur mit grösster Mühe zu veranlassen, seine Schulzeit durchzumachen. Auch in seinem Äusseren markierte er den Künstler und Dichter, ging immer glatt rasiert und war in seiner Kleidung auffallend. – Eine eigentliche Geisteskrankheit bestand bei ihm nicht. Er war in seinem Nervensystem labil, schwer hysterisch – auch seine Mutter sei schwer nervös.
Im Lazarett Strassburg Königshofen (April bis Juni 1916)[40] klagte Toller über Magenbeschwerden, Appetitlosigkeit, Ekel, Druckgefühl nach dem Essen, übles Aufstossen, wie faule Eier, allgemeine Mattigkeit und Kopfschmerzen. Die Untersuchung des ausgehe-

[40] „Bevor ich zur neuen Truppe versetzt wurde, erkranke ich. Magen und Herz versagen. Ich komme ins Lazarett nach Straßburg. *[...]* Ich bin kriegsuntauglich.“ Vgl. Toller 1963, S. 54.

berten Mageninhaltes ergab normale Werte. Diagnose: Nervöse Dyspepsie. Beschleunigte Herztätigkeit. Er ist ein hochgradiger hystero-Neurastheniker mit einer Reihe von Degenerationsmerkmalen und von schwächlichem, schmächtigem Körperbau, wie er für den angeborenen asthenischen Habitus charakteristisch ist.
Dr. Wallersteiner[41] in Neuulm, der ihn d.a.v.[42] (Schreibdienst) schrieb, empfing von Toller schon beim Zugang den Eindruck eines hochgradigen Neurasthenikers mit Symptomen einer angeborenen totalen Asthenie. Sein excentrisches Wesen, seine psychische Labilität und Widerstandsunfähigkeit gegenüber den seelischen Ein**[60]**drücken der militärischen Umgebung war für den Arzt mitbestimmend für sein Urteil der Arbeitsverwendungsfähigkeits-Erklärung. – Dieser Arzt sagt noch: „Toller ist ein excentrischer, zu paradoxer und rein ideologischer Weltauffassung neigender Mensch, der durch seine Ideologie mit den realen Verhältnissen in Widerspruch kommen musste. Durch die Untersuchungshaft erscheint er seelisch vollkommen gebrochen, befindet sich in stark depressiver, bis zur Verzweiflung gesteigerter Seelenverfassung, wodurch sein nervöses Herzleiden, die Magen-Neurose, der allgemeine Ernährungszustand und die übrigen subjektiven Symptome wesentlich verschlimmert wurden. Er schliesse sich dem Gutachten des Dr. Hösslin[43] an, wonach in Anbetracht des schwer nervösen Zustandes, kompliziert durch eine linksseitige Lungenspitzenaffektion, eine möglichst beschleunigte Erledigung der schwebenden Angelegenheit wünschenswert erscheint.
Prof. Isserlin in München erklärte, Toller habe im November 1916 und Februar und März 1917 an psychopathisch nervösen und depressiven Störungen gelitten. Anzeichen für einen Zustand im Sinne des § 51[44] waren nicht gegeben.

[41] Hugo Wallersteiner (⋆1881 – †1930), Oberstabsarzt; Approbation 1906. Nach seiner kurzzeitigen Inhaftierung in der Münchner Militärarrestanstalt wurde Toller im Februar 1918 zum I. Feldartillerie-Regiment in Neu-Ulm eingezogen und dort im September durch Wallersteiner als dienstuntauglich beurteilt und entlassen. Vgl. StAM: Staatsanwaltschaften 2242/I; Vgl. Rothe 1997, S. 13.

[42] Offizielle militärische Abkürzung für „dauernd arbeitsverwendungsfähig“.

[43] Rudolf Ludwig von Hösslin (⋆1858 – †1936), Psychiater; zur Biographie vgl. Bd. VI, S. 363, Fußnote 2.

[44] Vgl. S. 175, Fußnote 63.

Nach Dr. Beckhans[45], der den Toller vom 28. Dezember 1917 bis 14. I. 1918 im Sanatorium Grunewald bei Berlin behandelte bot Toller psychisch zahlreiche Eigenarten: Es fiel ihm schwer, sich an die Hausordnung zu gewöhnen. Insbesondere gelang es nicht, ihn zu dem gemeinschaftlichen Einnehmen der Mahlzeiten heranzuziehen. Obwohl er nur durch Fürsprache und gegen geringe Vergütung im Sanatorium untergebracht war, kam er seinen pekuniären Ver**[61]**pflichtungen nicht nach, stellte im Gegenteil noch allerlei besondere Anforderungen an das Haus, führte z. B. für hohe Summen Telefongespräche nach auswärts. Sein Benehmen dem Arzt gegenüber war aber zuvorkommend und höflich, jedoch verschlossen. Am auffallendsten machte sich stets ein Drang zur Vertiefung in die schwersten Probleme des Daseins und sein stark gehobenes Selbstgefühl geltend. Er glaubte, er stehe im Mittelpunkte des politischen Lebens und rühmte sich seiner Beziehungen zu Maximilian Harden[46]. Er hielt sich für berufen, eine Partei gegen die Vaterlandspartei ins Leben zu rufen. Fast noch stärker war sein Hang zur Schriftstellerei. In seinen Gedichten suchte er durch Wortschwall und grausige Schilderungen zu wirken. Immer wieder gab ihm der Krieg und die Politik Motive und den Grund zu fantastischen Regungen. Er forderte die Weiber auf, keine Kinder mehr zu gebären, um weitere Kriege unmöglich zu machen. In einem Drama[47] zog er einen Militärarzt ins Lächerliche. – Bei seinen Neigungen kam es zu einer eigentlichen Behandlung gegen seine von ihm angegebenen Beschwerden, (beständiges Herzklopfen, Kopfschmerz, Schlaflosigkeit, Überreiztheit der Nerven und allgemeine Hinfälligkeit) nicht. Er hatte anscheinend den besten Willen, etwas gegen seine innere Unruhe, die er selbst lästig empfand, zu tun. Sein Drang zu Beschäftigung aber durchkreuzte alle Pläne. Schon nach kurzer Zeit verliess er auch das Sanatorium wieder.

[45] Gemeint ist vermutlich der Gastroenterologe und Nervenarzt August Konrad Ludwig Backhaus; 1882 Approbation. Vgl. Reichsmedizinalkalender 1904, S. 426.

[46] Maximilian Harden (⋆1861 – †1927), Schriftsteller und Publizist; zur Biographie vgl. Bd. V, S. 255, Fußnote 55.

[47] Gemeint ist das Drama *Die Wandlung*, das Toller 1917/1918 als sein erstes Bühnenstück verfaßte und das am 30.IX.1919 in Berlin uraufgeführt wurde. Vgl. Reimers 1999.

Dr. Köhler, der Arzt der Militärarrestanstalt in München[48] liess wegen starker allgemeiner nervöser Be**[62]**schwerden, Schlaflosigkeit, Kopfschmerzen, Aufregungszustand, die Untersuchungshaft aufheben. Geistig bot Toller das Bild eines sehr sensitiven und überaus empfindsamen Menschen dar, den äussere Einwirkungen aufs tiefste in seinem Handeln bestimmten und bei dem für andere Menschen oft entscheidende Hemmungen nicht zur Auslösung kommen. Dagegen gehe diese Willensbeschränkung nicht so weit, dass er als unzurechnungsfähig zu erachten sei.
Mit Gutachten vom 3. VI. 1918 erklärte Herr Landgerichtsarzt Medizinalrat Dr. Herrmann[49] die Anstaltsbeobachtung und Begutachtung des Toller für notwendig[50]. Bei der Untersuchung zeigte er sich aufgeregt, war von motorischer Unruhe, brachte alles mit stotternder Stimme vor, erwies sich als weinerlich, depressiv und produzierte Beeinträchtigungsideen. Man wolle ihn ruinieren, ihn unmöglich machen. Namentlich habe ihm seine politische Überzeugung und seine Religion von jeher geschadet. Nervöse Symptome (Augenlidflattern, Tremor, rasche Pupillenreaktion, Herzneurose) traten zu Tage. Rombergs Phaenomen[51] war angedeutet. –

[48] Toller wurde Anfang 1918 in München im Zuge der Verhaftung Kurt Eisners ebenfalls arretiert, in die Militärarrestanstalt überstellt und dort von Dr. Köhler medizinisch untersucht. Dieses Militärgefängnis befand sich von 1893 bis 1990 auf dem Kasernengelände an der Leonrodstraße in München. Vgl. StAM: Staatsanwaltschaften 2242/I; Lankes 1993, S. 265f.

[49] Vermutlich handelt es sich um den Regierungs- und Kreismedizinialrat Dr. med. Ambros Herrmann.

[50] Nach § 81 der Reichsstrafprozeßordnung vom 01.II.1877 konnten Gerichte zur „Vorbereitung eines Gutachtens über den Geisteszustand des Angeschuldigten *[...]* anordnen, daß der Angeschuldigte in eine öffentliche Irrenanstalt gebracht und dort beobachtet werde“.

[51] Neurologische Untersuchung zur Prüfung des Gleichgewichtssinnes und der Tiefensensibilität durch Feststellung einer eventuellen Schwank- oder Fallneigung im Stand bei geschlossenen Augen. Das Verfahren ist benannt nach Ernst von Romberg (⋆1865 – †1933), Internist; Studium der Medizin in Tübingen, Heidelberg, Berlin und Leipzig, dort 1888 Promotion und Assistent von Heinrich Curschmann, 1891 Habilitation für innere Medizin, 1895 Ernennung zum außerordentlichen Professor; 1900 Berufung nach Marburg, dort 1901 Ordinarius für innere Medizin, 1904 Berufung nach Tübingen, 1912 nach München; 1908 Nobilitierung. Romberg wurde vor allem durch seine Arbeiten über das Herz-Kreislauf-System und über Tuberkulose bekannt. Vgl. Glatzel 1978.

Er klagte über Schlaflosigkeit und behauptete, er sei schwer nervenleidend.

2.

Die eigene Untersuchung und Beobachtung des Toller in der Psychiatrischen Klinik vom 22. Juli bis 26. Juli 1918 ergab Folgendes:[52]

Zur Vorgeschichte sowohl, als auch zu den ihm zur Last gelegten Punkten machte er im Grossen und Ganzen die aktenbekannten Angaben, insbesondere über die **[63]** grosse Belastung mit geistigen Abnormitäten in der Familie, wobei er aber lange nicht alles wusste, über die Art und Dauer seiner von frühester Jugend an bestehenden Nervosität und Schwächlichkeit (Blinddarm und Nervenbeinlähmung) über durchgemachte körperliche Erkrankungen (Gelenkrheumatismus), über seinen Bildungsgang, die äusseren Lebensschicksale, insbesondere auch beim Militär u. s. w. Mit seinem Nervenleiden in der Jugend habe er noch jahrelang, etwa bis zum 18. Lebensjahr zu tun gehabt. Wesentlich besser, sodass er nicht mehr am Stock gehen musste, sei es erst in der Unterprima geworden. – Sehr früh, schon mit etwa 15 Jahren, habe er

[52] In seiner Autobiographie schilderte Toller seinen Aufenthalt in der psychiatrischen Klinik und seine Begegnung mit Kraepelin folgendermaßen: „Der Direktor der psychiatrischen Klinik ist jener berühmte Professor Kräpelin, der in einem Münchener Bierkeller einen Bund zur Niederkämpfung Englands gegründet hat. – Herr, fährt er mich an, als ich ihm vorgeführt werde, wie können Sie es wagen, die berechtigten Machtansprüche Deutschlands zu leugnen, dieser Krieg wird gewonnen, Deutschland braucht neuen Lebensraum, Belgien und die baltischen Provinzen, Sie sind schuld, daß Paris noch nicht erobert ist, Sie verhindern den Siegfrieden, der Feind heißt England. Das Gesicht des Herrn Professor rötet sich, mit dem Pathos des manischen Versammlungsredners sucht er mich von der Notwendigkeit alldeutscher Politik zu überzeugen, ich lerne, daß es zwei Arten Kranke gibt, die harmlosen liegen in vergitterten klinkenlosen Stuben und heißen Irre, die gefährlichen weisen nach, daß Hunger ein Volk erzieht und gründen Bünde zur Niederwerfung Englands, sie dürfen die harmlosen einsperren. – Wir sprechen zwei Sprachen, Herr Professor, sage ich, ich verstehe vielleicht Ihre Sprache, aber meine Worte sind Ihnen fremder denn chinesisch. – Nicht länger dabehalten als notwendig, schnarrt seine Stimme. Am vierten Tage werde ich entlassen, ich danke meinem Schicksal.“ Vgl. Toller 1963, S. 78.

literarische Interessen gehabt, die wohl äusserlich durch das Theater, das Schauspiel, in ihm angeregt worden seien. Er leitete dann einen kleinen literarischen Schulverein, in dem Stücke gelesen und aufgeführt worden seien (Ipsen, Gerhard Hauptmann u. s. w.). Er habe damals auch schon gedichtet, persönlich etwas Philosophie getrieben. Die Erotik, die bei ihm nie sehr entwickelt gewesen sei, habe erst in späteren Klassen eine Rolle gespielt. Ihre gewöhnlichen Formen, die unter seinen Kameraden gebräuchlich waren, haben ihn aber angewidert. Der Vater, an dem er sehr gehangen habe und dessen Tod ihm sehr nahe gegangen sei, habe so viele Mittel hinterlassen, dass ihn die Mutter studierenlassen konnte. Zuerst, mit 16 bis 17 Jahren, habe er Schauspieler werden wollen. Er wollte fort. Der Zwang der Schule beengte ihn. Die Mutter war aber nicht einverstanden. Die soziale Stellung dieses Berufes passte ihr nicht und er sollte erst mal die Schule fertig **[64]** machen. Nachdem er in Bromberg die Maturität gemacht, wusste er noch nicht, was er studieren wollte. Etwas persönliches, eine Frau, spielte aber mit, dass er eine Universität recht weit weg bezog, Grenoble, wo er von März 1914 bis nach Kriegsausbruch studierte. Das zweite Semester wollte er nach London gehen. „Ich hatte alles mögliche vor. Einmal wollte ich Konsul werden (als Jurist interessierte mich das), einmal Dramaturg“. Das liess er dann aber wieder fahren. In Grenoble war er in der philosophischen und juristischen Fakultät inskribiert. Nebenbei unternahm er viele Reisen in die Provence, ans Mittelmeer, nach Italien. Er beabsichtigte, ein Examen zu machen. Um sich später erst für ein bestimmtes Fach entscheiden zu müssen, habe er beides studiert. Den Plan eines bestimmten Berufes hatte er vor Kriegsausbruch noch nicht. Nach Ausbruch des Krieges entschloss er sich dann aber doch, nur in der Volkswirtschaft zu promovieren. Doch kamen hier wieder die unüberwindlichen Ereignisse des Krieges dazwischen. Mit Mühe und Not, teils im Güterwagen, teils zu Fuss, unter 2 maliger Verhaftung und Wiederfreilassung sei er gerade noch vor Torschluss aus Frankreich entkommen.[53] Er war, 20 Jahre alt, bis zum 24. Jahr

[53] Vgl. Toller 1963, S. 33-38. Toller schildert hier sehr anschaulich seine sich zur Flucht entwickelnde Reise durch Frankreich zwischen Juni und Anfang August 1914.

wahrscheinlich wegen Körperschwäche zurückgestellt gewesen. Seine Pflicht bei Kriegsausbruch war, nach Deutschland zu kommen, sich beim Bezirkskommando zu melden und abzuwarten. Anstatt dessen meldete er sich aber schon in München voller Begeisterung als Kriegsfreiwilliger, erst bei der Kavallerie und Feldartillerie, die aber alle schon überfüllt waren. Bei der Fussartillerie, die noch Menschen **[65]** brauchte, wurde er dann angenommen.[54] Davon, dass er mal schwer krank gewesen, habe er natürlich nichts gesagt. Er sei damals wohl sehr schwach gewesen, es sei aber nicht lange untersucht worden. Es war für ihn selbstverständlich, zur Fahne zu eilen, schon um als Jude zu zeigen, dass er als Deutscher fühle. Bei Ausbruch des Krieges trat er auch aus dem Judentum aus und wurde konfessionslos. Eine nähere Auskunft über diesen Schritt wollte er nicht geben. Es seien „innere Gründe" gewesen. Es sei nicht richtig, dass ihm seine Confession geschadet habe, „d. h. doch", aber es habe ihn gleichgültig gelassen. Zu einer bestimmten Auffassung über die Judenfrage sei er schon gekommen, aber er möchte darüber nicht sprechen. – Die militärische Ausbildung fiel ihm sehr schwer. Schon nach ein paar Wochen meldete er sich ins Feld. Er war einer der frühesten, die aus dem Rekrutendepot in die Ersatzbatterie kamen. Er kam aber dann erst im März 1915 ins Feld, als Gefreiter, Kanonier. Dann kam er zu einer Revolverkanone und machte Gefechte mit bei Regnierville und im Priesterwalde.

Er habe Grauenhaftes erlebt und gesehen, was ihn niemals seither losgelassen habe.[55] Zuerst habe er es immer von sich abgewehrt mit dem „es muss sein". Dann aber „kam es plötzlich ganz stark durch". Bis April 1916 war er im Feld. Dann kam er zurück. Er konnte den Stellungskrieg nicht mehr mitmachen. Er fing damals schon an, an den Nerven zu leiden. Er hatte auch manches Hässliche mit Vorgesetzten. Es chikanierte ihn ein Batterieführer ziemlich. Er liess **[66]** sich dann aber durch den Major, der ihn gut mochte, versetzen, sodass er es fortan immer gut hatte. Der Stellungskrieg zermürbte seine Nerven. Er wollte raus in den Bewegungskrieg. Er hatte sich auch schon bald nach Eintritt bei der Fussartillerie zu den Fliegern gemeldet. – Mit Magenerkrankung

[54] Vgl. hierzu Toller 1963, S. 38-40.
[55] Zu Tollers Beschreibung des Stellungskrieges vgl. Toller 1963, S. 46-49.

habe es im Feld angefangen, weshalb er ins Lazarett musste und dann sei der Nervenzusammenbruch gekommen. Auch jetzt habe er noch manche nervöse Sache: Angstzustände, starkes Herzklopfen beim Laufen, ab und zu Ohnmachten bei innerer Erregung, das letzte mal vor vielleicht 7 Wochen, nach einer starken Erregung darüber, dass ihm der Battailonskommandeur Vorstellungen wegen der Streickgeschichte gemacht hatte. Wie ein Schwerverbrecher sei er von ihm behandelt worden.
Nach Zurückstellung vom Dienst habe er in Heidelberg und München auch ziemlich ernsthaft studiert, habe aber immer wieder wegen seines Gesundheitszustandes aussetzen müssen[56]. In Heidelberg, im Oktober 1917 sei er in jenen kleinen Kreis von Studenten hineingekommen. Den Geist der „Leitsätze"[57], an deren oft nebelhaften, andererseits aber auch über die Kraft und Erfahrungen so junger Menschen weit hinausgehenden Forderungen er eigensinnig festhielt, habe er schon vorgefunden. Der Kreis beschäftigte sich zuerst nur mit sozialen und philosophischen Problemen.[58] Die Stimmung gegen die Vaterlandspartei entstand erst, als diese Partei sich in burgfriedenstörender Weise in die Universitäten hineingedrängt habe. „Im Grunde genommen handelte es sich um allgemein menschliche Dinge, um sittliche und mensch**[67]**liche Dinge". Ende Dezember 1917 sei dann der kulturpolitische Bund gegründet worden, dessen Ziele am Besten in den Leitsätzen zum Ausdruck kämen. Was er unter „Militarisierung der Erotik" z. B. verstehe konnte er nicht mehr auseinandersetzen. – Jetzt, seit dem Aufenthalt in Ebenhausen, sei sein Schlaf zwar besser, gut aber immer noch nicht. Er sei eher immer noch müde. Dass er damals, als er es geltend machte, nicht im Stande gewesen sei, die Haft zu ertragen, sei richtig.
Zur Beteiligung am Streick machte er, bezüglich der inneren und äusseren Umstände, die ihn nach München und dort in die Streickbewegung führten, die aktenbekannten Angaben. Die Hetzartikel

[56] Vgl. Rothe 1997, S. 34f., 39.

[57] Gemeint sind die Leitsätze des „Kulturpolitischen Bundes der Jugend in Deutschland". Vgl. S. 149, Fußnote 12.

[58] Zu den Bemühungen der deutschen Studenten um philosophisch-weltanschauliche Orientierung im Ersten Weltkrieg vgl. Toller 1963, S. 56-58; Rothe 1997, S. 37.

in der Presse, die Polemik gegen ihn in den Tageszeitungen, die Ausweisung aus Heidelberg, der erregende und erschütternde Eindruck mehrerer, „aufklärender“ Schriften über die verantwortlichen Macher des Krieges, dann was er alles noch mündlich hörte, die unerhörte Hetze in Berlin gegen alles was „gemässigt“ war, seine ernste Befürchtung, nach dem in Heidelberg Vorgefallenen wieder zum Heeresdienst eingezogen zu werden und vieles A. m. ... „das alles stürmte Schlag auf Schlag auf mich ein“. Hielt man ihm vor Augen, es sei eigentlich schwer zu begreifen, dass er bei seinem leidenden Gesundheitszustand, nachdem er, wie er sagte, selbst merkte, sah und fühlte, dass er „nicht mehr konnte“, (wie er in bewegten Worten schilderte) und nachdem er auch wiederholt ermahnt und vor Unbesonnenheiten verwarnt worden war, sich nicht vielmehr zurückgehalten und zurückgezogen und ruhig an einer ge**[68]**diegenen Berufsbildung weitergearbeitet habe, erklärte er: „Ja, es gibt eben höhere Ideen, denen man mit Zwang dienstbar sein muss, die Idee der Sittlichkeit, des Ethos, des Allerhöchsten, des Menschseins, die Idee der Liebe“. „Für mich gabs einfach nur noch den Weg und ich fühlte mich berufen und auch auserlesen dazu“. „Ich konnte nicht mehr anders denken als in dieser Richtung“. „Die Menschenschlächterei war mir furchtbar“. „Ich sah nur noch die Kriegsgreuel. Ich sah mit den geistigen Augen nur noch Krüppel um mich. Dann kamen die neuen giftigen Gase, die eben erfunden waren und ich sah die grauenvollen Sachen, die sie wieder anrichten würden. Es war keine gewöhnliche normale Zeit“. Er habe in diesen Tagen eine solche Kraft und Stärke in sich gefühlt, wie er sie noch niemals gehabt habe. Er habe auch, als er als Redner auftrat, durchaus nicht gestottert. Habe sich bei ihm früher all sein Fühlen und Denken vornehmlich in Versen Luft gemacht, so damals am Streick in beredten Worten, die durchaus gut gemeint waren. Er hatte früher nur am Lauenburger Kongress die ersten paar Worte in seinem Leben öffentlich gesprochen. In München habe er auf einmal sprechen können, was er früher niemals gekonnt habe. Er glaubte mit seinen Ausführungen auch einen guten Eindruck und eine gute ethische Wirkung auf die Zuhörer hervorgebracht zu haben. Er wollte als Mensch zum Menschen sprechen, der Liebe, dem Menschsein eine Gasse

brechen. Die Menschen, zu denen er sprach, hielt er alle für gut. Bei Vorhalt, wie verschieden doch die Elemente in so einer Masse seien und wie viele Un**[69]**zuverlässige sich darunter vielfach erfahrungsgemäss fänden, wand er sich gequält, fast empört hin und her und protestierte lebhaft gegen eine solche Auffassung.
Zur speziellen Anklage erklärte er, er müsse eine Schuld weit von sich weisen. Die Anschuldigung eines Landesverrates komme ihm bei seiner Vaterlands- und Menschheitsliebe, die er ja auch als Soldat nicht blos gezeigt, sondern auch betätigt habe, geradezu ungeheuerlich, unfassbar vor. Was Grosskopf und andere über seine angeblichen Äusserungen sagten, sei nicht richtig. Das habe ein anderer, nicht er gesagt. Es sei ja wohl auch bekannt, wers gesagt habe. „Ich habe doch geredet, die Vaterlandsliebe immer betont, ich habe doch alles nur aus stärkster Liebe zu Volk und Land gesprochen“. „Erst als ich den Abgrund sah, an dem das Deutsche Volk stand, gab es für mich keinen anderen Weg mehr. Da trieb mich einfach alles“. Die Eisner'sche Rede am Sonntag Vormittag war einer der stärksten treibenden Eindrücke, die er empfand.[59] Trotzdem könne er sich an diese Rede nicht mehr in allen Einzelheiten erinnern. Aber besonders dies habe so schrecklich auf ihn gewirkt, dass Eisner sagte, Deutschland habe ein Friedensangebot abgelehnt. – Die Richtigkeit der von Schuller[60] in seiner Strafsache aufgenommenen Verhörsprotokolle, müsse er durchaus bestreiten. Er müsse diesen Mann durchaus als befangen ablehnen. Der habe ihm die Worte im Munde umgedreht, habe ihn nach 4 Hungertagen stramm stehen lassen, ihm Strafe angedroht u. s. w. **[70]**
Selbstverständlich erscheine ihm Manches, in das er sich eingelassen, heute unbegreiflich. Stellte man ihm die ganze Kompliziertheit des Unternehmens, in das er sich begeben, vor, die Unberechenbarkeiten und bekannten Gefahren der Massenpsychologie, seine technische Ungeschultheit in Politik, seine jugendliche Unerfahrenheit, das Wagnis, das für ihn darin bestand, mit seiner schwächlichen, nervös anfälligen Constitution die ganze, von ihm

[59] Dieser Hinweis bezieht sich auf Tollers Besuch der Veranstaltung von Arbeitern in München am 27.I.1918, auf der Eisner eine Rede hielt. Vgl. Toller 1963, S. 64.

[60] Gemeint ist entweder der Münchner Staatsanwalt Dr. Hans Schuller oder der Oberamtsrichter Max Schuller.

selbst eindringlich geschilderte Grösse seiner angeblich sittlich reinen Aufgabe bewältigen zu wollen, so tat er bald etwas gekränkt, überlegen und eigensinnig, gab aber auch manches an den gut gemeinten Vorhalten zu, erklärte jedoch, er sehe zwar jetzt manches ein, könne aber doch nicht alles zu seiner Verteidigung sagen, weil es dann doch vor Gericht so aussähe, als ob er sich drücken wollte. Dann aber meinte er: „In den Tagen, das muss man doch bedenken, ich konnte nicht mehr schlafen, ich sprang des Nachts auf, sah nur Verstümmelte. Den Sinn der Dinge (meint die zahllosen, ihm vor Augen geführten Unterströmungen, die unlauteren Elemente einer Streickbewegung, die gefährlichen Consequenzen eines solchen wirksamen Unternehmens im gegebenen staatsgefährlichen Augenblick u. s. w.) machte ich mir ja gar nicht klar. Es ist ja so unerhört, als ob ich all diese furchtbaren Dinge, die mir zur Last gelegt werden, auch nur gedacht hätte“. Dann aber sagte er wieder „Wenn man die Berufung in sich fühlt, muss man sich opfern. Und wenn man sich auserwählt fühlt, hat man die Pflicht, sich zu opfern“. Dann aber wieder „ich pfeiff doch jetzt auf die Politik, **[71]** man wird doch durch diese Erfahrungen immer einsamer und einsamer“.
Auf die Frage, ob er sich für geisteskrank halte, erklärte Toller, das zu beurteilen müsse er den Ärzten überlassen. Was er aber wirklich getan habe, wolle er wohl verantworten. „Ich zuppe auf keinen Fall zurück, ich bin freilich verantwortlich“. Nicht die äusseren Strafen, sondern die inneren Enttäuschungen brachten ihn so zur Verzweiflung.
Geistig war Toller vollkommen klar, geordnet und logisch in seinem Gedankengang, ohne Ideenflucht oder Hemmung, besonnen in seinem Verhalten. Aufmerksamkeit, Auffassung, Orientierung, Gedächtnis, Merkfähigkeit waren ungestört. Sinnestäuschungen, Wahnideen, Anfälle, fehlten. Die Stimmung war gedrückt, erregbar, nach der Seite der Unwilligkeit, Ärgerlichkeit, des Kleinmutes, der Enttäuschung und Verzweiflung über sein Schicksal, insbesondere die seiner Ansicht nach völlig unverdiente und unbegründete schwere Anklage des versuchten Landesverrats. –
Sein Verhalten war sehr psychogen. Oft brachte er vor Erregung kaum ein Wort hervor. Vielfach stotterte er deutlich, seufzte und

schluckte, weinte und schluchzte auch mitunter. Ein glatter Fluss der Rede trat aber ein, wenn Dinge zur Sprache kamen oder von ihm dargelegt wurden, die auf „neutralem Gebiete" lagen, welche ihn affektiv nicht erregten. Bei Erregung zitterte er auch mit den Gliedern, schlotterte mit dem Unterkiefer. Zweimal wurde er nach Unterredungen von Anwandlungen von Übligkeit und Schwäche befallen, die aber nach kurzer Ruhe und Genuss kalten Wassers bald verschwanden. Bei seinen **[72]** Darlegungen verzog er die Gesichtsmuskulatur oft wie von tiefem Schmerz gequält und wand und drehte sich mit Gliedern und Oberkörper, wie als Ausdruck bald von inneren, quälenden, sich widerstreitenden Spannungen, bald von einem heftigen Ringen nach adäquatem Ausdruck für die Grösse seiner Empfindungen, seiner Erlebnisse und seines reinen schönen Wollens, bald von Zweifeln und Unentschlossenheit, ob er etwas überhaupt sagen solle oder nicht. Seine Ausführungen waren stets sehr breit, genau formuliert und vorsichtig. Zahlreich waren andererseits aber auch seine Ausdrücke des Bedauerns, Schmerzes, der Enttäuschung, Entrüstung und Verzweiflung über das Missverstehen und die Entstellung seiner reinen schönen Absichten, über die Ungunst der Umstände, die Unzuverlässigkeit der Mitmenschen u. s. w. „Erst beglückwünschen sie einen, nachher drücken sie sich, wie sie sich überhaupt nur drücken können. Alle die Leute (Eisner, Weber, Förster u. s. w.) tun heute, als ob sie mich beruhigt hätten. In Wirklichkeit haben sie mich vorwärts getrieben. Aber ich muss mich jetzt opfern. Aber einen anderen darf ich nicht hineinverwickeln". Prof. Weber sei ja damals in Berlin selbst sehr erregt gewesen. Gehetzt habe er aber nicht, ebensowenig wie Eisner. Sie hätten ihn eher beruhigt. Paradox, nach der Schilderung, wie er damals durch die Ereignisse und Vorstellungen erregt gewesen sei, erklärte er dann wieder plötzlich: „Ich brauchte nicht beruhigt zu werden". Auf Vorhalt, ob es nicht doch besser gewesen wäre, er hätte überhaupt nicht eingegriffen, sondern sich von der ganzen Bewegung freigehalten, meinte er: „Ich weiss nicht, ob ich darauf ant**[73]**worten muss". Nach Andeutungen über die Aussage Försters über ihn und auf die Frage, ob er ihm denn nicht zu erkennen gegeben habe, wie er in Wirklichkeit über ihn und seine Auffassungen dachte, erklärte er: „Die wollen mir vielleicht damit nur helfen". Dr. Auerbach habe ernstlich versucht, ihn zu beruhigen: „Aber ich glaube, ich hätte mich damals von meiner Familie, von allem getrennt, es wäre mir alles gleich gewesen". – Kam ihm so recht die Schwierigkeit seiner Lage zum Bewusstsein, so äusserte er auch Ideen der Beeinträchtigung. Man quäle ihn. Es komme ja doch alles nur darauf hinaus, ihn zu ruinieren. Das Generalkommando sei ihm jedenfalls nicht gut gesinnt. Man habe ihm nicht einmal einen Tag Urlaub gegeben, damit er zum Rechtsanwalt gehen könne. Schuller habe ihn systematisch gequält und ihm alles verdreht und ihn wie einen Schwerverbrecher, nicht wie einen lediglich Angeschuldigten behandelt u. s. w. Sehr erregt wurde er stets, wenn die Sprache auf die seiner Meinung nach unverdiente Behandlung beim Militär seit der Streickaffaire kam. Denn er habe früher immer seine Pflicht getan und habe auch bei seinem Auftreten am Streick nur aus Patriotismus und Menschenliebe gehandelt.

Körperlich erschien Toller als kleiner, schwächlich gebauter Mann. Auf der rechten Bauchseite fand sich eine Blinddarm-Operationsnarbe, links eine Varicocele[61] (die er eigentlich erst im Feld recht bemerkt haben will). Die Herzdämpfung war nicht vergrössert. Die Herztöne waren rein, der Puls betrug 60 Schläge in der Minute und war regelmässig. Auch sonst fehlte nichts an den inneren Orga**[74]**nen. Der Urin war frei von Eiweiss und Zucker, die Wassermann'sche Syphilisreaktion im Blute negativ. Krankhafte Reflexe fehlten. Die Hirnnerven funktionierten gehörig. Auf dem linken Auge war er etwas kurzsichtig (eine Zeitlang trug er ein korrigierendes Glas beim Schiessen). Die Pupillen waren weit, gleich und reagierten sehr gut auf Lichteinfall und Einwärtsdrehung der Augen. Sensibilität und Motilität waren in Ordnung.

3.
Gutachten.

Toller stammt aus einer mit geistigen Störungen schwer belasteten Familie. Die Belastung ist mütterlicherseits besonders stark, fehlt

[61] Meistens linksseitig auftretende Krampfaderbildung der Hodenvenen.

aber auch väterlicherseits nicht ganz. Seine Eltern sind freilich geistig gesund gewesen, wenn auch die Mutter als nervöse Frau geschildert wird.
Toller selbst ist körperlich schwächlich.
Schon von frühester Jugend an bot er wiederholt Störungen dar, welche nach Entstehung und Art des Auftretens deutlich als hysterische zu erkennen und als solche auch von den ihn behandelnden Ärzten stets gedeutet worden sind. (Hysterische Beinlähmung und Gehstörung, Darmverschlingung, Nahrungsverweigerung, Urinverhaltung, Zahlreiche Klagen ohne objektiven Befund, wie Appetitlosigkeit, Ekel, Druckgefühl, übles Aufstossen, Mattigkeit, Kopfschmerzen, Schlaflosigkeit, nervöse Herzbeschwerden).[62]
Auch die Störungen, die er in der Klinik darbot **[75]** (bei Erregung Stottern, Zittererscheinungen, Herzklopfen, Übligkeits- und Schwächeanwandlungen) sind hysterischer Natur.
Bei guter Intelligenz und einer gewissen dichterischen und schauspielerischen Begabung zeigte er in seinem geistigen Wesen und Charakter von jeher manche abnorme Züge, die ihn vom völlig normalen Durchschnittsmenschen unterscheiden.
Nach Schilderung, Untersuchung und Beobachtung spricht zwar vieles für Ehrlichkeit und Ernstlichkeit in seinen Absichten, seinem Streben, seinem Ringen nach Lösung tiefster Probleme. Allein diesem Streben liegt etwas Nervöses, Gequältes zu Grunde, und bei aller Unreife und jugendlichen Wirrheit im Kopf war er doch eigensinnig intollerant gegen Überzeugungen reiferer und erfahrener Persönlichkeiten, eitel und eingebildet auf seine eigenen Fähigkeiten, Meinungen und Anschauungen, die er denen anderer für durchaus überlegen hielt, ohne erkennen und sich belehren lassen zu wollen, wie wirklichkeitsfremd, fantastisch, unpraktisch, ja gefährlich sie sind. In seinen Ansichten zeigte er sich oft als Fanatiker, als ideologer Menschheitsbeglücker, als „berufen“ und „auserlesen“, den Menschen das zu geben, was sie nach seiner Meinung ohne ihn offenbar nicht fertig brächten. Er ist eine „überspannte, excentrische Natur“. Der in der Eitelkeit wurzelnde, abnorm starke Zug, sich interessant zu machen, sich irgend wie hervorzutun, im-

[62] Vgl. auch Rothe 1997, S. 12-14.

mer etwas besonderes haben und vollführen, sich im Mittelpunkte fühlen zu müssen, geht offenbar tief bei ihm und lässt sich schon in seine früheste Kindheit ver**[76]**folgen.
Er ist sehr labil in der Gefühlsstimmung, von äusseren Eindrücken sehr abhängig, beeinflussbar, leicht begeistert und entflammt, aber auch leicht entmutigt, enttäuscht, verbittert. Besonders unangenehme, schreckliche Eindrücke machen sein überempfindliches und empfindsames Gemüt leicht depressiv und „zermürbt".
Dass er so, bei jedem Mangel einer gediegenen Zielstrebigkeit nur schwer sich entschliessen konnte, auf ein bestimmtes nützliches Berufs- und Lebensziel loszusteuern und auch den strengen Erfordernissen des Militärdienstes und der Untersuchungshaft auf die Dauer nicht gewachsen war, ist gewiss nicht verwunderlich. Unfähig, infolge der ihn hin und herziehenden inneren Widersprüche und infolge der Conflikte, in die ihn die Widersprüche seiner rein ideologischen Weltauffassung mit den realen Verhältnissen bringen mussten, das herrliche Gut der Freiheit wie ein harmonischer Mensch auszunützen, war ihm andererseits doch aller Zwang, der Schule, des Militärs, einer Hausordnung, im Grunde der Seele verhasst.
Durch all die aufgeführten Eigenschaften gewinnt seine Persönlichkeit etwas Ungleichmässiges, Sprunghaftes, Unstätes, Unruhiges, Widerspruchsvolles, Paradoxes.
Toller ist demnach eine *psychopathische und hysterische Persönlichkeit.*
Eine Geistesstörung liess sich bei ihm weder aus den Akten, noch aus der persönlichen Befragung über seine Vorgeschichte, noch aus Untersuchung und Beob**[77]**achtung feststellen.
Die psychopathische und hysterische Persönlichkeit, die lediglich einen Zustand mangelhafter Charakteranlage und Anpassung verschiedener Grundeigenschaften der Seele an die Notwendigkeit der Selbsterhaltung und des sozialen Zusammenlebens, einen geistigen Defekt, keine Geistesstörung, keine Geisteskrankheit im engeren Sinne des Wortes darstellt, erfüllt im Allgemeinen nicht die Voraussetzungen des § 51 R.S.G.B.[63]

[63] Der § 51 des Reichsstrafgesetzbuches von 1871 lautete: „Eine strafbare Handlung ist nicht vorhanden, wenn der Täter zur Zeit der Begehung der

Nur bei vorübergehender Geistesstörung, in Dämmerzuständen zur Zeit der Tat, kann der Hysteriker den Schutz des § 51 beanspruchen.
Dafür sind aber bei Toller keine Anhaltspunkte vorhanden. Gegen einen Dämmerzustand spricht die vorhandene gute Erinnerung an die fraglichen Vorgänge. Mag Toller schuldig befunden werden oder nicht, in getrübtem Bewusstsein hat er sicher nicht gehandelt. Sollten ihm die belastenden Äusserungen, das belastende Verhalten, das er consequent und sehr geschickt in Abrede stellt, doch noch nachgewiesen werden, so läge nicht etwa eine mangelhafte Erinnerung, sondern ein Nicht-Wissen- und Nicht-Geltenlassen-Wollen in Verteidigungsabsicht vor.
Auch sonst fehlen im Vorgehen Tollers zur fraglichen Zeit die Merkmale einer geistigen Störung im Sinne des § 51. Krankhafte Motive, wie Sinnestäuschungen, Wahnideen u. s. w. waren nicht vorhanden. Sein Handeln erklärt sich leicht aus der erregbaren, überspannten, nach Beachtung und Sichhervortun drängenden Persönlichkeit, aus seinen, von ihm weit mehr, wie einem anderen mit stärkeren **[78]** Nerven, quälend empfundenen Lebensschicksalen und aus den charakteristischen aufreizenden Suggestivwirkungen, die von Massenbewegungen auszugehen und gerade auf solche Naturen wie Toller stärker zu wirken pflegen, als auf die harmonische Seele des ganz normalen, besonnen abwägenden, willensstarken und an die Notwendigkeiten der menschlichen Gesellschaft, sowie an das eigene persönliche Interesse gut angepassten Menschen.
Vom medizinischen Gesichtspunkte aus ist ihm daher, falls er schuldig befunden werden sollte, gewiss in weitgehendem Masse der mildernde Umstand seiner disharmonischen Veranlagung, seiner Erregbarkeit, Begeisterungsfähigkeit, aber auch Kritiklosigkeit, und seines Eigensinns und seiner Leichtgläubigkeit im Sinne der Idee, in die er sich gerade verbissen hat, sowie seiner Neigung

Handlung sich in einem Zustande von Bewußtlosigkeit oder krankhafter Störung der Geistestätigkeit befand, durch welchen seine freie Willensbestimmung ausgeschlossen war“. Diese Vorschrift, die von Kraepelin wie von den meisten Vertretern der Strafrechtsreform vielfach kritisiert wurde, ließ keine Minderung der Zurechnungsfähigkeit bei Psychopathien und hysteriformen psychischen Störungen zu. Vgl. Kraepelin 1904d, S. 142f.

zur hysterischen Reaktionsweise, seiner starken Beeinflussbarkeit durch das Milieu und seiner abnormen Neigung, sich hervorzutun, zu Gute zu halten. Für einen Strafausschliessungsgrund im Sinne des § 51 aber sind Anhaltspunkte nicht vorhanden, womit wir ja übrigens auch mit allen Ärzten, die bisher sich zu diesem Punkte geäussert haben, übereinstimmen.

4.2. Kriegsziele

Entwurf von Emil Kraepelin

[1.][64] Als allgemeine Gesichtspunkte bei der Aufstellung der Kriegsziele wird man eine möglichst vollkommene Sicherung Deutschlands gegen künftige Gefahren und eine auch hinreichende Entschädigung für die Verluste ins Auge fassen müssen, die uns der Krieg gebracht hat. In ersterer Beziehung kommt zunächst der Schutz gegen feindliche Ueberfälle in Betracht. Ihm dient vor allem die Schaffung von Grenzen, die den Angriff schwer, die Verteidigung leicht machen; dabei wäre besonders auch darauf Bedacht zu nehmen, dass nicht lebenswichtige Betriebe nahe der Grenze plötzlichen Zerstörungen ausgesetzt sind. Namentlich im Hinblicke auf England muß uns auch stets der unmittelbare Zugang zum atlantischen Meere offen stehen, um unserer Flotte die nötige Bewegungsfreiheit zu geben. In zweiter Linie wäre, soweit möglich, eine Schwächung unserer Gegner anzustreben, sei es durch Ablösung von Gebietsteilen, sei es durch Beseitigung wichtiger Stützpunkte oder durch Bildung durch Pufferstaaten.
Eine weitere Reihe von Massregeln wird auf die Vermehrung unserer Volkskraft und auf die Sicherung unserer Unabhängigkeit in einem künftigem Kriege abzielen müssen. Zu diesem Zwecke bedürfen wir vor allem einer Erweiterung unserer Grenzen zur

[64] MPIP-HA: K 20/X/2. Inhalt und Aufbau der hier festgehaltenen Äußerungen Kraepelins zur Kriegszielpolitik entsprechen im wesentlichen den Ausführungen der im März 1916 verfaßten „Richtlinien für Wege zum dauernden Frieden" des Unabhängigen Ausschusses für einen deutschen Frieden (UAdF).

Ansiedelung unseres eigenen Menschenzuwachses und der im Auslande versprengten Volksteile, die es noch möglich ist, dem Mutterlande wiederzugewinnen. Auf diese Weise wird zugleich eine Aufgabe gelöst werden können, deren Wichtigkeit uns der jetzige Krieg eindringlich vor Augen geführt hat, die Sicherung unserer Volksernährung bei einer Sperrung der Verbindungen mit dem Auslande. Wir müssen unbedingt in der Lage sein, auch in einem solchen Falle alle unentbehrlichen Lebensbedürfnisse in genügender Menge auf eigener Scholle zu erzeugen. Ähnliche Erwägungen machen es auch notwendig, alle in der Nähe unserer Grenzen gelegenen Kohlen- und Metalllager in unsere Gewalt zu bringen, um jederzeit über die Stoffe verfügen zu können, deren wir zu unserer Verteidigung wie zum Betriebe unserer Verkehrsmittel und unserer Industrie bedürfen. Endlich müsste, soweit irgend möglich, die freie Zufuhr fremdländischer Erzeugnisse auch im Kriege gesichert werden. Schwächung oder Bindung Englands, der Besitz einer starken Flotte und die Gewinnung eines Stützpunktes am atlantischen Ocean wären die Mittel zur Verwirklichung.

[2.] Die zweite Hauptforderung, die aufzustellen wäre, ist die volle Entschädigung für die schweren Kriegsverluste. Selbstverständlich werden wir unsere Kolonien zurückfordern. Sodann werden wir aber unter allen Umständen eine hohe Geldentschädigung zu verlangen haben, deren Beitreibung in irgendeiner Weise sicherzustellen wäre. Sie soll uns dazu dienen, einmal unsere Kriegskosten zu decken, ferner die gerechten Ansprüche unserer Invaliden, der Hinterbliebenen unserer Gefallenen und der durch den Krieg Geschädigten zu befriedigen, endlich die Schlagfertigkeit unseres Heeres wiederherzustellen und unsere Flotte nach unseren Bedürfnissen auszubauen. Da es zu bezweifeln ist, ob alle unsere Gegner in der Lage sind, die Riesensummen aufzubringen, die für diese Zwecke nötig sind, werden wir die Möglichkeit ins Auge fassen müssen, uns durch die Übernahme wertvollen Kolonialbesitzes teilweise schadlos zu halten. Dadurch würde zugleich eine Schwächung unserer Gegner und eine Vermehrung unserer Hülfsquellen, namentlich aber auch eine grössere Sicherung unseres jetzigen Kolonialbesitzes zu erreichen sein.

Prüfen wir unter den hier entwickelten Gesichtspunkten die Ansprüche, die wir bei einem Friedensschlusse unter für uns günstigen Bedingungen an unsere einzelnen Gegner zu erheben hätten, so ergiebt sich zunächst für Belgien, dass eine Wiederkehr der vor dem Kriege bestehenden Verhältnisse unter keinen Umständen erträglich wäre. Nach den vorliegenden Erfahrungen ist es sicher, dass ein selbständiges Belgien den „Vorposten Englands" und auch Frankreichs und damit eine ständige schwere Bedrohung unserer Sicherheit bedeuten würde. Diese Gefahr ist um so grösser, als die Beeinflussung Belgiens unfehlbar auch auf das benachbarte, in seinem Kolonialbesitz leicht verletzliche Holland übergreifen würde. Unter diesen Umständen ist die Ausübung einer zuverlässigen Schutzherrschaft über Belgien, die jede Möglichkeit feindlicher Entwicklungen abschneidet, nicht zu umgehen. Zugleich müssten die für unsere Landesverteidigung wichtigen Betriebe unmittelbar in die Gewalt der deutschen Regierung gebracht werden. Da endlich Belgien kaum eine angemessene Kriegsentschädigung zu zahlen vermag, wird sein Kolonialbesitz dafür in Anspruch zu nehmen sein.

Gegenüber Frankreich werden wir uns dessen zu erinnern haben, dass es Deutschland Jahrhunderte hindurch in eine Reihe gefährlicher Kriege verwickelt hat und auch jetzt noch die Rückforderung Elsass-Lothringens plant. Wir werden daher unbedingt für eine möglichst starke Grenzsicherung zu sorgen haben, deren Einzelheiten nach militärischen Rücksichten festzusetzen sind. Frankreich wird uns auch den Flottenstütz**[3.]**punkt am Kanal liefern müssen, dessen wir zum Schutze vor englischer Bedrohung und Willkür bedürfen. Weiterhin besitzt es nahe unserer Grenze wertvolle Grubengebiete, die wir teils als Kriegsentschädigung, teils zur Sicherung unseres Bedarfes in einem künftigen Kriege in unsere Hand zu bringen hätten. Von der Zahlungsfähigkeit Frankreichs wird es endlich abhängen, wie weit wir genötigt sind, auch seines Kolonialbesitzes uns zu erinnern, um die Ansprüche zu befriedigen, die wir zur Heilung der Kriegsschäden erheben müssen.

Dass Russlands Volksreichtum und sein stetes Streben nach Gebietserweiterung eine gewaltige Gefahr für Deutschland und seine Verbündeten bedeutet, kann nicht bezweifelt werden. Diese Gefahr wird uns bedrohen, so lange Russland nach dem Besitze von Konstantinopel und Kleinasien strebt. Als das einzige Mittel dagegen erscheint die möglichst weitgehende Abtrennung der „Fremdvölker“ an seiner Westgrenze von dem eigentlichen Russland. Wenn irgend durchführbar, sollten Finnland, Polen, Bessarabien, Ukraine von Russland losgelöst und selbständig gemacht oder den Nachbarstaaten angegliedert werden. Die Ostseeprovinzen und Littauen aber müssen wir als Siedelungsgebiete für Deutschland in Anspruch nehmen, da sie die einzige Möglichkeit einer Erweiterung des Deutschen Reiches in Europa bieten. Die dort ansässigen Fremdvölker stehen zum Teil schon ganz unter dem Einflusse Deutscher Gesittung und besitzen andererseits keine so starke Eigenart, dass sie der Anpassung erheblich Schwierigkeiten entgegenzusetzen vermöchten. Wesentlich erleichtert würde zudem der Aufsaugungsvorgang, wenn es, wie nicht zu bezweifeln, gelänge, in den dünn besiedelten Landstrichen sofort die zwei Millionen im Russischen Reiche zerstreuter Deutscher Ansiedler unterzubringen. Die Eintreibung einer Kriegsentschädigung von Russland würde sich zum Teil durch die Übernahme der sehr umfangreichen Domänenländereien in den bezeichneten Provinzen ermöglichen lassen.

Die bis hierher angeführten Forderungen werden sich, wenn wir von der Abspaltung gewisser russischer Landesteile absehen, wahrscheinlich in der Hauptsache durchsetzen lassen, da wir die Gebiete, um die es sich handelt oder doch entsprechende Pfänder bereits in der Hand halten. Wie weit es möglich sein wird, auch England gegenüber unsere Ansprüche durchzusetzen, wird erst der weitere Verlauf des Krieges zeigen. Wir müssen uns daher jetzt auf die Aufstellung des Grundsatzes beschränken, dass Englands unbedingte Seeherrschaft, wenn irgend mög**[4.]**lich, gebrochen werden muss, und dass wir von England vor allem die Kriegsentschädigung in Geld oder in fruchtbringendem Kolonialbesitze zu gewinnen trachten müssen, die unsere übrigen Gegner wahrscheinlich nicht in ausreichendem Masse zu zahlen imstande sein werden. Allerdings wird mit der Zukunftsaussicht zu rechnen sein, dass wir späterhin mit England wieder in vielfache Beziehungen zu treten haben. Es darf aber als sicher gelten, dass diese Beziehungen um so befriedigendere für uns sein werden, je klarer sich England beim Friedensschluss dessen bewusst wird, dass wir unsere volle Gleichberechtigung in der Welt zu erzwingen vermögen.

Aufruf des Volksausschusses

Der Volksausschuß für rasche Niederkämpfung Englands.[65]
Aufruf!

[424] Die militärische und wirtschaftliche Einkreisung unseres Volkes wird stärker und stärker. Immer neue Staaten gehen offen zu unsern Feinden über. Italien, Portugal und Rumänien haben den Schritt bereits vollzogen; mit dem Eintritt anderer Staaten muß man rechnen. Aber auch diejenigen Neutralen, die sich militärischer Feindseligkeiten gegen uns enthalten, werden durch schwarze Listen, Nahrungsmittel- und Rohstoff-Unterbindung immer mehr zu wirtschaftlichen Feindseligkeiten gegen uns gezwungen. So ist der Frieden ferner denn je.
Und warum?
Warum kommen wir trotz des aufopfernden Heldenmutes unserer Truppen und trotz gewaltiger Siege in Ost, Süd und West nicht zum Abschluß dieses Völkermordens? Weil Englands Kraft noch ungebrochen ist! England mit seinen Verbündeten Japan und seinem Helfer Amerika rüstet stets neue russische Riesenheere aus. England deckt mit seiner Aushebung die französischen Menschenverluste, schafft mit seiner Industrie und der seiner Hintermänner immer wieder ungeheures Kriegsmaterial. England ist es, das stets neue Völker gegen uns hetzt.
Aber England wird doch über kurz oder lang kriegsmüde werden? Nein, denn England ist unser bei weitem zähester Gegner! Es hat bisher alle seine Drohungen verwirklicht. Es hat durch die allgemeine Wehrpflicht eine Millionenarmee geschaffen. Es hat den Arbeitszwang für Herstellung des Kriegsmaterials durchgeführt. Es hat uns die See gesperrt und die Neutralen in seine Dienste

[65] Vgl. *Der Panther.* Deutsche Monatsschrift für Politik und Volkstum. Hg. von Axel Ripke. Jg. 5, Heft 3, 1917, S. 424-426.

gezwungen. Es hat uns fast alle unsere Kolonien abgenommen. Es hat mit seinem Gelde durch die amerikanische und japanische Industrie die unerschöpflichen Menschenmassen Rußlands im Jahre 1916 wieder zu Riesenheeren geformt, die besser ausgerüstet und stärker sind, als je zuvor. England wird dank der Mithilfe Amerikas, alles das solange fortzusetzen suchen, bis wir erschöpft sind. Es ist bis zum Aeußersten entschlossen, uns zu vernichten, und wird alles daran setzen, diese Absicht zu verwirklichen. Eine Verständigung mit einem unbesiegten England zu erhoffen, ist eine verhängnisvolle Selbsttäuschung. Nach seiner bewährten Methode gegen Frankreich im Jahre 1807 bereitet England heute schon den Wirtschaftskrieg vor, um nach Friedensschluß jede Möglichkeit neuer wirtschaftlicher Entfaltung Deutschland von vornherein im Keime zu ersticken.

Und Englands Bundesgenossen?

England wird alle seine Bundesgenossen wie bisher so auch in Zukunft von Sonderfrieden abzuhalten wissen; denn sie geraten immer mehr in ein Hörigkeitsverhältnis zu England und **[425]** werden den Kampf nicht früher aufgeben, als England es ihnen erlaubt. Ist England niedergerungen, so ist auch ihre Kraft dahin.

Was ist dabei zu tun?

Auf diese Frage gibt es nur eine einzige Antwort: Nieder mit England! Die Geschichte der letzten drei Jahrhunderte beweist, daß England nur zur See bezwungen werden kann. England ist nicht nur unser gefährlichster, sondern auch unser verwundbarster Feind, weil das Inselland mit seiner Schiffahrt lebt und stirbt. Kann diese den Bedürfnissen Englands nicht mehr genügen, so ist es verloren. Dann kann ihm auch keine Unterstützung Amerikas mehr helfen, weil dieses nur auf dem Seewege möglich ist.

Können wir England zur See bezwingen?

Ja! Die bisherigen Taten und Erfahrungen unserer gesamten Marine geben dafür eine sichere Gewähr.

Wird dieser Sieg nicht große Opfer kosten?

Nein. Der Seekrieg fordert unvergleichlich geringe Menschenopfer als der fortdauernde Landkrieg, wie auch die Schlacht am Skagerrak erweist.

Landesverein Bayern der Deutschen Vaterlandspartei.

Bayerische Landsleute!

Ihr habt den Aufruf gelesen, den der Herzog Johann Albrecht zu Mecklenburg und der Großadmiral von Tirpitz an unser Volk gerichtet haben. Sie fordern auf zum Beitritt zu der neugegründeten „Deutschen Vaterlandspartei".

Deutschlands kriegerische Macht ist unüberwindlich. Nahe winkt uns der volle Sieg!

Aber die uralten deutschen Erbübel haben sich wieder erhoben: Traumseligkeit! Leichtgläubigkeit gegenüber feindlicher Arglist! Mißtrauen, Uneinigkeit und Hader im Innern! Darauf bauen die Feinde! Sie schüren den inneren Zwist! Sie locken listig zum „Versöhnungsfrieden"!

Aber der Versöhnungsfrieden, wie die Feinde ihn meinen, soll unsere Wirtschaft erdrosseln, unser Land ohne militärische Sicherung der Grenzen schutzlos neuem Ueberfall preisgeben. So hoffen sie in letzter Stunde die Niederlage von sich abzuwehren; den Sieg, den ihre Waffen nicht mehr erkämpfen können, zu erschleichen; die Frucht unserer Siege uns zu rauben.

Das Vaterland ist in Gefahr!

In dieser Schicksalsstunde, der gewaltigsten, die unser Volk jemals erlebt hat, ruft die Deutsche Vaterlandspartei euch zu:

Schließt die Reihen!

Noch einmal, wie in jenen großen Tagen des August, laßt alle Unterschiede des Standes, der Partei, der Konfession vergessen sein! Denkt nur an eines: Rettung und Sieg! Auch wir wollen den Frieden; aber wir wollen

keinen Hungerfrieden,

der Kind und Kindeskind auf Jahrhunderte hinaus unerträglich knebelt und belastet.

Erfüllt von unerschütterlicher Siegeszuversicht verlangen wir einen starken Frieden, der unserem Volke Unabhängigkeit und neue Blüte dauernd sicherstellt, der so die ungeheuren Opfer lohnt, die dieser fürchterliche Krieg von uns erzwungen hat.

Nur das deutsche Schwert kann uns den Frieden bringen, den wir brauchen. Weichmütiges Anerbieten kann uns nicht nützen; erweckt den Schein der Schwäche: verlängert so den Krieg, anstatt ihn zu verkürzen!

Die Deutsche Vaterlandspartei ist ein Volksbund für die Zeit des Krieges. Sie löst sich wieder auf, sobald der Frieden geschlossen ist.

Sie steht auf dem Boden des Reiches und seiner bewährten Verfassung als eines Bundesstaates. Daran will sie nicht rütteln lassen, am wenigsten jetzt, da unser Volk mit dem äußersten Aufgebote seiner Kräfte um sein Dasein kämpfen muß.

Aufruf der Deutschen Vaterlandspartei

Wird nicht so der Krieg verlängert?
Im Gegenteil! Die einzige Möglichkeit, zu einem raschen, siegreichen Ende zu kommen, ist die schärfste Kriegführung zur See und in der Luft gegen den Völkerverhetzer England, der den Krieg angestiftet hat und immer weiter schürt. Nur so besteht Aussicht, die Neutralen abzuhalten, daß sie aus Neigung oder gezwungen sich Englands Fahnen anschließen. Wird aber England nicht im Herzen seiner Machststellung angegriffen, so treiben wir selbst mit der Länge der Zeit die Neutralen in Englands Arme. England hat die Zeit für sich.
Darum gilt es heute, alle Kräfte unseres Volkes zusammenzufassen zu dem einen Ziele:
Rasche, rücksichtslose Niederkämpfung Englands!
Nicht innerpolitische Absichten, Kriegsziele oder Sonderinteressen sind es, die uns Männer aller Richtungen zusammengeführt haben. Was wir wollen, ist lediglich dieses:

1. Wir wollen unser Volk aufklären über die Gefahr, die ihm von einem unbesiegten England droht, damit sein Wille zum Durchhalten und Siegen sich stähle.

2. Wir wollen heute schon alle seine Kräfte und Mittel mobilmachen zur Abwehr des uns wirtschaftlich erdrosselnden Krieges nach dem Krieg.

Wer uns bei diesem Werke helfen will, verlange aufklärende Schriften.

Volksausschuß für rasche Niederkämpfung Englands.
München, Schwanthalerstr. 11.

Landtagsabgeordneter Beckh. Dr. Oscar Blank. Reichsrat Buhl. Landtagsabgeordneter Dr. Einhauser. Landtagsabgeordneter Erbelding. Geh. Kommerzienrat Fromm. Geschäftsstellenleiter Frühauf. Reichs- und Landtagsabgeordneter Gebhart. Assessor Dr. Gerlich. Geheimer Rat Professor Dr. von Gruber. Landtagsabgeordneter Hübsch. Geheimer Hofrat Professor Dr. Kraepelin. Verlagsbuchhändler Lehmann. Landtagsabgeordneter Löweneck. Prinz Friedrich Löwenstein-Wertheim-Freudenberg. Dr. Müller-**[426]**Jürgens. Dr. Karl Alexander von Müller. Reichstagsabgeordneter Dr. Pfleger. Dr. Plötz. Reichsrat Graf Preysing. Justizrat

Putz. Hofrat Dr. Rehm. Oberlandesgerichtsrat Rohrer. Landtagsabgeordneter Scharnagl. Landtagsabgeordneter Dr. Schlittenbauer. Kommerzienrat Seitz. Oberinspektor Stindt. Reichstagsabgeordneter Weilnböck.

4.3. Pressezensur

[52] Die politische Zensur.[66]

Dass die politische Zensur ein schweres, wie ein Alb auf unserem Volke lastendes Uebel darstellt, kann von Niemandem bestritten werden, der sich ihre natürlichen Wirkungen klarmacht. Die Schädigungen, die sie notwendig hervorbringen muss und tatsächlich in weitestem Umfange bereits erzeugt hat, liegen in zwei Richtungen:

1. Die politische Zensur knebelt und verfälscht die öffentliche Meinung. Das ist besonders verhängnisvoll in Zeiten, die, wie die heutigen, die politische Anteilnahme des ganzen Volkes an seinen Daseinsfragen in stärkstem Masse anregen und auch unumgänglich erfordern. Das Bedürfnis nach möglichst tiefdringender und zuverlässiger Kenntnis der Lage ist naturgemäss ganz ausserordentlich gesteigert und sucht eifrig nach Quellen, aus denen sich ein Urteil über sie gewinnen lässt. Es ist klar, dass dieses Bedürfnis auf militärischem Gebiete nicht ohne schwere Gefahren voll befriedigt werden kann. Mit dieser Notwendigkeit wird sich jeder Einsichtige ohne weiteres abfinden, zumal wenn er, wie wir, berechtigt ist, der Führung unserer Streitkräfte vollstes Vertrauen entgegenzubringen. Ganz anders liegt es auf politischem Gebiete. Unter dem Schutze der Verfassung ist sich unser Volk dessen bewusst, dass es das Recht und die Pflicht hat, an der politischen Gestaltung seiner Zukunft mitzuarbeiten. Jede Verkümmerung des Rechtes, die eigene Meinung auszusprechen und fremde Meinungen zu hören, empfindet es daher als einen unerträglichen Eingriff, der in wachsendem Masse Misstrauen gegen die Absichten der Staatsregierung und Erbitterung über die Bevormundung erzeugt. Zugleich entwickelt sich das entmutigende Gefühl der allge-

[66] BayHStA: Nl. Erbelding, Nr. 2, August 1916, fol. 52-57.

meinen Unsicherheit, da **[2/53]** Niemand mehr weiss, in welchem Grade und in welcher Richtung die Nachrichten gefärbt sind, die ihm die zensurirte Presse vorsetzt. Aus diesen Stimmungen entspringt der unbezwingliche Drang, um jeden Preis die Fesseln der Zensur zu durchbrechen. Er führt zu heimlicher Verbreitung unkontrollierbarer Schriften und zu ihrer begierigen Aufnahme durch das Publikum. Die Selbststeuerung der öffentlichen Meinung, wie sie durch die Erörterung in der Presse herbeigeführt wird, macht der namenlosen Verhetzung sowie der wuchernden Ausbreitung unsinniger und aufreizender Gerüchte Platz.

Diese Folgen sind selbstverständlich den leitenden Stellen nicht unbekannt geblieben. Statt aber aus ihnen die Notwendigkeit einer schleunigen Beseitigung der politischen Zensur abzuleiten, hat man zu dem ebenso naiven wie verwerflichen Auskunftsmittel gegriffen, die Tätigkeit der Zensur dadurch zu verschleiern, dass man die Veröffentlichung ihrer Verbote untersagt. Offenbar soll im Volke der Anschein erweckt werden, als wenn die Zensur garnicht oder nur gelegentlich eingreife. Selbstverständlich ist dieses Bestreben auf die Dauer völlig nutzlos. Die dem Verfahren anhaftende innere Unwahrhaftigkeit muss jeden Denkenden notwendig zu der Auffassung führen, dass die Regierung aus Schwäche vor der Verantwortung für ihre Massnahmen zurückschreckt, dass sie dabei ein schlechtes Gewissen hat und das Volk zu täuschen sucht. Welchen zerrüttenden Einfluss derartige Ueberlegungen auf das öffentliche Vertrauen haben müssen, das immer wieder in beweglichen Worten gefordert wird, bedarf keiner weiteren Darlegung.

2. Die politische Zensur zerstört die Beziehungen zwischen Regierung und Volk. Bei der Unmöglichkeit, ihre Gedanken frei auszusprechen, verstummen alle diejenigen, die nicht durchaus im Fahrwasser der Regierung segeln. Ihre Ratschläge, Einwendungen, Warnungen gelangen nicht **[3/54]** mehr an das Ohr der leitenden Staatsmänner. Diese verlieren dadurch gänzlich die Fühlung mit den wahren Anschauungen und Stimmungen der führenden Volkskreise und gewinnen so die trügerische Meinung, dass sie in vollem Einklange mit jenen stünden, da der Widerspruch ausbleibt, auch wo er nicht gerade unterdrückt wird. So gewöhnt sich die Regierung, ohne Rücksicht auf die unbequemen Hindernisse

der Volksstimmung, einfach nach eigenem Ermessen zu handeln. Auch der unfähigste Staatsmann kann derart eine zeitlang regieren. Es kommt aber, namentlich in gefahrdrohenden Lagen, unfehlbar der Augenblick, wo entweder der mühsam zurückgehaltene Widerspruch alle Schranken durchbricht oder wo die Regierung plötzlich alleinsteht. Es ist ja sonnenklar, dass sie ihre Aufgaben nur dann erledigen kann, wenn sie vom Vertrauen der besten Volksteile getragen ist und deren einmütigen Willen hinter sich weiss; dieser allein gibt ihren Handlungen Triebkraft und Wucht. Darum kann auch der hervorragendste Staatsmann nicht auf die Dauer die Geschicke eines Kulturvolkes leiten, wenn er durch die politische Zensur die Verbindungen zerstört, aus denen ihm die Erkenntnis des Volkswillens und die Kraft zufliesst, ihn in die Tat umzusetzen.

Leider ist die politische Zensur ein fortschreitendes Uebel. Die durch sie herbeigeführte Entfremdung zwischen Regierung und Volk bedingt eine allmähliche immer stärker anwachsende Spannung und Erbitterung, die sich auf irgend eine Weise geltend zu machen strebt. Jede Milderung der Zensur hat daher sofort Entladungen zur Folge, die neuerdings zu einer Verschärfung führen und damit wieder den Zündstoff vermehren.[67] Es ist unter diesen Umständen selbstverständlich, dass alle Ver**[4/55]**sprechungen, die Zensur abzubauen, unerfüllt bleiben müssen, und daher schädlich wirken, auch wenn sie ernst gemeint sind. Falls nicht durch irgend ein gewaltiges Ereigniss plötzlich das einmütige Vertrauen des Volkes zu seiner Regierung wiederhergestellt wird, sind schwere innere Kämpfe und Erschütterungen unausbleiblich, sobald das unheilvolle Machtmittel der despotischen und der schwachen Regierungen wieder ausser Dienst gestellt werden soll.

[67] Nach einem Vortrag des alldeutschen Publizisten Ernst Graf zu Reventlow am 29.VII.1916 in der Münchner Tonhalle erreichte die öffentliche Agitation des Volksausschusses für rasche Niederkämpfung Englands (VrNE) gegen Reichskanzler Theobald von Bethmann-Hollweg ihren Höhepunkt, weshalb das bayerische Kriegsministerium mit einer „rigorosen Zensurpolitik“ eingriff und weitere größere Kundgebungen der Kanzlersturzbewegung im August und September 1916 verhinderte. Vgl. Albrecht 1968, S. 170; BayHStA: Stv. Gen. Kdo. I. b. AK., 1710, Schreiben Kriegsministerium an stellvertretende kommandierende Generale des I., II. und III. Armeekorps, 5.VIII.1916.

Alle diese Wirkungen der Zensur hängen zum guten Teile von der Art ihrer Handhabung ab. Ohne Zweifel besteht hier Anlass zu den ernstesten Klagen.

Unsere Zensur hat in das Petitionsrecht des Volkes gegenüber seiner Vertretung eingegriffen. Ueber die Behinderung der Schäfer'schen Petition, den Unterseebootkrieg betreffend, ist im Reichstage bereits das Urteil gefällt worden.[68] Auch die Sammlung von Unterschriften zu einer Eingabe an den Reichstag über die Richtlinien für Wege zum dauernden Frieden wurde in Bayern durch die Zensur verboten. Damit wird ein Grundrecht angetastet, das gerade in schweren Zeiten als eine Staatsnotwendigkeit bezeichnet werden muss. Nur die äusserste politische Kurzsichtigkeit kann die ungeheuere Gefahr derartiger Eingriffe verkennen.

Unsere Zensur ist ungerecht und parteiisch. In dem Bestreben, künstlich eine innere Einheitlichkeit der Meinung vorzuspiegeln, die nicht bestehen kann, und die niemand erwartet, ist nur denjenigen Stimmen die Freiheit der Aeusserung zugestanden worden, die Regierungsmeinungen vertreten, während abweichende Anschauungen rücksichtslos unterdrückt wurden. Das ist namentlich bei der Frage der Kriegsziele und des U-boot-krieges hervorgetreten. Wollte man die Erörterung dieser Dinge unterbinden, so durfte man Niemanden, auch den Reichskanzler nicht, darüber reden lassen; andernfalls musste man, im enger oder weiter gesteckten Rahmen **[5/56]** der einen Seite das gleiche Recht zugestehen wie der anderen. Auch die offensichtliche Bevorzugung des „Nationalausschusses"[69] durch die Zensur und die ungleiche Behandlung der

[68] Der Historiker Dietrich Schäfer richtete am 15.III.1916 an den Reichstag und am 18.III.1916 an Kaiser Wilhelm II. gleichlautende Eingaben, in denen er die „rücksichtslose Führung" des U-Boot-Krieges gegen England forderte. Schäfer ließ von seiner Denkschrift 750.000 Exemplare drucken, die jedoch zum größten Teil von der Zensur beschlagnahmt wurden. Eine offizielle Reaktion auf die Eingabe durch die Reichsregierung erfolgte nicht, jedoch wurde auf Initiative von Matthias Erzberger der Deutsche Nationalausschuß für einen ehrenvollen Frieden (DNeF) gegründet, um die öffentliche Diskussion um die Kriegszielfrage im Sinne der Reichsregierung zu beeinflussen. Vgl. Ackermann 2004, S. 186-189; Hagenlücke 1997, S. 75; Schäfer 1916, S. 183; Stegmann 1970, S. 472f. Zur Biographie Schäfers vgl. S. 231, Fußnote 29.

[69] Gemeint ist der Deutsche Nationalausschuß für einen ehrenvollen Frieden (DNeF).

Fälle Heydebrand[70] und Harden[71] gehören hierher. Die Folgen aller dieser Missgriffe für die Einmütigkeit und Geschlossenheit unseres Volkes liegen auf der Hand.

Die bei weitem schlimmste Seite unserer Zensur ist aber die überall hervortretende Begünstigung der Flaumacherei. Während in anderen Ländern auch die überspanntesten Siegeswünsche sich frei äussern dürfen, was gewiss nicht empfehlenswert erscheint, finden bei uns nur die sogenannten „Massvollen" Bestrebungen Gnade vor den Augen der Zensur. Das beginnt mit den Reden des Kaisers, aus denen – einerlei, ob mit oder ohne Zustimmung – die ein trotziges Kraftbewusstsein zeigendes Stellen herausgestrichen wurden. Es zeigt sich in der ungehemmten, masslosen Hetze gegen die „Alldeutschen" die geradezu als Feinde des Vaterlandes gebrandmarkt werden dürfen, in der Drangsalierung der Zeitungen, die eine kraftvolle Politik befürtworten, während die „Versöhnungspolitik" treibenden Blätter (Frankfurter Zeitung und Berliner Tageblatt) begünstigt werden. Es zeigt sich in der Unterstützung des Nationalausschusses für einen ehrenvollen Frieden mit seinen matten Kriegszielen, in der ängstlichen Verhinderung der Erörterungen über die rücksichtslose Einsetzung unserer Kampfmittel, in der schwächlichen Vertuschung des Karlsruher Verbrechens[72], vor allem aber auch in der Beschlagnahme von Schriften,

[70] Ernst von Heydebrand und der Lasa (⋆1851 – †1924), Jurist und Politiker; Studium der Rechtswissenschaften in Heidelberg, 1874 Promotion; 1882 Landrat in Schlesien, ab 1888 als Angehöriger der Deutschkonservativen Partei Mitglied des Preußischen Abgeordnetenhauses, von 1906 bis 1918 Fraktionsvorsitzender, ab 1903 auch Abgeordneter im Reichstag, führte als Vorsitzender der Deutschkonservativen Partei seit 1911 ihre politische Annäherung an den Alldeutschen Verband herbei, nach 1918 Rückzug von allen Ämtern, jedoch Unterstützung der Deutschnationalen Volkspartei. Heydebrand trat während des Ersten Weltkriegs für umfangreiche Gebietsannexionen sowie den uneingeschränkten U-Boot-Krieg ein und lehnte innenpolitische Reformen in Preußen oder im Reich ab.

[71] Im Verlauf des Ersten Weltkriegs wurde Maximilian Harden, der zunächst einen deutschen Siegfrieden befürwortet hatte, zum Gegner des uneingeschränkten U-Boot-Krieges und annexionistischer Kriegsziele.

[72] Am 22.VI.1916 bombardierten französische Fliegertruppen Karlsruhe, wobei mehrere hundert Zivilpersonen getötet oder schwer verwundet wurden. Während die französische Heeresleitung dieses Bombardement als Vergeltung für deutsche Angriffe auf französische Städte rechtfertigte, stellte

die darauf ausgehen, den Willen zu kraftvoller Kriegführung und zu einer Machterweiterung für unser Vaterland anzuspornen. Die Unterdrückung der Abhandlung von Dietrich Schäfer: „Zur Lage“ und des gegen England gerichteten Flugbattes „Entweder – oder“ sind dafür traurige Belege.[73]

Welchen vernünftigen Sinn es haben soll, die Volksstimmung künst**[6/57]**lich zu drücken und niederzuhalten, statt sie zu höchster Begeisterung und Tatkraft zu entflammen, bleibt unverständlich.[74] Fürchtet die Regierung die mutige Entschlossenheit ihres eigenen Volkes? Hält sie sich selbst für zu schwach, um überschäumende Anregungen und Ansprüche in das richtige Fahrwasser vernünftigen Handelns zu leiten? Hält sie nach der Lehre vom beschränkten Untertanenverstand jede Mitwirkung des Volkes an der politischen Gestaltung seiner Zukunft für einen unzulässigen Uebergriff? Wie dem auch sei, soviel steht fest, dass die Handhabung der politischen Zensur in Deutschland eine ergiebige Quelle der Ermutigung für unsere Feinde darstellt, und dass aus ihr schon

die deutsche Heeresleitung heraus, daß Karlsruhe vom Frontverlauf weit entfernt und militärisch nicht befestigt war. Vgl. *Frankfurter Zeitung*, 03.VII.1916.

[73] In dieser Denkschrift, die Schäfer im September 1915 verfaßte und am 01.I.1916 publizierte, forderte er u. a. die Auflösung Belgiens, die Neuordnung Kongreßpolens zum Vorteil Deutschlands, die Errichtung eines mitteleuropäischen Staatenbundes unter deutscher Hegemonie und den Erwerb von Belgisch-Kongo. Vgl. Hagenlücke 1997, S. 74; Schäfer 1926, S. 173. Das Flugblatt „Entweder – oder“ forderte die „radikale Anwendung des U-Bootkrieges“ und wurde von Mitgliedern des Volksausschusses zur raschen Niederkämpfung Englands verteilt, u. a. von Oscar Blank und Paul Frühauf. Beide Schriften konfiszierte die bayerische Armee Ende August 1916. Vgl. BayHStA: Stv. Gen. Kdo. I. b. AK., 1710, Durchsuchungsbefehl, 24.VIII.1916; BBAW: NL Schäfer 1, Bd. 1, Stellungnahmen Oscar Blank und Paul Frühauf, 19.IX.1916, Beilagen III/IV, Eingabe an den Reichstag betreffend die Einwirkung der Reichsregierung auf die öffentliche Meinung. Zu Kraepelins Darstellung der Zensurmaßnahmen vgl. auch Kraepelin 1983a, S. 193.

[74] Mitte September 1916 verbot die Reichsregierung die öffentliche Diskussion der Kriegszielfrage. Dagegen verfaßte Schäfer gemeinsam mit den Fürsten Friedrich und Karl Löwenstein-Wertheim-Freudenberg, dem Fürsten Salm-Horstmar und Reinhold Seeberg eine Eingabe an den Reichstag „betreffend Einwirkung der Reichsregierung auf die öffentliche Meinung“, in der er sich gegen die Zensur von Publikationen des Unabhängigen Ausschusses (UAdF) aussprach. Vgl. Ackermann, 2004, S. 208f.

jetzt mehr Unheil erwachsen ist, als aus einer Reihe verlorener Schlachten. –

Professor Dr. Emil Kraepelin.

4.4. Bekämpfung der Syphilis

Besprechung im Kriegsministerium

Besprechung[75]
in München am 14.V.1915
über die Durchführung der W.-R. Untersuchung beim Heere.
Anwesend: Die Herren Kraepelin, v. Müller[76], Döderlein[77],
v. Romberg[78], Plaut[79].
Übereinstimmung wurde festgestellt über folgende Punkte:

A. Es ist wünschenswert, die generelle W.-R.[80] Untersuchung bei unseren heimkehrenden Truppen vorzunehmen.
Gründe:
1.) Die rein klinische Untersuchung ist unzureichend. Nicht nur ältere latente Fälle werden unentdeckt bleiben, sondern auch diejenigen relativ frisch Infizierten, welche infolge sehr gering entwickelter Initialerscheinungen und fehlender Allgemeinsymptome

[75] Vgl. BayHStA: MKr 10103, 13. Zu Kraepelins Befürchtungen hinsichtlich der Ausbreitung der Syphilis infolge des Krieges und zum Kontext dieser Besprechung vgl. Kraepelin 1983a, S. 187f.
[76] Friedrich von Müller (⋆1858 – +1941), Internist; zur Biographie vgl. Bd. VI, S. 106, Fußnote 21.
[77] Albert Döderlein (⋆1860 – +1941), Gynäkologe; Studium der Medizin in Erlangen, dort 1884 Promotion, Habilitation in Leipzig, seit 1894 Ordinarius für Gynäkologie in Groningen, 1897 Berufung nach Tübingen, 1907 Ordinarius in München. Döderlein wurde vor allem durch die Identifizierung der nach ihm benannten Milchsäurebakterien im Vaginalsekret bekannt; 1934 verfaßte er den gynäkologischen Teil des amtlichen Kommentars zum *Gesetz zur Verhütung erbkranken Nachwuchses*. Vgl. Döderlein 1934; Englisch 1993.
[78] Vgl. S. 164, Fußnote 51.
[79] Felix Plaut (⋆1877 – +1940), Psychiater; zur Biographie vgl. Bd. VI, S. 269, Fußnote 69.
[80] Gemeint ist die Wassermann-Reaktion.

unverdächtig erscheinen; zu Letzteren gehöhrt wohl reichlich die Hälfte der Fälle, die später an Syphilis der inneren Organe erkranken.

2.) Die Annahme Lessers[81], dass die Ansteckungsfähigkeit wenige Jahre nach der Infektion erlischt, ist nicht genügend bewiesen. Wenn auch zuzugeben ist, dass für die congenitale Syphilis die germinative Infektion des ovulums nicht in Betracht kommt, so muss doch andererseits mit einem häufigen Vorkommen occulter Primäraffekte im weiblichen Genitale infolge Spirochaeten-haltiger Ejakulate latent syphilitischer Männer gerechnet werden. Hierfür spricht die grosse Zahl positiver Wa.-Reaktionen, welche man bei Frauen findet, die latente Syphilitiker heirateten u. selbst niemals klinische Zeichen von Syphilis darboten.

B. Es wird empfohlen, stichprobenartige Voruntersuchungen alsbald vornehmen zu lassen, möglichst mit gleichzeitigen klinischen Untersuchungen. Im Hinblick auf die regionäre Verschiedenheit [N] des Grades der syphilitischen Durchseuchung sollen die Untersuchungen an mehreren, von einander entfernt liegenden Orten angestellt werden. Vorgeschlagen wird die Untersuchung von je 1000 Militärpersonen in Berlin, Hamburg, München u. Strassburg i/E.[82]

[81] Edmund Lesser (⋆1852 – †1918), Dermatovenerologe; bis 1876 Studium der Medizin in Bonn, Berlin und Straßburg, Weiterbildung in Wien; bis 1879 Assistent am Berliner Augusta-Hospital, danach in Breslau tätig, 1882 Habilitation in Leipzig, Errichtung einer privaten Poliklinik, 1889 Mitbegründer der Deutschen Dermatologischen Gesellschaft, 1892 Berufung nach Bern als Direktor der dortigen dermatologischen Klinik, 1896 Berufung nach Berlin an die Klinik für Haut- und Geschlechtskrankheiten der Charité, 1911 Ernennung zum ersten Ordinarius für Dermatologie in Deutschland, Vorsitzender der Berliner Dermatologischen Gesellschaft und Mitherausgeber des *Archivs für Dermatologie und Syphilis*. Kraepelin hatte Lesser bereits während seiner Zeit in Leipzig als Teilnehmer des Mittagstisches bei Frau Dr. Thieme kenngelernt. Vgl. Kraepelin 1983a, S. 27f.; Stürzbecher 1962.

[82] Bereits im März 1915 war Kraepelin mit dem Vorschlag einer stichprobenartigen Voruntersuchung an das bayerische Kriegsministerium herangetreten. Nachdem das Kriegministerium aber darauf bestand, die Untersuchungen nur auf freiwilliger Basis durchzuführen, scheiterte das Vorhaben. Vgl. BayHStA: MKr 10103, Emil Kraepelin an Generalstabsarzt Seydel, 19.III.1915, Kriegsministerium an Medizinalabteilung, 8.IV.1915. Zum klinischen Kontext des Vorschlags vgl. auch Engstrom 1991.

C. Die Erörterungen über die Durchführung der Behandlung werden zweckmässiger Weise aufgeschoben, bis über die Häufigkeit der positiven Reaktionen Erfahrungen gesammelt sind.
D. Von Veröffentlichungen in der Fachpresse soll zunächst abgesehen werden.

(gez.) F. Müller.
Döderlein.
Romberg.
E. Kraepelin.
F. Plaut.

Untersuchungen an geschlechtskranken Soldaten

München, den 21. Mai 1915[83]

Hochgeehrter Herr Generalstabsarzt!

Beifolgend beehre ich mich, Euer Excellenz eine Reihe von Schriftstücken zu überreichen, die sich mit der Frage der Wassermannuntersuchung unseres Heeres beschäftigen.[84] Den Ausgangspunkt bildet ein Brief von Professor Lesser an mich, in dem er gewisse Abänderungsvorschläge gegenüber dem ursprünglichen Untersuchungsplane vorbringt. Die daraufhin eingeleitete Rundfrage hat ergeben, dass von dem meisten sachverständigen Beurteilern nach wie vor die allgemeine Untersuchung nach Wassermann für das erstrebenswerte Ziel gehalten wird, dass aber im einzelnen noch mancherlei Zweifel und Bedenken bestehen. Zur Klärung der hier auftauchenden Fragen wird eine stichprobenartige Untersuchung

[83] Vgl. BayHStA: MKr 10103, 48931.

[84] Hierzu zählten Stellungnahmen zu Kraepelins Vorhaben u. a. von Alfred Neisser, Edmund Lesser, Max von Gruber, Wilhelm Erb, Max Nonne, Karl Bonhoeffer, Ernst von Romberg und Erich Hoffmann. Gegenüber Lesser äußerte sich Kraepelin am 17.IV.1915 folgendermaßen: „Es wäre wirklich schade, wenn sich unsere Deutsche Medizin die so leicht nicht wiederkehrende Gelegenheit zu einer volkshygienischen Grosstat, zu einem wichtigen Siege über einen inneren Feind, entgehen lassen würde; wir brauchen so bitter notwendig für die Zukunft ein körperlich und geistig gesundes und vor allem auch ein zahlreiches Geschlecht!" Vgl. BayHStA: MKr 19193.

einiger Heeresgruppen von je etwa 1000 Mann erforderlich sein, bei der einmal nach dem Lesserschen Vorschlage, andererseits nach Wassermann die Prüfung auf Lues durchgeführt wird. Aus dem Ergebnisse einer derart vergleichenden Untersuchung wird sich mit Sicherheit beurteilen lassen, ob die allgemeine Anwendung des Wassermannschen Verfahrens notwendig ist, oder ob man sich mit der Annahme des Lesserschen Vorschlages wird begnügen können. Wir hoffen, dass die Heeresverwaltung sich der Dringlichkeit einer solchen vergleichenden Untersuchung nicht verschliessen wird, und bitten Euer Excellenz, die Durchführung tatkräftigst zu unterstützen.
In vorzüglichster Hochachtung Euer Excellenz ganz ergebenster

E Kraepelin.

Ergebnisbericht

Psychiatrische Klinik der K. Universität München Nußbaumstraße 7.

München, den 26. Juli 1915[85]

An das K. Kriegsministerium
in München.

Betreff:
Untersuchungen nach Wassermann.

Unsere Bemühungen, in den hiesigen Reservelazaretten eine grössere Zahl von Mannschaften zu einer Blutentnahme für die Untersuchung nach Wassermann zu bewegen, sind leider fehlgeschlagen. Aus dem Reservelazarett I mit 210 Betten, haben sich 11, aus dem Lazarett D mit 528 Betten 38 Kranke zur Blutentnahme bereit erklärt, von denen 2 ihre Einwilligung nachträglich zurückzogen, und aus dem Lazarett E mit 312 Betten erhielten wir 11 Zustimmungserklärungen, von denen 9 widerrufen wurden. Unter diesen Umständen verfügen wir nur über im ganzen 158 Un[N]tersuchungsergebnisse, von denen 153 negativ, 4 positiv und

[85]Vgl. BayHStA: MKr 10103, 70366.

eines fraglich ausgefallen sind. Wenn auch die Kleinheit der Zahl zuverlässige Schlüsse nicht zulässt, gewinnt doch die Annahme an Wahrscheinlichkeit, dass man mit etwa 3% Syphiliskranken unter den Mannschaften zu rechnen haben wird. Das würde auf ein Heer von 5 Millionen zu der Zahl von 150000 Syphiliskranken führen, von denen nach den vorliegenden Erfahrungen etwa 15000, fast $\frac{1}{2}$ Armeekorps, späterhin an Paralyse, Tabes oder Gehirnsyphilis zugrunde gehen dürften. Rechnet man dazu die Häufigkeit von Herz- und Gefässerkrankungen, von denen nach Romberg mindestens 60% durch Syphilis bedingt werden, ferner die Ausbreitung der Ansteckung auf Ehefrauen und andere weibliche Personen, das Absterben zahlreicher Kinder, die sehr erhebliche Rolle, die der Erbsyphilis bei der Erzeugung von Idiotie, Schwachsinn und Minderwertigkeit zukommt, so ist es klar, dass die angedeutete Ausdehnung der Syphilis in unserem Heere eine ausserordentliche Gefahr für dieses selbst wie für die Zukunft unseres Volkes bedeutet. Gegen diese Gefahr gibt es nur ein zuverlässiges Abwehrmittel, die Aufdeckung der Ansteckung und die rechtzeitige, gründliche Behandlung der Erkrankten.
Es wäre uns eine grosse Genugtuung gewesen, an diesem wahrhaft vaterländischen Werke mitarbeiten zu können. Nachdem aber offenbar der Einfluss der Chefärzte in den Lazaretten auf ihre Kranken nicht ausreicht, um die entgegenstehenden Widerstände zu überwinden, sehen wir uns zu unserem lebhaften Bedauern gezwungen, unsere Bemühungen in dieser Sache als aussichtslos einzustellen. Wir können nur wünschen, dass **[N]** Mittel und Wege gefunden werden, den zu erwartenden Opfern der Syphilis auf andere Weise zu helfen, damit wir nicht wieder, wie nach 1870, eine Menge verdienter Veteranen 1–2 Jahrzehnte später an den Nachkrankheiten der Syphilis in kläglichster Weise zu Grunde gehen sehen müssen[86]. Damals, als man die Ursachen jener Krankheiten

[86] Nach den Plänen von Paul Kaufmann (⋆1856 – †1945), dem Präsidenten des Reichsversicherungsamts, wurde ein reichsweites Netz von Beratungs- und Fürsorgestellen für geschlechtskranke Soldaten eingerichtet. Kraepelin scheint an diesem Vorhaben, wenn überhaupt, nur am Rand beteiligt gewesen zu sein. Vgl. BArch: R 1501, 111868, Bl. 68, Reichskanzler Theobald von Bethmann-Hollweg an Staatssekretär des Innern, 13.V.1915; Kaufmann 1916b; Kraepelin 1983a, S. 194; Sauerteig 1999, S. 166-186.

noch nicht kannte, war dieses traurige Schicksal unabwendbar; heute könnte man ihm vorbeugen, wenn man sich entschliessen würde, rechtzeitig die geeigneten Massregeln zu ergreifen.

Prof. Dr. E Kraepelin.

Nach[87] *dem Einlauf hat die Psychiatrische Klinik ihre Propaganda für die Vornahme einer allgemeinen Untersuchung nach Wassermann endlich aufgegeben.*
Die ganze Aktion war nichts anderes als das Bestreben „auch dabei gewesen zu sein“, selbstverständlich ohne persönliche Unbequemlichkeiten.
Wenn eine allgemeine Untersuchung nach Wassermann hätte durchgeführt werden wollen, dann war dazu die Mithilfe der psychiatr. Klinik nicht nötig, das konnte die Heeresverwaltung allein tun. Wenn in dieser ***[N]*** *Richtung nicht vorgegangen wurde, so geschah es deshalb*
1. weil die Deutung der Reaktion nicht einwandfrei ist.
2. weil sich ihrer Durchführung kaum zu überwindende Schwierigkeiten entgegenstellen
3. weil wir keine Macht besitzen, die nach Wassermann „positiv“ Reagierenden zwangsmäßig zu behandeln
4. weil auch die Behandlung die gefürchteten Nachkrankheiten der Syphilis nicht verhütet.
5. weil für Tausende eine auf Lebensdauer anhaltende psychische Beunruhigung geschaffen wird, die nicht mehr zu beseitigen ist.

Einzig in ihrer Art ist die Schlussfolgerung, die aus einem Untersuchungsmaterial von 158 Köpfen %-Verhältnisse auf Millionen ausrechnet. Eine derartige Schlußweise ist nur aus der Stimmung über das Mißlingen eines erfolglosen Planes zu begreifen.

Zum Akt.
1. 9. 15
I. V.
Zimmermann.

[87] Handschriftlicher Randvermerk des Referenten des bayerischen Kriegsministeriums.

Kosten der Untersuchungen nach Wassermann

Psychiatrische Klinik der K. Universität München
Nußbaumstraße 7.

München, den 26. Juli 1915[88]

An das k. Ministerium des Innern
für Kirchen- und Schulangelegenheiten
in München

Betreff:
Gebühren für Untersuchungen nach Wassermann.

In dem hohen Erlasse vom 19. Juni d. J. Nr. 13659 ist die Erhöhung des Gebührensatzes für die Wassermannuntersuchungen bei Kranken ausserhalb der Klinik auf 6 $\mathcal{M}$ als angezeigt bezeichnet worden, da der von uns angesetzte Betrag von 4 $\mathcal{M}$ nicht im Einklange mit der Ministerialverordnung vom 6. Dezember 1910 stehe[89]. Wir erlauben uns, dazu zu bemerken, dass tatsächlich die von der Bakteriologischen Untersuchungsanstalt[90] erhobenen Sätze sich nur auf 4 $\mathcal{M}$ belaufen, wenn eine Summe von 25 $\mathcal{M}$ vorausbezahlt wird. Aus dem beiliegenden Berichte ergeben sich die Verhältnisse bei der Ortskrankenkasse und [N] beim Krankenhause l. d. I.[91], denen diejenigen anderer Krankenanstalten und auch der Privatärzte vollkommen entsprechen dürften.

---

[88] Vgl. BayHStA: MK 11288.

[89] Im November 1914 genehmigte das bayerische Kultusministerium, daß die psychiatrische Klinik „für Ausführungen nach Wassermann einen Beitrag von 4 M von Kranken der I. und II. Verpflegungsklasse sowie von anderen Kliniken, Krankenhäusern, Irrenanstalten und Privatärzten, die derartige Untersuchungen in der psychiatrischen Klinik vornehmen lassen, erhebt". Vgl. BayHStA: MK 11288, Kultusministerium an Verwaltungsausschuß der Universität München, 13.XI.1914. Zum Kontext der Gebührenerhebung für Wassermann-Untersuchungen und des Widerspruchs des bayerischen Innenministeriums vgl. Engstrom 1991.

[90] Die bakteriologischen Untersuchungsanstalten wurden 1910 als eigenständige Institutionen der staatlichen Gesundheitsverwaltung Bayerns errichtet und damit dem Ressort des Innenministeriums zugeordnet, allerdings an die medizinischen Fakultäten der Landesuniversitäten München, Erlangen und Würzburg angegliedert und in Personalunion von den Vorständen der Hygieneinstitute geleitet, d. h. in München von Max von Gruber. Vgl. Handbuch 1912, S. 219; Volkert 1983, S. 78f.

[91] Gemeint ist die Medizinische Klinik der Ludwig-Maximilians-Universität in der Ziemssenstraße 1. Vgl. Burgmair 2008, S. 70-74.

Es liegt unter diesen Umständen auf der Hand, dass eine allgemeine Erhöhung unserer Gebühr auf 6 ℳ uns die Gewinnung von Beobachtungsmaterial aus den Krankenhäusern ausserordentlich erschweren, ja fast unmöglich machen würde. Dadurch würden nicht nur die wirtschaftlichen, sondern vor allem auch die wissenschaftlichen Interessen unserer Klinik schwer geschädigt. Allerdings legen wir zur Zeit keinen Wert mehr auf die Beziehungen zu Krankenkassen und würden auch damit einverstanden sein, für die praktischen Aerzte die höheren Gebühren beizubehalten. Dagegen müssen wir dringend bitten, uns zu ermächtigen, dass wir gegenüber den öffentlichen Krankenanstalten (Kliniken, Krankenhäusern, Irrenanstalten) das gleiche Verfahren zur Anwendung bringen, wie die Bakteriologische Untersuchungsanstalt, was praktisch auf einen Gebührensatz von 4 ℳ für die Einzeluntersuchung hinausläuft. Würde uns durch die Erhöhung des Satzes auf 6 ℳ die Möglichkeit einer weiteren Förderung der uns beschäftigenden wissenschaftlichen Fragen auf dem Gebiete der Syphilisforschung abgeschnitten, so müssten wir unbedingt suchen, den Ausfall durch möglichst ausgedehnte unentgeltliche Untersuchungen zu decken, was weder im Interesse unserer Klinik noch in demjenigen der bakteriologischen Untersuchungsanstalt liegen würde.

E Kraepelin.

Konkurrenz zur bakteriologischen Untersuchungsanstalt

Psychiatrische Klinik — München, den 9. September 1915[92]
der K. Universität München
Nußbaumstr. 7
An das kgl. Universitäts-Rektorat
in München.

Betreff: — Zum Schr. vom 1. 9. 1915 № 2370[93].
Bakteriologische Untersuchungen
auf Syphilis nach Wassermann.

[92] Vgl. BayHStA: MK 11288.
[93] Vgl. BayHStA: Bayerisches Kultusministerium an den Senat der Universität München, 1.IX.1915.

Auf die uns zugegangene Aufforderung beehren wir uns zu erwidern, dass wir mit der vom Kgl. Ministerium des Innern vorgeschlagenen Regelung einverstanden sind[94]. Ueber die für unsere Klinik bestehende Notwendigkeit, Wassermannuntersuchungen über den Rahmen des uns unmittelbar zufliessenden Krankenmaterials hinaus vorzunehmen, brauchen wir uns im Hinblicke auf unsere früheren ausführlichen Darlegungen wohl nicht nochmals äussern. Es ist ja selbstverständlich, dass wir uns in denjenigen Fällen, die ein für uns wichtiges Ergebnis liefern, auch über **[N]** die klinischen Befunde die nötigen Aufklärungen zu verschaffen suchen; es kann aber auch schon von Bedeutung sein, zu wissen, wieviele Kinder einer gewissen Altersstufe, wieviele Personen bestimmter Berufsklassen, der beiden Geschlechter u. s. f. erfahrungsgemäss eine positive Wassermannreaktion liefern u. ähnl.
Welche Anhaltspunkte das Kgl. Ministerium des Innern für die Annahme hat, dass wir die Bakteriologischen Untersuchungsanstalten aus ihrer Tätigkeit für die Heil- und Pflegeanstalten zu „verdrängen" streben, ist uns unerfindlich. Natürlich hat gerade das Material dieser Anstalten für uns ein besonders wissenschaftliches Interesse, aber was wir wünschen und anstreben, ist lediglich die Gleichberechtigung mit den Untersuchungsanstalten. Wird uns diese gewährt, so wird damit nicht nur uns und der Wissenschaft, sondern ohne Zweifel auch der Volksgesundheit und in gewissem Sinne auch den Bakteriologischen Untersuchungsanstalten selbst der beste Dienst erwiesen, denn der Wettbewerb ist der stärkste Ansporn für jede Entwicklung.

E Kraepelin.

[94] Nach Auffassung des Innenministeriums galt die erniedrigte Gebühr von 4 Mark nur für Krankenkassen und andere Versorgungseinrichtungen, mit denen ein vergleichbares Vertragsverhältnis bestand. Andernfalls war ein höherer Satz von 6 Mark zu berechnen. Vgl. BayHStA: MK 11288, Innenministerium an Kultusministerium, 07.VIII.1915.

4.5. Klinikbetrieb

Einführung des Achtstundentages

Nr. 334 München, den 21. Dezember 1918[95]

Psychiatrische Klinik
der K. Universität München
Nußbaumstraße 7
An den Verwaltungsausschuss der
Ludwig-Maximilians-Universität
in München.

Betreff: Einführung des 8-Stundentages[96].

Auf die Anfrage vom 9. Dezember dieses Jahres beehren wir uns Folgendes zu berichten:
Was zunächst die Tätigkeit des Direktors der Klinik anbetrifft, so besteht sie ausser den regelmässigen Krankenbesuchen, den ärztlichen Konferenzen, der Sprechstunde für Angehörige und den regelmässigen Verwaltungsgeschäften hauptsächlich aus dem klinischen Unterricht mit den dazu nötigen Vorbereitungen und Prüfungen. Dazu kommen noch Sitzungen und Besprechungen aller Art mit den Behörden der Universität, des Staates und der Stadt, ferner die Durchsicht von Gutachten und Akten, die Anfertigung von Berichten usf. **[2]**
Diese Tätigkeit dürfte im Durchschnitt etwa 7-8 Stunden des Tages in Anspruch nehmen, ist aber sehr unregelmässig; an einzelnen Tagen beläuft sich die Arbeitszeit auf 9 oder 10 Stunden und darüber, während sie an anderen vielleicht nur 5-6 Stunden beträgt. Dabei ist jedoch die private ärztliche Tätigkeit des Direktors, die

[95] Vgl. BayHStA: MK 11249.

[96] Der Achtstundentag wurde in Deutschland bei vollem Lohnausgleich durch Erlaß des Reichsamtes für wirtschaftliche Demobilmachung vom 23.XI.1918 eingführt. Diese Maßnahme war Teil des sogenannten Stinnes-Legien-Abkommens vom 15.XI.1918, mit dem die deutsche Schwerindustrie einerseits ihre Sozialisierung verhinderte, andererseits aber erhebliche sozialpolitische Zugeständnisse machte. Vgl. Anordnung über die Regelung der Arbeitszeit gewerblicher Arbeiter, Nr. 6548, *Reichsgesetzblatt*, 1918, S. 1334.

übrigens in der Woche nur wenige Stunden in Anspruch nimmt, noch nicht berücksichtigt. Dasselbe gilt von einer der wichtigsten Aufgaben des Professors, der wissenschaftlichen Forschung und literarischen Arbeit. Für diese bleibt während des gewöhnlichen Dienstes so gut wie gar keine Zeit übrig; sie müssen vielmehr vollkommen in die Zeit der Ferien verlegt werden, die eben in erster Linie für diese Zwecke auszunützen sind. Eine Änderung aller dieser Verhältnisse erscheint nach Lage der Dinge vollkommen unmöglich.

Der Oberarzt der Klinik[97] wird im ganzen kaum weniger in Anspruch genommen sein, als der Direktor, da ihn ausser der Erledigung zahlreicher kleinerer Verwaltungsangelegenheiten und der Unterstützung des Direktors in der Überwachung des ärztlichen Dienstes vor allem die ausgedehnte gerichtliche Tätigkeit obliegt, die mit den Aufgaben der Klinik verknüpft ist, mit dem Zwange, nicht nur umfangreiche Aktenstudien zu machen, sondern auch zahlreiche Gutachten anzufertigen und sehr häufig Gerichtsterminen anzuwohnen. Ausserdem hat er noch eine eigene Lehrtätigkeit zu erledigen und die dafür nötigen Vorbereitungen zu treffen. Während der Ferien ist es zudem seine Aufgabe, den Direktor nach jeder Richtung hin zu vertreten. Auch in der Verteilung seiner Obliegenheiten dürfte sich irgend eine wesentliche Änderung nicht durchführbar erweisen.

Die Inanspruchnahme der Abteilungsärzte[98] durch ihren Dienst ist naturgemäss eine äusserst unregelmässige; sie dürfte aber in der Regel über die Zeit von 8 Stunden am Tage nicht **[3]** unerheblich hinausgehen. Eine Änderung dieser Verhältnisse erscheint jedoch deswegen kaum durchführbar, weil die Tätigkeit jedes einzelnen Arztes auf das Engste an die Vorkommnisse in der von ihm geleiteten Abteilung geknüpft ist und somit eine Stellvertretung und Entlastung durch andere Persönlichkeiten fast undurchführbar sind, jedenfalls zu den allergrössten Unzuträglichkeiten führen müssten. Es bleibt unter diesen Umständen nichts anderes übrig,

[97] Zur Situation der Oberärzte vgl. Bd. VI, Abschnitt 4.3, S. 115f.

[98] Zur Lage der Abteilungsärzte an der Münchner Klinik vgl. auch BayHStA: MK 11248, Brief Emil Kraepelin an Verwaltungsausschuß der Universität München, 30.VII.1907.

als durch reichliche Gewährung von Urlaub und regelmässig freien Tagen die Belastung der Ärzte einigermassen wieder auszugleichen. Es ist aber weiterhin darauf aufmerksam zu machen, dass der regelmässige Dienst an unserer Klinik die Tätigkeit von mindestens 6 Assistenzärzten voraussetzt, da wir 4 Abteilungen haben, von denen zwei unbedingt das Zusammenarbeiten zweier Ärzte erfordern. Vor dem Kriege standen uns für diesen Dienst 4 von der Klinik bezahlte Assistenzärzte und ein vom Militär kommandierter Arzt zur Verfügung, daneben 3 unbezahlte, aber im Hause wohnende Volontärärzte und 2 nicht im Hause wohnende Volontärärzte, die jedoch praktisch für den Dienst kaum inbetracht kamen, zumal diese Stellen nur ausnahmsweise besetzt waren. Wir wissen nicht, ob in der nächsten Zeit uns wieder ein Militärarzt zur Verfügung gestellt werden wird. Da wir aber unter allen Umständen 6 Ärzte brauchen, die alle im gleichen Massstabe angespannt werden, so erscheint es notwendig, mindestens zweien von den im Hause wohnenden Volontärärzten unter diesem Gesichtspunkte zu der ihnen bisher gewährten freien Station auch das gleiche Gehalt zuzugestehen wie ihren Fachgenossen. Dazu kommt aber, dass zur Ermöglichung der regelmässigen Erholungsurlaube noch ein weiterer Arzt unbedingt erforderlich ist, dem die gleichen Pflichten zufallen, wie den übrigen Ärzten. Es wird daher notwendig sein, auch diesem die gleichen Rechte zu ge**[4]**währen wie den anderen. Wir beantragen daher, dass die 3 bisher vorhandenen inneren Volontärarztstellen in ordnungsmässige Assistentenstellen umgewandelt werden. Sollte uns wiederum ein Militärarzt bewilligt werden, so könnte diese Umwandlung auf 2 Stellen beschränkt werden.
Für das Verwaltungspersonal sind durch die Dienstes-Instruktion die täglichen Arbeitszeiten von 8-12 und von 3-6 Uhr festgesetzt. Es hat sich aber herausgestellt, dass auch darüber hinaus fast regelmässig noch die Kräfte des Personals in Anspruch genommen werden müssen[99]; gelegentlich wird auch der 8-Stundentag mehr oder weniger erheblich überschritten. Immerhin liegen die Verhältnisse nicht derart, dass die Einstellung einer weiteren Hilfskraft im Augenblicke unbedingt nötig erscheinen würde. Dagegen wird von dem Verwaltungspersonal der wohl auch berechtigte Wunsch

[99] Zur Situation des Verwaltungspersonals vgl. Bd. VI, S. 44, 118.

geäussert, dass die über die normale Zeit hinausgehenden Überstunden besonders bezahlt werden möchten.
Die Arbeit des Hausmeisters dürfte in der Regel über 8 Stunden am Tage hinausgehen, wenn es sich dabei auch vielfach nur um eine Art Beaufsichtigung handelt. Er hat ausser der Überwachung der Lieferanten und Handwerker im Hause vor allem den gesamten umfangreichen Maschinenbetrieb zu leiten.[100] Für diesen Zweck stehen ihm bisher 2 Heizer zur Verfügung, von denen immer bei Tag und bei Nacht einer zur Stelle sein muss. Aus dieser Notwendigkeit ergibt sich für jeden der Heizer eine über die normale Zeit hinausgehende tägliche Bindung, die auch die Nacht umfasst; allerdings handelt es sich dabei zum grossen Teile nicht um eine eigentliche Arbeitszeit, sondern um den Zwang, zur Verfügung zu stehen. Soll auch bei den Heizern ein 8-Stundentag im strengen Sinne eingeführt werden, so müsste die Vermehrung um eine Person beantragt werden.
Das Personal hat indessen den Wunsch ausgesprochen, dass es bei **[5]** der bisherigen Regelung bleiben möge, unter der Voraussetzung, dass die immerhin öfters durch Arbeiten unterbrochenen Nachtschichten mit 3 M. für die Nacht bezahlt werden möchten.
Einer ausgiebigen Entlastung bedarf wohl ohne jeden Zweifel der Dienst der beiden Torwarte, die bisher abwechselnd den gesamten Tag- und Nachtdienst, sowie die für die Klinik nötigen Ausgänge erledigt haben. Schon vor dem Kriege war daher die Einstellung eines Hausdieners in Aussicht genommen worden, der die Torwarte im Nachtdienst ablösen und zugleich den grössten Teil der Besorgungen in der Stadt übernehmen sollte. Wir halten die Einstellung eines solchen Hausdieners für unbedingt notwendig und beantragen sie hiermit.
Hinsichtlich des Pflegerdienstes stehen auch wir auf dem von den Anstaltsleitungen der Kreis-Irren-Anstalten eingenommenen Standpunkte, dass zwischen der blossen Anwesenheit und der wirklich angestrengten Arbeit des Pflegepersonals unterschieden werden muss. In letzterer Beziehung ist es hauptsächlich der Nachtwachdienst, der an die Kräfte des Personals die grössten

[100] Vgl. BayHStA: MK 11248, Dienstvorschriften für den Hausmeister und Heizer, 08.II.1909.

Anforderungen stellt. Nach Rücksprache mit den Vertretern des Personals hat sich herausgestellt, dass die Neueinstellung von 4 weiteren Pflegern notwendig sein würde, wenn annährend ein 8-Stundentag für das Pflegepersonal verwirklicht werden sollte, und wenn man zugleich den weiteren Wünschen nach Gewährung eines vollen freien Wochentages entgegen kommen will. Soll ausserdem auch die Forderung eines auf 3 Wochen jährlich bemessenen Urlaubs verwirklicht werden, was wir befürworten möchten, so würde dazu die Einstellung noch eines weiteren Pflegers zur jeweiligen Stellvertretung erforderlich sein. Die bei weitem schwerste Arbeitsbelastung fällt in der Klinik ohne Zweifel auf die Krankenschwestern, die täglich fast ohne Unterbrechung vom frühesten Morgen bis gegen 9 Uhr abends in Tätig**[6]**keit zu sein pflegen. Wir würden eine sehr ausgiebige Entlastung der Schwestern, nicht nur aus rein menschlichen Gründen, sondern vor allem auch unter dem Gesichtspunkte für unumgänglich notwendig halten, dass die Gesundheit der Schwestern mehr geschont und ihre Leistungsfähigkeit daher über die bis jetzt meist nicht sehr hohe Lebensdauer hinaus erhalten bleibt. Leider sind unsere auf dieses Ziel gerichteten Bemühungen bisher wenig erfolgreich gewesen.[101] Eine genaue Prüfung dieser Verhältnisse hat gezeigt, dass eine gründliche Entlastung der Schwestern, so dass sie in ihren Erholungszeiten annähernd dem männlichen Pflegepersonal gleichgestellt würden, die Neueinstellung von 17 weiteren Schwestern notwendig machen würde. Dabei ist angenommen, dass auch die Schwestern regelmässig in der Woche einen freien Tag zu ihrer Erholung haben würden, und dass man ihnen ebenfalls einen Urlaub von 3 Wochen im Jahre gewähren würde, endlich, dass ihre Arbeitszeit wenigstens annähernd auf die Zeit von 8 Stunden am Tage beschränkt würde. Ob der Orden der Barmherzigen Schwestern[102] auf eine solche Regelung einzugehen geneigt ist, entzieht sich unserer Kenntnis; wir

[101] Vgl. Bd. VI, Abschnitt 4.3, S. 116-118; BayHStA: MK 11248, Gesuche des Pflegepersonals, 26.IX.1911, 05.I.1913.

[102] Zu Krapelins Einstellung hinsichtlich des Einsatzes von Ordensschwestern in der psychiatrischen Krankenpflege vgl. Kraepelin 1983a, S. 137; BayHStA: MK 11287, Übereinkunft zwischen der Anstaltsleitung der psychiatrischen Klinik in München und dem Mutterhause der Barmherzigen Schwestern v. Hl. Vincent v. P. in München, 27.XII.1904.

würden aber sehr wünschen, dass wenigstens der Versuch gemacht würde, die ausserordentlich wertvollen Kräfte der Schwestern in geeigneter Weise zu schonen.
In der Krankenpflege sind auf der Frauenseite weiterhin noch eine Anzahl von Mägden beschäftigt, die zum Teil wirklichen Abteilungsdienst tun, zum Teil lediglich im Hause Arbeit verrichten. Auch die Arbeitszeit dieser Hausangestellten geht vielfach über die Zeit von 8 Stunden am Tage hinaus; vor allem bleibt die für ihre Ausgänge verfügbare Zeit hinter den neuerdings erlassenen Vorschriften zurück. Um hier Abhilfe zu schaffen, wäre die Einstellung einer weiteren Magd notwendig.
Ähnliches gilt für die in der Küche, im Waschhaus, im Hause und im Dienste der Ärzte beschäftigen Hausangestellten; auch hier entspricht die ihnen bisher gewährte freie Zeit nicht den neuerdings aufgestellten Forderungen. Wenn man allen **[7]** diesen Personen regelmässige Ausgänge von genügender Ausdehnung, die nötigen Erholungspausen am Tage und endlich einen ausreichen Jahresurlaub gewähren will, so wäre die Einstellung von 3 weiteren Mägden für die angeführten Zwecke erforderlich.
Um alle hier besprochenen Wünsche zu befriedigen, ist selbstverständlich eine erhebliche Vermehrung der uns zu Gebote stehenden Mittel erforderlich. Die Grösse dieses Bedürfnisses zeigt die folgende Zusammenstellung[103]:

[103] Die nachfolgende Aufstellung wurde nach Verhandlungen mit dem Klinikpersonal am 20.XII.1918 verfaßt. Hierauf erhielt Kraepelin keine Antwort vom Ministerium, das nach Ansicht des Verbands der Gemeinde- und Staatsarbeiter monatelang eine hinhaltende Taktik verfolgte. Erst am 09.IV.1919, unter dem Druck der politischen Verhältnisse der zwei Tage zuvor ausgerufenen Räterepublik, drängte Kraepelin auf eine Stellungnahme: „Wir möchten aber nicht verfehlen, darauf hinzuweisen, dass bei unserem Personale über die Verzögerung der Entscheidung eine lebhafte Unzufriedenheit besteht, die besonders durch die rasche und günstige Erledigung der Frage von Seiten der Obb Kreisregierung genährt wird.“ Vgl. BayHStA: MK 11249, Brief Emil Kraepelin an Verwaltungsausschuß der Universität München, 09.IV.1919, Verband der Gemeinde- und Staatsarbeiter an die Universität München, 13.III.1919. Bereits vor dem Ersten Weltkrieg hatte die Konkurrenz der Kreisirrenanstalten um geeignetes Pflegepersonal die Nervenklinik zu Zugeständnissen veranlaßt. Vgl. BayHStA: MK 1128, Brief Emil Kraepelin an Verwaltungsausschuß der Universität München, 25.XI.1913.

Gehalt für 2 Ärzte (2 mal 1800 M)	M.	3600
Für 1 Arzt Gehalt und freie Station (1800+960)	M.	2760
1 Heizer	M.	1500
1 Hausdiener	M.	1500
5 Pfleger (je 900+600 M)	M.	7500
17 Schwestern (je 150+480)	M.	10710
1 Magd für den Krankendienst	M.	1200
3 Hausmägde	M.	3500
Sa.	M.	32270

Bei dieser Rechnung ist jedoch zu berücksichtigen, dass es zur Zeit gänzlich unmöglich sein würde, die Vermehrung des weiblichen Personals in dem angedeuteten Umfange durchzuführen, deswegen, weil keine ausreichenden Unterkunftsräume im Hause mehr vorhanden sind; es würde sich kaum noch ein einzelner Platz für solche Zwecke ausfindig machen lassen. Es wäre daher nötig, mindestens 1 oder 2 grosse Säle zu schaffen, was allerdings durch Ausbau des Dachgeschosses auf der Frauenseite ohne allzu grosse Schwierigkeiten durchführbar sein würde. Wie hoch sich die Kosten dafür belaufen würden, vermag ich nicht zu sagen, doch würden sie zweifellos nicht unter 20-30,000 M. zu schätzen sein. Dazu käme **[8]** dann noch die Beschaffung von Betten und Möbeln.

Man wird nicht in Abrede stellen können, dass die Durchführung aller hier gemachten Vorschläge wesentliche Verbesserungen in der Lage des klinischen Personals und in gewissem Sinne auch für den Krankendienst bedeuten würde. Ganz ausgeschlossen erscheint es aber, nur einen bescheidenen Teil derselben aus den jetzt der Klinik zu Gebote stehenden Mitteln zu verwirklichen; vielmehr hat sich herausgestellt, dass unter dem Einflusse des Krieges die Betriebskosten der Klinik weit stärker angestiegen sind, als ihre Einnahmen, obgleich die Verpflegsbeiträge erhöht werden[104]. Unter diesen Umständen würde entweder eine sehr beträchtliche Erhöhung des jährlichen Staatszuschusses, abgese-

[104]Nach den Etataufstellungen der Münchner Klinik von 1914/15 und 1918/19 stiegen in diesem Zeitraum die Gesamtausgaben von 265.891 auf 305.142 Mark und die Einnahmen durch die Pflegesätze von 164.000 auf 200.000 Mark an. Vgl. BayHStA: MK 11243.

hen von der zur einmalgen Einrichtung nötigen Summe, erforderlich sein, oder es müssen die Verpflegssätze neuerdings stark in die Höhe gesetzt werden. Eine gewisse Einsparung liesse sich vielleicht noch dadurch erzielen, dass ein Teil des männlichen Pflegepersonals, soweit es nicht im eigentlichen Krankendienst, sondern mehr mit Hausarbeiten beschäftigt wird, durch billigere Kräfte ersetzt wird[105]. Sobald sich die Verhältnisse auf dem Arbeitsmarkte besser übersehen lassen, werden wir in dieser Richtung Versuche machen; wir hoffen, dass es dann gelingen kann, den Aufwand für das männliche Personal immerhin etwas herunterzudrücken, so dass vielleicht ein Teil der für Neueinstellung von Pflegern erforderlichen Summe auf diese Weise eingespart werden kann.

Die Direktion:
E Kraepelin.

Nr. 327 München, den 13. Dezember 1919[106]

Psychiatrische Klinik
der K. Universität München
Nußbaumstraße 7
An den Verwaltungs-Ausschuss der
Ludwig-Maximilians-Universität
in München.

Betreff: Lohn- und Dienstverhältnisse des Pflegepersonals der Psychiatrischen Klinik.

Die Nachricht, dass die Einführung des 8stündigen Arbeitstages in den Krankenanstalten des Deutschen Reiches beabsichtigt wird, hat bei allen für die Krankenpflege unmittelbar verantwortlichen Stellen die schwersten Bedenken erweckt. Die allgemeine

[105] Wegen des allgemeinen Personalmangels während des Ersten Weltkriegs mußte „eine große Zahl von Hilfspflegern“ eingestellt werden, die erheblich höhere Löhne gefordert und erhalten hatten. Nach Kriegsende kündigte Kraepelin vielen dieser Hilfspfleger. Vgl. BayHStA: MK 1124, Brief Emil Kraepelin an den Verwaltungsausschuß der Universität München, 05.II.1916, Verband der Gemeinde- und Staatsarbeiter an das Ministerium für Soziale Angelegenheiten, 03.XII.1918.

[106] Vgl. BayHStA: MK 11249.

Ueberzeugung ging sofort dahin, dass es gänzlich unmöglich sei, eine Einrichtung, die für gewerbliche Betriebe zweckmässig sein mag, auf die so ganz anders gearteten Verhältnisse der Krankenpflege zu übertragen. Die Durchführung des 8stündigen Arbeitstages wird, wie in einer Eingabe der Pfleger der Psychiatrischen Klinik vom 26. 8. ds. Js. angedeutet wird, in der Form des Drei[N]schichtenwechsels angestrebt[107]. Wir möchten nicht verfehlen, von vornherein darauf hinzuweisen, dass wir eine derartige Einrichtung unter gar keinen Umständen befürworten könnten; dass wir sogar jede Verantwortung für die schweren Schäden ablehnen müssen, die sich zweifellos sehr bald bei ihrer Durchführung herausstellen würden. Mehr als irgend ein anderer Beruf verlangt derjenige des Krankenpflegers ein engeres inneres Verhältnis zur Tagesarbeit. Wenn häufig genug betont worden ist, dass die mangelnde Befriedigung des Handarbeiters durch das Fehlen dieser gemütlichen Beziehungen zu seiner Tätigkeit bedingt ist, so muss festgestellt werden, dass eine Krankenpflege ohne solche Beziehungen unter allen Umständen minderwertig ist. Jeder Kranke hat das Bedürfnis, mit seinem Pfleger in ein persönliches Verhältnis zu treten; das ist aber ganz unmöglich, wenn er im Laufe jeder 24 Stunden nacheinander von 3 ganz verschiedenen Personen gepflegt wird. Von einem teilnehmenden Verständnisse zwischen Kranken und Pfleger, von einem Eingehen auf die besonderen Bedürfnisse des Ersteren kann unter solchen Umständen kaum noch die Rede sein. Auch der Pfleger selbst wird durch die regelmässige Unterbrechung seiner Tätigkeit naturgemäss zu einer rein handwerksmässigen Auffassung seines Berufes geführt, die ihn seiner

[107] Das Pflegepersonal der Münchner Nervenklinik forderte in seiner Eingabe an das bayerische Kultusministerium vom 28.VIII.1919 die Einführung des Achtstundentages, die Gewährung von Urlaubszeiten, die Verleihung eines „Dekrets“ nach 3 Dienstjahren, die etatmäßige Anstellung nach fünf Jahren und Ausgang für ledige Pfleger bis Mitternacht. In diesem Schreiben wurde auch auf die „eigenartigen“ und „schwierigen“ Bedingungen der Verwaltung und die starke Überlastung des Personals eingegangen. Der Verband der Gemeinde- und Staatsarbeiter hatte gegenüber dem Kultusministerium bereits am 11.VIII.1919 darüber geklagt, daß noch immer kein Tarifvertrag zustande gekommen sei und bis auf die Einstellung von sechs neuen Pflegern „alles beim Alten“ geblieben wäre. Vgl. BayHStA: MK 11249; UAM: VA-A-I, 21d; Bd. VI, Abschnitt 4.3, S. 118.

eigentlichen Aufgabe entfremdet und ihn selbst unmöglich befriedigen kann.
Dazu kommt aber weiterhin, dass ein Dreischichtenwechsel des Pflegepersonals die Sicherheit des ärztlichen Dienstes in entscheidender Weise beeinträchtigen würde. Es ist selbstverständlich, dass bei häufigem Wechsel des Per**[N]**sonals der Arzt weder die für ihn notwendigen Auskünfte über das Verhalten der Kranken in zureichender Weise erhalten wird, noch dass er die Gewähr hat, seine Anordnungen zuverlässig ausgeführt zu sehen. Es ist wahr, dass man in einzelnen Krankenanstalten trotz aller dieser Bedenken und gegen den entschiedenen Widerspruch der ärztlichen Leiter den Dreischichtenwechsel durchgeführt hat. Gerade dabei aber hat sich, wie wir aus mehrfachen Auskünften wissen, auf das Deutlichste die Unhaltbarkeit dieser Massregel herausgestellt. Nebenbei darf vielleicht darauf hingewiesen werden, welche Folgen sich etwa ergeben würden, wenn nun auch die Aerzte einen Dreischichtenwechsel verlangen würden. Niemand kann bezweifeln, dass damit der völlige Zusammenbruch unserer bis dahin vorbildlichen Krankenpflege besiegelt sein würde.
Unter den Verhältnissen, unter denen wir jetzt leben, ist wohl auch der Umstand nicht ohne Bedeutung, dass die strenge Einführung eines 8Stundentages die Kosten der Krankenpflege in geradezu vernichtender Weise zu steigern droht. Die Zahl der in unserer Klinik beschäftigten Pfleger betrug bis vor kurzem 18 Personen; sie ist heute, um die Forderungen des Pflegepersonals zu erfüllen, auf 24 gestiegen. Daraus ergibt sich, dass zur Zeit auf der Männerabteilung unserer Klinik 32 Pflegepersonen tätig sind, die etwa für durchschnittlich 65 [Personen] Kranke auf 4 Abteilungen zu sorgen haben. Auf der Frauenseite, wo die durchschnittliche Belegziffer etwa um 10 Köpfe höher ist, wird im wesentlichen der gleiche Dienst von 23 Pflegepersonen versehen. Berücksichtigt man dabei auch, dass auf der Männerseite vielleicht 2 oder 3 Pfleger zeitweise zu anderen Geschäften (Limonaden**[N]**bereitung[108], Leichentransporte u. dgl.) herangezogen werden, so lässt sich doch nicht

[108] Diese Textstelle belegt, daß Kraepelin tatsächlich für die Kranken seiner Klinik ein Limonadengetränk zubereiten ließ, um den damals in psychiatrischen Einrichtungen durchaus noch üblichen Alkoholkonsum einzudämmen. Die Limonade diente auch der Verköstigung der Barmherzigen

verkennen, dass hier in den Leistungen des Pflegepersonals auf beiden Seiten ein ungeheuerliches Missverhältnis besteht. Es erklärt sich lediglich dadurch, dass eben infolge der neueren Bestimmungen das männliche Pflegepersonal für die Klinik ausserordentlich viel weniger leistet, als früher und als das weibliche Personal.
Die Kehrseite dieser Verhältnisse ist es, dass die Kosten für 32 Krankenschwestern zur Zeit jährlich 4950 $\mathcal{M}$, für 23 Mägde 13748 $\mathcal{M}$, und für 24 Pfleger 101976 $\mathcal{M}$ betragen. Die Kosten für das männliche Pflegepersonal stellten sich noch im Jahre 1910 auf 16938 $\mathcal{M}$. Der Herabsetzung der Arbeitsleistung unserer Pfleger entspricht also eine geradezu ungeheuerliche Steigerung der Kosten, die sie verursachen. Es liegt auf der Hand, dass diese Verhältnisse einen wesentlichen Anteil an den Fehlbeträgen haben, mit denen unser Betrieb, der früher stets Ueberschüsse brachte, nunmehr dauernd zu rechnen hat. Ohne Zweifel hat sich hier eine Entwicklung vollzogen, durch welche die schwere Last bis zum unerträglichen gesteigert wird, die schon bis dahin die Fürsorge für Geisteskranke bedeutete.
Wenn man daran geht, unter den gegebenen Bedingungen zu prüfen, wie weit sich ein 8stündiger Arbeitstag durchführen lässt, so ist zunächst festzustellen, dass die tägliche Anwesenheit des Personals in der Klinik 14 Stunden beträgt, von früh 6 bis abends 8 Uhr. Von dieser Zeit sind etwa $2\frac{1}{2}$ Stunden für Essenspausen in Abzug zu bringen, so dass eine $11\frac{1}{2}$stündige Dienstzeit über bleiben würde. Es ist zwar richtig, dass auch während der Essenszeiten hier und da **[N]** einmal eine dienstliche Handlung wird verrichtet werden müssen; dafür aber schieben sich in die Dienstzeit täglich mindestens 2–3 Stunden ein, in denen von einer wirklichen Arbeitsleistung keine Rede ist, sondern lediglich die Anwesenheit des Pflegepersonals zur Ueberwachung der Kranken gefordert wird. Nach den neueren Bestimmungen ist jede Pflegeperson $2\frac{1}{2}$ Tage in der Woche dienstfrei. Auf 14 Tage fallen somit 9 Arbeitstage, das heisst 103,5 Dienststunden, auf die Woche also die Hälfte davon. Man kann nun zweifelhaft sein, ob die Arbeitswoche mit 6 oder 7 Tagen zu berechnen ist. Wir stehen mit Entschiedenheit

Schwestern. Vgl. UAM: VA-A-I, 33/5, Schreiben Emil Kraepelin an Verwaltungsausschuß der Universität München, 01.XII.1917.

auf dem Standpunkte, dass der Krankenpflegebetrieb aus naheliegenden Gründen eine 7tägige Arbeitswoche erfordert. Unter dieser Voraussetzung würde die Arbeits- und Anwesenheitszeit des Pflegepersonals sich auf 7,4 Stunden täglich berechnen; legt man eine 6tägige Arbeitswoche zu Grunde, so würde man auf 8,5 Arbeitsstunden im Tage kommen. Von einer Ueberlastung des Pflegepersonals kann unter diesen Umständen schlechterdings nicht die Rede sein. Es gibt jedenfalls in unserer Klinik keinen Arzt, den Leiter der Klinik nicht ausgenommen, dessen tägliche Arbeitsbelastung die hier genannte Stundenzahl nicht erheblich übertreffen würde.

Die hohen Kosten des männlichen Pflegepersonals legen die Frage nahe, ob es nicht möglich ist, seine Zahl zu vermindern. Zur Zeit werden wir versuchen, einen Pfleger durch einen Hausburschen zu ersetzen, der die Limonadenbereitung und einige andere, nicht unmittelbar zur Krankenpflege gehörige Obliegenheiten des Pflegepersonals zu übernehmen hat. Wir werden ferner den Versuch machen, **[N]** durch Einstellung einer Magd für Putzarbeiten noch einen weiteren Pfleger zu ersparen. Eine noch weitergehende Einschränkung der Pflegerzahl würde sich indessen nur durch Erhöhung der Dienstzeit erreichen lassen.

Das weibliche Personal der Klinik, abgesehen von den Schwestern, ist jetzt täglich 11½–12 Stunden beschäftigt. Eine weitere Herabsetzung der Dienstzeit würde die Einstellung je einer Magd für den Krankendienst und für die Küche, sowie zwei weitere Personen zur Stellvertretung während der nunmehr reichlicher als früher zu bemessenden Urlaubszeiten erfordern. Es hat sich aber herausgestellt, dass es unter den jetzigen Verhältnissen unmöglich ist, diese 4 Mägde noch in der Klinik unterzubringen. Dazu kommt, dass schon während des Krieges der Kindersaal[109] der Klinik, für des-

[109] Anfang 1906 richtete Emil Kraepelin im Erdgeschoß der Münchner Nervenklinik einen Saal mit sechs Betten ein, in dem „idiotische Kinder" gepflegt wurden, die seines Erachtens nicht gemeinsam mit erwachsenen Patienten untergebracht werden konnten. Von dieser Abteilung versprach sich Kraepelin „einen besseren Einblick in Wesen und Entstehungsgeschichte der angeborenen oder früh erworbenen Schwächezustände zu gewinnen". Vgl. Kraepelin 1983a, S. 141. Nach Kraepelin war es darüber hinaus ein „dringendes Erfordernis des Unterrichts, die Möglichkeit zur

sen Wiederbelegung ein ganz dringendes Bedürfnis besteht, zum Schlafraum für Mägde herangezogen werden musste. Es wird also unbedingt notwendig sein, weiteren Raum zur Unterbringung von weiblichen Personen zu schaffen; sonst ist eine Durchführung der Bedingungen des Tarifvertrages ausgeschlossen. Zur Abhilfe stehen zwei Wege offen. Es könnte ins Auge gefasst werden, das Dachgeschoss des weiblichen Seitenflügels zu einigen Schlafsälen auszubauen. Diese Einrichtung hätte den grossen Vorteil, dass dabei auch für Schwestern neue Unterkunftsräume gewonnen werden könnten. Solche würden aber notwendig sein, wenn den Schwestern die gleichen Erleichterungen gewährt werden sollen, wie dem übrigen Personal. Dass die Gerechtigkeit eine solche Regelung erfordert, wenn die bisherigen Verhältnisse von Dauer sein sollten, wird niemand bestreiten können. Hindernd stehen der Durchführung eines **[N]** solchen Ausbaues einmal die Kosten und dann vielleicht auch ein Einspruch von Seiten der Stadt im Wege, die schon früher den vollen Ausbau des weiblichen Seitenflügels abgelehnt hat. Selbstverständlich würde es auch Jahr und Tag dauern, bevor auf diesem Wege neue Unterkunftsräume geschaffen werden könnten.

Ein anderer Ausweg würde dadurch gegeben sein, dass dem gesamten männlichen Pflegepersonal nahegelegt würde, ausserhalb der Klinik Wohnung zu nehmen. Da ein grosser Teil des männlichen Pflegepersonals verheiratet ist, wird diese Massregel zur Zeit nur 8 Pfleger betreffen, die zur Zeit in 2 Räumen des männlichen Erdgeschosses untergebracht sind. Hier könnte genügender Schlafraum für die Mägde geschaffen werden, so dass auch der Kindersaal für seinen eigentlichen Zweck wieder frei würde. Die Schwierigkeit liegt nur darin, dass zur Zeit das männliche Personal kaum im Stande sein wird, ausserhalb der Klinik Wohnung zu finden. Sollte dieser Uebelstand in absehbarer Zeit schwinden, so würde die vorgeschlagene Regelung zunächst am zweckmässigsten erscheinen. Damit würde auch der Wunsch des Pflegepersonals nach freier Verfügung über den dienstfreien Abend erfüllt sein.

Beobachtung und klinischer Vorführung idiotischer Kinder zu haben". Vgl. BayHStA: MK 11288, Schreiben Kultusministerium an den Verwaltungsausschuß der Universität München, Februar 1906.

Gewisse Schwierigkeiten bietet ferner noch die Verköstigung des männlichen Pflegepersonals, namentlich soweit es ausserhalb der Klinik wohnt. Die Kosten dieser Verpflegung sind für den Orden der Barmherzigen Schwestern allmählich selbst so hoch geworden, dass die Pfleger es durchwegs vorziehen würden, sich bei ihrer Familie oder sonstwie ausserhalb der Klinik zu verköstigen. Der Erfüllung dieses Verlangens steht nur der Umstand entgegen, dass durch das Fortgehen zu den Mahlzeiten höchst störende Unterbrechungen des Dienstes **[N]** bedingt werden. Jedenfalls wird sich zeigen, dass wenigstens für einen Teil des Personals die Einnahme dieser oder jener Mahlzeit in der Klinik im Interesse des Dienstes notwendig ist. Die Ausarbeitung einer genauen Diensteinteilung unter diesem Gesichtspunkte wird zeigen, wie weit dies zutrifft. Es müsste dann Sorge getragen werden, dass dem Personal die betreffenden Mahlzeiten zu einem Preise zugänglich gemacht werden, der ihre notwendigen häuslichen Aufwendungen nicht übersteigt.

Zum Schlusse beehren wir uns, eine Eingabe der Pfleger[110] unserer Klinik an den Bayer. Landtag bezw. das Staatsministerium für Unterricht und Kultus zu überreichen, in der die etatsmässige Anstellung nach 5 Dienstjahren und die Einreihung in die Gehaltsklasse 25 des bayer. Beamtengesetzes verlangt wird. Diese Forderung ist offenbar hauptsächlich durch die entsprechenden Einrichtungen der Kreisirrenanstalten beeinflusst. Wir sind indessen nicht in der Lage, ihre Erfüllung in der vorgetragenen Form befürworten zu können, haben vielmehr dagegen ernste Bedenken. Man wird bei den meist in jugendlichem Alter eintretenden Pflegern vielfach damit rechnen müssen, dass eine vorzeitige feste Anstellung einen ungünstigen Einfluss auf ihre Arbeitsfreudigkeit ausüben wird. Es ist auch durchaus nicht immer so leicht zu erkennen, ob ein Pfleger wirklich dauernd sich für den Dienst der Geisteskranken eignen und ihn ertragen wird. Eine zu früh erfolgende Bindung an den Beruf liegt daher vielfach auch nicht im Interesse des Pflegers selbst, der sich naturgemäss weit schwerer dazu entschliessen wird, seinen Beruf zu wechseln, wenn er schon nach wenigen Jahren eine feste Anstellung erreicht hat. Ein wei-

[110] Vgl. S. 208, Fußnote 107.

terer wesentlicher Uebelstand bei der festen Anstellung sehr zahlreicher Pfleger liegt darin, dass wir mit einem ziemlich [N] gleichzeitigen Altern derselben zu rechnen haben. Es ist aber unbedingt notwendig, neben den älteren, zwar erfahreneren, aber auch bequemeren Pflegern eine Anzahl jüngerer, rüstigerer und noch arbeitsfreudigerer Kräfte zur Verfügung zu haben. Weiterhin ist darauf aufmerksam zu machen, dass die weiblichen Pflegerinnen in dieser Frage sicherlich eine wesentlich andere Stellung einnehmen; ein grosser Teil derselben wendet sich nach einigen Dienstjahren anderen Beschäftigungen zu oder verheiratet sich. Die von allen Seiten angestrebte Gleichstellung des männlichen und weiblichen Personals würde sich also in diesem Punkte sicherlich nicht erreichen lassen. Auch darauf darf vielleicht noch hingewiesen werden, dass die Gewährung der Beamtenstellung an junge, vielleicht mit 18 oder 19 Jahren eintretende Pfleger nach 5jähriger Dienstzeit eine starke Ungerechtigkeit gegenüber den Aerzten bedeuten würde, die in viel höherem Lebensalter, trotz ihrer umfassenden Vorbildung, an dauernde Anstellung gar nicht denken dürften. Endlich ist nicht unbeachtet zu lassen, dass durch die frühere Anstellung sämtlicher Pfleger die ohnedies schon ungeheuerlichen Kosten des männlichen Personals wegen der hinzutretenden Pensionen eine weiter erhebliche Steigerung erfahren würden.
Aus allen diesen Gründen halten wir die Gewährung der eingebrachten Forderung nicht für zweckmässig. Dagegen erscheint es gerechtfertigt, allmählich einer gewissen Anzahl älterer, erprobter Pfleger eine dauernde Lebensstellung zu gewähren. Wir würden vorschlagen, zunächst einmal bis zur Hälfte des notwendigen Personals die Beamteneigenschaft einzuführen. Die Erfahrung wird dann lehren, ob und wie weit eine Ausdehnung dieser Einrichtung wünschenswert erscheint.

E Kraepelin.

5. Briefe 1914–1921

5.1. Briefe aus dem Jahr 1914

Hugo Liepmann an Emil Kraepelin,
26.XI.1914, Berlin, Brief[1]

Sehr verehrter Herr Professor!

Unternehmen Sie etwas gegen die traurige Überschwemmung unserer Truppen mit Rum, Arrak, Wein etc? Es scheint keiner den Mut zu haben, dagegen auf zu treten, nachdem von so hoher Seite die Anregung **[N]** ergangen ist[2]. Einer Erklärung von Ihnen ausgehend würden sich schon gern viele angesehene Personen anschließen und eine solche Erklärung würde auch den anscheinend bestehenden Widerstand der Sonderaktionen brechen können[3]. Es

[1]MPIP-HA: K 33/11 Liepmann. Hugo Liepmann (⋆1863 – †1925), Psychiater; zur Biographie vgl. Bd. VI, S. 309, Fußnote 43.

[2]Bereits kurz nach Beginn des Ersten Weltkriegs wurde ein erheblicher Teil der produzierten alkoholischen Getränke von den Heeresverwaltungen für die Truppenversorgung requiriert. Da außerdem der Bierausstoß wegen des einsetzenden Getreidemangels insgesamt zurückging, herrschte in der Zivilbevölkerung bald eine „fühlbare Bierknappheit", während die Generalkommandos nach Möglichkeit auf ausreichende Bierlieferungen an die Truppen achteten. Vgl. Seel 1919, S. 116. Zur medizinischen Bewertung der Alkoholfrage während des Ersten Weltkriegs vgl. DFA 1923; Kraepelin 1920c; Kraepelin 1923a.

[3]In seinen Lebenserinnerungen beschreibt Kraepelin die Maßnahmen, die er zu Kriegsbeginn als Vorsitzender des Vereins abstinenter Ärzte des deutschen Sprachgebietes unternahm: „Nach vielfachen Nachrichten, die mir aus dem Felde zugingen, hatte der Alkoholmißbrauch im Heer nach der durch Ausschaltung des Alkohols glänzend verlaufenen Mobilmachung wieder eine erhebliche Ausdehnung angenommen *[...]* Zusammen mit Gruber richtete ich eine Eingabe über diese Fragen an den Leiter des Feldsanitätswesens und bemühte mich auch sonst, nach Möglichkeit die militärischen Vorgesetzten über die bedenklichen Folgen des Alkoholmiß-

wäre weit *[besonnen ?]*, wenn solche Erklärung sich nicht auf radikal abstinenten Standpunkt stellte. **[N]** Ich hoffe, daß es Ihnen u. den Ihrigen in dieser schweren Zeit gut geht.
Wir sind direkt durch den Krieg nicht betroffen (3 Mädchen, ein 12jähr. Knabe) aber 5 Menschen u. ein Schwager sind wir zusammen.
Am 1 D M. trete ich als Moeli's Nachfolger meine Stelle in Herzberge an[4], bleibe aber noch einige Wochen in **[N]** der Ahornstr.[5] wohnen.
Mit den ergebensten Empfehlungen
Ihr H. Liepmann

Paul Schröder an Emil Kraepelin,
31.XII.1914, Greifswald, Briefkarte[6]

Sehr verehrter Herr Professor Kraepelin!

An den Indien-Baedecker habe ich nicht mehr gedacht; ich erlaube mir, ihn Ihnen mit vielem Dank zurückzusenden. Begraben Sie den Gedanken an eine östliche Reise[7] vollkommen? Ich hat-

brauches für die Kriegsführung aufzuklären. Nennenswerte Erfolge hatte ich nicht zu verzeichnen." Anfang 1915 setzte sich Kraepelin dafür ein, daß „die Eingabe zur Kenntnis S. K. H. des Kronprinzen Rupprecht gebracht" werde. 1916 schickte Kraepelin dem bayerischen Kriegsministerium eine Einladung zur Jahresversammlung des Vereins abstinenter Ärzte. Vgl. Kraepelin 1983a, S. 188; BayHStA: MKr 10096, Schreiben Kriegsministerium an Medizinalabteilung, 4.II.1915, Kraepelin an Kriegsministerium, 16.IX.1916.

[4] Liepmann war bis zu diesem Zeitpunkt Oberarzt in Berlin-Dalldorf. Seine überwiegend administrativen Aufgaben in Herzberge führten allerdings bald zu Spannungen, da er seinen Forschungsinteressen kaum mehr nachgehen konnte. Während des Ersten Weltkriegs war Liepmann beratender Psychiater der Berliner Militärlazarette. 1920 trat er von seiner Stelle in Herzberge aus gesundheitlichen Gründen zurück, um sich ganz seinen wissenschaftlichen Arbeiten und seiner Privatpraxis zu widmen. Vgl. Isserlin 1925; *Allgemeine Zeitschrift für Psychiatrie*, Bd. 76, 1920, S. 133.

[5] Liepmanns Privatwohnung befand sich bis zu seinem Umzug in die Dienstwohnung der Anstalt Herzberge in der Ahornstraße 1.

[6] MPIP-HA: K 33/17 Schröder. Paul Schröder (⋆1873 – †1941), Psychiater; zur Biographie vgl. Bd. VI, S. 295, Fußnote 2.

[7] Kraepelin plante seit seinem Aufenthalt in Java 1903 mehrfach eine Reise nach Indien, die jedoch niemals zustande kam. Vgl. MPIP-HA: K 33/8, Brief Johan Wilhelm Hofmann an Emil Kraepelin, 9.V.1903. Kurz vor Be-

te mich bereits völlig darauf eingestellt vor dem [N] Kriege. Das einzige Land, in welchem eine Reise voraussichtlich noch möglich sein würde, ist wohl Amerika; versprechen Sie sich davon etwas für Ihre Pläne?
Gestatten Sie mir vorläufig, Ihnen und den verehrten Ihrigen viel Gutes für das Neue Jahr zu wünschen. In aufrichtiger Hochachtung und Verehrung

Ihr ganz ergebener P. Schröder

ginn des Ersten Weltkriegs hatte Kraepelin eine Reise durch Sibirien nach Japan, China, Burma, Singapur, Indien und Ägypten ins Auge gefaßt. Im Frühjahr 1914 erwirkte Kraepelin für Schröder in Straßburg eine finanzielle Unterstützung für die Reise und sandte ihm auch den neu erschienenen Baedeker für Indien. Vgl. Kraepelin 1983a, S. 185f.

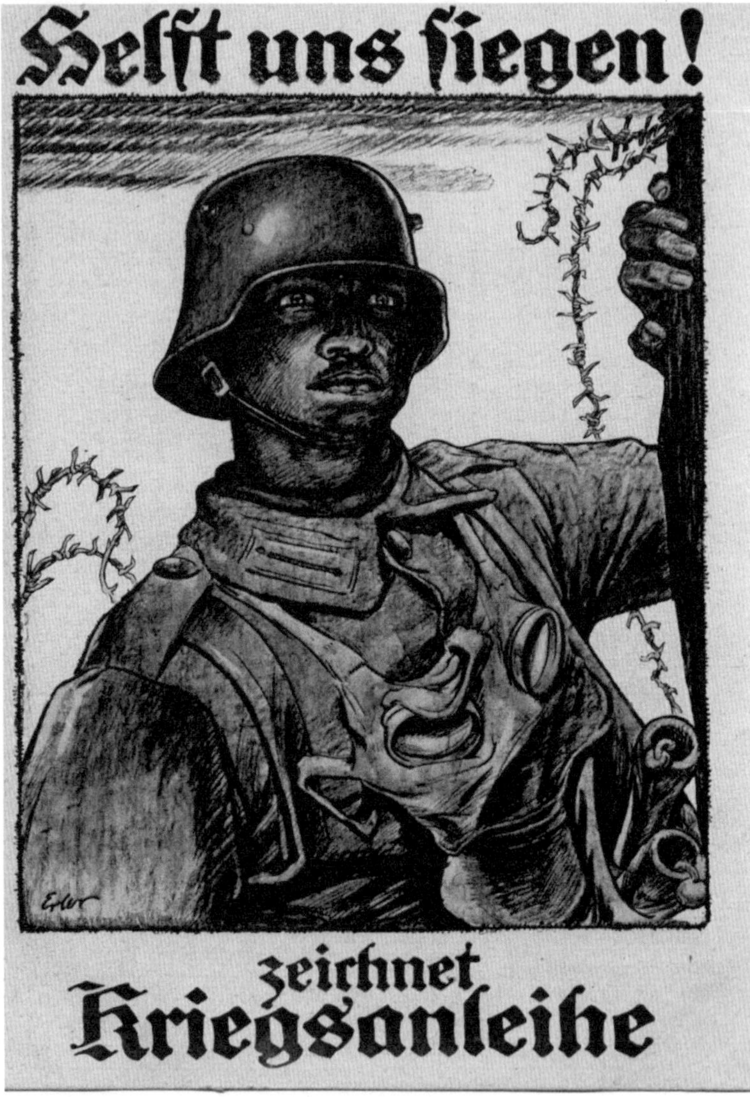

Werbung für Kriegsanleihen

5.2. Briefe aus dem Jahr 1915

Gaetano Perusini an Emil Kraepelin,
15.II.1915, Mailand, Brief[1]

Illustre Professore,

La ringrazio infinitamente per la Sua gentilissima del 5 corrente, che mi ebbi stamane, e molto molto La ringrazio per la tanta Sua cortesia.
Il Prof. Lewandowsky[2] mi scrisse in data 26 gennaio che il Prof. Alzheimer, non potendo più badare alla redazione del giornale, aveva mandato a lui i manoscritti che teneva presso di sé e, fra questi, anche il mio lavoro. La pubblicazione di questo seguirà quindi, ora, il suo corso normale. Disgraziatamente, ricevetti appena jer l'altro la cartolina del Prof. Lewandowsky: se essa fosse giunta in tempo più breve, non mi sarei trovato nella necessità di rivolgermi alla Sua cortesia. Io sono, dunque, assai spiacente di avere, causa il ritardo con cui ricevetti la communicazione del Prof. Lewandowsky, recato noja a Lei e non posso che rinnovarGliene le mie scuse più sentite.
Inutile dirLe che sono assai assai contento di quanto Ella mi afferma, che, cioé, il Prof. Alzheimer nulla abbia contro di me: nella Clinica Sua, da Lei, dal prof. Alzheimer e da tutti io non ho avuto mai altro che cortesie, di cui conservo il ricordo più caro. E Le assicuro che più di una volta il nobile esempio che viene dalla Sua Clinia ha confortato me – egli altri colleghi che ebbero la ventura di poter profittare del Suo insegnamento – a perseverare, pur in mezzo a mille difficoltà, nella via dello studio. Ed é per questo

[1] MPIP-HA: K 33/15 Perusini. Gaetano Perusini (⋆1879 – †1915), Psychiater, Neuropathologe; zur Biographie vgl. Bd. VI, S. 346, Fußnote 18.

[2] Max Lewandowsky (⋆1876 – †1918), Psychiater; von 1893 bis 1898 Studium der Medizin in Marburg, Berlin und Halle, 1902 Habilitation für Physiologie in Berlin; bis 1903 Assistent von Oskar Vogt, 1904/05 Studienaufenthalte bei Franz Nissl in Heidelberg und in Paris, danach Niederlassung als Nervenarzt in Berlin, 1908 Ernennung zum Professor, 1910 mit Aloys Alzheimer Gründung der *Zeitschrift für die gesamte Neurologie und Psychiatrie*, ab 1914 beratender Neurologe in einem Berliner Kriegslazarett, 1917 in verschiedenen Lazaretten an der West- und Ostfront eingesetzt, dort Erkrankung an Abdominaltyphus, von dem er sich nicht mehr erholte. Vgl. Gaupp 1918.

che tanto più mi avrebbe addolorato se – certo contro ogni mia intenzione – io mai avessi avuto a dispiacere al Prof. Alzheimer che sempre ho considerato e considero come un Maestro carissimo. **[N]**
La ringrazio di nuovo per ogni Sua bontà e La prego di voler gradire i più rispettosi saluti

dal Suo dev.mo
G. Perusini

Hochgeschätzter Herr Professor,
Ich bin Ihnen für Ihren Brief vom 5. des laufenden Monats, den ich heute früh erhielt, unendlich dankbar und ich danke Ihnen vielmals für Ihre große Freundlichkeit.
Herr Prof. Lewandowsky schrieb mir am 26. Januar, daß ihm Herr Professor Alzheimer, der sich nicht mehr um die Redaktion der Zeitschrift kümmern könnte, die sich bei ihm befindlichen Manuskripte zugeschickt hätte, darunter auch meine Arbeit. Daher wird die Veröffentlichung derselben nun ihren normalen Gang gehen. Leider erhielt ich die Postkarte von Prof. Lewandowsky erst soeben: Wäre diese früher eingetroffen, hätte ich mich nicht in der Notlage befunden, mich an Sie wegen einer Gefälligkeit wenden zu müssen. Ich bedauere daher sehr, Ihnen aufgrund der Verspätung, mit der mich die Nachricht von Prof. Lewandowsky erreichte, Verdruß bereitet zu haben, und mir bleibt nichts, als Ihnen erneut meine tief empfundene Entschuldigung auszusprechen.
Es ist unnötig, Ihnen mitzuteilen, daß ich wirklich äußerst zufrieden darüber bin, daß Sie mir versichern konnten, Herr Professor Alzheimer hätte nichts gegen mich: In Ihrer Klinik, von Ihnen und von Herrn Prof. Alzheimer habe ich nie etwas anderes als Freundlichkeit erfahren, die ich in teuerster Erinnerung behalten werde. Und ich versichere Ihnen, daß mich das edle Beispiel Ihrer Klinik mehr als einmal darin bestärkt hat – wie auch die anderen Kollegen, die das Glück hatten, von Ihrem Unterricht profitieren zu können – inmitten von Tausenden von Problemen trotzdem mit dem Studium fortzufahren. Und daher hätte es mich um so mehr betrübt, wenn ich – ganz gegen meine Absicht – Herrn Prof. Alzheimer, den ich als teuren Lehrmeister stets geschätzt habe und weiterhin schätze, verärgert hätte.
Ich danke Ihnen erneut für all Ihre Güte und ich bitte Sie, meine untertänigsten Grüße entgegenzunehmen.
Ihr ergebenster G. Perusini

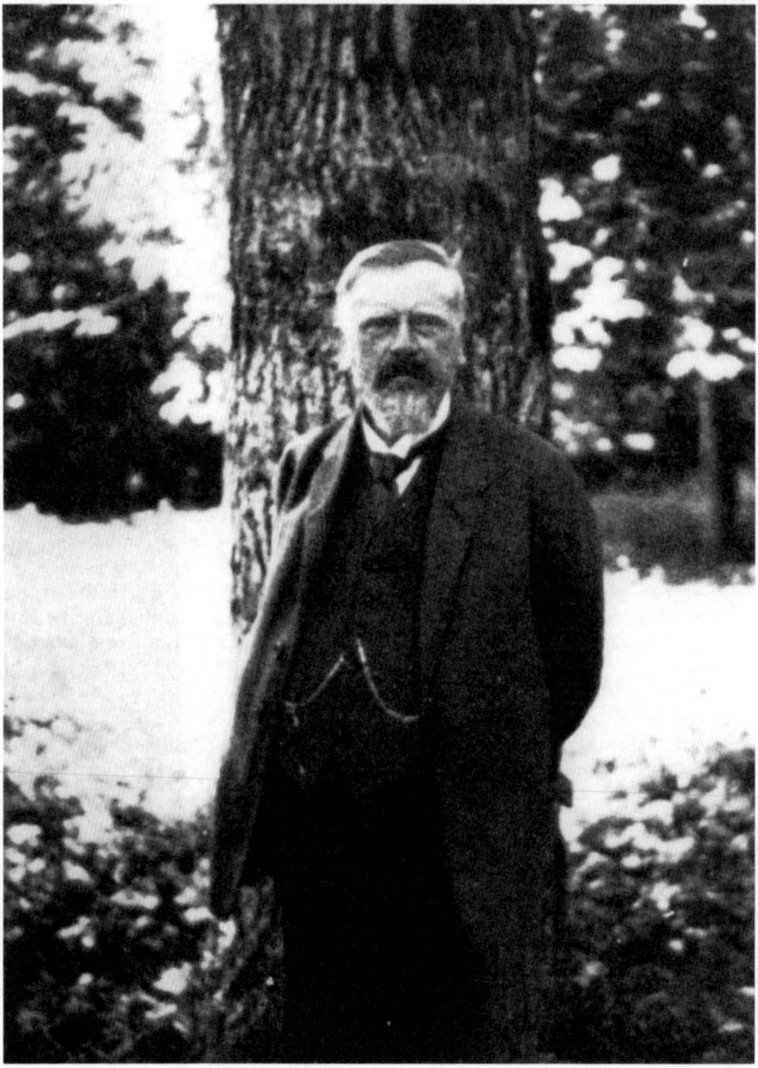

Max von Gruber

Max von Gruber an Emil Kraepelin,
06.V.1915, München, Brief[3]

Lieber Freund

Prof. Gonser[4], der sehr unglücklich ist über die Nachrichten, die er über den Alkoholmißbrauch im Felde erhält, fragt an, ob wir nicht eine Abschrift meiner Eingabe an Schjerning[5] an den Admiral v. Müller[6] wollen, entweder unmittelbar oder durch G.'s Vermittlung.
Adm. Müller ist Chef des Marinekabinets u persona gratissima bei S. M.[7] Er befindet sich im Grossen [N] Hauptquartier. Da er selbst Abstinent ist, sei er eine der besten Hilfen.

[3]MPIP-HA: K 33/7 Gruber. Max Ritter von Gruber (⋆1853 – †1927), Hygieniker und Bakteriologe; zur Biographie vgl. Bd. V, S. 22, Fußnote 26; Abbildung S. 221.

[4]Immanuel Gonser (⋆1865 – †1941), Theologe und Aktivist der Abstinenzbewegung; Studium der evangelischen Theologie, danach Hauslehrer im Baltikum, Pfarrer in der Schweiz und Württemberg, seit 1903 Geschäftsführer des Deutschen Vereins gegen Alkoholismus, 1921 Mitbegründer der Reichshauptstelle gegen den Alkohol in Berlin-Dahlem, umfangreiche Publikationstätigkeit für die Abstinenzbewegung, Mitglied des Reichsgesundheitsrats und des Preußischen Landesgesundheitsrats, 1937 Ruhestand in Stuttgart. Vgl. *Psychiatrisch-Neurologische Wochenschrift*, Jg. 43, 1941, S. 54.

[5]Otto Karl von Schjerning (⋆1853 – †1921), Chirurg und Militärarzt; bis 1877 Ausbildung an der militärärztlichen Kaiser-Wilhelm-Akademie in Berlin, 1877/78 an der Charité tätig, dort Promotion; bis 1889 als Assistenzarzt beim Generalarzt des Gardekorps, u. a. in Koblenz, 1885 auch in der Medizinalabteilung des preußischen Kriegsministeriums, ab 1905 als Generalstabsarzt Chef des preußischen Sanitätskorps, der Medizinalabteilung des Kriegsministeriums und Vorsitzender des Senats der Kaiser-Wilhelm-Akademie, seit 1906 Honorarprofessor; 1909 Erhebung in den Adelsstand, während des Ersten Weltkriegs Chef des Feldsanitätswesens im Großen Hauptquartier, 1917 Ernennung zum Ehrenbürger seiner Geburtsstadt Eberswalde, publizierte über Militärhygiene und Kriegschirurgie. Vgl. Joppich 1997.

[6]Georg Alexander von Müller (⋆1854 – †1940), Marineoffizier; 1871 Eintritt in die kaiserliche Kriegsmarine, war in zahlreichen Positionen eingesetzt, u. a. als Kommandant eines Kanonenboots und im Stab des Prinzen Heinrich von Preußen; 1900 Erhebung in den Adelsstand, seit 1906 Chef des Marinekabinetts Wilhelms II. Vgl. Fischer 1992; Müller 1959.

[7]Gemeint ist Kaiser Wilhelm II.

Es scheint mir, dass diese Anregung G.s erwägenswert ist. Vielleicht wäre es am besten sich G.s zu bedienen. Es kann uns nicht verübelt werden, wenn wir eine Abschrift unserer Eingabe an Schj. mit dem Verbot, in der Öffentlichkeit davon Gebrauch zu machen gesendet haben und es kann G. kein Vorwurf gemacht werden, wenn er sie zu vertraulichem Gebrauch seinem Bekannten M. sendet. Dagegen könnte es M. verstimmen, dass wir ihm erst so spät nach erfolgter Eingabe Mitteilung davon machen, und Schj. könnte in der Einsendung von uns unmittelbar an M. einen Versuch erblicken, auf ihn einen Druck auszuüben.
Ich überlasse die Entscheidung Ihnen. Soeben erfahre ich durch's Telefon von anscheinend sicherer Quelle, dass der Bruch mit Italien bereits erfolgt sei![8]

Mit bestem Gruss
M Gruber

Franz Nissl an Emil Kraepelin,
25.VII.1915, Heidelberg, Brief[9]

Lieber Herr Professor!

Die Nachricht von dem Tode Ihres Herrn Bruders[10] habe ich in der Zeitung übersehen und erst spaeter davon gehoert, als ich gelegentlich darüber befragt wurde. So erklaert sich, daß ich Ihnen erst heute mein aufrichtiges Beileid ausdrücke. Ich weiss, wie nahe Sie sich gegenseitig standen; das sagt alles. Ich selbst bin Ihrem Herrn Bruder nie naeher getreten; bei **[N]** zwei der „katatonischen" Spaziergaenge habe ich mich eingehender mit ihm unterhalten. Mit großem Vergnügen denke ich noch immer an die Stunden 1902,

[8] Offiziell erklärte das bis zu diesem Zeitpunkt neutrale Italien am 23.V.1915 Österreich-Ungarn den Krieg. Aus welcher offensichtlich bestens unterrichteten militärischen oder diplomatischen Quelle Gruber diese Information erhielt, ist nicht bekannt. Vgl. Hürter 2007.

[9] MPIP-HA: K 33/13 Nissl. Franz Alexander Nissl (⋆1860 – †1919), Psychiater; seit seiner Assistentenzeit an der Oberbayerischen Kreisirrenanstalt München mit Emil Kraepelin befreundet; zur Biographie vgl. Bd. III, S. 322f., Fußnote 10.

[10] Carl [Karl] Kraepelin (⋆1848 – †1915), Botaniker, Naturwissenschaftler; zur Biographie vgl. Bd. III, S. 31f., Fußnote 12.

wo er mir und Paul Schröder[11] seine Schoepfungen in Hamburg[12] zeigte. Das letzte Mal habe ich Ihren Herrn Bruder im Frühjahr 1913 in Palanza begrüßt[13]. Auf das Dankbarste erinnere ich mich noch seiner rührenden Fürsorge für meine Raucherei. Seine Cigarren waren die ersten deutschen Cigarren, die ich nach laengerem Aufenthalte in Italien rauchte. Es hat mich innerlich tief berührt, daß er damals nicht mehr rauchte. Denn in diesem Momente wusste ich, daß er wirklich krank war.
Von hier kann ich Ihnen wenig **[N]** mittheilen. Mit meinem Gesundheitszustand kann ich zufrieden sein. Die Zahl der Soldatenaufnahmen in unserer Klinik hat sich enorm vermehrt. Abgesehen von den Aufnahmen in der offenen Lazarettabtheilung wurden im Juni auf der geschlossenen Maenner Abtheilung allein über 100 Aufnahmen gezaehlt; es ist die hoechste Aufnahmeziffer, seit die Klinik besteht. Da Platz für Neuaufnahmen geschaffen werden muß, haben wir überreichlich zu thun. Wir sind nun militaerische Beobachtungsstation. Endlich ist einer meiner im Felde stehenden Aerzte zurück kommandirt worden. Zum ersten Mal in meinem Leben habe ich selbst den Betrieb der Kliniken mit enormen Aufnahmeziffern kennen gelernt.
Einen großen Verlust für uns **[N]** bedeutet der Tod von Boehm[14]. Als ich ihn das letzte Mal sah – es ist noch nicht lange her –, hat er sich noch sehr angelegentlich nach Ihnen erkundigt. Der neue Minister Hübsch[15] ist ein unbeschriebenes Blatt. Von Leuten, die es wissen koennen, wird behauptet, daß er tiefer schwarz ist als Senegalneger.

[11] Vgl. S. 216, Fußnote 6.

[12] Gemeint ist das Naturhistorische Museum Hamburg, das Carl Kraepelin seit der Gründung 1889 bis 1914 leitete.

[13] Im Gästebuch von Kraepelins Villa in Suna am Lago Maggiore ist nur der Eintrag von Carl Kraepelin für seinen Aufenthalt vom 5. bis 19.IX.1913 nachweisbar. Vgl. MPIP-HA: K 34/5; Bd. V, S. 324.

[14] Franz Alexander Böhm (⋆1861 – †1915), Jurist und Politiker; Studium der Rechtswissenschaften in Heidelberg und Berlin, 1888 zweites juristisches Staatsexamen; ab 1890 Ministerialsekretär im badischen Kultusministerium, 1891 Amtsrichter in Mannheim, von 1892 bis 1911 in verschiedenen juristischen und Verwaltungspositionen in Baden tätig, ab 1911 badischer Kultusminister.

[15] Wilhelm Hübsch (⋆1848 – †1928), Jurist und Politiker; badischer Kultusminister; seit den 1890er Jahren badischer Ministerialbeamter.

Im August werde ich wohl kaum von hier fort kommen. Vielleicht aber im September für kurze Zeit. Sind Sie im September in München? Es ist nicht ausgeschlossen, daß mich der Weg durch München führt.
Mit der Bitte mich der gnaedigen Frau[16] zu empfehlen, bin ich mit
herzlichsten Grüßen
Ihr dankbar ergebenster
Nissl

Gustav Aschaffenburg an Emil Kraepelin, 13.VIII.1915, Köln, Brief[17]

Sehr verehrter Herr College,

Ich danke Ihnen vielmals für die Zusendung des schon lange schmerzlich erwarteten Schlussbandes[18]. Ich freue mich auf das Durcharbeiten, wenn ich auch nicht recht weiss, wie und wann ich dazu kommen soll. Das Bedürfnis, gerade auf dem Grenzgebiet einmal Ordnung zu schaffen, ist unter den Beobachtungen des Krieges wohl allenthalben erheblich gewachsen. Es ist geradezu ungeheuerlich, wie hier in Cöln die Grenzfälle im Vordergrund stehen. In den letzten 3 Monaten habe ich 339 Soldaten aufgenommen und mit den glücklicherweise spärlichereren Zivilisten und Frauen monatlich über 200. Dabei setzt sich mein Material aus wenig Psychosen, einer geringen Zahl periferer Lähmungen, einer etwas grösseren Schädelverletzter und in der Hauptsache aus psychogenen Zuständen aller Art, Krampfkranken, psychopatischen Persönlichkeiten und ähnlichen zusammen, ein Material, das viel Arbeit und zum Teil auch viel Behandlung, oft recht aufsichtsvolle, verlangt. In den letzten Monaten werde ich mit Gutachten von Fällen unerlaubter Entfernungen überschwemmt, **[N]** das ist alles sehr interessant und ich habe nie so viel Freude an meiner

16 Ina Schwabe (⋆1855 – †1944, ⚭Kraepelin). Vgl. Bd. III, S. 184f., Fußnote 4; Abbildung S. 377.

17 MPIP-HA: K 33/1 Aschaffenburg. Gustav Aschaffenburg (⋆1866 – †1944), Psychiater und Kriminologe. Zur Biographie vgl. Bd. II, S. 229f., Fußnote 43.

18 Gemeint ist der 4. Band der 8. Auflage des Lehrbuches; vgl. Kraepelin 1915a.

Tätigkeit als Psychiater gehabt, wie jetzt, wenn nur die äusseren Verhältnisse etwas besser wären. Von Doktor Poppelreuter[19] habe ich mich getrennt, der psychopatische Grundzug seiner Persönlichkeit trat immer mehr in den Vordergrund und wir mussten schliesslich auseinandergehen, nachdem ich zur Ueberzeugung gekommen war, dass seine Bestrebungen mehr seinem eigenem Vorwärtskommen und seiner, meiner Ueberzeugung nach allerdings krankhaften, Selbstüberhebung dienen sollten, als dem Wohlwollen der Kranken. Ich hatte dann eine zeitlang das Glück, dass unser Garnisonsarzt mir College Voss[20] als Militärarzt an die Klinik kommandierte; diese Wochen gemeinsamer Arbeit waren wirklich eine reine Freude. Leider hat sie gestern dadurch plötzlich ein Ende gefunden, dass Voss vom Sanitätsamt des VII. Armeekorps, dem er als Landsturm Pflichtiger untersteht, zur Leitung einer neu gegründeten Nerven-Abteilung in Krefeld bestimmt wurde; woher ich einen Ersatz bekommen soll und besonders einen selbstständig arbeitenden und erfahrenen Collegen mögen die Götter wissen. Ich habe meine Tätigkeit als Chefarzt an meinen Lazaretten schon länger aufgegeben, um mich ganz meiner Klinik widmen zu können, aber mit 2 Assistenten ist die Klinik jetzt nicht entfernt in Ordnung zu halten.

---

[19] Walther Poppelreuter (⋆1886 – †1939), Psychiater und Arbeitspsychologe; Studium der Medizin in Berlin, dort 1908 Promotion zum Dr. phil. und 1915 zum Dr. med. in Berlin, 1919 Habilitation für Klinische Psychologie in Bonn; 1922 Ernennung zum außerordentlichen Professor für Psychiatrie und Neurologie, 1928 Leiter des Labors für industrielle Psychotechnik an der Rheinisch-Westfälischen Technischen Hochschule in Aachen, 1931 Eintritt in die NSDAP, 1933 nach der Vertreibung von Otto Löwenstein, dem Direktor der Rheinischen Provinzial-Kinderheilanstalt für seelisch Abnorme in Bonn, Einsetzung als kommissarischer Leiter. Vgl. Poppelreuter 1929.

[20] Georg Voss (⋆1872 – †1964), Psychiater; 1890 bis 1896 Studium der Medizin in Dorpat, 1897 dort Promotion; von 1896 bis 1898 Assistenzarzt in Leipzig, Heidelberg und Köln, 1898 bis 1906 Nervenarzt in der psychiatrischen Abteilung des Marienhospitals in St. Petersburg, 1906 Immigration nach Deutschland, bis 1910 Oberarzt an der Psychiatrischen- und Nervenklinik in Greifswald, 1907 dort Habilitation für Psychiatrie und Neurologie, ab 1910 Nervenarzt in Düsseldorf, dort als Dozent an der Medizinischen Akademie tätig, zwischen 1915 und 1918 Kriegsarzt in Köln und Krefeld, 1923 Ernennung zum außerordentlichen Professor in Düsseldorf, 1951 Emeritierung. Vgl. Auskunft Stadtarchiv Düsseldorf, 16.VI.1908.

Es wird Sie vielleicht interessieren, zu hören, dass mir Schjerning[21] erlaubt hat, zu Studienzwecken auf 14 Tage an die Front zu gehen[22]; ich war in Flandern und habe nördlich von Ypern und an der belgischen Küste ausserordentlich viel gesehen, was wissenschaftlich und menschlich für mich von der allergrössten Bedeutung [N] war. Die Untersuchung von Mannschaften unmittelbar nach der Rückkehr aus den Schützengräben hat mir gezeigt, dass die psychischen Schädigungen durch Granatbeschiessungen und die Erregungen heftigster Kämpfe durchweg in wenigen Stunden vollständig abklingen[23]. Auf der anderen Seite zeigten sich bei fast allen kleine nur organisch zu verdeutende Veränderungen. Unter 74 Mann waren nur 5 frei davon. Für meine Auffassung war mir sehr wichtig, die allgemein harmlose Gleichgültigkeit gegenüber den Gefahren zu beobachten, die so ansteckend wirkt, dass ich selbst sofort das Gefühl der Gefährdung verloren hatte, und Schrapnell Beschiessungen und ähnlichen Erlebnissen gegenüber nur die Empfindung der Neugier und des Selbstverständlichen hatte. Da ich an ganz verschiedenen Stellen an der Front bei ganz verschiedenen Truppen die gleiche Wahrnehmung gemacht hatte und mir Collegen und Offiziere überall das Gleiche berichteten, so darf ich wohl annehmen, dass meine Beobachtungen zutreffen, allerdings habe ich keine Granatbeschiessung im Schützengraben mitgemacht, ebenso wenig das gefürchtete Trommeln, aber die Mannschaften, die aus den Stellungen nach solchen Erlebnissen kamen, zeigten die gleiche Lebensfreudigkeit, wie alle anderen. Der prachtvolle [N] Geist, der überall herrscht, die Zuversicht, die Arbeitsamkeit, die Organisation des ganzen Landes haben einen solchen Eindruck auf mich gemacht, dass ich diesen 14 tägigen Urlaub zu den schönsten rechnen darf, was ich bisher erlebt habe und ich möchte nur jedem wünschen, der in der Heimat verärgert herumläuft und trübselige Zukunftsgedanken ausheckt, dass er sich von dieser Stimmung durch derartige Reisen erholen dürfte.

---

[21] Vgl. S. 222, Fußnote 5.

[22] Aschaffenburg berichtete über seinen Frontbesuch auf der Kriegstagung des Deutschen Vereins für Psychiatrie 1916 in München. Vgl. *Allgemeine Zeitschrift für Psychiatrie*, Bd. 73, 1917, S. 170.

[23] Vgl. Aschaffenburg 1916.

Indem ich Sie bitte, auch Ihre Frau Gemahlin herzlichst zu grüssen, bin ich mit den besten Grüssen

Ihr ergebenster
Aschaffenburg

Josef Schweighofer an Emil Kraepelin, 22.VIII.1915, Salzburg, Brief[24]

Hochgeehrter Herr Hofrat!

Erlauben Sie mir die Hilfe Ihres klinischen Ambulatoriums für einen invalid gewordenen Soldaten meines roten Kreuzspitales zu erbitten. Er hat einen Schädelschuss erhalten und war an der ganzen linken Seite und am rechten Beine gelähmt. Die Lähmungen liessen sich durch consequente Uebungsbehandlung[25] soweit bessern, dass er wieder gehen und sich allein behelfen konnte. Nun wurde er zu Hause nötig, und wir haben ihn superarbitrirt[26]. Er ist jetzt aus dem Heeresverbande entlassen. Er lebt in München. Da er aber noch eine Nachbehandlung, beziehungsweise Anleitung für seine Uebungen benötigt, so erlaube ich mir für ihn um die Erlaubnis zu bitten Ihr Ambulatorium in der Klinik besuchen zu dürfen.
Das vergangene Jahr hat auch an uns recht grosse Anforderungen gestellt, abgesehen von der Anstalt, hat es mir noch die Einrichtung des Spitales vom rot. Kreuze mit über 500 Betten gebracht

[24] MPIP-HA: K 33/17 Schweighofer. Josef Schweighofer (⋆1865 ? – †1928), Psychiater; von 1894 bis zu seiner Pensionierung 1918 Leiter der Salzburger Heilanstalt für Gemüts- und Nervenkranke in Maxglan, baute die Anstalt im Pavillonsystem mit umfangreichem Ökonomiebetrieb aus. Vgl. Laehr 1912, S. 166; Waitzbauer 1998, S. 42-60; Kurznekrolog, *Psychiatrisch-Neurologische Wochenschrift*, Jg. 30, 1928, S. 138.

[25] Zur zeitgenössischen Behandlung von Schußverletzungen des Schädels vgl. Braun 1912. Die Übungsbehandlung wurde zunächst zur krankengymnastischen Therapie bei Tabes entwickelt, jedoch bald auch bei anderen neurologischen Erkrankungen eingesetzt. Vgl. Goldscheider 1899; Lewandowsky 1912, S. 170f.

[26] Österreichisch, „für dienstunfähig erklären", vgl. *Die Abenteuer des braven Soldaten Schwejk*: „Wie ich aktiv gedient hab, bin ich wegen Blödheit superarbitriert worn und noch dazu wegen notorischer. Sie ham unser deswegen zwei vom Regiment entlassen, mich und einen Herrn Hauptmann von Kaunitz." Vgl. Hašek 2004, S. 181.

und seit einem halben Jahre auch noch eine immer grösser werdende Nervenabteilung für die vielen Gelähmten und eine Ambulanz für die Nervenkranken der Garnison.
Oft dachte ich an den Hysterievortrag am bayr. Psychiatertag[27]. Was wir an Hysterie sehen ist fast durchwegs an fremden Nationen. Am Meisten sind die Italiener betroffen, dann Bos[N]niaken, Serben, Südslaven, Rumänen und Ruthenen, weniger Polen und Cechen. Sehr häufig auch die Juden. (polnische) Bei geringfügigen Verletzungen nicht so sehr, als bei Durchschüssen durch eine Extremität, etablieren sich hysterische Lähmungen mit completten Anästhesien der ganzen Körperhälfte welche aber Dank der Jugendlichkeit bald ohne Behandlung vergehen und nur bei schmerzhaften und langwierigen Verletzungen bleiben.
Bei der deutschen Bevölkerung der Alpenländer ist die Hysterie und hysterische Lähmung eine Seltenheit.
Hingegen hat auch sie Anteil an den Mutismen mit Taubheit und completter Anästhesie und Analgesie, die wir aus dem Süden erhielten. Sie giengen aber meist in 1 bis 2 elektr. Sitzungen[28] vorüber. Das Bild der psychischen Ueberwältigung des Individuums, das sich darauf noch lange gegen jeden Reiz von Aussen abzuschliessen versucht, sah ich nie so deutlich.
Ueberhaupt ist mir immer wieder leid, die reiche Fülle von Materiale nicht besser klinisch beobachten zu können.
Aber dazu langts eben nicht mehr.
In vorzüglicher Ergebenheit

Schweighofer

---

[27] Die Versammlung des Vereins bayerischer Psychiater fand am 28.VI.1913 in München statt. Kraepelin referierte dort *Über Hysterie*; vgl. Kraepelin 1913d.

[28] Gemeint ist hier die Elektrotherapie nach der Methode von Fritz Kaufmann. Die Wirkungsweise und Anwendung dieses auch als „Überrumpelungstherapie" bezeichneten Verfahrens bei sogenannten motorischen Kriegsneurosen war äußerst umstritten. Vgl. Kriegstagung des Deutschen Vereins für Psychiatrie zu München am 21. und 22. September 1916, *Allgemeine Zeitschrift für Psychiatrie*, Bd. 73, 1917, S. 163-233; Kaufmann 1916a; Kaufmann 1917a; Lerner 1996, S. 105; Lerner 2003; Hofer 2004, S. 283-338.

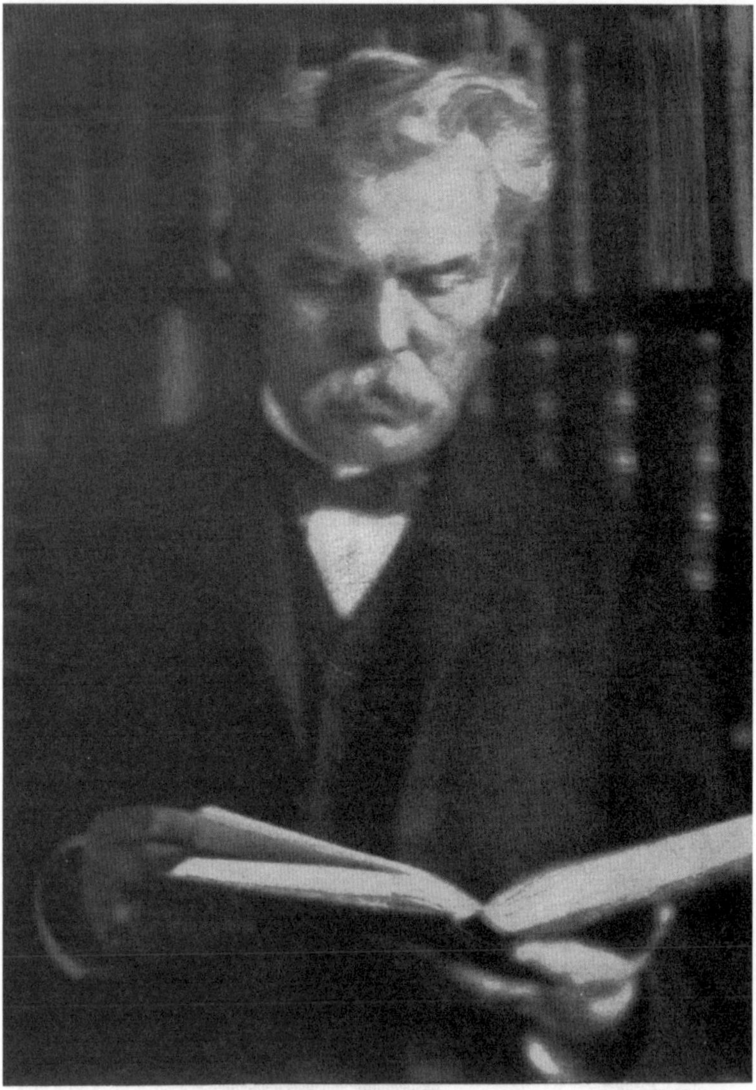

Dietrich Schäfer

Dietrich Schäfer an Emil Kraepelin, 06.X.1915, Berlin, Brief[29]

Sehr verehrter Herr Kollege!

Auf Ihre gestrige Zuschrift kann ich Ihnen nur antworten, daß allerdings die Fortsetzung der Bemühungen um wichtige Kriegsziele im Sinne der Denkschrift[30] dringend gewünscht wird. Der Ausbau der Vertrauensmänner-Organisation hat begonnen, aber nur erst zum Teil vollendet werden können. In München hat sich Dr Blank[31], Heilmannstr. 7 bereit erklärt; die Kollegen Grauert[32] und Thiersch[33] (dieser vom Polyt.[34]) haben nicht geantwortet.

[29] MPIP-HA: K 33/17 Schäfer. Dietrich Schäfer (⋆1845 – †1929), Historiker; Ausbildung zum Volksschullehrer, danach Studium der Geschichte in Jena, Heidelberg und Göttingen, dort 1872 Promotion, danach Gymnasiallehrer in Bremen, ab 1877 außerordentlicher Professor in Jena, 1885 Berufung als Ordinarius nach Breslau, 1888 nach Tübingen, 1896 nach Heidelberg und 1903 nach Berlin, ab 1901 Mitglied des Deutschen Burenhilfsbundes sowie des Flotten- und Ostmarkvereins. Schäfer, ein Schüler Heinrich von Treitschkes, wurde nach 1900 vor allem durch seine populären geschichtlichen Abhandlungen bekannt. Während des Ersten Weltkriegs war er einer der wichtigsten Aktivisten des Alldeutschen Verbandes, der Deutschen Vaterlandspartei und ihrer Untergruppierungen. Die NSDAP betrachtete Schäfer nicht zuletzt wegen seines kompromißlosen Nationalismus und Antisemitismus als eines ihrer Vorbilder. Vgl. Ackermann 2004; Hagenlücke 1997, S. 65f., 73-89; Schäfer 1926; Abbildung S. 230.

[30] Gemeint ist hier die Schaffung einer Organisationsstruktur für den sogenannten Unabhängigen Ausschuß für einen Deutschen Frieden (UAdF), mit der ab Juli 1915 begonnen wurde. Bis Januar 1916 war ein Netz von Vertauensmännern in ungefähr 200 Orten des Reichs etabliert. Vgl. Hagenlücke 1997, S. 73f.; Wehler 1998, S. 172-177, 260.

[31] Oscar Blank (⋆1873 – †1950), Chemiker und Rechtsanwalt; Prokurist der Firma Hugo Blank, später Betreiber einer Fruchtkellerei in Deggendorf.

[32] Hermann von Grauert (⋆1850 – †1924), Historiker; von 1873 bis 1876 Studium der Geschichte in Göttingen, dort 1876 Promotion zum Dr. phil., danach juristische Weiterbildung in Berlin, München und Straßburg, 1877 Praktikant am bayerischen Reichsarchiv in München, dort 1883 Habilitation und 1884 Berufung auf den Lehrstuhl für Geschichte; Vorsitzender der Görres-Gesellschaft, seit 1901 auch der Historischen Kommission bei der Bayerischen Akademie der Wissenschaften, 1915/16 Rektor der Universität München. Vgl. Becker 2007.

[33] Friedrich Ritter von Thiersch (⋆1852 – †1921), Architekt; von 1868 bis 1873 Studium der Architektur an der Technischen Hochschule Stuttgart, seit 1878 selbständiger Architekt, 1879 Berufung an die Technische Hochschule München. Vgl. Marschall 1982.

[34] Gemeint ist die Technische Hochschule München.

[N] Ich lege ein Ansuchen an Sie selber bei. Es wäre gut, wenn Sie helfen wollten. In einigen Tagen werden die nahezu 2000 Unterzeichner und Zustimmenden verzettelt sein; dann können wir den Münchener Bestand übersehen und planmäßig vorgehen. Ein sehr eifriger Förderer der Sache ist Geh. Kommerzienrat Dr Wacker[35] in Schachen bei Lindau. Denkschrift und Unterzeichnerliste sind in Ihrer Hand. In diesen Tagen erfolgen die ersten Versendungen (Druckfahne zur Orientierung).[36]
Die Krisis Tirpitz[37] ist zunächst abgeschlossen. Seine Forderung – in der Hauptsache wohl Zuziehung zu den politischen [N] Beratungen – ist erfüllt. Über den genauen Stand der Dinge erfährt man naturgemäß nichts Zuverlässiges. Wir haben nach wie vor allen Anlaß, uns in unserer Meinung zu festigen und sie zur Geltung zu bringen.
Ihre freundlichen Grüße von Haus zu Haus erwiedere ich von ganzem Herzen.
Ihr ergebener

D Schäfer.

[35] Alexander Ritter von Wacker (⋆1846 – †1922), Industrieller; nach Kaufmannslehre 1873 Gründung einer Firma für Seidenmanufakturen und Modewaren in Kassel, ab 1875 Vertrieb von Maschinen aller Art in Leipzig, ab 1879 Generalvertreter und ab 1886 Teilhaber der Elektrofirma Sigmund Schuckert & Co., nach ihrer Umwandlung in die EAG Elektrizitäts-Aktiengesellschaft 1893 Ernennung zum Generaldirektor, 1902 Wechsel in den Aufsichtsrat, 1914 Gründung der Dr. Alexander Wacker-Gesellschaft für elektrochemische Industrie, ab 1915 Errichtung eines elektrochemischen Werks zur Carbidproduktion in Burghausen an der Salzach, begründete dadurch die chemische Industrie in Südostbayern, 1918 Erhebung in den Adelsstand. Vgl. Smolka 1990; Finger 2006, S. 149f., 153-155.

[36] Gemeint ist hier vermutlich die sogenannte „Intellektuelleneingabe" vom 08.VI.1915, verfaßt durch den Berliner Altphilologen Ulrich von Wilamowitz-Moellendorff, die von etwa 4.000 Professoren aller 53 deutschen Universitäten unterzeichnet wurde. Diese Eingabe war nicht identisch mit dem „Manifest der 93" vom 04.X.1914, das der Bühnenautor Ludwig Fulda unter dem Titel „An die Kulturwelt! Ein Aufruf" verfaßt hatte. Eine genauere Zuordnung des von Schäfer erwähnten Textes ist nicht zuletzt deshalb schwierig, weil zum damaligen Zeitpunkt zahlreiche Proklamationen und Memoranden an den Reichstag mit vergleichbaren politischen Zielen publiziert wurden. Vgl. Böhme 1975, S. 47f.; Hagenlücke 1997, S. 65-68; Schäfer 1926, S. 179.

[37] Vgl. S. 151, Fußnote 19.

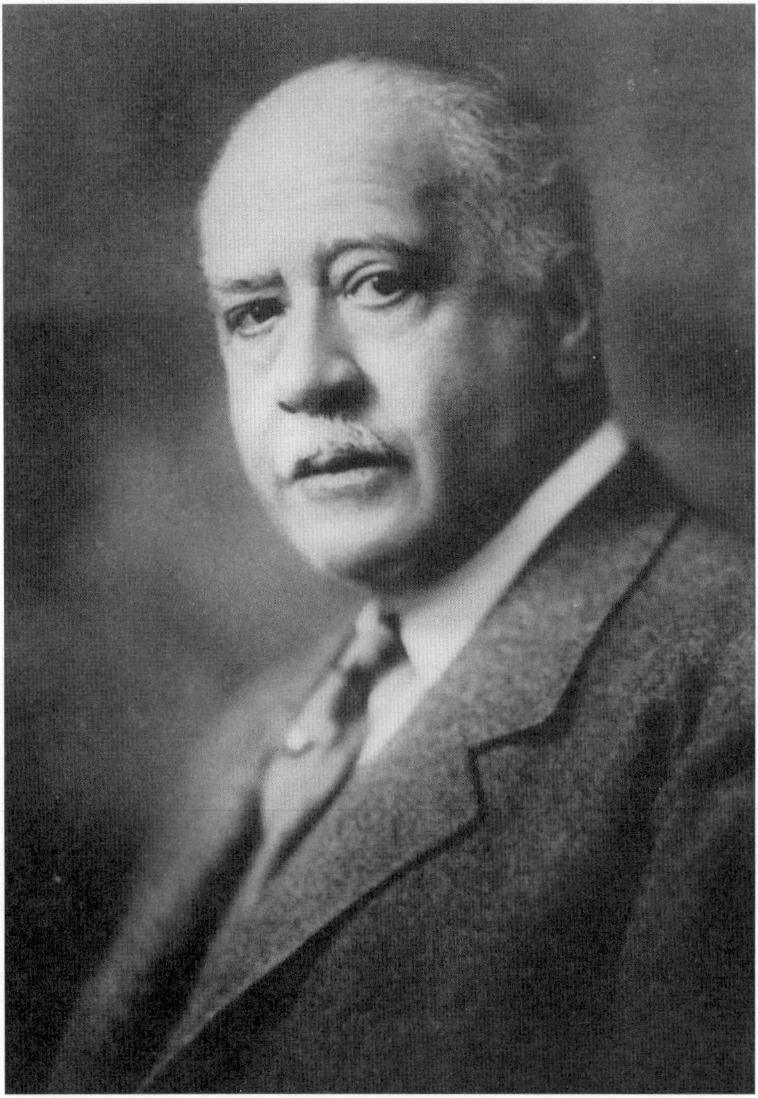

James Loeb, 1932

James Loeb an Emil Kraepelin,
18.XII.1915, München, Brief[38]

Verehrter, lieber Herr Hofrat,

Ich möchte Ihnen folgenden Vorschlag zur Ueberlegung unterbreiten:
Falls sich von irgend einer Seite her das nötige Geld zur Errichtung eines Psychiatrischen Versuchs-Instituts in Angliederung an Ihre Psychiatrische Klinik in München auftreiben lässt, und somit die Oberleitung der ganzen Arbeit in Ihren Händen wäre, bin ich bereit anfangend mit dem 1 Januar 1916 einem solchen neuen Institute die Summe von M 40.000.- pro Jahr auf 10 Jahre zuzuwenden, respektive in meinem Testament **[N]** eine Summe auszusetzen die in amerikanischen prima Anlagen zu 5% angelegt den Gegenwert dieser Summe jährlich erzeugen würde. Der Jahresbeitrag wäre zu verwenden
1) als Gehaltsaufbesserung über das Mass welches von Staats wegen oder seitens des Kaiser Wilhem Instituts bewilligt werden kann, für solche permanente Lehrkräfte & Forscher wie Sie sie benötigen

[38] MPIP-HA: DFA 2/1. James Loeb (⋆1867 – †1933), Altertumswissenschaftler, Bankier, Wissenschaftsmäzen und Philanthrop; Sohn des aus Worms stammenden Bankiers Solomon Loeb (⋆1829 – †1903), ab 1884 Studium der Sprachen, Kunstgeschichte und Geschichte des klassischen Altertums sowie der Nationalökonomie und Wirtschaftsgeschichte an der Havard University, ab 1888 kaufmännische Ausbildung in dem von seinem Vater 1867 mitbegründeten Bankhaus Kuhn, Loeb & Co. in New York, 1894 Teilhaber, ab 1895 nicht zuletzt unter dem Einfluß seines Schwagers Aby Warburg (⋆1866 – †1929) zunehmende Betätigung als Kunstsammler; 1902 wegen psychischer Erkrankung Rückzug aus dem Unternehmen, 1905 Übersiedlung nach Deutschland aus therapeutischen Gründen, zunächst angeblich Aufenthalt bei Otto Binswanger in Jena, 1906 Niederlassung in München, Patient Emil Kraepelins, ab 1907 häufige Aufenthalte in Murnau, dort 1911/13 Errichtung des Landhauses Hochried, Mäzen zahlreicher wissenschaftlicher und sozialer Stiftungen sowohl in den USA als auch Deutschland, u. a. des New York Institute of Musical Art (Juilliard School of Music), der Loeb Classical Library und der DFA, 1919 vorübergehende Übersiedlung in die Schweiz, 1921 Rückkehr nach Murnau, 1922 Verleihung der Ehrendoktorwürde der Universität München. Vgl. Burgmair 1997; Burgmair 2000b; Salmen 2000; Abbildung S. 233.

2) zur Einrichtung von Freistellen für Gelehrte aus allen Ländern die wie z. B. in Woods' Hull[39] oder im Biologischen Institute[40] in Neapel sich hierher zwecks Forschungen auf den von Ihnen mir gestern angedeuteten Gebieten einfinden
Noch ein Wort damit Sie nicht glauben ich handle aus einem plötzlichen Impuls **[N]** und nicht nach reiflicher Ueberlegung. – Schon seit vielen Jahren hatte ich die Hoffnung dass irgendwo etwas derartiges ins Leben gerufen werde & den Wunsch, in solchem Fall, es nach Möglichkeit zu unterstützen. Ein Mensch, der wie ich, schon fünf Mal seinen Weg durch das Tal des Schaffens des Todes mit Angst & Not finden musste hat die Pflicht Anderen diesen Weg mit Hilfe der neuesten wissenschaftlichen Errungenschaften – diesen peinlichen Weg zu ebnen, & einen verheissenden Lichtstrahl in das trübe Dunkel werfen zu helfen.
Vor einigen Jahren war ich Gründer von einer kleinen Gruppe die eine von Fränkel[41], Sachs[42] & einem dritten Psychiater gegründete – leider auf Sand gegründete – Anstalt[43] in New York, mit erheblichen Mitteln unterstützten. Es gab den üblichen „Krach" zwischen den drei Leuten & über das weitere **[N]** Schicksal der Anstalt weiss ich nichts.

[39] Gemeint ist das „Woods Hole Marine Biological Laboratory" im US-Bundesstaat Massachusetts, das 1888 gegründet wurde und zu einem internationalen Forschungs- und Ausbildungszentrum auf dem Gebiet der Meeresbiologie avancierte. Vgl. Maienschein 1989.

[40] Gemeint ist die 1873 von Anton Dohrn (⋆1840 – †1909) gegründete Zoologische Station Neapel. Vgl. Bd. IV, S. 192, Fußnote 19.

[41] Joseph Fränkel (⋆1867 – †1920), aus Österreich stammender Mediziner in New York, war u. a. Arzt des Komponisten und Dirigenten Gustav Mahler.

[42] Bernard [Barney] Sachs (⋆1858 – †1944), Neurologe und Psychiater; von 1874 bis 1878 Studium der Medizin in Harvard, Weiterbildung in Straßburg, Berlin, Paris und Wien, u. a. bei Theodor Meynert, 1884 Rückkehr nach New York, 1887 Niederlassung als Nervenarzt, von 1886 bis 1911 Herausgeber des *Journal of Nervous and Mental Disease.* Sachs zählt zu den Begründern der Neurologie in den USA. Nach ihm ist das Tay-Sachs-Syndrom bzw. die infantile amaurotische Idiotie benannt, eine genetische Stoffwechselstörung, die zu schwersten neurologischen und psychischen Beeinträchtigungen führt.

[43] Gemeint ist wahrscheinlich das 1909 gegründete New York Neurological Institute, das u. a. von Paul Warburg unterstützt wurde. Zur Gründung des Institutes vgl. Elsberg 1944.

Nun hoffe ich sehr, dass Herr Krupp von Bohlen sein Interesse in Kapital umsetzen wird[44], und dass er zur Ueberzeugung kömmt, dass ein derartiges Institut nur unter der Leitung desjenigen gestellt werden sollte der dazu die Anregung gegeben hat und der anerkanntermassen der κοιρανος[45] der modernen Psychiatrie ist.
Morgen Nachmittag fahren wir nach Murnau[46], wo ich fest darauf sehne die Ruhe zu finden die ich so benötige.
In steter Dankbarkeit
Ihr Ergebenster

James Loeb

P. S. Die Bibliographie über die nicht-semitischen Juden[47] schicke ich Ihnen dieser Tage.

[44] Zu Kraepelins diesbezüglichen Kontakten mit Gustav Krupp von Bohlen und Halbach vgl. neben der im vorliegenden Band wiedergegebenen Korrespondenz auch Kraepelin 1983a, S. 201-205.

[45] Griechisch: koiranos, „Herrscher", „Befehlshaber".

[46] Im Murnauer Ortsteil Hochried ließ James Loeb 1911/13 von dem Münchner Architekten Carl Sattler (⋆1877 – +1966), mit dem er befreundet war, ein Landhaus mit Ökonomiebetrieb errichten. Sattler entwarf in den 1920er Jahren mehrere Instituts- und Verwaltungsbauten für die KWG, u. a. auch das Gebäude der DFA in München-Schwabing. Vgl. Burgmair 1997, S. 89f.; Scherer 2007, Bd. 1, S. 213-221, Bd. 2, S. 114-116, 279-281.

[47] Gemeint ist vermutlich ein nicht mehr näher zu ermittelndes Werk über die sich zum Judentum bekennenden Völker Afrikas, z. B. die Falascha in Äthiopien.

5.3. Briefe aus dem Jahr 1916

Amalie Caro an Emil Kraepelin,
22.I.1916, Mannheim, Brief[1]

Sehr geehrter Herr Hofrat,

Recht herzlichen Dank für Ihren so gütigen ausführlichen Brief. Es war mir wirklich eine grosse Freude nähere Nachrichten von Ihnen zu erhalten und darf ich auch stolz sein auf das mir entgegengebrachte Vertrauen. – Gestern erst gelang es mir zu einem kleinen einsamen Spaziergang zu kommen, dies ist für mich stets die beste Gelegenheit über die mich beschäftigenden Dinge ruhig nachzudenken. –
In den letzten Lebensjahren meines Vaters[2], sprach dieser öfters die Ansicht **[N]** aus, dass in Zukunft die Chemie wohl die Aufgabe habe, sich mit der Medizin zu vereinigen, und dass möglicherweise manche der genialen chem. Entdeckungen unbewusst noch die Bestimmung haben den hohen Problemen der mediz. Wissenschaft zu dienen. Die hohe Cultur und Wissenschaft schreitet ihre Wege unaufhaltsam in die Höhe, und ein Stein baut sich auf den andern auf. Ich meine von diesem Standpunkt aus, wird sich auch Ihr wundervoller Plan, der für die Psychiatrie viel zu bedeutend und wichtig erscheint, über kurz oder lang doch verwirklichen. Es ist natürlich ein Jammer, dass die jetzige schreckliche Zeit auf so manche **[N]** ideale Gedanken hemmend und störend einwirkt, und bevor die allgemeinen financiellen und politischen Verhältnisse sich gelichtet haben, wird auch vieles brach liegen bleiben müssen. An den Staat ist gar nicht zu denken, am wenigsten an die armen Bundesregierungen[3]. –

[1] MPIP-HA: K 33/3 Caro. Amalie Caro (⋆1867 – †nach 1945), Tochter des Chemikers und Industriellen Heinrich Caro, Patientin Kraepelins in Heidelberg. Vgl. Bd. VI, S. 231, Fußnote 76.

[2] Heinrich Caro (⋆1834 – †1910), Chemiker und Industrieller; seit 1889 Mitglied des Aufsichtsrates der Badischen Anilin- & Sodafabrik AG (BASF), zur Biographie vgl. Bd. VI, S. 231, Fußnote 75.

[3] Gemeint sind die Regierungen der im Deutschen Reich zusammengeschlossenen Staaten, die nach 1919 als Länder weiterbestanden.

Die chem. Industrie arbeitet dafür colossal, und für diese Angelegenheit ersehe ich daher ausschliesslich nur die pekuniäre Hilfe. Allerdings bin ich jetzt auch ängstlich wegen einer momentanen Zurückhaltung, man hat jetzt auch den Anschein. Die Fabriken leisten dagegen ganz enorme Summen für die sociale Wohlfahrtspflege, und für die Zeichnungen der Reichsanleihen erwartet man nun namentlich eine Kraftleistung. – **[N]**
Die Industrie ist es ja gewohnt Zeichungen für Stiftungen wissenschaftlicher Institute entgegenzunehmen und ist mir noch manche Liste in Erinnerung. Für Ihre Sache werden Sie wohl auch mehrere Adressen bedürfen. Ich meine, in erster Linie sollte ich die Werke, die hauptsächlich der Medizin dienen, Ihnen empfehlen, z. B. Die chem. Fabrik, Louis Merck[4] u. Söhne, Darmstadt, eine Weltfirma 1. Ranges, z. H. des Herrn Medizinal-Rats Dr. *[K. ?]* Emanuel Merck[5], (ein Freund von Papa.) dann,
die Farbwerke vorm. Beyer u. Co. Leverkusen bei Cöln. z. H. des uns ebenfalls befreundeten Herrn Geheimrat Prof. Dr C. Duisberg[6]. **[2]**
(Uebrigens hat diese Fabrik, wie ich kürzlich hörte, ein neues Verfahren zur Herstellung von künstlichem Kautschuk[7] und sieht künftig daher noch auf grosses Verdienst) dann

[4] Louis Merck (⋆1854 – †1913), Chemiker und Industrieller; Studium der Medizin, Pharmazie und Chemie in Straßburg und Freiburg, 1883 Promotion, danach Eintritt in das 1827 in Darmstadt gegründete Chemisch-Pharmazeutische Unternehmen E. Merck, bis 1897 Leiter der Fabrikation, von 1897 bis 1913 kaufmännischer Leiter des Unternehmens; Mitglied der Hessischen Ständekammer und stellvertretender Vorsitzender der Handelskammer Darmstadt. Vgl. *Berichte der Deutschen Chemischen Gesellschaft*, Bd. 46, 1913, S. 2981f.

[5] Karl Emanuel Merck (⋆1886 – †1968), Chemiker; von 1906 bis 1912 Studium der Chemie an der Technischen Hochschule in Dresden und in Straßburg, dort 1912 Promotion; ab 1913 Teilinhaber des Familienunternehmens, im Ersten Weltkrieg als Offizier in Ostasien eingesetzt, nach japanischer Kriegsgefangenschaft ab 1920 wissenschaftlicher Leiter, ab 1932 Vorsitzender der Geschäftsleitung, Präsident der Hessischen Industrie- und Handelskammer. Vgl. Merck 1912.

[6] Vgl. S. 253, Fußnote 53.

[7] Gemeint ist das von Fritz Hofmann (⋆1866 – †1956) bei Bayer seit 1906 entwickelte und 1909 patentierte Syntheseverfahren aus Butadien.

die Chinin-Fabrik v. C. F. Boehringer u. Soehne (Waldhof-Mannheim, z. H. der Direktion. Inh. ist Frau Commerz. R. Dr Engelhorn[8] Ww. u. Familie). Die Bad. Anilin u. Soda-Fabrik hat den Vorteil, dass sie auf bayr. Boden steht. z. H. des Herrn General-Direktors Prof. Dr Carl Müller[9], (eines ehem. *[Assistenten ?]* u. Betriebsführers m. Vaters) Wenn es nicht ausreicht, könnte man noch an die Hoechster Farbwerke denken. Ferner gibt es auch noch Privat-Adressen, die sich vielleicht dafür interessieren **[N]** dürften: z. B.
Herrn Geheimrat Dr. von Boettinger[10], wie ich hörte, ist er nach Berlin verzogen und lebt mit seiner Familie in einer grossartigen Etage am Pariser Platz[11]. – Dann ist mir bekannt, dass der grösste Teil der Anilin Aktien, etwa an 3/4 im Besitz Stuttgarter Famili-

[8] Marie Friederike Engelhorn (⋆1866 – †1953), Witwe von Friedrich August Engelhorn (⋆1855 – †1911). Er war der Sohn des Gründers der BASF, Eigentümer der Chemischen Fabrik C. F. Boehringer & Söhne in Mannheim, Aufsichtsratsmitglied der Rheinischen Creditbank, der Rheinischen Hypothekenbank sowie Vorsitzender des Allgemeinen Fabrikantenvereins und des Arbeitgeberverbandes Mannheim. Marie Engelhorn zog sich 1940 in ihre Villa in Feldafing am Starnberger See zurück. Vgl. Euler 1986, S. 111-118; Schober 1998, S. 224f., 495; Schröter 1992.

[9] Carl Müller (⋆1857 – †1931), Chemiker und Unternehmer; Studium der Chemie in München und Freiburg, dort 1880 Promotion, danach bei der BASF in verschiedenen Positionen tätig, ab 1895 Leitung des Entwicklungslabors, ab 1904 Vorstandsmitglied, von 1910 bis 1916 technischer Leiter, seit 1920 Aufsichtsratsvorsitzender, ab 1925 Mitglied des Aufsichtsrats der I. G. Farben. Vgl. Abelshauser 2003.

[10] Henry Theodore von Böttinger (⋆1848 – †1920), Unternehmer und Mäzen; von 1866 bis 1870 Studium der Naturwissenschaften in Freiburg und Würzburg, von 1870 bis 1874 kaufmännische Lehre in London und Bankausbildung in München; bis 1882 Eigentümer des Würzburger Hofbräuhauses, ab 1882 Mitglied des Direktoriums der Chemischen Fabriken und Farbwerke Friedrich Bayer & Co. in Elberfeld, 1883 Eheschließung mit Adele, einer Tochter Friedrich Bayers, 1907 Erhebung in den erblichen Adelsstand, 1911 Stiftung des Böttinger-Studienhauses für internationale Studenten in Berlin, 1912 Engagement für die Luftfahrtforschung von Ludwig Prandtl in Göttingen, Vorstandsmitglied der Göttinger Vereinigung für angewandte Physik und Mathematik, Vorstandsmitglied der KWG, ab 1916 maßgebliche Beteiligung an der Gründung der DFA und Mitglied ihres Stiftungsrats in München. Vgl. Grote 1969.

[11] Böttinger besaß eine Wohnung im Berliner Hotel Adlon am Pariser Platz. Vgl. Degener 1912, S. 153.

en ruht[12], v. Knosp[13], Steiner[14], Siegle[15], vielmehr in den Händen der Schwiegersöhne. Einer davon ist der Münchner Psychiater Herr Prof. Dr v. Schrenck-Notzing[16], seine Frau ist eine geb. v. Siegle. Ich meine, dieser Herr dürfte seiner Wissenschaft zu Liebe, sich auch beteiligen. – Ferner kommt mir **[N]** noch der Gedanke, ob es nicht vielleicht ratsam wäre, zuerst eine persönliche Besprechung nachzusuchen mit dem Herrn: Graf Crailsheim[17], Staatsminister a. D. in München und Geheimrat Prof. Dr Willstädter[18], München. Der Erstere ist mir noch erinnerlich von seinem Besuch in unserm Hause. Er ist Aufsichtsrats-Mitglied der Bad. Anilin Fabrik, kennt doch genau die innerlichen Verhältnisse. Vielleicht

[12] Die von Amalie Caro hier nachfolgend genannten Personen hatten zum Bekanntenkreis ihres Vaters Heinrich Caro gezählt, waren aber zum Zeitpunkt der Abfassung des Briefes bereits verstorben.

[13] Rudolf von Knosp (⋆1820 – †1897), Unternehmer; Pionier auf dem Gebiet der Teerfarbenindustrie, ab 1845 Aufbau einer Fabrik für Anilinfarbstoffe in Stuttgart, die 1873 mit der BASF fusionierte, dort Mitglied des Aufsichtsrats, Gründer der Württembergischen Hypotheken-Bank und Stifter des Rudolf-Sophien-Stifts in Stuttgart. Vgl. Haering 1962.

[14] Kilian von Steiner (⋆1833 – †1903), Jurist und Unternehmer; Studium der Rechtswissenschaften in Tübingen und Heidelberg, ab 1859 Rechtsanwalt in Heilbronn, Gründer der Württembergischen Vereinsbank, der Rheinischen Creditbank und der Württembergischen Metallwaren-Fabrik (WMF); 1894 Erhebung in den persönlichen Adelsstand, Freund von Gustav von Siegle. Vgl. Deutelmoser 2003.

[15] Gustav von Siegle (⋆1840 – †1905), Unternehmer; Eigentümer der Siegle'schen Farbenfabrik in Stuttgart, die 1873 mit der BASF fusionierte, bis 1889 Leitung der Verkaufsabteilung der BASF, 1893 Stiftung des Krankenhauses Stuttgart-Feuerbach und des Gustav-Siegle-Hauses in Stuttgart, das 1912 eingeweiht wurde, Mitglied des Reichstags. Vgl. Binder 2001.

[16] Albert Freiherr von Schrenck-Notzing (⋆1862 – †1929), Mediziner und Parapsychologe, seit 1892 verheiratet mit Gabriele von Siegle; zur Biographie vgl. Bd. VI, S. 197, Fußnote 124.

[17] Friedrich Krafft Graf von Crailsheim (⋆1841 – †1926), Jurist und Politiker; Studium der Rechtswissenschaften in Erlangen, Leipzig und Zürich, ab 1870 Beamter im bayerischen Handelsministerium, ab 1880 bayerischer Außenminister, von 1890 bis 1903 Vorsitzender des bayerischen Ministerrats, 1903 Rücktritt wegen Auseinandersetzungen mit den Ultramontanen, Vorstand des Aufsichtsrats der Bayerischen Vereinsbank, Aufsichtsratsmitglied der BASF; war 1886 maßgeblich an der Absetzung König Ludwigs II. von Bayern beteiligt. Vgl. Martin 1914, S. 57; Schaper 1991.

[18] Gemeint ist der Nobelpreisträger für Chemie Richard Martin Willstätter. Vgl. S. 337, Fußnote 83.

könnte dieser Herr in den Generalversammlungen, Anf. April oder Oktober, bei welchen auch die Elberfelder Direktoren vertreten sind, sondieren, ob sie geneigt sind, Ihrem Plan entgegen zu kommen, und wann der Zeitpunkt zu einer officiellen Anfrage gegeben erscheint? Ich meine, eine derartige Minister**[N]**persönlichkeit ist vielleicht der beste Fürsprecher für eine Culturstätte seiner eigenen Regierung. –
Herr Geheimrat Willstädter ist seit kurzem als Nachfolger des Herrn Geh. R. von Baeyer[19] berufen worden, er ist ein Schwiegersohn des Herrn Professors Dr Leser[20] in Heidelberg, hat bereits Frau und Kind verloren. Mir ist er durch Erzählen von meinem Vater bekannt, der ihn schon vor Jahren als einen der genialsten Arbeiter der jungen Generation erkannte. Er enträtselte kürzlich die Farbstoffe der Pflanzen, eines, bereits vor 20 Jahren, der Lieblings-Themas, (auf seinen Spaziergängen,) meines Vaters. Er hatte selbst keine Zeit dazu und die Zeit war noch zu früh. – **[N]** Dieser Herr könnte Ihnen vielleicht für Manches am Platze noch behilflich sein und Ihnen mit manche seiner Verbindungen förderlich werden. –
Wenn ich im Laufe dieses Jahres wieder bei Ihnen, sehr geehrter Herr Professor, vorsprechen werde, darf ich vielleicht schon von der Entwicklung und Gedeihen Ihrer Pläne Näheres erfahren?
Frau Toni will ich nächstens in Heidelberg aufsuchen und mit ihrem Besuch bei mir und in Mannheim die geeignete Zeit verabreden. – Wenn hoffentlich erst ihr Mann wieder gesund zurück sein wird, dann **[N]** werden sich auch Wege finden, die Zukunft des jungen Paares zu sichern. –

[19] Adolf von Baeyer (⋆1835 – +1917), Chemiker; ab 1853 Studium der Mathematik, Physik und Chemie in Berlin und Heidelberg, 1858 Promotion, 1860 Habilitation in Berlin, dort Dozent für Chemie an der Gewerbeakademie und der Kriegsakademie, 1866 Extraordinarius, 1872 Berufung nach Straßburg, 1875 nach München; aufgrund seiner Untersuchungen u. a. zur Struktur und Synthese von Farbstoffen, insbesondere des Indigo, einer der bedeutendsten Chemiker seiner Zeit, 1885 Erhebung in den Adelsstand, 1905 Verleihung des Nobelpreises. Vgl. Schmorl 1952.

[20] Emanuel Leser (⋆1849 – +1914), Nationalökonom; Studium in Heidelberg und Göttingen, 1871 Promotion, 1873 Habilitation in Heidelberg, dort bis zu seinem Tod Professor für Nationalökonomie. Lesers Tochter Sophie heiratete 1903 Richard Willstätter. Vgl. Coing 1977; Remane 2000, S. 78.

Frau Exc. von Nieber[21] ist mir bis jetzt noch nicht bekannt geworden, als Helferin der „Ehrenbeihilfe" der Marine – Wilhelmshaven und als Mannheimer Vorstandsmitglied des Flottenbundes D. Frauen Leipzig – Kiel – werde ich möglicherweise bei einer Versammlung die Gelegenheit haben. Man hat mich aus meiner zurückgezogenen Einsamkeit ganz plötzlich in die Oeffentlichkeit gesetzt. – Dem bad. Hilfsverein für entlassene Geisteskranke[22] bin ich seit einigen Jahren schon beigetreten und habe Herrn Geh. Rat Nissl gebeten, aus **[N]** dankbarem Gefühl für die Klinik zu veranlassen, dass jährlich ein Genesendes 14 Tage zur Kräftigung aufs Land kommt. – Es gibt immer etwas auf der Welt zu thun – wenn man nur will. –
Verzeihen Sie bitte, dass mein Schreiben nun doch länger wurde, als beabsichtigt.
Mit ergebenstem Grusse

Hochachtungsvoll
Amalie Caro. –

Hermann Ludwig Quincke an Emil Kraepelin, 13.II.1916, Frankfurt/M., Brief[23]

Sehr geehrter Herr College

Wie ich durch Herrn Justizrat *[Burghard ?]* hier höre, sind Sie eifrig damit beschäftigt in weiteren Kreisen das Interesse an der Erreichung vernünftiger, nicht zu eng begrenzter Kriegsziele zu

[21] Gemeint ist vermutlich Gertrud Auguste von Nieber (⋆1856 – †vor 1928), Ehefrau des Generalmajors Stephan von Nieber (⋆1855 – †1920). Er war Direktor des deutschen Luftflottenverbandes und ab 1913 Vizepräsident des Kaiserlichen Aero-Clubs Berlin, während des Ersten Weltkriegs Etappeninspekteur der 2. Armee, wurde Aktivist der Deutschen Vaterlandspartei und 1919 Mitglied ihres Liquidationsausschusses. Vgl. Degener 1912, S. 1127; Hagenlücke 1997, S. 165, 273f., 385.

[22] Der Direktor der Großherzoglich Badischen Heil- und Pflegeanstalt Illenau, Christian Friedrich Wilhelm Roller, hatte 1872 den Badischen Hilfsverein für entlassene Geisteskranke gegründet, der 1906 von seinem Nachfolger Heinrich Schüle erneuert wurde. Vgl. Lötsch 2000; Middelhoff 1995.

[23] MPIP-HA: K 33/15 Quincke. Hermann Ludwig Quincke (⋆1858 – †1944), Jurist; Senatspräsident, Bruder des Internisten Heinrich Irenäus Quincke (⋆1842 – †1922). Vgl. Auskunft des Instituts für Stadtgeschichte Frankfurt/Main.

erwecken. Auch ich bin in bescheidenem Maaße in Gemeinschaft mit oben genanntem Herrn und Ob. Landesgerichtsrat Barthelmes[24] in dieser Richtung bemüht. Wir empfinden für die weitere Werbearbeit namentlich das Bedürfnis nach einer kurz und praecis gefassten Aufstellung der Hauptpuncte, welche als einheitliches Propagandaprogramm von allen in dieser Richtung tätigen Verbänden benutzt werden könnte. Nach den hiesigen Erfahrungen schien es uns besonders wichtig in diesem Programm nur die Hauptpuncte aufzustellen, da erfahrungsgemäss bei der Werbearbeit sich viele Leute sehr leicht an dieser oder jener Einzelheit stossen.

Durch Professor Stahlberg[25] haben wir erfahren, daß eine solche Aufstellung von Ihrem Münchner Kreis (oder von Ihnen?) entworfen wurde[26], daß sie aber noch umgearbeitet wird.

Ich erlaube mir nun die Anfrage, ob Sie schon zur Aufstellung eines solchen Programms gelangt sind; wenn ja würde ich um Mitteilung desselben bitten.

Mit hochachtungsvollem Gruß
Ihr ergebner
H Quincke

[24] Adolf Barthelmes (⋆ 1866), Jurist; Oberlandesgerichtsrat in Frankfurt. Vgl. Auskunft des Instituts für Stadtgeschichte Frankfurt/Main.

[25] Walter Stahlberg (⋆1862 – †1951), Geograph und Ozeanograph; Kustos und von 1925 bis 1927 stellvertretender Direktor des Instituts für Meereskunde der Universität Berlin, 1925 Beteiligung an der von der Notgemeinschaft der Deutschen Wissenschaft finanzierten Deutschen Atlantischen Expedition; Mitarbeiter von Dietrich Schäfer und sein Stellvertreter im Unabhängigen Ausschuß für einen deutschen Frieden (UAdF), 1928 Pensionierung. Vgl. Ackermann 2004, S. 183; Schäfer 1926, 172f.; *Deutsche Hydrographische Zeitschrift*, Bd. 4, 1951, S. 197.

[26] Gemeint sind hier vermutlich Kraepelins Überlegungen zur deutschen Kriegszielpolitik; vgl. Abschnitt 4.2.

Alwin Knauer an Emil Kraepelin,
17.II.1916, ohne Ort, Brief[27]

Sehr geehrter Herr Hofrat:

Zu Ihrem 60. Geburtstage, den ich leider erst durch die Zeitungen erfahren habe, erlaube ich mir Ihnen, nachträglich meine herzlichsten und ehrerbietigsten Glückwünsche darzubringen.
Es tut mir auch sehr leid, daß ich erst durch ein solches Ereignis dazu veranlasst wurde, Ihnen wieder einmal einige Zeilen zu schreiben. Wenn Sie freilich wüssten, mit welchen Schwierigkeiten es verknüpft ist, jetzt aus dem Felde mehr wie die belanglosesten Mitteilungen über das persönliche Befinden der Feldpost anzuvertrauen, so würden Sie mein Schweigen sicher verzeihen. Es ist mir fraglich, ob die Censur Mitteilungen über das Wetter durchgehen lassen würde; über meine Tätigkeit und meine Erfahrungen als Psychiater des Korps etwas zu erzählen, ist nun *[aber ?]* viel heikler, als zum Kriegführen der Mensch noch wichtiger wie das Wetter ist. Daher muss auch dieser seltene Vogel von einem Brief obendrein sehr dünn **[N]** ausfallen. Ich habe mehr zu tun, wie man eigentlich von einem Menschen mit durchschnittlicher Arbeitskraft verlangen kann. Wenn noch ein Psychiater da wäre, hätten wir beide noch reichlich zu tun. Besonders wird meine forensische Tätigkeit immer ausgedehnter und schwieriger. Die Kriegsgesetze sind hart und müssen es sein. Leider geraten in letzter Zeit so viele arme Teufel in ihre Stricke, die den ganzen furchtbaren Krieg lang brave Soldaten gewesen sind und deren Nerven jetzt aber auslassen. Das giebt dann für Richter wie Sachverständigen Aufgaben, die ebenso tragisch wie schwer zu lösen sind. Meist kommt man zu keinem anderen Schluss wie: Handlungsweise menschlich begreiflich, aber strafrechtliche Zurechnungsfähigkeit leider nicht zu

[27] MPIP-HA: K 33/10 Knauer. Alwin Knauer (⋆1878 – †nach 1939), Psychiater; 1903 Approbation, 1908 Assistent an der Nervenklinik Greifswald, 1909 an der Psychiatrischen Klinik Gießen, von 1910 bis September 1912 Assistent bei Kraepelin in München, bis 1915 ärztliche Tätigkeit in den USA, danach Rückkehr nach Deutschland, Kriegsfreiwilliger, ab 1918 Leiter der Versorgungsärztlichen Untersuchungsstelle Würzburg, nach 1939 keine Unterlagen mehr nachweisbar. Vgl. Auskunft Stadtarchiv Würzburg, 02.VI.2008; BayHStA: MK 11245.

bezweifeln. Manchmal gelingt es durch Zusammentragen von allerlei kleinen abnormen Momenten und Zügen soviel Anhaltspunkte vorzuführen, daß man wenigstens begründete Zweifel aussprechen kann; aber durchdringen tut man damit auch nicht immer, da es nicht so gleichgültig wie im Frieden und im bürgerlichen Leben ist, wenn der Richter einmal einen Übeltäter laufen lässt. Man wird **[N]** ja wohl viele derartige Leute später begnadigen. Aber ausgetilgt ist damit der dunkle Fleck auf der Ehre auch nicht. Manche lang gehegte und begründete Hoffnung auf Auszeichnung und Beförderung ist z. B. dahin. So habe ich augenblicklich einen solchen Mann zu begutachten, dem am Tage seines Vergehens (Gehorsamsverweigerung) für manche tapfere Tat das eiserne Kreuz ausgehändigt werden sollte. Glücklicherweise habe ich jetzt erreicht, daß in Zukunft in Fällen von Gehorsamsverweigerung der Truppenarzt zunächst herbeigeholt und, wenn Erschöpfung vorliegt, die Sache als Krankmeldung behandelt werden soll. Dadurch wird sicher mancher verhängnisvolle Tatbericht in Zukunft vermieden. Zu wünschen wäre freilich ausserdem, daß Officiere und Ärzte (die letzteren haben leider selbst oft nicht das geringste Verständnis für diese Dinge) einen psychiatrischen Instruktionskurs nach Art der Polizeikurse[28] in München erhielten. Leider lässt sich das hier draussen nicht durchführen. Herr Hofrat würden sich aber ein grosses Verdienst erwerben, wenn Sie etwas *[derartiges ?]* daheim für die von Krankheit, **[N]** Verwundung u. dgl. genesenen Officiere und Aerzte, die wieder ins Feld geschickt werden sollen, ins Leben rufen könnten[29].

[28] In Zusammenarbeit mit Julius Friedrich von der Heydte, von 1906 bis 1913 Polizeipräsident in München, führte Kraepelin bereits vor dem Ersten Weltkrieg sogenannte „Belehrungsstunden für Schutzbeamte“ ein, die „den Schutzleuten Münchens eine richtige Vorstellung von der polizeilichen Bedeutung der Geisteskranken und weiterhin die Anleitung für die zweckmässigste Lösung der durch sie hervorgerufenen Schwierigkeiten“ vermitteln sollten. An diesen Kursen, in denen auch psychiatrische Patienten demonstriert wurden, mußten alle Münchner Polizisten teilnehmen. Vgl. Ankündigung *Psychiatrisch-Neurologische Wochenschrift*, Bd. 11, 1910, S. 460; Falter 1995, S. 31-37; Kraepelin 1983a, S. 148f. Allgemein zu Kraepelins Fortbildungskursen an der Münchner Klinik vgl. Bd. VI, S. 47-49.

[29] Emil Kraepelin hielt im Frühjahr 1917 einen „Fortbildungskurs für unsere Feldgrauen“. Vgl. Kraepelin 1983a, S. 204.

Ich möchte zum Schluss noch auf eine in letzter Zeit häufige Ursache psychischer Erkrankung hinweisen, die Sie interessieren wird. Viele Patienten geben in den letzten Monaten an, daß sie die Monotonie des Stellungskrieges nicht mehr aushalten, dieses nun schon 1½ Jahre lange unaufhörliche 4 Tage vor, 4 Tage zurück ohne jede andere Abwechslung wie gelegentliches Trommelfeuer und Auffliegen von Minen. Viele flehen förmlich um Versetzung auf einen Kriegsschauplatz, wo Bewegungskrieg herrscht und offene Feldschlacht. Merkwürdigerweise sind es fast ausschliesslich Pfälzer, die der Stellungskrieg so angreift, während die Franken und Altbayern fast garnicht darunter leiden.
In drei Wochen etwa hoffe ich nun doch endlich einmal Urlaub zu erhalten und nach München zu kommen. Hoffentlich treffe ich dann Herrn Hofrat noch an. Mittlerweile sende ich Ihnen nochmals meine herzlichsten Grüße und bitte, mich gleicherweise Ihrer werten Familie und den Herren Kollegen empfehlen zu wollen. Ihr *[ergebenster ?]*

[Dr. Knauer ?]

Amalie Caro an Emil Kraepelin, 18.II.1916, Mannheim, Brief[30]

Sehr geehrter Herr Hofrat,

Infolge einer sehr starken Influenza mit Fieber und Arzt, komme ich erst heute dazu, Ihnen für die weiteren interessanten Berichte vielmals zu danken. Die Ansicht des, von meinem Vater, so hochverehrten Geh. Rats Emil Fischer[31] hat mich allerdings auch deprimirt und meine Vermutungen bestärkt. In der, mir von Ihnen, angegebenen Weise habe ich dann doch eine vertrauliche Anfrage gewagt. Da diese durch mich geschehen sollte, konnte ich in erster Linie den mir schliesslich am besten bekannten Director

[30] MPIP-HA: K 33/3 Caro.

[31] Emil Fischer (⋆1852 – †1919), Chemiker; zunächst kaufmännische Lehre, ab 1871 Studium der Chemie in Bonn und Straßburg, dort 1874 Promotion bei Adolf von Baeyer, 1878 Habilitation in München, dort ab 1879 außerordentlicher Professor für analytische Chemie, 1882 Berufung nach Erlangen, 1885 nach Würzburg, 1892 nach Berlin, 1902 Nobelpreis für Chemie. Vgl. Remane 2000.

Bernthsen[32] nicht umgehen, auch wusste ich, dass Ihr Name, wenn auch nicht persönlich, ihm sehr **[N]** wohlbekannt ist. Sein förmlich abgefasster Brief ist jedenfalls zur Weitergabe abgefasst. – Ich fürchte mit den anderen Werken wird es auch z. Zt. nicht besser ergehen. –
Ich meine, man sollte nun erst eine Antwort seitens Herrn v. B.[33] abwarten. – Kommt er entgegen, dann ist es ihm auch eine Kleinigkeit sich mit seinen Verwandten, den Elberfelder Directoren, den Herren Beyer u. Duisberg zu verständigen. Im Gegensatz zu Ludwigshafen ist letzterer sehr impulsiv angelegt und persönlich durch eigenen Besitz in ganz anderen pekuniären Verhältnissen.
In Ludwigshafen befindet sich die grosse bayr. pharmac. Fabrik v. Knoll[34]. – Leider kenne ich den Besitzer nicht persönlich, müsste dann mal sehen, wie ich dort beikommen kann. – **[N]**
Verzeihen Sie mir bitte die Frage, könnten Sie für die, doch das nationale Volkswohl betreffenden so hochwichtigen Bestrebungen die Hilfe des Kais. Gesundheitsamts Berlin, nicht heranziehen?[35] Ich erinnere mich, dass Papa so oft dort zu thun hatte. Könn-

[32] August Heinrich Bernthsen (⋆1855 – †1931), Chemiker; Studium der Mathematik, Naturwissenschaften und Chemie in Bonn und Heidelberg, dort 1879 Habilitation und 1883 Ernennung zum außerordentlichen Professor; ab 1887 bei der BASF tätig, dort als Nachfolger Heinrich Caros Leiter des Hauptlabors und ab 1909 Vorstandsmitglied, identifizierte u. a. 1883 die Methylenblau-Reaktion zur Synthese der Phenothiazine, einer wichtigen Ausgangssubstanz zur Herstellung von Farben und Pharmazeutika. Vgl. Bernthsen 1925.

[33] Gemeint ist Henry Theodore von Böttinger.

[34] Albert Knoll (⋆1858 – †1952), Chemiker und Fabrikant; Studium der Chemie in Göttingen, dort 1878 Promotion, danach als Chemiker in England und Deutschland tätig; 1886 Gründung einer chemischen Fabrik in Ludwigshafen, nach der erfolgreichen Entwicklung eines wirtschaftlich verwertbaren Verfahrens zur Herstellung von Codein durch Methylierung von Morphin einer der führenden pharmazeutischen Unternehmer Deutschlands, von 1925 bis 1938 Mitglied des Aufsichtrats der Knoll-Arzneimittelgesellschaft. Vgl. Ridder 2000, S. 25; Knoll 1986.

[35] Erst nach Gründung der DFA stellte Kraepelin – auf Anraten von Gustav Krupp von Bohlen und Halbach – an das Kaiserliche Gesundheitsamt einen Antrag auf Gewährung eines Zuschusses durch Anmietung eines wissenschaftlichen Arbeitsplatzes, dem allerdings nicht stattgegeben wurde. Vgl. BArch: R 1501, 111907, Bl. 262f., 300, Brief Emil Kraepelin an Kaiserliches Gesundheitsamt, 20.VI.1918.

ten Sie vielleicht sich zu einer Rücksprache mit dem Chemiker Geh. Rat Curtius[36] Heidelberg entschliessen? Er könnte vielleicht durch seine pers. Verhältnisse in der Lage sein auch zu helfen. Der Nervenarzt Prof. Dr. Hoffmann[37] wäre vielleicht auch eine Adresse. Er ist doch jedenfalls für Ihre Sache, ist so ungemein gesegnet an irdischem Gut durch die chem. Industrie: Seine Frau[38] war verheiratet mit einem der reichsten chem. Fabrikanten in Ludwigsh., ihr Vater[39] war anfangs Direktor der Anilin Fabrik, u. hat es später verstanden [N] enorm zu hinterlassen, ihr Bruder[40] ist hier chem. Fabrikant, liess sich kürzlich in Hessen adeln, der eine Schwiegersohn ist der Fabrikant Lanz[41] hier, allein bekannt

[36]Theodor Curtius (⋆1857 – †1928), Chemiker; ab 1876 Studium der Philosophie, Musik und Naturwissenschaften in Leipzig, Heidelberg und München, 1882 Promotion, 1886 Habilitation für Chemie in Erlangen, 1889 Berufung nach Kiel, 1897 nach Bonn und 1901 nach Heidelberg, dort 1906 Rektor der Universität; 1894 Gründer der Kieler Sektion des Deutschen Alpenvereins. Curtius wurde vor allem durch die von ihm entwickelte Hydrazin-Synthese aus Diazoessigsäure bekannt. Vgl. Margot Becke-Goehring 1990.

[37]Gemeint ist Johann Hoffmann (⋆1857 – †1919), Neurologe und Psychiater; Studium der Medizin in Heidelberg, Straßburg und Berlin, 1882/83 Staatsexamen in Heidelberg, Assistent an der Heidelberger Medizinischen Klinik, 1888 Habilitation; ab 1907 Leiter der Abteilung für Nervenkranke an der Medizinischen Klinik, 1910 Ernennung zum ordentlichen Professor, ab 1914 Lehrauftrag für Neuropathologie, während des Ersten Weltkriegs Leiter der Medizinischen Klinik. Vgl. Erb 1920; Kuhn 2001.

[38]Fanny Luise Johannette Hoffmann (⋆1864 – †1946, ⋆Clemm), in erster Ehe verheiratet mit Paul Giulini jun. (⋆1856 – †1899). Vgl. Auskunft Stadtarchiv Heidelberg.

[39]Carl Clemm (⋆1836 – †1899), Chemiker und Unternehmer; Studium der Chemie in Karlsruhe und Gießen, 1860 Mitbegründer der Chemischen Fabrik Dyckerhoff, Clemm & Co. und 1865 der BASF, dort Leiter des anorganisch-chemischen Bereichs, verließ 1883 das Unternehmen; 1884 Gründung der Zellstoffabrik Waldhof, u. a. Aufsichtsratsvorsitzender der Pfälzischen Bank, von 1887 bis 1893 Abgeordneter der Nationalliberalen Partei im Deutschen Reichstag.

[40]Hans Clemm (⋆1872 – †1927), Chemiker und Unternehmer; Studium der Chemie, Promotion in Kiel, trat anschließend in das Zellstoffunternehmen seines Vaters Carl Clemm ein, das er erheblich erweiterte, ab 1925 Aufsichtsratsvorsitzender des Rhenania-Kunheim Vereins Chemischer Fabriken und der Oberrheinischen Versicherungsgesellschaft.

[41]Karl Wilhelm Lanz (⋆1873 – †1921), Ingenieur und Industrieller; Studium des Maschinenbaus an der Technischen Hochschule in Berlin, 1905 Über-

durch Millionenstiftungen, der andere ist der chem. Cementfabrikant Dykerhoff[42]. Biebrich. –
Diese Leute haben ja Verbindungen überall, – wenn sie nur erst das Interesse hätten. Ich stehe ganz ausserhalb und kann nichts thun, da der Vater v. Frau Hoffmann meinem gutem Vater das Leben verbitterte und ihm nicht wohlgesinnt war. –
Es wäre an sich schon besser, wenn durch einmalige Zeichnungen die noch erforderlichen Kosten zusammenkämen. – Vielleicht kommen Sie doch selbst nach Heidelberg. Würde sich vielleicht Herr Geh. R. Erb[43] auch dafür interessieren? Ich meine **[N]** die Herren Gelehrten halten schliesslich noch am meisten zusammen, und wenn sie selbst persönlich in der Lage sind, fördern sie die Wissenschaft auch von Herzen. –
Es wird mich jedenfalls sehr interessieren, zu hören, wie sich Alles weiter entwickeln wird.
In Mannheim wird an unserem 9 Millionen Krankenhaus[44] fleissig weitergearbeitet, in der letzten Stadtratssitzung wurde die Errichtung einer, durch die Kriegsverhältnisse nötig gewordenen Nervenabteilung mit chem. Laboratorium bewilligt. –

nahme der 1859 gegründeten Fabrik für Landmaschinen, 1909 mit Johann Schütte und August Röchling Gründung der Firma Luftschiffbau Schütte-Lanz in Mannheim-Rheinau, von 1911 bis 1918 Bau von 21 Luftschiffen; Ehrenmitglied der Heidelberger Akademie der Wissenschaften, Ehrenbürger von Friedrichshafen am Bodensee. Vgl. Degener 1912, S. 908.

[42] Karl Ludwig Dyckerhoff (⋆1869 – †1938), Industrieller; kaufmännische Ausbildung, ab 1896 Eintritt in die 1864 von Gustav Wilhelm Dyckerhoff gegründeten Portlandzement-Werke Dyckerhoff & Söhne in Amöneburg, ab 1911 Geschäftsführer des Unternehmens; Mitglied des Hauptausschusses des Reichsverbands der Deutschen Industrie, seit 1917 Dezernent im preußischen Kriegsministerium, 1923 während der französischen Besetzung aus Biebrich ausgewiesen; Niederlassung in Homburg und Frankfurt/Main, 1924 Rückkehr, Gründer des Vereins „Volkswohlfahrt". Vgl. Dyckerhoff 1964.

[43] Wilhelm Heinrich Erb (⋆1840 – †1921), Neurologe und Internist; zur Biographie vgl. Bd. III, S. 228, Fußnote 29.

[44] Gemeint ist das Städtische Krankenhaus in Mannheim, das von 1913 bis 1922 am heutigen Theodor-Kutzer-Ufer als imposante, breitgelagerte Mehrflügelanlage nach Plänen des Stadtbaurats Richard Perrey errichtet wurde. Vgl. Huth 1982, S. 742-744.

Herr Dr Volhard[45] setzt hier rücksichtslos seinen Willen durch, und lässt die Stadtverwaltung ruhig seufzen und hohe Steuern ansetzen. Er erzählte dabei wenn es nicht langt, bringt er lauter **[N]** Stiftungen zusammen, wie er es mit seinem Radium gemacht hat. Er ist geb. Darmstädter[46] und Sohn des ehem. Geh. Rats Volhard[47]. Auswärtige werden aber der Stadt Mannheim nichts geben. –
Mit ergebensten Grüssen

Hochachtungsvoll
Amalie Caro. –

Emil Kraepelin an Carl Duisberg,
29.II.1916, München, Brief[48]

Hochgeehrter Herr Geheimrat!

Durch Exzellenz Fischer[49] in Berlin erhielt ich die hochwillkommene Nachricht, dass Sie bereits das an unserer Klinik geplante Forschungsinstitut, insbesondere dessen chemische Abteilung, wirksam zu unterstützen[50]. Ich beeile mich, Ihnen für diese hoch-

[45] Franz Volhard (⋆1872 – +1950), Internist; Studium der Medizin in Bonn, Straßburg und Halle, dort 1894 Promotion, danach Assistent in Kiel, an der Inneren Abteilung des Krankenhauses Friedrichshain in Berlin und ab 1898 an der Medizinischen Klinik Gießen, dort 1901 Habilitation; 1905 Chefarzt am Luisenspital Dortmund, 1908 Direktor der Krankenanstalten Mannheim, 1917 Mitglied der Deutschen Vaterlandspartei, 1918 Berufung nach Halle, 1927 nach Frankfurt/Main, 1938 aus politischen Gründen zwangsemeritiert, 1945 Rückkehr in seine Position nach Frankfurt. Volhard wurde vor allem durch seine Studien über Nierenerkrankungen bekannt. Vgl. Kronschwitz 1997.

[46] Hier irrte Amalie Caro. Franz Volhard wurde in München geboren.

[47] Jacob Volhard (⋆1834 – +1910), Chemiker; Studium der Philologie, Geschichte und Chemie in Gießen, 1855 Promotion, Assistent bei Justus von Liebig in München, 1858 Forschungsaufenthalte in London und Marburg, 1863 Habilitation in München, dort 1869 Ernennung zum außerordentlicher Professor, 1879 Ordinarius in Erlangen, von 1882 bis 1908 Direktor des Chemischen Instituts in Halle, dort 1897 Rektor der Universität; 1900 Präsident der Deutschen Chemischen Gesellschaft, Vizepräsident der Deutschen Akademie der Naturforscher Leopoldina.

[48] Archiv Bayer: NL Duisberg.

[49] Vgl. S. 246, Fußnote 31.

[50] Vgl. Kraepelin 1983a, S. 203.

herzige Zusage meinen wärmsten Dank zu sagen. Um Sie über unsere Pläne näher zu unterrichten, erlaube ich mir, Ihnen zugleich meine Denkschrift[51] über die Errichtung eines psychiatrischen Forschungsinstituts zu übersenden; auch über die Form, die jetzt der ganze Plan angenommen hat, werde ich Ihnen baldmöglichst Mitteilung machen. Bei der allseitigen weitgehenden Unterstützung, die meine Bestrebungen schon jetzt gefunden haben, erscheint deren Verwirklichung in absehbarer Zeit nicht ausgeschlossen. Da ich in der Angelegenheit immer mit meiner Regierung zu verhandeln habe, wäre ich Ihnen sehr dankbar, wenn Sie die Freundlichkeit haben wollten, Ihr Angebot mit **[N]** in einigen Zeilen zu übersenden. Ich brauche das auch für den Stifter[52] der ersten halben Million, der die Bedingung gestellt hat, dass die Mittel für den Betrieb des Instituts bis zum 1. Juli d. J. gesichert sein müssen. Zu jeder näheren Auskunft bin ich selbstverständlich gern bereit.
Mit dem Ausdrucke vorzüglichster Hochachtung verbleibe ich Ihr ganz ergebener

E Kraepelin.

[51] Vgl. Kraepelin 1916c.
[52] Gemeint ist der Bankier und Wissenschaftsmäzen James Loeb.

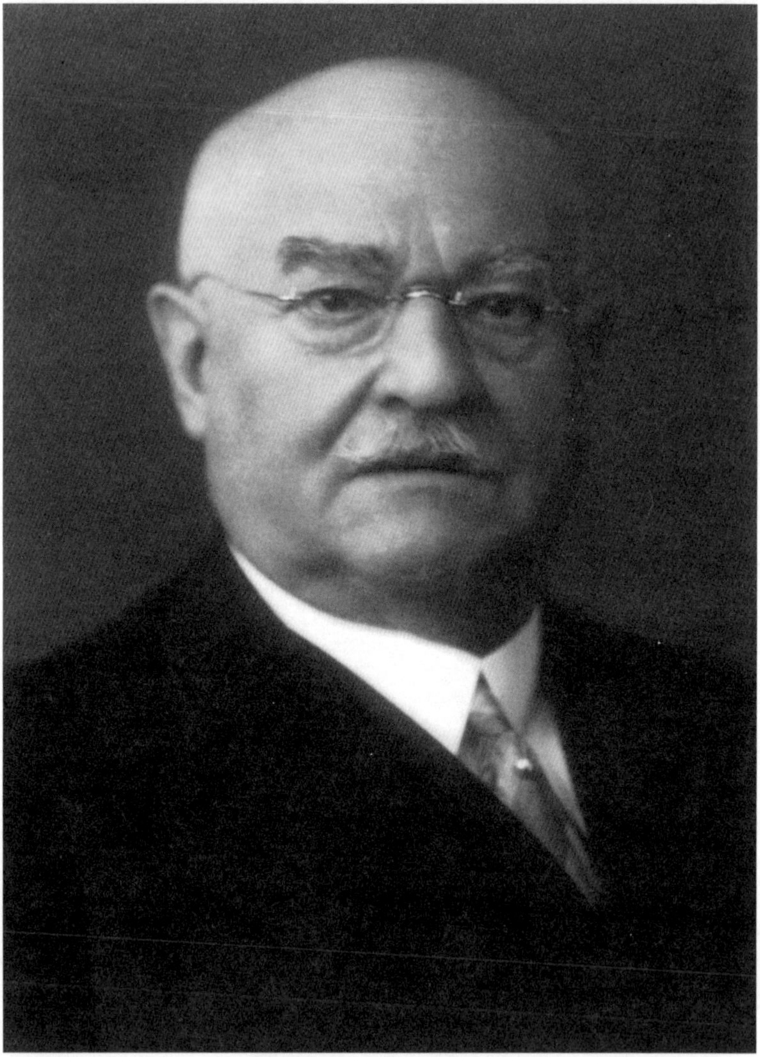

Carl Duisberg

Carl Duisberg an Emil Kraepelin, 07.III.1916, Leverkusen, Brief[53]

Sehr verehrter Herr Geheimrat!

Besten Dank für Ihre freundlichen Zeilen vom 29. v. Mts. Ihren Aufsatz über das Forschungsinstitut für Psychiatrie[54] in der Zeitschrift für die gesamte Psychiatrie habe ich mit großem Interesse gelesen und aus Ihrem Schreiben an Exzellenz Emil Fischer auch ersehen, dass Sie jetzt auf etwas veränderter Grundlage Ihren Plan durchführen wollen.
Nach Rücksprache mit Herrn Justizrat Haeuser[55] von den Farbwerken vorm. Meister, Lucius & Brüning, Höchst am Main, hat das Direktorium meiner Firma, Farbenfabriken vorm. Friedr. Bayer & Co., Leverkusen, sich damit einverstanden erklärt, gemeinsam mit den Höchster Farbwerken die Einrichtung des von Ihnen geplanten chemischen Institutes zu übernehmen und Ihnen,

[53] Archiv Bayer: NL Duisberg. Carl Duisberg (⋆1861 – †1935), Chemiker und Industrieller; seit 1879 Studium der Chemie in Göttingen und Jena, dort 1882 Promotion; während seines Militärdienstes in München zugleich Assistent von Adolf von Baeyer, ab 1883 Mitarbeiter der Firma Bayer, zunächst mit Forschungsauftrag an die Universität Straßburg entsandt, ab 1884 in der Farbstoffchemie eingesetzt, 1888 Ernennung zum Prokuristen, hauptsächlich mit der Forschungsorganisation betraut, 1891 Errichtung eines neuen Laborgebäudes nach seinen Entwürfen, 1895 Umzug der Firma nach Leverkusen, wobei Duisbergs Organisationsplan über Jahrzehnte richtungsweisend für die chemische Industrie blieb, 1900 Ernennung zum Vorstandsmitglied, von 1912 bis 1925 Generaldirektor und Vorstandsvorsitzender; Etablierung wegweisender Sozialeinrichtungen für Mitarbeiter, Förderer des Alldeutschen Verbandes und einer der Protagonisten der Kanzlersturzbewegung gegen Theobald von Bethmann-Hollweg, nach 1918 Engagement in verschiedenen Stiftungen zur Wissenschaftsförderung; Initiator und ab 1926 Aufsichtsratsvorsitzender der I. G. Farben, von 1925 bis 1931 Vorsitzender des Reichsverbandes der Deutschen Industrie. Vgl. Portz 2000; Puttkamer 1933; Schütz 1994; Abbildung S. 252.

[54] Vgl. Kraepelin 1916c.

[55] Adolf Häuser (⋆1857 – †1938), Jurist, Chemiker und Industrieller; nach dem Studium der Rechtswissenschaften in Marburg und Freiburg sowie der Chemie in Berlin und Bonn; ab 1889 Justitiar der Farbwerke Meister, Lucius & Brüning, ab 1904 Vorstandsmitglied der Farbwerke Hoechst, von 1916 bis 1932 Generaldirektor, 1926 Mitglied des Verwaltungsrates des I. G. Farben; von 1914 bis 1918 Abgeordneter der Nationalliberalen Partei im Preußischen Abgeordnetenhaus, Mitglied zahlreicher wissenschaftlicher, philanthropischer und kultureller Stiftungen.

bezw. der bayrischen Regierung die Unterhaltskosten dieses Laboratoriums im Betrage von ℳ 7.500.- für jede der beiden Firmen vorläufig für die Dauer von 5 Jahren zur Verfügung zu stellen. Diese Erklärung kann ich natürlich nur namens meiner Firma abgeben und muss es Herrn Justizrat Haeuser bezw. den Höchster Farbwerken überlassen, ein gleiches zu tun.
Ich hoffe, dass Ihnen vorläufig hiermit gedient ist und sehe Ihren weiteren Nachrichten und Vorschlägen für die Einrichtung und den Betrieb des Instituts mit Interesse entgegen.
Mit der Versicherung vorzüglichster Hochachtung bin ich

Ihr ganz ergebener
gez. C. Duisberg.

Emil Kraepelin an Carl Duisberg,
15.III.1916, München, Brief[56]

Hochgeehrter Herr Geheimrat!

Für Ihre hochherzige Zusage, die sehr wesentlich dazu beiträgt, die Errichtung eines psychiatrischen Forschungsinstitutes nach dem Kriege in greifbare Nähe zu rücken, sage ich Ihnen meinen wärmsten Dank. Ich verspreche mir neben der serologischen namentlich von der chemischen Durchforschung unseres Gebietes mit grösseren Mitteln wichtige Fortschritte, wenn auch sicher zunächst sehr grosse Schwierigkeiten zu überwinden sein werden. Vor allem fehlt es uns an geeignet vorgebildeten Chemikern, und gerade in diesem Punkte müssen wir späterhin auf die Unterstützung der Fachleute hoffen. Über die allgemeinen Gesichtspunkte, die mich bei dem Plane des Forschungsinstitutes geleitet haben, mögen Sie die beiliegenden Schriftsätze[57] unterrichten, von denen Ihnen der eine schon durch Excellenz Fischer bekannt geworden sein wird. Sobald die Angelegenheit weiter gediehen sein wird, hoffe ich, auf irgendeine Weise Gelegenheit zu haben, mit Ihnen einmal persönlich darü**[N]**ber Rücksprache zu nehmen und mir Ihren Rat zu erbitten.

[56] Archiv Bayer: NL Duisberg.
[57] Die erwähnten Unterlagen ließen sich nicht mehr ermitteln.

An Herrn Justizrat Häuser habe ich seinerzeit geschrieben, bisher aber noch keine Nachricht erhalten.
Mit der Versicherung vorzüglichster Hochachtung verbleibe ich Ihr ganz ergebener

E Kraepelin.

Wilhelm Weygandt an Emil Kraepelin, 29.III.1916, Hamburg, Brief[58]

Hochgeehrter Herr Hofrat!

Erst durch die Psychiatrische Wochenschrift[59] erfuhr ich, daß Sie vor einigen Wochen den 60. Geburtstag gefeiert haben. Wenn auch verspätet, so doch nicht minder herzlich möchte ich Ihnen aufrichtige Glückwünsche ausdrücken und ad multos annos zurufen. Möge es Ihrer Lehre gelingen, noch immer tiefere Wurzeln zu schlagen, sodaß allen Ärzten die Verbindung der psychischen Einzelanalyse mit der Einreihung wesensverwandter Krankheitsgruppen zum Gemeingut werde, vor allem aber auch die rein psychologische und experimentell geförderte Betrachtung als Gegengewicht gegen die an sich berechtigte und erfolgreiche Materialisierung der psychiatrischen Denkweise im Vordergrunde bleiben.
Wenn uns der Krieg erspart geblieben wäre, hatte ich gehofft, nach dem geplanten Psychiatertag Göttingen 1915 für dieses Jahr nach Hamburg zu bitten, und im Falle der Annahme der Einladung mich darauf gefreut, unsere Anstalt[60] nach vollendetem Umbau dem Urteil der Fachgenossen vorzuführen. Die lebenswichtigen Aufgaben **[N]** der Stunde haben alles verschoben, unsere

[58] MPIP-HA: K 33/21 Weygandt. Wilhelm Weygandt (⋆1870 – †1939), Psychiater; zur Biographie vgl. Bd. V., S. 310, Fußnote 13.

[59] Vgl. *Psychiatrisch-Neurologische Wochenschrift*, Jg. 17, 1915, S. 301f.

[60] Gemeint ist die psychiatrische Anstalt Hamburg-Friedrichsberg, zu deren Direktor Weygandt 1908 ernannt worden war. Weygandt betrieb seit 1912 die Erweiterung der Anstalt, so daß zu Beginn des Ersten Weltkriegs die wichtigsten Neubauten fertiggestellt waren, die jedoch als Reservelazarett für das IX. Armeekorps genutzt wurden. Weygandt regte 1918 auch die Umbenennung in Staatskrankenanstalt Friedrichsberg an. Nach der Gründung der Universität Hamburg 1919 fungierte die Anstalt als psychiatrische Universitätsklinik. Vgl. Weber-Jasper 1996, S. 166-170; Weygandt 1922; Weygandt 1928.

Reorganisation ist noch nicht am Ziel, vielmehr besteht jetzt bei uns seit 1 $\frac{1}{2}$ Jahren bereits der Betrieb eines Lazaretts von 450 Betten, davon gegen 200 psychische Fälle. Die schönsten Neubauten sind vom Militär belegt, einzelne alte Bauten konnten noch nicht abgerissen werden und der Umbau mancher Gebäude stockt immer noch. Gegenwärtig wird noch an den Laboratorien gearbeitet, die ihrer Anlage nach hoffentlich einer großen Anzahl junger Forscher Arbeitsgelegenheit versprechen und auch ausgedehnte Sammlungsräume vorsehen. Ich hege noch die Hoffnung, daß ich Ihnen diese Neueinrichtungen werde vorführen dürfen.
Ihre Voraussage, die Sie vor meiner Übersiedelung nach Hamburg stellten, daß voraussichtlich die Verwaltungstätigkeit recht drückend und zeitmordend sein wird, hat sich allerdings reichlich erfüllt. Aber ich bin auch jetzt noch nicht gewillt, mich erdrücken zu lassen, und sehne den Tag herbei, wo mir der Abschluß der Reorganisation ein Abschieben der meisten Verwaltungsarbeit und ein ausgiebiges Versenken in wissenschaftliche Arbeit ermöglicht, für die ja wirklich ein überreichliches Material vorliegt, in starkem Gegensatz zu jenen quälenden Materialschwierigkeiten, mit denen ich in Würzburg[61] zu kämpfen hatte. Leider **[II.]** sind auch die durch die Hamburger Eigenart bedingten Umstände der Verwaltung, vor allem das Hereinreden von Laien, deren Kompetenz sich vielfach nur auf die durch ihr Bankkonto geschaffene Vorzugsstellung zu stützen vermag, vielfach außerordentlich peinlich, sodaß man jeden jungen Assistenten an einer Klinik, der davon unberührt ruhig wirken kann, beneiden möchte. Das Vorlesungswesen Hamburgs, das auch nach dem Scheitern der letzten Universitätsoffensive[62] doch weitere Entwicklung verspricht, kann in mancher Hinsicht versöhnen, so hielten kürzlich bei meinen Vorlesungen

[61] Gemeint sind die Bedingungen an der psychiatrischen Poliklinik der Universität Würzburg, die Weygandt seit 1903 geleitet hatte.

[62] Bis 1883 bestand in Hamburg ein sogenanntes „Akademisches Gymnasium", in dem Vorlesungen auf Universitätniveau abgehalten wurden. Nach Schließung dieser Einrichtung begann 1895 ein „Allgemeines Vorlesungswesen", für das 1911 aus privaten Mitteln ein eigenes Gebäude – das heutige Hauptgebäude der Universität Hamburg – errichtet wurde. Im Wintersemester 1913/14 stieg die Zahl der dort angebotenen Kurse auf 300 bei 207 Dozenten an. Die offizielle Gründung der Universität Hamburg erfolgte erst im Frühjahr 1919. Vgl. Fouquet 1999.

über „Krieg und Seele“[63] jeden Abend 6 bis 700 Hörer zwei Stunden lang ausdauernd Stand.
Lebhaft fesselten mich Ihre Ausführungen über ein Forschungsinstitut für Psychiatrie. Möge es Ihnen gelingen, dies trotz des kulturellen Rückschlages, den auch ein siegreicher Krieg vorübergehend bringt, noch durchzuführen. Ein gewisses Analogon für die Trennung des klinisch-didaktischen Betriebes und der experimentellen Forschung bietet in Österreich die Abzweigung ordentlicher Professuren [N] für experimentelle Pathologie neben dem inneren Kliniker.[64] Für die wissenschaftliche Weiterentwicklung der Psychiatrie bedeutsam wäre freilich schon, wenn an den bestehenden Kliniken und Anstalten die Forschungsgelegenheit immer mehr ausgebaut und eine gegenseitige Fühlungnahme praktischer organisiert würde, als bisher. Ich habe das Möglichste getan, um die Arbeitsgelegenheit auf der Grundlage des hiesigen reichen Materials zu fördern und hoffe, nach dem vollendeten Umbaue mehr als 50 Räume mit entsprechender Ausstattung für Vorlesungen und wissenschaftliche Zwecke zur Verfügung zu haben. Wenigstens eine kleine Anzahl tüchtiger Forscher wie Jakob[65], Kafka[66], und

[63] Weygandt publizierte diese Vorlesungen nicht, veröffentlichte während des Ersten Weltkriegs aber mehrere Arbeiten zu vergleichbaren Themen. Vgl. Weygandt 1914; Weygandt 1915a; Weygandt 1915b.

[64] An der Universität Wien wurde 1873 auf Initiative von Carl von Rokitansky (⋆1804 – †1878) erstmals eine Lehrkanzel für allgemeine und experimentelle Pathologie eingerichtet. Vgl. Eulner 1970, S. 648f.; Holzner 1997.

[65] Alfons Maria Jakob (⋆1884 – †1931), Neuropathologe; Studium der Medizin in München, Berlin und Straßburg, 1908 Promotion; von 1909 bis 1911 als Volontärarzt, später als Assistent bei Kraepelin in München, neuropathologische Ausbildung bei Franz Nissl und Aloys Alzheimer, ab 1911 als Assistent an der Hamburgischen Krankenanstalt Friedrichsberg, 1915 bis 1918 Militärarzt in Flandern, 1919 Habilitation in Hamburg, 1924 Ernennung zum außerordentlichen Professor. Nach ihm ist die Creutzfeldt-Jakob-Krankheit benannt. Vgl. Scholz 1961, S. 79-86.

[66] Viktor Kafka (⋆1881 – †1955), Psychiater und Serologe; Studium der Medizin in Prag und Wien, 1906 Promotion in Prag; 1907 bis 1911 Assistent an der Deutschen Psychiatrischen Universitätsklinik Prag, 1910 Übertritt zur evangelischen Konfession, von 1911 bis 1927 zunächst als Assistent, später als Oberarzt an der Serologischen Abteilung der Hamburgischen Krankenanstalt Friedrichsberg, dort 1919 Habilitation, 1924 Ernennung zum außerordentlichen Professor, 1933/35 Entlassung, danach niederge-

auch Hilfskräfte werde die denkbar beste Forschungsmöglichkeit finden.
Indem ich meine besten Wünsche wiederhole, bin ich in hochachtungsvoller Begrüßung

Ihr dankbar ergebener
W. Weygandt

Amalie Caro an Emil Kraepelin,
02.IV.1916, Mannheim, Brief[67]

Sehr geehrter Herr Hofrat,

Verzeihen Sie mir bitte, dass ich es mir jetzt erst ermögliche, Ihnen noch bestens zu danken für die freundliche Zusendung Ihrer Denkschrift[68]. Mittlerweile ist mir reichlich Unangenehmes dazwischen gekommen, deprimierend für Geist und Gemüt, namentlich noch dazu bei angegriffener Gesundheit. Kaum ist man mit all seiner Kraft und Freude in öffentlichen Ämtern tätig, da lernt man auch die Schatten**[N]**seiten kennen. Für grosse Aufgaben hat man mit menschlich Kleinem zu kämpfen und sich zu wehren. Ihre Arbeit habe ich mit grossem Interesse gelesen und wünsche mit Ihnen, dass Ihr schöner naturgemässer Plan bald zur Verwirklichung heranreift. Eigentlich bin ich auch der Ansicht, dass auf alle Fälle, wenn auch vorerst im Kleinen, jetzt schon mit dieser Aufgabe ins Leben getreten werden **[N]** sollte. Das Uebrige wächst mit den Zeitumständen von selbst heran, und die, für eine gute Idee erforderlichen Mittel, kommen dann schliesslich doch hinterher. Es würde mich sehr interessieren, gelegentlich zu erfahren, ob inzwischen die Sache in der weiteren Entfernung vorangeschritten ist. Sollte es Ihnen, sehr geehrter Herr Professor, nicht allzuviel Mühe machen, so möchte ich Sie bitten mir gelegentlich noch einen **[N]** Abzug dazu einzusenden, – vielleicht gelingt es mir durch eine abermalige weitere Anfrage. Hoffentlich ergeht es Ihnen und Ihrer

lassener Arzt in Hamburg; 1939 Emigration nach Norwegen, 1942 Flucht nach Schweden, nach 1945 Rückkehr nach Deutschland. Vgl. Demme 1956; Voswinckel 2002, S. 750f.

[67] MPIP-HA: K 33/3 Caro.

[68] Vgl. Kraepelin 1916c.

werten Familie gesundheitlich gut und erhalten Sie stets befriedigende Nachrichten von Ihrem Herrn Schwiegersohn[69] aus dem Feld. –
Wir haben hier herrliches Frühlingswetter – alles grünt und blüht! – und noch keine Aussicht zum Frieden! –
Mit ergebensten Grüssen

Hochachtungsvoll
A. Caro. –

Emil Kraepelin an Carl Duisberg,
16.IV.1916, München, Briefkarte[70]

Hochgeehrter Herr!

Wie Ihnen Herr Dr. Krupp von Bohlen-Halbach[71] mitgeteilt haben wird, habe ich den Wunsch, Ihnen im Laufe der Pfingstwoche persönlich für Ihr großes Entgegenkommen in der Angelegenheit der psychiatrischen Forschungsanstalt zu danken, Ihnen meine Pläne darzulegen und Sie um Ratschläge zu bitten; zugleich wäre es mir sehr wertvoll, einen Gang durch die für **[N]** uns wichtigsten Arbeitsstätten machen zu können[72].
Vielleicht haben Sie die Freundlichkeit, mir durch die Ueberbringerin, meine Tochter und Assistentin, Frau Dr. Schmidt-Kraepelin, sagen zu lassen, wann ich Sie um die angebenene Zeit am wenigsten stören würde, damit ich danach meine Reise einrichten könnte.
In vorzüglichster Hochachtung Ihr ganz ergebener

E Kraepelin.

[69] Gemeint ist Karl Friedrich Schmidt (⋆1887 – +1971), Chemiker, der Ehemann von Kraepelins ältester Tochter Toni.

[70] Archiv Bayer: NL Duisberg. Der Briefkarte ist der maschinenschriftliche Vermerk „Dem Wunsche wurde entsprochen“ ohne Unterschrift beigefügt.

[71] Vgl. S. 272, Fußnote 121.

[72] Auf seiner Reise an Pfingsten 1916 besichtigte Kraepelin die Krupp-Werke in Essen, die Bayer-Werke in Leverkusen und die Höchst-Farbwerke. Vgl. Kraepelin 1983a, S. 205-207.

Marcus J. van Erp Taalman Kip an Emil Kraepelin, 20.IV.1916, Arnhem, Brief[73]

Hoch geehrter Professor Kraepelin.

In Erinnerung an die zuvorkommende Freundlichkeit, womit Sie meine ersten Schritte in das Gebiet der wissenschaftlichen Psychiatrie geleitet haben, wage ich es noch einmal um Ihre Hilfe zu bitten.

Vielleicht erinnern Sie sich, dass ich in den letzten Jahren Ihnen einige kleine Artikel[74] über dynamometrische Versuche an Gesunden an Kranken zugeschickt habe. Das Hauptergebnis dieser Untersuchungen lässt sich in dem Satz zusammenfassen, dass das Verhältnis der Kraft beider Hände sich durch funktionelle nervöse Krankheit und auch durch normale geistige Ermüdung ändert. Weiter hat sich gezeigt, dass bei gebildeten Leuten im allgemeinen ein grösseres Ueberwiegen der Kraft der rechten Hand sich findet als bei ungebildeten. Hoffentlich wird Ihnen sehr bald noch ein Artikel über diesen Gegenstand zukommen; ein weiteres ist fast druckfertig. Diese beiden letzten Arbeiten sind teilweise theoretischer Natur, indem sie die erwähnten Tatsachen zu erklären versuchen.

Zwei Jahre her schon ist mir der Gedanke gekommen, dass das Mass an Uebergewicht der Kraft der rechten Hand (bei Rechtshändigen; linkshändige Personen habe ich vorläufig ganz bei Seite gelassen) auch mit Rassenverschiedenheit zusammenhängen könnte. Schon vor dem Kriege hatte ich die Absicht zu versuchen bei Hagenbeck, bei wem sich öfters verschiedene Koloniën afrikani-

[73] MPIP-HA: K 33/5 Erp Taalman Kip. Marcus Jacobus van Erp Taalman Kip (⋆1866 – †1926), Psychiater; Studium der Medizin in Utrecht, 1893 Promotion; ab 1895 Arzt an der psychiatrischen Anstalt Dordrecht, im selben Jahr Fortbildung bei Kraepelin in Heidelberg, von 1902 bis 1926 Leiter des psychiatrischen Sanatoriums Arnhem, in dem – auch während des Ersten Weltkriegs – überwiegend Privatpatienten aus Deutschland behandelt wurden. Außerdem galt Erp Taalman Kip als einer der führenden forensischen Psychiater der Niederlande. Vgl. briefliche Auskunft von Frau A. Maria Erp Taalman Kip, 11./28.IV.1998; Erp Taalman Kip 1912; Jelgersma 1911.

[74] Vgl. Erp Taalman Kip 1905; 1912.

scher und anderer Leute finden[75], darüber Tatsachen zu sammeln. Nun hat aber der Krieg in Deutschland eine Menge fremder Rassen zusammengebracht, wie man sie wohl nie mehr zusammenfinden wird, und so wollte ich versuchen von den Autoritäten Zugang in einige Gefangenenlager zu bekommen[76], um dort die **[N]** nötigen Untersuchungen anzustellen.
Die Untersuchung besteht einfach darin, dass ich jede Versuchsperson viermal rechts und viermal links (alternierend) auf dem Dynamometer drücken lasse, und die betreffenden Zahlen notiere. Also nimmt das für jede Versuchsperson einige Minuten in Anspruch. Mindestes möchte 200 Personen untersuchen, näml. 100 Neger und 100 Slaven, eventuell auch 100 Indier und 100 Mongolen.
Die Frage ist jetzt von der deutschen Regierung Erlaubnis zu diesen Untersuchungen zu bekommen. Dazu, meinte ich, würde ein von Ihnen an mich gerichteter Brief, aus welchem hervorgeht, dass Sie mich persönlich kennen und sich für die wissenschaftliche Frage interessieren, nützlich sein können. Ein derartiges Schreiben möchte ich dann der hiesigen deutschen Gesandtschaft als Einführung vorzeigen. Ich hoffe, dass Sie so freundlich sein werden, mich auf diese Weise zu unterstützen. Wenn Sie übrigens mir noch einigen Ratschlag geben könnten über die Art und Weise, wie ich am besten zu meinem Ziele kommen würde, wäre mir das sehr angenehm.
Meine Ferien sind schon festgestellt von 10 August bis 1 September. In den Grenzen dieser Wochen bin ich frei diejenige Zeit für meine Reise auszuwählen, welche den betreffenden Autoritäten passen würde. Wenn meine Reise mich in die Nähe von Bayern führte, und ich Gelegenheit hätte Ihnen zugleich ein Besuch zu

[75] Gemeint sind die vom Gründer des Hamburger Tierparks Carl Hagenbeck (⋆1844 – †1913) seit den 1870er Jahren regelmäßig veranstalteten sogenannten „Völkerschauen“, bei denen Gruppen Indigener aus Afrika und Ozeanien dem Publikum präsentiert wurden. Vgl. Dittrich 1998; Kuenheim 2007.

[76] Dieser Ansatz wurde während des Ersten Weltkriegs mehrfach verfolgt. In den Kriegsgefangenenlagern der Donaumonarchie führte etwa der österreichische Anthropologe Rudolf Pöch (⋆1870 – †1921) anthropologische und ethnographische Untersuchungen an Soldaten der russischen Armee durch. Vgl. Pöch 1916; Kritscher 1980.

erstatten, würde mir das eine doppelte Freude machen. Dass ich in diesem schweren Kampfe von Anfang an sehr stark deutschfreundlich gefühlt habe, brauche ich Ihnen wohl kaum zu sagen.
Mit hochachtungsvollen Grüssen Ihr ergebener

M J van Erp Taalman Kip

Georg Ilberg an Emil Kraepelin,
01.V.1916, Stryj, Brief[77]

Hochverehrter Herr Professor!

Schon längst wollte ich Ihnen einmal einen Gruß aus dem Felde senden. An einem schönen Frühlingstag komme ich endlich zur Ausführung dieses Planes.
Ich bin seit dem II. Mobilmachungstage wieder mit Leib und Seele Soldat, erst als Festungsarzt, dann als Chefarzt des Reservelazaretts Arnsdorf, wo die halbe Irrenanstalt[78] zur Aufnahme Verwundeter u. Kranker herzurichten war, und seit März 15 als Chef der Krankentransportabteilung der K. D. Südarmee[79]. Den ganzen Karpathenfeldzug haben wir mitgemacht, sind dann in Galizien mit vorgerückt bis 20 Kilometer vor Tarnopol, jetzt haben wir wenig zu tun und meinen, daß man uns bald „umgruppirt." –
Mancherlei psychische Fälle sind mir unter die Hände gekommen: vereinzelte Imbecille, nicht wenige Psychopathen, reichlich viel Hysterische, einige Epileptiker, natürlich Dementia präcox-Fälle, Melancholiker, schwer Neurasthenische und viele Fälle von Kommotionspsychose, natürlich auch einzelne Alkoholiker.

---

[77] MPIP-HA: K 33/9 Ilberg. Georg Ilberg (⋆1862 – †1942), Psychiater; zur Biographie vgl. Bd. IV, S. 290, Fußnote 27.

[78] Die Königlich-Sächsische Heil- und Pflegeanstalt Arnsdorf wurde im April 1912 mit einer Aufnahmekapazität für 600 Patienten eröffnet. Vgl. Laehr 1912, S. 7.

[79] Die Kaiserlich Deutsche Südarmee, die hauptsächlich aus österreichisch-ungarischen und einigen deutschen Truppenteilen bestand, griff im Mai 1915 unter dem Kommando von Felix Graf von Bothmer (⋆1852 – †1937) russische Stellungen bei Stryj (Ukraine) an, um den Vorstoß deutscher Truppen auf Lemberg zu ermöglichen. In der Schlacht von Tarnopol, die vom 06. bis 16.IX.1915 dauerte, drängten die österreichisch-ungarischen und deutschen Verbände die russischen Truppen zurück. Vgl. Kriegsarchiv 1923.

In Feldgerichten und Kriegsgerichten waren psychische Gutachten zuweilen bei Gehorsamsverweigerung, Fahnenflucht u. dergl. nötig.
Eine spezifische Kriegspsychose habe ich bis jetzt nicht zu erkennen vermocht[80]; die Krankheiten verliefen wie im Frieden[x] – nur waren eine Zeit lang die Fieberdelirien, Kollapsdelirien und Amentia nach inneren Krankheiten – Typhus, Rheumatismus, Sepsis keine Seltenheit – eigenartig war das psychische Verhalten der Fleckfieberkranken, **[N]** die wir im vorigen Jahre sahen. Mancherlei Interessantes war in den österr.-ungar. Lazaretten zu finden; es war nur schade, daß ich mich mit den psychisch kranken Kameraden oft nur durch Dolmetscher verständigen konnte – zuweilen war sogar, wenn der Dolmetscher die Sprache des Kranken nicht verstand, noch ein 2. Dolmetscher nötig – da ließ sich die eigentliche Antwort des Patienten schwer kontrolliren. –
Ich habe den Tod des lieben Kollegen Alzheimer aufrichtig bedauert. Er hat ja viel, viel geleistet, dennoch bedauert man, daß viele Hoffnungen mit ihm begraben worden sind.
Meine Anstalt Sonnenstein versorgt Kollege Nitsche aufs beste. Er hat tüchtig zu tun. Waren wir vor dem Krieg 8 Ärzte, so müssen jetzt 4 die Arbeit tun. Nitsche schrieb mir kürzlich sehr erfreut von einem Besuch Nissl's in Sonnenstein; die zahlreichen Neubauten, die kurz vor Beginn des Kriegs fertig wurden, und das nette Laboratorium, haben Herrn Nissl offenbar gut gefallen. –
Hoffentlich befinden sich Herr und Frau Professor recht wohl; ich bitte mich Frau Professor gehorsamst zu empfehlen.
Meine Frau sitzt auf einem Bahnhof in Russisch-Polen und verwaltet dort eine Eisenbahnverpflegstelle der Stadt Dresden; leider ist es bei Todesstrafe verboten, daß Eheleute oder Verwandte an einem Ort im Kriegsgebiet zusammen wirken.
In alter Anhänglichkeit und Dankbarkeit

Dr. G. Ilberg.

[x] *[Fußnote im Original:]* höchstens der Inhalt der Halluz. u. Illusionen in den Dämmerzuständen hatte gelegentlich eine kriegerische Färbung.

[80] Emil Kraepelin vertrat die gleiche Ansicht; vgl. Kraepelin 1927a, Bd. 2, S. 185-187.

Karl Moeli an Emil Kraepelin,
30.V.1916, Berlin, Brief[81]

Verehrter Herr Kollege!

Bei Formulierung des Thema III für die außerordentliche Sitzung am 21. IX. d. J.[82]: „Die Frage der Dienstbeschädigung bei den einzelnen Psychosen“ meinte Dr Bonhoeffer[83] man solle auch an einen geeigneten Anstaltsleiter denken für den Bericht. Ich schliesse mich dem an und möchte fragen, ob Sie mit Anfrage bei Zinn[84] im Sinne der Berichterstattung E. Meyer[85] – Zinn oder einen allein einverstanden sein würden – oder wollen Sie Jemanden sonst?[86] Die Zeit drängt etwas!

[81]MPIP-HA: K 33/12 Moeli. Karl Moeli (⋆1849 – †1919), Nervenarzt; zur Biographie vgl. Bd. III, S. 245, Fußnote 67.

[82]Gemeint ist die Versammlung des Deutschen Vereins für Psychiatrie, die gemeinsam mit der Gesellschaft Deutscher Nervenärzte am 21./22.IX.1916 in München stattfand. Vgl. *Allgemeine Zeitschrift für Psychiatrie*, Bd. 72, 1916, S. 370; *Psychiatrisch-Neuologische Wochenschrift*, Jg. 18, 1916, S. 262-265. Diese später als „Kriegstagung“ bezeichnete Veranstaltung diente der Diskussion und Konsensbildung über zentrale Themen der deutschen Militärpsychiatrie, insbesondere hinsichtlich der Problematik der traumatischen Neurose bzw. der Hysterie. Vgl. Lerner 2003.

[83]Karl Bonhoeffer (⋆1868 – †1948), Psychiater; zur Biographie vgl. Bd. V, S. 354, Fußnote 44. Bonhoeffer war seit 1913 Mitglied im Vorstand des Deutschen Vereins für Psychiatrie.

[84]Karl Zinn (⋆1864 – †1940), Psychiater; bis 1889 Studium der Medizin in Erlangen, ab 1891 Assistent an der von seinem Vater August Zinn (⋆1825 – †1897) geleiteten Brandenburgischen Landesirrenanstalt Eberswalde, dort Direktor von 1898 bis 1929; von 1900 bis 1908 gewähltes Mitglied der Ärztekammer Brandenburg, von 1911 bis 1920 Angehöriger des Medizinalkollegiums für die Provinz Brandenburg sowie von 1919 bis 1929 Landesmedizinalrat und „Sachberater“ des Landesdirektors für das gesamte Irrenwesen der Provinz Brandenburg; ab 1908 Stadtverordneter von Eberswalde, nach seiner Pensionierung Niederlassung in Berlin. Vgl. Rohlfien 2002, S. 106f.

[85]Ernst Meyer (⋆1871 – †1931), Psychiater; zur Biographie vgl. Bd. VI, S. 171, Fußnote 52.

[86]Das Referat mit dem Titel „Die Frage der Dienstbeschädigung bei den Psychosen“ wurde am 21.IX.1916 von Ernst Meyer gehalten. Er wiederholte es in leicht abgewandelter Form am 22.I.1917 vor dem Verein für wissenschaftliche Heilkunde in Königsberg. Vgl. *Allgemeine Zeitschrift für Psychiatrie*, Bd. 72, 1916, S. 370; Meyer 1917a; Meyer 1917b.

Betr. des Forschungsinstit. nehme ich an, daß die weiteren Schritte des *[DV. ?]*[87] in München festgestellt werden sollen, da ja wohl dann eine weitere Klärung der Lage in Ihrem Sinne erfolgt sein wird. **[N]**
Dr Birnbaum[88] möchte gerne in weniger beschränkter Weise mit klinisch systematischen Fragen sich beschäftigen als die Gestaltung der Verhältnisse in Buch ihm das ermöglicht, die ihn offenbar zu einer mehr kritisch referierenden Betätigung führt. Er hat wohl damals die Aussicht auf eine dauernde Beschäftigung nicht klar aufgefasst.
Ich freue mich, daß Sie erholende Tage im Süden genossen haben[89] und danke für Ihre freundlichen Grüße. Unsere Sommerpläne sind ziemlich unstät.
Herzliche Grüße und Wünsche sendet

Ihr
Moeli

Amalie Caro an Emil Kraepelin,
03.VII.1916, Mannheim, Briefkarte[90]

Sehr geehrter Herr Hofrat,

Durch die Rheinische Creditbank habe ich heute an Ihre Adresse den versprochenen Betrag v. 1000 M für das Forschungs-Institut überweisen lassen. – Hoffentlich hatten Sie inzwischen wieder Erfolge dafür. – Herr Commerz. Rat Knoll Ludwigshafen hat diesel-

[87] Abkürzung für „Deutscher Verein für Psychiatrie“.

[88] Karl Birnbaum (⋆1878 – †1950), Psychiater; Studium der Medizin in Freiburg, Würzburg, München und Berlin, 1902 Promotion in Freiburg, ab 1904 Assistent an der Städtischen Anstalt Buch bei Berlin, kurzzeitig Assistent bei Moeli, 1909 wieder in Berlin-Buch tätig, 1921 Wechsel an die Anstalt Herzberge, 1923 Habilitation in Berlin, dort 1927 Ernennung zum außerordentlichen Professor mit Lehrauftrag für Kriminalpsychologie und Kriminalpsychopathologie für Juristen, 1930 Direktor der Anstalt Berlin-Buch; 1933 zwangsweise Entlassung, 1939 Emigration in die USA, ab 1940 als Gerichtspsychiater in Philadelphia tätig. Vgl. Liedtke 1982.

[89] Emil Kraepelin hielt sich im Frühjahr 1916 häufiger in seinem Blockhaus in Baierbrunn im Isartal auf, da seine Villa in Suna am Lago Maggiore seit dem Kriegseintritt Italiens nicht mehr erreichbar war.

[90] MPIP-HA: K 33/3 Caro.

be Ansicht wie Herr Dr Merck – gegebenen Falles werden beide Firmen sich anschliessen, begrüssen sehr den Gedanken, dass ein solches Unternehmen in Süddeutschland **[N]** nicht alles, – in Berlin zur Tatsache werden soll. – Wenn, nach Friedensschluss, die Errichtung einmal verwirklicht ist – dann schliessen sich die Übrigen ganz von selbst noch an! – Ich habe noch zwei weitere Adressen in Aussicht, an die ich mich wenden werde. – Es ist noch in der Schwebe, ob ich vielleicht nächste Woche bereits nach München kommen werde. Hoffentlich haben Sie stets gute Nachrichten seitens Ihrer Familie, – wir durchleben doch fürchterliche Zeiten! – Mit den Lebensmitteln geht es in Mannheim jetzt sehr spärlich her, wir greifen jetzt zu künstlichen Präparaten. –
Mit ergebensten Grüssen
Hochachtungsvoll A. Caro. –

Dietrich Schäfer an Emil Kraepelin,
22.VII.1916, Berlin, Brief[91]

Sehr verehrter Herr Kollege!

Ihr Brief kam richtig an. Da der Dtsch. nat. Aussschuß wahrscheinlich mit großen Namen in die Öffentlichkeit treten wird, sammeln wir auch eine Liste[92]. Ich bitte dringend, uns für Baiern

[91] MPIP-HA: K 33/17 Schäfer.

[92] Die Liste wurde unter dem Titel „An das Deutsche Volk!“ am 23.VIII.1916 gedruckt, wobei die Unterzeichner zum Kampf gegen die „Weltherrschaft des Angelsachsentums“ aufriefen. Mit dem erwähnten Ausschuß ist der „Deutsche Nationalausschuß für einen ehrenvollen Frieden“ (DNeF) gemeint, der Anfang Juli 1916 unter dem Vorsitz des Generaladjutanten Kaiser Wilhelms II., Karl Graf von Wedel (⋆1842 – †1919), auf Initiative von Reichskanzler Bethmann-Hollweg gegründet wurde, um gegen die annexionistische Kriegszielbewegung vorzugehen. Zu seinen bekannteren Mitgliedern zählten u. a. Otto Baumgarten, Emil Fischer, Adolf von Harnack und Max Weber. Zum 01.VIII.1916 versuchte der DNeF in ganz Deutschland Kundgebungen für die gemäßigte Kriegszielpolitik Bethmann-Hollwegs zu organisieren. Dagegen mobilisierte Schäfer den annexionistischen „Unabhängigen Ausschuß für einen deutschen Frieden“ (UAdF), dem überwiegend Industrielle, Offiziere, Hochschullehrer und Beamte angehörten. Wesentliches Ziel des UAdF, der in Bayern unter dem Namen „Volksausschuß für rasche Niederkämpfung Englands“ (VrNE) auftrat, und aus dem im September 1917 die Deutsche Vaterlandspartei hervorging, war die Popu-

zu helfen. Fürst Friedr Löwenstein[93] und Fürst Fugger[94] waren für uns außerordentlich wertvoll. Wir haben hier Fürst Karl Löwenstein[95], Fürst Salm[96], Graf Hoensbroech[97] (nicht den Exjesuiten[98], sondern den Erbmarschall etc) und zahlreiche andere. Graf Preysing[99] war hier, soll auch für uns sein. Könnten Sie noch

larisierung expansiver Kriegsziele in allen Bevölkerungsschichten. Kraepelin war Mitglied des UAdF und des VrNE. Zu den Mitgliedern des UAdF vgl. S. 21, Fußnote 22; BHStA: Stv. Gen. Kdo. I. b. AK., 1710. Vgl. Albrecht 1968, S. 163-172; Schwabe 1969, S. 116-119; Portz 2000, S. 127f., Ackermann 2004, S. 166-180, insbesondere 171f.

93 Friedrich Fürst zu Löwenstein-Wertheim-Freudenberg (⋆1860 – †1920), Großgrundbesitzer; Mitglied des Volksausschusses zur raschen Niederkämpfung Englands. Vgl. Häbich 1947, S. 50, 53, 64; Abbildung Aufruf S. 183.

94 Gemeint ist vermutlich Karl Ernst Fürst Fugger von Glött (⋆1859 – †1940), erblicher Reichsrat und erster Präsident der Kammer der Reichsräte der Krone Bayerns, Senior des Gesamthauses Fugger, seit 1912 Gesellschafter der *Bayerischen Staatszeitung*, 1913 durch König Ludwig III. von Bayern in den erblichen Fürstenstand erhoben. Vgl. Martin 1912, S. 31, 152; Hoser 1990, S. 98f., 101, 330, 898.

95 Karl Fürst zu Löwenstein-Wertheim-Freudenberg (⋆1858 – †1928), Großgrundbesitzer. Vgl. Häbich 1947, S. 33, 50.

96 Otto II. 3. Fürst und Rheingraf zu Salm-Horstmar (⋆1867 – †1941), Politiker; Mitglied des Preußischen Herrenhauses, Vorsitzender des 1898 gegründeteten Deutschen Flottenvereins, Vorsitzender des Verbandes der Grundbesitzervereine Deutschlands, Mitglied des Unabhängigen Ausschusses für einen deutschen Frieden, des Fünfzigerausschusses der Deutschkonservativen Partei, des Reichsausschusses der Deutschen Vaterlandspartei, Mitbegründer des Deutschen Wehrvereins. Auf seine Initiative wurde 1902 die rechts- und staatswissenschaftliche Fakultät an der Universität Münster eingerichtet. 1905 gehörte Salm zu den schärfsten Kritikern der Flottenpolitik des Admirals Tirpitz. Vgl. Fricke 1982, S. 141-157; Hoser 1990, S. 30; Franke 2001, S. 305.

97 Wilhelm Graf von Hoensbroech (⋆1849 – †1922), Politiker; Mitglied des Preußischen Herrenhauses und des Reichstags, Erbmarschall des Herzogtums Geldern und der Grafschaft Zütphen, Schloßhauptmann zu Koblenz.

98 Gemeint ist Paul Graf von Hoensbroech (⋆1852 – †1923), Jurist, Philosoph und Publizist; von 1878 bis 1892 Angehöriger des Jesuitenordens, danach Übertritt zum Protestantismus, vertrat in zahlreichen Publikationen nationalistische und alldeutsche Positionen, wurde als scharfer Kritiker des Ultramontanismus und des Jesuitenordens bekannt. Vgl. Hoensbroech 1912; Hoensbroech 1919.

99 Johann Kaspar Graf von Preysing-Lichtenegg-Moos (⋆1880 – †1918), Militär; Kämmerer und erblicher Reichsrat der Krone Bayerns, Aktivist der Deutschen Vaterlandspartei und Propagandist für den uneingeschränkten

Buhl[100]-Deidesheim und Rieppel-Nürnbg.[101] gewinnen? Je mehr sie uns von hochangesehenen Leuten aus allen Kreisen [N] nennen, desto besser. Sehr wichtig sind Zentrumsleute. Können die bairischen Zentrumsmänner nicht norddeutsche Fraktionsgenossen herüberziehen, nicht auch etwa Gruber? In der übersandten Liste sehen Sie ja ganz besonders Erzberger[102] am Werk! Wir möchten ganz gern Heims[103] Rede drucken lassen oder viel mehr

U-Boot-Krieg, persönlicher Freund König Ludwigs III. von Bayern, organisierte für Mitglieder der verschiedenen alldeutschen Verbände vertrauliche Besprechungen in seinem Münchner Palais in der Prannerstraße, fiel 1918 als Bataillonskommandeur an der Westfront. Vgl. Müller 1954, S. 126f.

[100]Franz von Buhl (⋆1867 – †1921), Jurist und Gutsbesitzer; bis 1894 Studium der Rechtswissenschaften in Leipzig, Berlin, Heidelberg und München, danach Verwaltung seines Weinguts in Deidesheim, Mitglied des dortigen Stadtrats, ab 1907 Mitglied des bayerischen Landtags und ab 1912 der Kammer der Reichsräte in Bayern, Präsident des deutschen Weinbauernverbandes, Vizepräsident der Internationalen Weinbaukommission, erster Vorsitzender des bayerischen Landesverbands der Vaterlandspartei.

[101]Anton von Rieppel (⋆1852 – †1926), Ingenieur; 1869 Studium der Ingenieurwissenschaften in München, ab 1876 Brückenkonstrukteur, seit 1892 Generaldirektor der Maschinenfabrik Augsburg-Nürnberg (MAN), von 1899 bis 1922 Verwaltungsvorsitzender der Bayerischen Landesgewerbeanstalt und des Gewerbemuseums in Nürnberg, Aufsichtsratsmitglied der Siemens-Schuckert-Werke in Nürnberg; 1906 Erhebung in den persönlichen Adelsstand, initiierte 1915 die Produktion von Nutzfahrzeugen bei der MAN. Rieppel war Mitglied des Alldeutschen Verbands und der Vaterlandspartei. Vgl. Hagenlücke 1997, S. 92; Martin 1914, S. 30.

[102]Matthias Erzberger (⋆1875 – †1921), Politiker; Mitglied des Zentrums, ab 1903 Reichstagsabgeordneter, 1917 maßgeblich beteiligt an der Friedensresolution des Reichstages, Gegner des uneingeschränkten U-Boot-Krieges, 1918 Mitglied der Waffenstillstandskommission, ab 1919 Reichsfinanzminister, 1920 Rücktritt nach einem Verleumdungsprozeß, 1921 von zwei Fememördern erschossen. Erzberger war aktives Mitglied des Deutschen Nationalausschusses für einen ehrenvollen Frieden (DNeF). Vgl. Epstein 1962; Eschenburg 1973.

[103]Georg Heim (⋆1865 – †1938), Politiker; von 1889 bis 1907 Realschullehrer, 1893 Promotion zum Dr. rer. pol. in München, Mitglied der Zentrumspartei, Gründer von Darlehenskassen-Vereinen, von 1897 bis 1911 Landtags- und bis 1912 Reichstagsabgeordneter, 1898 Mitbegründer des Bayerischen Christlichen Bauernvereins, nach 1918 Mitbegründer der Bayerischen Volkspartei, seit 1920 Präsident der Landesbauernkammer, von 1920 bis 1924 erneut Reichstagsabgeordneter, 1927 Niederlegung seiner Parteiämter nach langer Krankheit, 1932 Austritt aus der Bayerischen Volkspartei. Die erfolgreiche Agitation von Heim und Sebastian Schlittenbauer im

Stellen daraus, da die Polemik gegen Preußen-Dtschld natürlich fortbleiben muß, so berechtigt sie vielleicht im Kerne ist.
Meine neuliche Vermutung über die Verbindung mit der Voss. Ztg.[104] war irrig. Eine ganze Anzahl Blätter hier haben das Anschreiben nachgedruckt und geben alle Münch. Blätter als Quellen an[105]; ich erhielt heute auch d. Bair. Kurier u. d. M. A. Abdztg[106]. Es ist wohl Ihrerseits dort in die Blätter gebracht worden? Ist gut so. Sie erhalten in einigen Tagen wohl von hier einen Artikel der T. Rdsch.[107] **[N]** und weiteres vom Ausschuß betr. „Dtschl. nat.“ *[Wedelei ?]* Entschuldigen Sie die Eile. Stahlberg[108] ist in den Ferien.
Ihr

D Schäfer

Die beiden Röchling[109]-Völklingen sind nicht zu verwechseln mit ihren Brüdern, den Ldtgs-Abg.[110]; der ist stramm bei uns. Mein

Bayerischen Christlichen Bauernverein richtete sich gegen die angeblich verfehlte Ernährungspolitik der Reichsregierung und verknüpfte sie mit der Kriegspolitik gegen England. Vgl. Albrecht 1968, S. 170; Folz 2006.

[104]Gemeint ist die bis 1934 in Berlin erscheinende *Vossische Zeitung*.

[105]Um die bayerische Zensur zu umgehen, wurden Pressemitteilungen an norddeutsche Zeitungen geschickt, die in übertriebener Weise über die Kanzlersturzbewegung in Bayern und die Veranstaltungen des Volksausschusses berichteten. Vgl. Albrecht 1968, S. 169f.

[106]Gemeint ist die *München-Augsburger Abendzeitung*.

[107]Gemeint ist die zwischen 1881 und 1933 in Berlin erscheinende nationalkonservative Tageszeitung *Tägliche Rundschau – unabhängige Zeitung für nationale Politik*. Vgl. Pöhls 1975.

[108]Vgl. S. 243, Fußnote 25.

[109]Louis Röchling (⋆1863 – †1926), Industrieller; Studium der Chemie in Heidelberg, seit 1898 mit seinem Bruder Hermann Leitung der Völklinger Eisen- und Stahlwerke, 1907 Vorstandsmitglied des Deutschen Stahlwerksverbands. Hermann Röchling (⋆1872 – †1955), Industrieller; 1891 Ausbildung in den Stahlwerken Peine und Ilsede, von 1892 bis 1895 Studium in Heidelberg und Berlin, Entwicklung von zahlreichen Neuerungen für die Hüttenindustrie, Gründung von Sozialeinrichtungen, seit 1916 Herstellung von Stahlhelmen für die deutschen Streitkräfte, 1940 Generalbevollmächtigter für Eisen und Stahl in Lothringen und Meurthe-sur-Moselle; 1945 Verhaftung und Verurteilung, 1951 amnestiert, jedoch Verbot der Rückkehr ins Saarland. Die Gebrüder Röchling waren Gründungsmitglieder des Deutschen Nationalausschusses für einen ehrenvollen Frieden. Vgl. Portz 2000, S. 127; Siebold 2001.

[110]Gemeint sind vermutlich Robert Röchling (⋆1877 – †1948), Industrieller; Studium der Chemie und Elektrotechnik an der Technischen Hochschule

Landsmann Heineken[111] geht den Weg Lohmanns[112]. Das hängt mit der „Deutschland"[113] zusammen und hat weiter nichts zu sagen.
Eben klingelt Graf Preysing an (8 abds); er wird gleich heraus kommen. – Welche Männer sollen wir von d Münch. Univ. aufführen? Sie! Kraepelin![114] Wen weiter? Ist Marcks[115] zu haben? – Pr. war soeben hier. Er wird in M. mit Ihnen sprechen.

Berlin, ab 1921 Eigentümer der Maximilianshütte Sulzbach-Rosenberg, und Eduard Röchling (⋆1880 – +1966), Bankier und Industrieller.

[111] Philipp Heineken (⋆1860 – +1947), Industrieller; 1886 Gründung einer Baumwollspinnerei in Bremen, von 1909 bis 1920 Generaldirektor des Norddeutschen Lloyd, Präsident der Baumwollbörse und der Handelskammer Bremen, 1914 Mitglied der Verwaltung der Suezkanalgesellschaft, 1919 einer der prominentesten Gegner des Versailler Friedensvertrags, 1926 Verwaltungsratsmitglied des Deutschen Museums München, von 1931 bis 1933 Mitglied der KWG. Vgl. Heineken 1921.

[112] Walter Lohmann (⋆1861 – +1947), Jurist und Politiker; Studium der Rechts- und Staatswissenschaften in Bonn, ab 1890 Amtsrichter in Neumagen/Mosel, ab 1908 Mitglied und von 1916 bis 1918 zweiter Vizepräsident des Preußischen Abgeordnetenhauses, von 1912 bis 1917 Vorstandsmitglied und 1917/18 Fraktionsvorsitzender der Nationalliberalen Partei.

[113] Das Tauchboot „Deutschland" der Deutschen Ozean-Reederei GmbH, an der u. a. Heineken und Lohmann beteiligt waren, wurde am 28.III.1916 in Flensburg vom Stapel gelassen, um die Seeblockade der Royal Navy zu durchbrechen. Es nahm am 08.VII.1916 in Baltimore und am 14.X.1916 in New London (Connecticut) aus den USA dringend benötigte Rohstoffe auf. Vgl. Schwerdtfeger 1997; Heitmann 2006.

[114] Kraepelin war möglicherweise nicht der ursprüngliche Empfänger des vorliegenden Briefes, jedoch ist in seinem Nachlaß zweifellos das Original enthalten.

[115] Erich Marcks (⋆1861 – +1938), Historiker; ab 1879 Studium der alten Geschichte in Straßburg, Bonn und Berlin, dort 1884 Promotion und 1887 Habilitation, 1893 Berufung nach Freiburg, 1894 nach Leipzig, 1901 nach Heidelberg, 1907 nach Hamburg und 1913 nach München, ab 1910 Herausgeber der *Historischen Zeitschrift*, 1912 für kurze Zeit Gastprofessor in den USA, von 1913 bis 1922 Mitglied der Bayerischen Akademie der Wissenschaften, ab 1923 Präsident ihrer Historischen Kommission, von 1922 bis 1928 Lehrstuhlinhaber in Berlin. Vgl. Müller 1954, S. 70-73, 145-149; Weisz 1970; Nordalm 2003.

Georg Stertz an Emil Kraepelin, 22.VIII.1916, Breslau, Brief[116]

Sehr geehrter Herr Geheimrat!

Hierdurch erlaube ich mir Ihnen das s. Z.[117] gewünschte Bild Alzheimers zu übersenden. Es war nicht ganz leicht eine für die Vergrößerung geeignete Photographie zu finden, ich glaube aber, daß das anliegende Bild gut gelungen ist.
Mit großen Bedauern habe ich von Herrn Collegen Spielmeyer[118] das bestätigt gefunden, was ich schon selbst gefürchtet hatte, daß das anliegende Material zur Herausgabe des einst beabsichtigten Buches nicht ausreicht. **[N]** Ihren Vorschlag, den mir Herr Spielmeyer übermittelte, wollen wir uns nun eingehend überlegen. Ich hätte gern auch noch Herrn Professor Nißl um seine Meinung gefragt. Leider kann ich zum Neurologentag[119] nicht nach München kommen, persönlich hätte sich alles besser besprechen lassen.
Bezüglich des pathol.-anatomischen Materials habe ich gemäß unserer Verabredung alles in Betracht kommende beiseite stellen lassen und hoffe, daß nach Beendigung des Krieges Herr Spielmeyer uns besucht, damit wir alles sichten und das Geeignete für München übersenden.

---

[116] MPIP-HA: K 33/17 Stertz. Georg Stertz (⋆1878 – +1959), Psychiater; Studium der Medizin in Freiburg, München und Breslau, dort 1903 Promotion, danach Volontärarzt in Hamburg-Eppendorf, 1907 Assistent bei Karl Bonhoeffer in Breslau, seit 1910 an der psychiatrischen Universitätsklinik Bonn, dort 1911 Habilitation, seit 1912 Oberarzt an der psychiatrischen Universitätsklinik Breslau bei Aloys Alzheimer, 1915 Heirat mit dessen Tochter Gertrude (⋆1895 – +1980); 1914/15 am Militärgenesungsheim Spa eingesetzt, seit 1919 Oberarzt bei Emil Kraepelin in München, 1921 Ordinarius für Psychiatrie in Marburg, 1926 Berufung nach Kiel, dort 1937 „Entpflichtung" aus politischen Gründen und wegen „jüdischer Versippung" seiner Ehefrau, Rückzug auf das Anwesen der Familie Alzheimer nach Weßling (Oberbayern); 1945 aufgrund der ersten Wiedergutmachungsmaßnahmen Umwandlung der Pensionierung in Kiel in eine Emeritierung, 1946 Berufung als Ordinarius nach München und zum stellvertretenden Direktor der Münchner Nervenklinik, dort 1947 Ernennung zum Direktor, 1952 Emeritierung. Vgl. Kolle 1959; Jürgs 1999.

[117] Abkürzung für „seiner Zeit".

[118] Walther Spielmeyer (⋆1879 – +1935), Neuropathologe und Psychiater; zur Biographie vgl. Bd. VI, S. 357, Fußnote 7.

[119] Zu dieser Tagung vgl. Brief Karl Moeli an Emil Kraepelin, 30.V.1916, S. 264.

Mit besten Empfehlungen auch
von der Tante[120] und meiner Frau

Ihr sehr ergebener G. Stertz

Gustav Krupp an Emil Kraepelin,
06.IX.1916, Essen-Hügel, Brief[121]

Sehr verehrter Herr Professor,

Ihr Schreiben vom 29. v. Mts und Ihre Karte vom 4. d. Mts. sind richtig in meine Hände gelangt. Ich danke Ihnen bestens für Ihre Mitteilungen und möchte Ihnen für Ihren Besuch hier die Zeit zwischen dem 14. und 16. d. Mts. vorschlagen, obwohl ich leider gleich hinzufügen muss, dass die Möglichkeit einer Behinderung für mich selbst in diesen Tagen gegeben ist. Ich hoffe indessen, dass das nicht der Fall sein wird, und würde, sofern die Verhältnisse sich ändern sollten, Ihnen umgehende Nachricht **[N]** zukommen lassen. Für Ihr Hierherkommen halten meine Frau und ich Nachtquartier auf dem Hügel bereit; wir werden uns sehr freuen, Sie in unserem Hause begrüssen und Ihnen, falls Ihre Zeit es erlaubt, auch einiges für Sie Interessante aus dem Bereiche des Werkes zeigen zu können.

[120] Gemeint ist Aloys Alzheimers Schwester Elisabeth (⋆1872 – †1968), die diesem nach dem Tod seiner Ehefrau 1901 den Haushalt führte und seine drei Kinder versorgte. Vgl. Weber 1997b; Jürgs 1999, S. 75, 120f., 127-129, 144-147.

[121] MPIP-HA: K PsyKl LMU. Gustav Krupp von Bohlen und Halbach (⋆1870 – †1950), Industrieller und Jurist; Studium der Rechtswissenschaften in Lausanne, Straßburg und Heidelberg, danach im badischen Staatsdienst und im Auswärtigen Dienst tätig, u. a. preußischer Legationsrat beim Heiligen Stuhl; durch Vermittlung Wilhelms II. 1906 Eheschließung mit Berta Krupp (⋆1886 – †1957), der Alleinerbin des Krupp-Konzerns, ab 1909 Aufsichtsratsvorsitzender des Unternehmens und Leiter der Friedrich-Krupp-Werke in Essen, Kiel, Magdeburg und Berlin, ab 1910 Mitglied des Preußischen Herrenhauses und bis 1933 Mitglied des Preußischen Staatsrats, ab 1931 Vorsitzender des Reichsverbandes der Deutschen Industrie, nach 1933 Förderer Hitlers und der NSDAP; 1943 Übergabe der Unternehmensleitung an seinen ältesten Sohn Alfried, 1945 Verhaftung durch die Alliierten, jedoch wegen schlechten Gesundheitszustandes keine Anklageerhebung beim Nürnberger Kriegsverbrecherprozeß. Vgl. Köhne-Lindenlaub 2008; Abbildung S. 273.

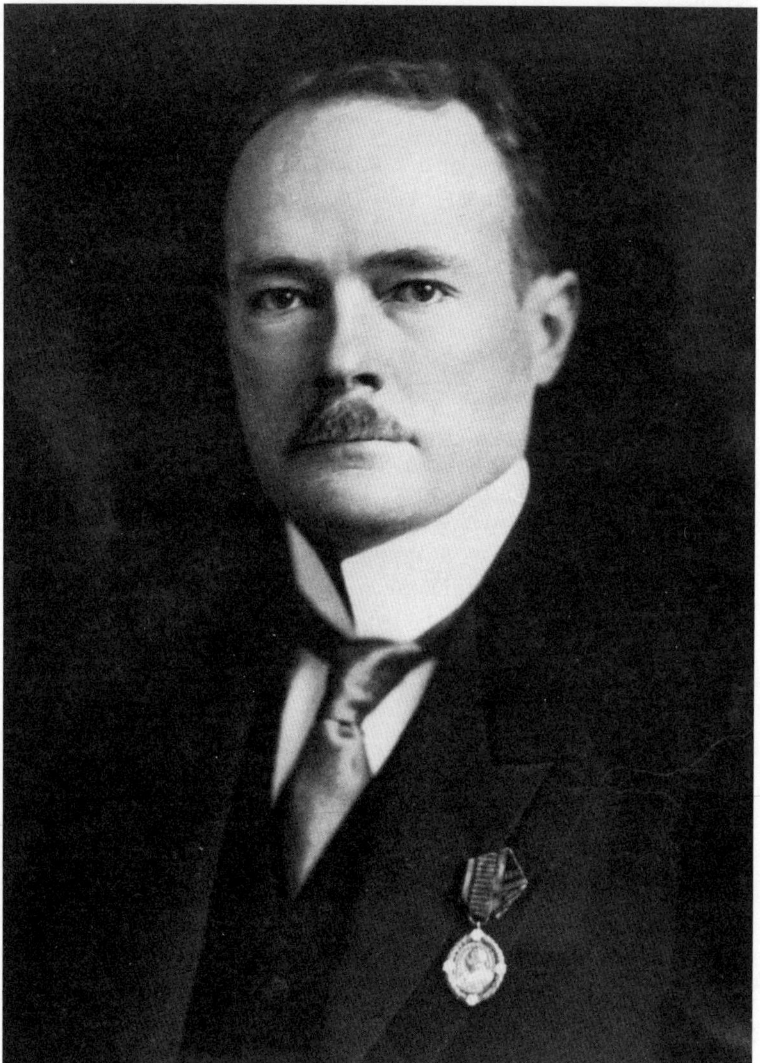

Gustav Krupp von Bohlen und Halbach

Sehr lieb wäre es auch mir, mündlich mit Ihnen die verschiedenen Fragen zu besprechen, denn die Mitteilung Ihres vorerwähnten Schreibens hat auch für mich den ganzen Ausbau wieder in Frage gestellt[122]. Immerhin hoffe ich zuversichtlich, dass sich auch den neuen Schwierigkeiten gegenüber ein gangbarer Weg wird finden lassen. Alles Weitere hoffentlich demnächst mündlich!
In aufrichtiger Verehrung
wie stets
Ihr sehr ergebener
Krupp v Bohlen Halbach

Alois Knoepfler an Emil Kraepelin,
28.X.1916, München, Brief[123]

Sehr verehrter Herr Kollega!

eben las ich Ihre Zuschrift über „die politische *[Zensur ?]*"[124], die mich sehr erstaunt. Es drängt mich, Ihnen, verehrter Herr Kollega! meinen aufrichtigen Dank auszusprechen. Es ist nur zu bedauern, daß diese trefflichen Ausführungen nicht allgemein zugänglich gemacht werden dürfen. Es ist eben leichter, scheint man zu glauben, die Leute wie Kinder am Gängelband zu führen, statt zu selbständigen, tatkräftigen Persönlichkeiten kräftig zu erziehen. Immer dieselbe **[N]** Weisheit auf politischem wie religiösem Gebiete. Die schädlichen Folgen solchen Verhaltens will man nicht einsehen oder wenigstens nicht eingestehen. In aller Verehrung

Prof. Dr. Knoepfler.

[122] Kraepelin hatte Krupp in diesem – nicht vollständig überlieferten – Schreiben die Schwierigkeiten der Finanzierung „wegen der besonderen Zeitumstände" geschildert. Vgl. PsyKl LMU: Emil Kraepelin an Gustav Krupp von Bohlen und Halbach, 28.I.1916.

[123] MPIP-HA: K 33/10 Knoepfler. Alois Knoepfler (⋆1847 – +1921), katholischer Theologe und Kirchenhistoriker; ab 1868 Studium der Theologie und Philosophie in Tübingen, 1874 Priesterweihe, 1880 Dozent für Kirchengeschichte und Patrologie am Priesterseminar Passau, 1886 Berufung nach München, 1893 Rektor der Universität München, 1917 Emeritierung. Knoepfler gilt als einer der Begründer der modernen quellenorientierten Kirchengeschichte in Deutschland. Vgl. Knoepfler 1895; Nesner 1987, S. 159-174.

[124] Vgl. Abschnitt 4.3.

Georg Stertz an Emil Kraepelin,
04.XII.1916, Breslau, Brief[125]

Sehr geehrter Herr Geheimrat!

Mit verbindlichem Dank bestätige ich Ihnen den Empfang Ihres freundlichen Schreibens. Ich schrieb schon Herrn Collegen Rüdin[126], wie sehr ich mich gefreut habe, daß Sie bei den an Ihrer Klinik bevorstehenden Veränderungen[127] an mich gedacht haben. So angenehm für mich die Aussicht wäre, Ihr Oberarzt zu werden, so deutete ich schon Herrn Rüdin an, daß einige Bedenken bestehen, ob es für Sie und für mich das Beste wäre. Es würde mich sehr beruhigen, wenn ich mit Ihnen persönlich einmal ausführlich darüber Rücksprache nehmen könnte, ehe ich mich bei diesem wichtigen Schritt entscheide. **[N]**
Ich könnte es ermöglichen am Anfang oder am Schluß der Weihnachtsferien zu diesem Zweck nach München zu kommen – etwa zwischen 20. und 22. XII. oder zwischen 7. u. 9. I – Vielleicht haben Sie die Liebenswürdigkeit mir mitzuteilen, ob und an welchem Tage ich Sie besuchen dürfte. Mit den besten Empfehlungen auch von meiner Frau und Tante

Ihr sehr ergebener
G. Stertz

[125] MPIP-HA: K 33/17 Stertz.
[126] Ernst Rüdin (⋆1874 – †1952), Psychiater und Rassenhygieniker; zur Biographie vgl. Bd. V, S. 307, Fußnote 1.
[127] Gemeint sind hier die durch das Ausscheiden von Max Isserlin frei werdende Oberarztstelle an der Münchner Nervenklinik und die Bemühungen Kraepelins um die Gründung der DFA. Vgl. Bd. VI, S. 42; Kraepelin 1983a, S. 202-207.

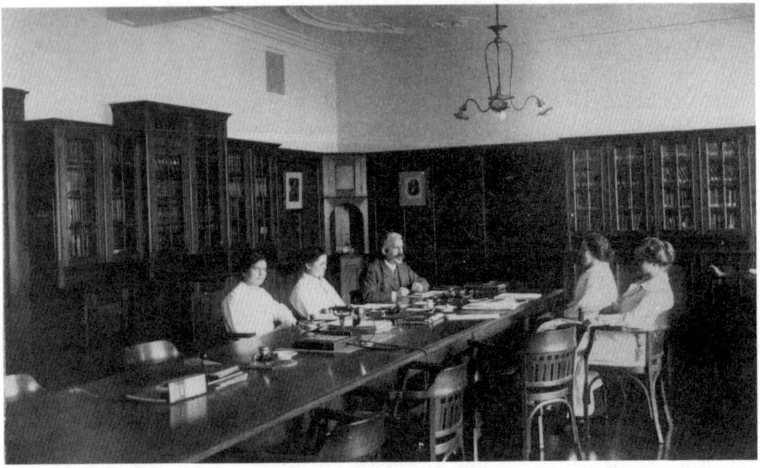

Kraepelin bei der Morgenkonferenz, 6.II.1916

5.4. Briefe aus dem Jahr 1917

Gustav Krupp an Emil Kraepelin,
06.I.1917, Essen-Hügel, Brief[1]

Sehr verehrter Herr Professor,

Mit verbindlichstem Dank bestätige ich den Empfang Ihres gefälligen Schreibens vom 2. d. M. nebst seiner Anlage, sowie Ihrer Karte vom gleichen Tage. Ersteres habe ich nebst Anlage, nach Unterzeichnung der Letzeren, an Herrn Geheimrat Arnhold[2] nach Berlin weitergesandt.
Wie ich Ihnen in meinem Schreiben vom 10. Mai v. J. mitteilte, steht der in Aussicht gestellt Betrag in Höhe von nominal 400,000 Mark in 5%iger deutscher Kriegsanleihe zur Verfügung. Die **[N]** Zinsen für das abgelaufene Halbjahr vom 1. April bis 1. Oktober v. J. sind inzwischen der Bayerischen Hypotheken- und Wechselbank für das Depot No. 74900 der Deutschen Forschungsanstalt für Psychiatrie überwiesen worden. Ich bitte nunmehr um eine gefällige Mitteilung, ob die Stücke der Kriegsanleihe gleichfalls an die genannte Bank gesandt oder, wie ich in meinem vorerwähnten Schreiben vorschlug, dem Reichsschuldbuch[3] zur Eintragung auf den Namen der Deutschen Forschungsanstalt übergeben werden sollen. Gleich nach Empfang Ihrer Antwort werde ich dann das Weitere von hier aus veranlassen.

[1] MPIP-HA: K PsyKl LMU.

[2] Eduard Arnhold (⋆1849 – †1925), Unternehmer; kaufmännische Ausbildung in der Berliner Kohlengroßhandlung Caesar Wollheim, später Prokurist und ab 1882 Inhaber dieser Firma, die einen erheblichen Teil des Kohlenhandels in Preußen kontrollierte, Ausbau des Unternehmens u. a. durch Entwicklung der schlesischen Montanindustrie; Mitglied in Aufsichts- und Verwaltungsräten bedeutender deutscher Unternehmen, u. a. der Dresdner Bank, der AEG und der Reichsbahn, 1911 einer der wichtigsten Mäzene der KWG und Stifter der Villa Massimo in Rom als Ausbildungsstätte für deutsche Künstler, ab 1913 Mitglied des Preußischen Herrenhauses, ab 1916 einer der wichtigsten Mäzene der DFA; bedeutender Sammler französischer Impressionisten und Förderer der Kunstmaler Max Liebermann und Fritz von Uhde. Vgl. Arnhold 1928; Düwell 1993; Dorrmann 2002.

[3] Das Deutsche Reichsschuldbuch wurde durch Reichsgesetz vom 31.V.1891 als Verzeichnis der Anleger bwz. Gläubiger von Staatsanleihen zur Verwaltung der Buchforderungen gegenüber dem Fiskus eingerichtet.

Dass allmählich etwas von der beabsichtigen Stiftung in die Presse durchsickern würde, ist ja nicht weiter erstaunlich. Die Form, in der Sie die Richtigstellung veranlasst haben, ist jedenfalls eine sehr gute. **[N]**
Mit den besten Wünschen für das neue Jahr, das hoffentlich die Verwirklichung Ihres Gedankens um einen Schritt näher bringen wird, verbleibe
in aufrichtiger Verehrung
Ihr sehr ergebener
Krupp v Bohlen Halbach

Franz Nissl an Emil Kraepelin,
25.I.1917, Heidelberg, Brief[4]

Lieber Herr Professor!

Aus dem schoenen Plane, waehrend der Osterferien bei Ihnen zu arbeiten, wird leider Nichts. Wir haben den Auftrag erhalten waehrend der Osterferien Kurse für die aus dem **[N]** Felde kommandirten Mediziner abzuhalten[5], damit sie das Examen machen koennen. Ich persoenlich bin zwar gegen eine derartige Presse, aber die Fakultaet hat einen zustimmenden Beschluß gefasst in dem Sinne, daß die Ordinarien diese Kurse zu halten verpflichtet sind.
Es heisst also, sich dieser veraenderten Sachlage anzupassen. Ich denke daher so: Ich will gleich anfangs der Osterferien nach **[N]** München kommen und dort etwa 8 Tage bleiben. Herr Homburger[6] muß mich eben in der ersten Kurswoche vertreten.

---

[4] MPIP-HA: K 33/13 Nissl.

[5] Vgl. Brief Alwin Knauer an Emil Kraepelin, 17.II.1916, S. 245, Fußnote 29.

[6] August Homburger (⋆1873 – †1930), Psychiater; von 1894 bis 1897 Studium der Medizin in Straßburg und Heidelberg, 1897 Staatsexamen in Straßburg, ab 1898 wissenschaftlicher Mitarbeiter am Senckenbergischen Institut in Frankfurt/Main, von 1899 bis 1905 neurologischer Assistent am Städtischen Siechenhaus in Frankfurt, dort 1905 Niederlassung als Nervenarzt, 1907 Leiter der neu gegründeten Poliklinik der Psychiatrischen Klinik in Heidelberg, dort 1911 Habilitation, 1917 Ernennung zum außerordentlichen Professor, Errichtung einer Kinder-und Jugendpsychiatrischen Beratungsstelle in Heidelberg. Homburger wurde vor allem durch

Vor einiger Zeit hat mir Brodmann geschrieben. Ich theilte ihm nur kurz mit, daß ich Ostern in München sein werde und machte ihm den Vorschlag, ob er nicht auch in den Osterferien nach München kommen wolle. Er war mit diesem Vorschlag einverstanden. Diese Correspondenz fand allerdings zu einer Zeit **[N]** statt, wo ich von den befohlenen Kursen noch keine Ahnung hatte.
Ich frage bei Ihnen an, ob Sie damit einverstanden sind oder ob Sie einen anderen Weg in Vorschlag bringen.
Mit freundlichem Gruße und mit der Bitte, mich Ihrer Frau Gemahlin empfehlen zu wollen, bin ich

Ihr
dankbar ergebenster
Nissl –

Korbinian Brodmann an Emil Kraepelin,
01.III.1917, Halle, Briefkarte[7]

Hochverehrter Herr Professor!

Ich werde kommenden Sonntag (4 d Mts) in München sein, muß aber leider meinen Aufenthalt auf längstens 2 Tage beschränken. Herrn Nissl hoffe ich auch zu treffen.

---

seine Verdienste um die Etablierung der Kinder- und Jugendpsychiatrie bekannt. Vgl. Homburger 1926; Mayer-Gross 1930.

[7] MPIP-HA: K 33/2 Brodmann. Korbinian Brodmann (⋆1868 – †1918), Histopathologe; Studium der Medizin in München, Würzburg, Berlin und Freiburg, 1895 Approbation, 1896 unter dem Einfluß von Oskar Vogt Hinwendung zur Neuropathologie und Psychiatrie, 1897 Assistent am pathologischen Institut in Leipzig, dort 1898 Promotion, Assistent von Otto Binswanger in Jena, danach von Emil Sioli in Frankfurt/Main, ab 1901 im Neurobiologischen Labor von Oskar Vogt in Berlin, 1910 Oberarzt an der Psychiatrischen Klinik in Tübingen und Leiter des dortigen histopathologischen Labors, 1911 Habilitation, 1913 Ernennung zum außerordentlichen Professor, 1916 Prosektor der Anstalt Nietleben bei Halle, ab April 1918 Leiter der topographisch-histologischen Abteilung der DFA, nach nur viermonatiger Tätigkeit in München an Sepsis gestorben. Brodmann wurde hauptsächlich durch seine Arbeiten über die neuronale zytoarchitektonische Gliederung der Großhirnrinde bekannt. Vgl. Fix 1994; Abbildung S. 282.

Der geplanten Besprechung sehe ich mit grösster Spannung entgegen. Sie wird ja auch über das, was jetzt meinem Herzen am nächsten liegt, wichtige Entscheidungen [N] bringen.[8]
Für die sehr freundlichen Glückwünsche spreche ich Ihnen u. Ihrer Frau Gemahlin auch im Namen meiner Braut den herzlichsten Dank aus.
Mit den besten Empfehlungen

Ihr ergebenster
K Brodmann

Fritz Siemens an Emil Kraepelin,
31.III.1917, Stettin, Brief[9]

Verehrter und lieber Herr Kollege!

Ihr Schreiben an Laehr[10] wegen der Bücherei und der vielleicht stattfindenden Vorstands-Sitzung[11] in München giebt mir den Anlaß, Ihnen zu schreiben und Ihnen meinen Glückwunsch zum Gelingen des Planes, in München im Anschluß an Ihre Klinik eine psychiatrische Forschungsanstalt ins Leben zu rufen, auszusprechen. Mein Gewissen treibt mich aber auch, Ihnen noch eine Bitte ans Herz zu legen. Sie betrifft die biologische Abteilung der Anstalt. Sie wissen, daß auf eine biologische Forschungsanstalt der von mir angeregte Beschluß[12] unsres Vereins zielt. Natürlich sind auch anatomische, experimentell-psychologische und genealogische Abteilungen [N] nötig, aber der Nachdruck sollte auf die

[8] Gemeint ist Korbinian Brodmanns Anstellung als Leiter der histotopographischen Abteilung der DFA. Kraepelin hatte anläßlich seines Besuchs in Heidelberg im Oktober 1916 Nissl und Brodmann für eine Tätigkeit an seinem neu gegründeten Forschungsinstitut gewinnen können. Vgl. Kraepelin 1983a, S. 207.

[9] MPIP-HA: K 20/V/1. Fritz [Friedrich] Siemens (⋆1849 – +1935), Psychiater; zur Biographie vgl. Bd. IV, S. 243, Fußnote 139.

[10] Hans Laehr (⋆1856 – +1927), Psychiater; zur Biographie vgl. Bd. VI, S. 322, Fußnote 14. Zur Schenkung der Bibliothek seines Vaters Bernhard Heinrich Laehr an die DFA vgl. S. 100, Fußnote 7.

[11] Gemeint ist eine Vorstandssitzung des Deutschen Vereins für Psychiatrie.

[12] Gemeint ist der Beschluß des Deutschen Vereins für Psychiatrie zur Gründung einer derartigen Forschungseinrichtung auf seiner Jahresversammlung in Kiel am 30.V.1912. Vgl. Siemens 1912.

biologische (physiologisch-pathologische u. klinische Abteilung der Anstalt gelegt werden.
Ich weiß wohl, daß vieles von der Wirksamkeit und dem Abhängigkeits-Verhältnis der innersekretorischen Drüsen noch Zukunfts-Musik ist. Aber wir verfügen doch schon über eine Menge wertvoller Forschungsergebnisse und Beobachtungen, und wenn man die Literatur aufmerksam verfolgt, findet man täglich Neues. Wenn die akademischen Lehrer das auch ihren Schülern noch nicht alles sagen können, so ist es doch für die Erkenntnis und die Forschungs-Anstalt wichtig. Ich bin aber überzeugt, daß Sie ohne Voreingenommenheit den Dingen gegenüberstehen und Ihr heller Blick (den ich immer so bewundert habe) hat ja schon lange diese Dinge kommen sehen. Daher kommt auch mein festes Zuvertrauen, daß Sie **[N]** bei Auswahl der Abteilungsleiter nicht Spezialisten mit Scheuklappen, sondern Leute mit freiem Blick und solche wählen werden, die biologische Forschung im modernen großen Stil treiben können. Um die große biologische Abteilung herum sollten sich die anderen gruppieren, ihr sollen sie alle dienen.[13] – Das habe ich Ihnen noch sagen müssen. Nichts für ungut!
Ob ich an der Vorstandssitzung[14] in München werde teilnehmen können, ist noch nicht ganz sicher: es kommt darauf an, ob sie nicht zusammenfällt mit dem Tagen, in denen sich mein einziger Sohn (der als Oberleutn. im Felde steht) kriegstrauen lassen will. Er hat seinen Urlaub noch nicht und daher ist es auch mit mir noch unsicher. Wann dachten Sie etwa den Termin der Sitzung?
Mit den herzlichsten Grüßen und vielen Empfehlungen an Ihre Damen Ihr

F Siemens

[13] Bei der Gestaltung der Deutschen Forschungsanstalt für Psychiatrie griff Kraepelin diesen Vorschlag nicht auf und entfernte sich vom ursprünglichen Auftrag des Deutschen Vereins für Psychiatrie. Die DFA besaß weder eine biologische Abteilung, noch kam es unter Kraepelins Leitung zu einer formalen Hierarchisierung. Kraepelin forderte im Gegenteil „eine Art kollegialer Verfassung“ unter den Abteilungsleitern. Zu frühen Strukturüberlegungen vgl. Kraepelin 1916c, S. 13-16; Kraepelin 1918e; Weber 1991; Abschnitt 2, S. 62f.

[14] Fritz Siemens war seit 1896 Mitglied des Vorstandes des Deutschen Vereins für Psychiatrie.

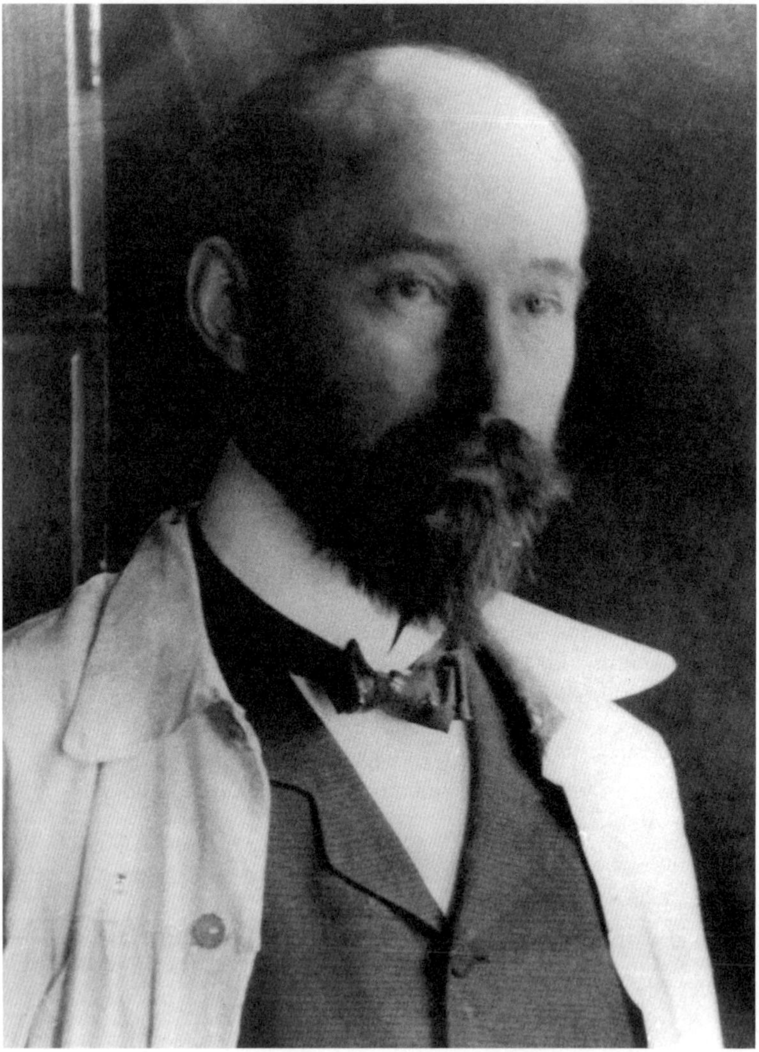

Korbinian Brodmann

Heinrich Thelemann an Emil Kraepelin,
10.IV.1917, München, Brief[15]

Sehr geehrter Herr Geheimrat!

Euer Hochwohlgeboren hatte die grosse Güte, der Justizverwaltung zur Beratung bei den mannigfachen in das Gebiet der Psychiatrie einschlagenden Fragen, die bei dem Bau und der inneren Einrichtung der neuen Irrenabteilung des Zuchthauses Straubing zu erörtern waren, Ihren Oberarzt Herrn Professor Dr. Rüdin bereitwilligst zur Verfügung zu stellen. Ich möchte nicht verfehlen, Euer Hochwohlgeboren für das dadurch bewiesene Interesse und die ausserordentlich Förderung, die das Unternehmen der Justizverwaltung durch die Mitwirkung des Herrn Professor Dr. Rüdin erfahren hat, jetzt, da das Werk vollendet ist und dem Betriebe übergeben werden kann[16], meinen ganz ergebensten Dank zum Ausdruck zu bringen und damit die Mitteilung zu verbinden, dass ich mich besonders freuen würde, wenn Euer Hochwohlgeboren die neue Anstalt mit Ihrem Besuche beehren möchten; sie steht Euer Hochwohlgeboren jederzeit offen. Ich würde nur um vorherige telefonische Benachrichtigung meines Referenten, Regierungsrat Degen[17] (Telef. Nr. 51720), ergebenst ersuchen, damit dieser die Ver**[N]**waltung des Zuchthauses von dem bevorstehenden Besuche verständigen kann.

[15] MPIP-HA: K 33/18 Thelemann. Heinrich von Thelemann (⋆1851 – †1923), Jurist und Politiker; ab 1871 Studium der Rechtswissenschaften in Würzburg und München, 1879 Amtsrichter, 1883 zweiter Staatsanwalt in München, 1890 Regierungsrat, 1897 Ministerialrat und Generalsekretär im bayerischen Justizministerium, 1898/99 maßgeblich beteiligt an den Ausführungsgesetzen zum Bürgerlichen Gesetzbuch, 1902 Präsident des Oberlandesgerichts München, 1910 Präsident des Obersten Bayerischen Landesgerichts, von 1912 bis 1918 bayerischer Justizminister, 1913 Erhebung in den erblichen Adelsstand. Vgl. Albrecht 1968, S. 32; Kallenbach 1931.

[16] Die Irrenabteilung des von 1898 bis 1902 errichteten Zuchthauses Straubing wurde am 01.V.1917 unter der Leitung des Amtsarztes Theodor Viernstein in Betrieb genommen. Die Entscheidung zur Einrichtung dieser psychiatrischen Abteilung erfolgte 1914. Vgl. Resch 1997; Burgmair 1999; BayHStA: MJu 22847, 22862.

[17] Gemeint ist Landgerichtsrat Richard Degen. Dieser Mitarbeiter Thelemanns im bayerischen Justizministerium hatte bereits im September 1914 den Schriftwechsel mit dem bayerischen Finanzministerium wegen der Errichtung der Irrenabteilung im Zuchthaus Straubing geführt. Vgl. BayHStA: MJu 22863; Handbuch 1912, S. 157.

Mit der Versicherung der vorzüglichsten Hochachtung
Euer Hochwohlgeboren

sehr ergebener
v. Thelemann

Ragnar Vogt an Emil Kraepelin,
28.IV.1917, Kristiania, Brief[18]

Herrn Geh. Hofrath Prof. Kraepelin!

Ein junger norwegischer Psychiater, Sigurd Dahlström[19], möchte gern die Münchener Klinik besuchen, wenn zur Zeit dazu Gelegenheit wäre. Er ist Leiter der städtischen Aufnahmestation für psychisch erkrankte, und diese Station soll jetzt erweitert werden. Die Station ist eine Abteilung des städtischen Krankenhauses (Ullevaal, Kristiania) und ist für ca. 70 Personen berechnet. Jetzt haben die Komunal-Behörden beschlossen die Station für ca. 80 Kranke zu erweitern. Oberarzt Dr. Dahlström hat den Auftrag gekriegt bei dieser Erweiterung behilflich zu sein, und deswegen fährt er mit einem komunalen Stipendium nach dem Auslande. Dabei möchte er auch die Gelegenheit benutzen Kriegs-Neurosen und Psychosen m. w. zu studieren. Er ist ein loyaler, ehrenhafter Mensch. **[N]**
Ich weisz sehr wohl, dasz die Umstände jetzt extraordinär sind aber ich habe Dr. D versprochen an Sie zu schreiben, da er besonders gern Ihre Klinik besuchen möchte. Er ist ein Paar Jahre bei mir als Assistent (Reserve-Arzt) gewesen, und ich kenne ihn als einen taktvollen, gewissenhaften, wissenschaftlich gesinnten Menschen. In jungen Jahren wurde er Oberarzt bei der damals neugebauten Aufnahme-Station in Kristiania, und er hat deswegen noch keine Gelegenheit gehabt teoretische Studien zu treiben, weil er

---

[18] MPIP-HA: K 33/20 Vogt. Ragnar Vogt (⋆1870 – †1943), Psychiater; zur Biographie vgl. Bd. V, S. 110, Fußnote 81.

[19] Bernhard Gustav Sigurd Dahlström (⋆1882 – †1933), Psychiater; Promotion 1910, zweiter Arzt an Henrik Dedichens Privatanstalt und an der psychiatrischen Klinik Oslo-Gaustad; ab 1915 leitender Arzt an der neuen psychiatrischen Abteilung des Krankenhauses Ullevål in Oslo. Dahlström zählte zu den wichtigsten Vertretern der „mental health"-Bewegung in Norwegen und wurde 1931 erster Vorsitzender des Vereins Mentalhygienisk forening.

als einziger Arzt bei der Station immer mit praktischen Dingen beschäftigt gewesen ist. Jetzt sind zwei Aerzte da, und er kann auf Urlaub reisen.
Die Stellung der Psychiatrie hat sich bei uns in den letzten Jahren verbessert. Die medicinischen Studenten hatten bis 1907 keine Verpflichtung sich mit Psychiatrie zu beschäftigen. Dann wurde in 1907 ein Kursus in **[N]** Psychiatrie obligatorisch. In 1914 wurde ein neues (Examens) Prüfungs-Reglement bestimmt, dasz die Mediciner in Psychiatrie geprüft werden sollten wie in den übrigen medicinischen Disciplinen. In 1915 wurde ich ordinärer Professor im Fache – früher war ich einige Jahre Docent und dabei Direktor der Irrenanstalt Gaustad. In noch früheren Jahren (bis 1908) war der Direktor (Lindboe[20]) an (der Irrenanstalt) Gaustad verpflichtet Vorlesungen für die Mediciner zu halten (ohne obligat. Verpflichtung für die Mediciner die Vorlesungen anzuhören – bis 1907). In diesem Jahre ist die Ausführung einer psychiatrischen Klinik beschlossen. In wenigen Jahren werden wir dann hoffentlich im Stande sein rationell zu arbeiten. Die psychiatrische Klinik wird in der nächsten Nähe von Kristiania – nahe bei einer elektrischen Bahn-Station gebaut –, ziemlich nahe bei Gaustad Asyl. Jetzt wohne ich in Kristiania, habe aber ein psychiatrisches Institut (Laboratorium) auf Gaustad.
Wir sind ein wenig mit Erblichkeits-Studien beschäftigt. Ein Erblichkeits-Institut[21] ist gegründet, mit bescheidenen Staats-Mitteln. Vor ein Paar Tagen habe ich das Buch Rüdins über Erblichkeit bei Dementia präcox[22] **[N]** durchgesehen. Auf Gaustad habe ich mehrere Familien mit gehäuften Fällen von Dementia präcox (bezw. Paraphrenien[23]) kennen gelernt – unter anderem eine Familie mit drei Geschwistern samt dem Vater an dementia paranoides (? Paraphrenie) leidend. Eine *[andere ?]* Familie mit

[20] Axel Hagbart Lindboe (⋆1846 – †1911), Psychiater; von 1880 bis 1882 Direktor der Anstalt Eg bei Kristiansand, danach Direktor der Heil- und Pflegeanstalt Gaustad. Vgl. Dedichen 1901, S. 55, 64.

[21] Gemeint ist das 1916 gegründete norwegische Institut für Erblichkeitsforschung. Zur Entwicklung dieses Instituts vgl. Monsen 1997.

[22] Vgl. Rüdin 1916.

[23] Mit Paraphrenie bezeichnete Kraepelin eine „endogene Verblödung“ mit „starkem Hervortreten von Wahnbildungen“ bei einer „weit geringeren Ausbildung der Gemüts- und Willensstörungen“. Vgl. Kraepelin 1913a, S. 973, 1008.

5 geisteskranken Geschwistern, so vil ich verstehe sämmtlich Dementia präcox Fälle. Bei Untersuchungen von Idioten habe ich nicht den Eindruck erhalten können, dasz Alkoholismus der Eltern eine ätiologische Rolle spiele; wenn Alkoholismus unter den Verwandten (Ascendenten m. v[24]) der Idioten repräsentiert ist, finden sich beinahe immer auch Fälle von Idiotie, Imbecillitet und ähnliches unter den Verwandten. Ich stütze mich hier auf Material seitens einer Schule für Schwachsinnige.
Wir haben jetzt offene Anstalten für Alkoholiker und sind zur Zeit mit der Gründung geschlossener Anstalten für zwangsweise Internierung beschäftigt. Es waren schöne Tage in Heydelberg. Meine Frau ist zur Zeit im Krankenhaus wegen Anämie, ist jetzt ein wenig besser. Bitte grüssen Sie Frau Kraepelin. Ich möchte gern wieder nach Ihrer Klinik kommen. Die Deutsche Wissenschaft liegt mir sehr am Herzen.
Ihr ganz ergebener R. Vogt

Hermann Schneider an Emil Kraepelin,
18.V.1917, Leitheim (Lager), Brief[25]

Hochverehrter Herr Professor, der Krieg hat mich wieder zum Psychiater gemacht; seit 1. III. 17 bin ich als Landsturmpflichtiger Arzt Leiter der Abteilung für Nerven- und Geisteskrankheiten an den hiesigen Lazaretten (unmittelbar angegliedert an Lazarett B). Deshalb erinnere ich mich fast täglich an meine Lehrzeit an Ihrer Klinik 1898/9. Besonders lebhaft wurde diese Erinnerung, als ich im März etwa 60 Kranke von einer Lemberger Nervenabteilung erhielt, die Dr. Diehl[26] leitet.

[24] Gemeint sind die Vorfahren der Elternteile.

[25] MPIP-HA: K 33/17 Schneider. Hermann Louis Heinrich Schneider (⋆1874 – †1953), Philosoph, Pädagoge und Psychiater; 1897 Promotion zum Dr. med. in Heidelberg, 1898/99 Assistent Kraepelins in Heidelberg, kurzzeitig als Nervenarzt tätig, Studium der Philosophie u. a. in Freiburg, 1904 Promotion zum Dr. phil. in Leipzig, dort 1905 Habilitation, 1911 Ernennung zum Extraordinarius für Philosophie und 1923 für Pädagogik, Emeritierung 1939. Schneider vertrat im Gegensatz zu Oswald Spengler die Auffassung, daß neue Kulturleistungen auch durch „Völkerdurchmischung“ entstehen. Vgl. Schneider 1927.

[26] August Diehl, Nervenarzt; zur Biographie vgl. Bd. V, S. 319, Fußnote 49. Diehl hatte 1899 bei Kraepelin in Heidelberg promoviert; vgl. Diehl 1901.

Entschuldigen Sie, bitte, mit diesen Erinnerungen und mit dem dadurch geweckten Bedürfnis, Ihnen, als meinem Lehrer in Psychiatrie herzlich bei diesem Anlass zu danken, dass ich nach einer Pause von über 15 Jahren wieder an Sie schreibe. Ich habe ja auch in der Zwischenzeit manchmal Gelegenheit gehabt, mich dankbar an die Zeit zu erinnern, in **[N]** der ich von Ihnen nicht nur Psychiatrie und Psychologie, sondern viel mehr und allgemeineres, gründliche naturwissenschaftliche Beobachtung und Vereinfachung des Erfahrungsstoffs gelernt habe. Wie fest aber der eigentliche psychiatrische Stoff mir von Ihnen eingeprägt war, das hab ich jetzt erst erkannt, als ich nach 15 Jahren philosophischer Arbeit in wenigen Tagen wieder vollständig eingearbeitet war und gute fachärztliche Arbeit leisten konnte.
Inzwischen bin ich weit im Gebiet der Völkerpsychologie und Metaphysik herumgekommen. Ich habe zwei dicke Bücher über „Kultur und Denken der alten Egypter" und „der Babylonier & Juden" geschrieben[27], die man „völkerpsychologisch" nennen kann, allerdings nicht in Wundt'schen Formeln. Dann kam ein kleines Buch über „Philosophie und Religion"[28], im ersten Teil eine Abhandlung über „Weltreligionen", im zweiten ein Entwurf zu einer Metaphysik, etwas verunglückt und kein Genuss für den Leser. Zuletzt bin ich an der Ausarbeitung einer Metaphysik gewesen; hoffentlich bring ich die nach dem Krieg heraus[29].
Vor einigen Jahren hoffte ich, Sie in Leipzig bei einem Jubiläum Wundts zu sehen; ich hörte auch nachher, Sie hätten nach mir gefragt. Da ich aber zu der Feier keine Einladung bekommen hatte – durch einen Zufall, der vielleicht nicht ganz zufällig war – wurde leider aus **[N]** der Begegnung nichts. Nach München bin ich nicht gekommen, sonst hätte ich wohl einen Versuch gemacht, Sie aufzusuchen. Freilich war ich Ihrer Aufnahme nicht sicher, da ich auf die Zusendung meiner letzten psychiatrischen Arbeit (über Paranoia[30], 1902) ohne Antwort geblieben war. Ich hatte aber fest vor, Ihnen meine Metaphysik zu schicken, die 1915 erscheinen sollte – nun durch den Krieg aber wohl erst 1918 kommen wird.

[27] Vgl. Schneider 1907, 1910.
[28] Vgl. Schneider 1912.
[29] Vgl. Schneider 1919.
[30] Vgl. Schneider 1903.

Ich bin nämlich bei Kriegsbeginn freiwillig als Landsturmpflichtiger Arzt eingetreten und 8 Monate am Reservelazarett Pforzheim tätig gewesen. Dann ging ich zur Universität zurück, hielt in Leipzig Vorlesungen und arbeitete, sehr behindert duch die Aufregungen der Kriegszeit und die immer drohende Einziehung, die endlich Ende 1916 erfolgte. Nach einigen Wochen Assistenz in Meissen kam ich dann 1. III. 17 als ordinierender Facharzt hierhier. Ich habe eine Abteilung von 110 Betten und ein grosses poliklinisches Material (die drei Lazarette hier haben über 3000 Betten, freilich nur *[1500 ?]* belegt); das macht viel Arbeit, namentlich weil noch fachärztliche Gutachten dazukommen (die Abteilung ist „Beobachtungsstation“). Von psychiatrischen Einrichtungen hab ich einen kleinen Wachsaal, aber weder eine Isolierabteilung, noch ein Bad, so dass ich **[N]** erregte Kranke nach Dösen abgeben muss. Die Kranken sind sehr mannigfaltig – alle klinischen Bilder sind mir in der kurzen Zeit durch die Hände gegangen, besonders viele Grenzfälle, Psychopathen, leichte und Endzustände, die man sonst nicht in der Klinik sieht; neben den psychiatrischen Fällen stehen einige neurologische „organische“ Erkrankungen (Syringomyelie, multiple Sklerose, Muskelatrophien u. Tumoren v. Hirn, Rückenmark sah *[ich ?]* ein paar) und sehr viel Hysterie, Neurasthenie sowie Nervenschussverletzungen. Leider komme ich zu keiner wissenschaftlichen Ausbeutung des grossen Stoffs – ich bin froh, wenn ich den Anforderungen des Tages genüge und noch eine Stunde Ruhe hie und da herausbringe, um den Frühling in der Heide zu geniessen.
Ich hoffe, dass ich Sie, hoch verehrter Herr Professor, nicht zu sehr mit diesem Brief langweile. Haben Sie Lust u Zeit, mir einmal zu antworten, so machen Sie mir eine grosse Freude. Sonst verzeihen Sie ihn als ein ungeschicktes Zeichen der Dankbarkeit und zerreissen Sie ihn. In alter Verehrung

Ihr ergebener Schüler
Hermann Schneider.

(sonst Leipzig, Ritterstr. 16 / 22 A III)

Paul Mayser an Emil Kraepelin, 11.VI.1917, Hildburghausen, Brief[31]

Lieber Herr Geheimer Hofrat, Krone des psychiatr. Jahrhunderts!

Wenn der Jahresaufwand für deutsche Irrenfürsorge 20 Millionen beträgt, so sind die jährlichen M 200000 Institutsausgaben = 1 Procent, nicht = 1 Promille dieser 20 Millionen. Diese jährlich M 200000 entsprechen bei 5% iger Verzinsung einem Capital von 4 Millionen u. müßte sich demnach das Anlagecapital (4 Mill.) bezahlt machen, falls es gelingen sollte, jeden Hundersten der bisher Unheilbaren zu heilen. Und bis wann möchte dies auch Ihrer Meinung nach wohl der Fall sein? Sagen wir einmal – was ich persönlich nicht erhoffe – in 100 Jahren; dann bleibt zu bedenken, dass bis dahin eine Zinsessumme von 20 Millionen verausgabt sein würde. Gewiss kein Pappenstil!
Dass von sämtlichen Anstaltskranken rund **[N]** $\frac{1}{3}$ (: Vockes[32] 30% :) genesen, ist eine der wenigen alten klinischen Dogmen Guddens[33]. Ich kann sie aus persönlicher 30jähriger Erfahrung am Material meines in seiner relativ recht stabilen Bevölkerung bis ins Kleinste bekannten Aufnahmebezirks[34] nur voll u. ganz bestätigen. Einer Eglfinger Zählung[35] hätte es dazu wirklich nicht bedurft. Sollte dies aber auch aus Reklamerücksichten geschehen sein, glauben Sie wirklich, dass sich in den 40 Jahren seit Gudden an diesem Verhältnis wirklich auch nur das Mindeste geändert hat? Zweifellos nicht. – Der Leibarzt unseres † Serenissimus[36] hat mich seiner Zeit auf die wesentlich besseren Resultate Binswan-

[31] MPIP-HA: K 33/12 Mayser. Paul Mayser (⋆1853 – †1922), Psychiater; zur Biographie vgl. Bd. III, S. 209, S. 77.

[32] Friedrich Vocke (⋆1865 – †1927), Psychiater; ab 1906 Direktor der Oberbayerischen Kreisirrenanstalt Eglfing-Haar, zur Biographie vgl. Bd. VI, S. 63, Fußnote 8. Zu den Behandlungsergebnissen vgl. Vocke 1915.

[33] Johann Bernhard Aloys von Gudden (⋆1824 – †1886), Psychiater; zur Biographie vgl. Bd. III, S. 156, Fußnote 20.

[34] Paul Mayser war von 1888 bis 1918 Direktor der Heil- und Pflegeanstalt des ehemaligen Herzogtums Sachen-Meiningen, die für die Residenzstadt und den Kreis Hildburghausen (heute Thüringen) zuständig war.

[35] Vgl. Vocke 1915.

[36] Gemeint ist König Ludwig II. von Bayern. Bernhard von Gudden hatte 1886 das für die Absetzung Ludwigs II. erforderliche psychiatrische Gutachten erstattet.

gers[37]-Jena hingewiesen – mit welchem Erfolg, hab ich Ihnen bereits gesagt. Damals, zu Guddens Zeiten, waren rund 25% unserer Männeraufnahmen Paralysen; arteriosclerotische Psychosen, Hebephrenien, Katatonien, Alcoholiker, Imbecillitäten u. tuttiquanti gab es wohl ebenso viele **[N]** als heute, wenn wir sie teilweise auch anders nennen, teilweise, wie vielleicht heute noch, als geheilt entliessen. Jedenfalls aber hat sich daran trotz all Ihres Fleisses u. Ihrer guten Beobachtung wesentliches nicht geändert u. die Ergebnisse nach dem Krieg werden zeigen, dass ohngeachtet der sensationellen Therapie steriliscus magna Ehrlichs[38] Syphilis, Suff u. Paralyse weiter blühen u. gedeihen werden wie vordem. Haben die bisherigen Nißlschen Resultate eine Besserung gebracht, oder erwarten Sie etwa von einer vollkommenen patholog. Histologie Ihrer Cortexzwiebelschalen auch nur den geringsten practischen Erfolg? Eingehenderes Verständnis der Krankheitssymptome – freilich ein herrliches Ziel – vielleicht, bessere Heilerfolge sicherlich nicht. Prophylaxe ist zwar ein schönes Wort – wenns nur was hälfe. Lues u. Suff aus der Welt zu schaffen, wäre auch ohne Institut kaum schwerer zu erreichen, doch fürchte ich, dass ehe dieses Ziel erreicht sein wird, sich wieder andere Schädlichkeiten eingestellt haben werden. – **[N]**

Dann noch Eines! Haben Sie dort eine Sammlung pathologischer Schädel? Ein Prachtexemplar davon aus meinem Besitz (: vorzeitige Synostose der Nähte :) hat Weygandt in der Dresdener hygienischen ausgestellt. Er wollte mirs für die Hamburger Sammlung abkaufen, doch schlug ichs ab u. versprach ihm den Schädel nach meinem Tode. In München liess er dann für seine Sammlung einen Gypsabguss von demselben machen, wobei der selbe etwas beschädigt wurde. Da mein Interesse für Schädel durch Gudden angeregt wurde, fühle ich mich verpflichtet, denselben der dortigen Klinik zu überlassen. Wenn Sie ihn brauchen können, teilen Sie es mir bitte mit.[39]

---

[37] Gemeint ist Otto Binswanger.

[38] Paul Ehrlich (⋆1854 – †1915), Mediziner; zur Biographie vgl. Bd. VI, S. 270, Fußnote 70. Gemeint ist das von Paul Ehrlich entwickelte Salvarsan zur Chemotherapie der progressiven Paralyse.

[39] Paul Mayser schenkte diesen Schädel tatsächlich der neuropathologischen Sammlung der DFA. Vgl. Bericht 1920, S. 152.

Wäre ich nicht sofizdumm[40] u. durch die Atmosphäre des ewig weiblichen zerstreut gewesen, hätte ich Ihnen alles, was ich hier geschrieben, gestern Abend schon gesagt, ehe es mir noch beim Nachhausegehen wie heisses Blei über den blöden Schädel rannte. Seien Sie mir deshalb nicht böse u mit allem Grüßbaren herzlich gegrüsst von Ihrem PMayser.

Max Fischer an Emil Kraepelin,
04.VII.1917, Wiesloch, Brief[41]

Hochgeehrter Herr Kollege!

Ich werde gern meine Bibliothek nach Werken für das Forschungsinstitut durchmisten, nur bitte ich unter den gegenwärtigen Verhältnissen um Nachsicht wegen der unvermeidlichen Verzögerung. Auch ein Bild meines Schwiegervaters[42] werde ich Ihnen gerne verschaffen; hätten Sie lieber eines aus der letzten Zeit oder von früher, oder soll ich Ihnen einige zur Auswahl vorlegen?
Was die Bilder früherer Fachgenossen anlangt, so habe ich der Illenau das Album aus Schüles[43] Nachlass geschenkt, das Roller[44] seinerzeit zu seinem Jubiläum bekommen [N] hat. Das ist das interessanteste, das ich kenne. Daraus wären einige Reproduktionen besonders aus der ältesten Zeit sicher wertvoll.
Das Jubiläumsalbum Schüles selbst ist in meinem Besitz. Ich werde es durchgehen und Ihnen ein Verzeichnis der Abbildungen schicken. Nur muss ich auch hierin um zeitlichen Dispens bitten.
Mit kollegialer Hochachtung bin ich
Ihr

sehr ergebener
Dr M Fischer

[40] Mundartlich schwäbisch, „ausgesprochen dumm", „besonders dumm".
[41] MPIP-HA: K 20/V/2. Max Fischer (⋆1862 – †1940), Psychiater; ab 1904 Direktor der Anstalt Wiesloch, zur Biographie vgl. Bd. V, S. 304, Fußnote 5.
[42] Gemeint ist eine Portraitphotographie von Heinrich Schüle. Vgl. Möckel 1941.
[43] Heinrich Schüle (⋆1840 – †1916), Psychiater; zur Biographie vgl. Bd. IV, S. 115, Fußnote 5. Schüle war seit 1890 Direktor der Anstalt Illenau.
[44] Christian Friedrich Wilhelm Roller (⋆1802 – †1878), Psychiater; zur Biographie vgl. Bd. V, S. 325f., Fußnote 4. Roller leitete die Anstalt Illenau von 1842 bis zu seinem Tod.

Carl Duisberg an Emil Kraepelin,
13.IX.1917, Leverkusen, Brief[45]

Hochverehrter Herr Geheimrat!

Besten Dank für die freundliche Zusendung der Nummer der Münchener Neuesten Nachrichten[46], in der man mich verantwortlich macht für die Veröffentlichung jenes Berichts, der im Berliner Lokalanzeiger so viel Aufsehen erregte. Auch diesmal, wie bei den Anklagen Scheidemanns[47], bin ich unschuldig[48]. Der Bericht, den ich hier, falls Sie ihn noch nicht genau kennen sollten, in Abschrift beifüge, stammt von unserem Vertreter in Tomsk (Sibirien), einen Neutralen (Holländer), der bis zu Beginn des Kriegs deutscher Konsul war. Er musste flüchten und kam rechtzeitig zu uns nach Leverkusen, wo wir ihn bis jetzt beschäftigt haben. Vor 2 Monaten erfuhr er, dass sein Eigentum in Tomsk bedroht sei. Er reiste deshalb nach Stockholm, um von dort aus als Neutraler mit seinen Freunden und Bekannten und seinem Rechtsbeistand in Petersburg und Moskau in briefliche und persönliche Beziehung zu treten. Das gelang ihm in etwa zweimonatlichem Aufenthalt

[45] Archiv Bayer: NL Duisberg.

[46] In der Ausgabe der *Münchener Neuesten Nachrichten* vom 07.IX.1917 wurde auf eine zuvor in den *Berliner Neuesten Nachrichten* veröffentlichte Notiz hingewiesen, wonach Carl Duisberg der Urheber eines Berichts im *Berliner Lokalanzeiger* über die miserable Lage der Fabrikarbeiter in Rußland war. Duisberg hatte diesen Bericht informell Matthias Erzberger zugeleitet, der diesen vermutlich den genannten Zeitungen zuspielte. Vgl. Portz 2000, S. 396f.

[47] Philipp Scheidemann (⋆1865 – †1939), Politiker; Lehre als Buchdrucker, ab 1883 Mitglied der SPD, ab 1903 Reichstagsabgeordneter, ab 1911 Mitglied des Vorstandes und ab 1913 einer der drei Vorsitzenden der SPD, während des Ersten Weltkriegs Gegner der Kriegspropaganda des Alldeutschen Verbandes, ab Oktober 1918 Staatssekretär in der Regierung des Prinzen Max von Baden, rief am 09.IX.1918 die Deutsche Republik aus, danach Mitglied der Weimarer Nationalversammlung, 1919 kurzzeitig Ministerpräsident, bis 1925 Oberbürgermeister von Kassel, 1933 Emigration in die Schweiz, nach Frankreich, in die USA und schließlich nach Dänemark. Vgl. Schmersal 1999; Gellinek 2006.

[48] Scheidemann hatte Duisberg im Reichstag vorgeworfen, am Sturz von Generalleutnant Wilhelm Groener (⋆1867 – †1939), dem Chef des Kriegsamts, beteiligt gewesen zu sein. Zu Duisbergs Rolle in der sogenannten Affäre Groener vgl. Portz 2000, S. 406-410.

in Stockholm. Nach hier zurückgekehrt, schrieb er dann den bekannten drastischen Bericht, über den sich selbstverständlich jeder unserer Direktoren gefreut hat und sich Abschriften für Freunde und Bekannte machen liess. Ich selbst habe den Bericht nur an 4 Adressen, darunter auch an Mathias Erzberger, aber nicht an den Berliner Lokalanzeiger gesandt. Erzberger hat also meinen Namen in die Presse gebracht und ich hätte Veranlassung, ihn dieserhalb zur Rede zu stellen. Es würde ihm vielleicht dabei ähnlich wie Scheidemann ergangen sein. Meine Antwort an diesen füge ich hier ebenfalls bei. Diese Flucht in die Öffentlichkeit darf man aber nicht allzuoft wiederholen, sondern muss noch Pfeile im Köcher zurückhalten für spätere, sicherlich nicht ausbleibende neue Angriffe. Da nun mein Name nur von ganz wenigen Zeitungen gebracht worden ist, habe ich deshalb auf eine Erwiderung verzichtet. Ich habe mich ausserordentlich gefreut, daß der Lokalanzeiger den Mut gehabt hat, den Artikel zu drucken, zumal er so auch dem Kaiser zu Gesicht kommt, denn bekanntlich liest der Kaiser nur den Lokalanzeiger. Die andere Presse hat ihn von da aus mit Eifer aufgenommen und das genügt vollkommen. Gewundert habe ich mich aber, welche für uns hier am Rhein unbegreifliche Stellung die Münchener Neueste Nachrichten in dieser Frage einnehmen. Ich hatte immer geglaubt, daß es sich hier um ein nationalliberales Organ handelt, sehe aber jetzt, dass es sehr stark nach links gerichtet ist. Im übrigen bin ich kein Politiker, sondern huldige dem Spruch: „Politisch Lied, ein garstig Lied." Am liebsten habe ich mit allen diesen Dingen nichts zu tun. Dennoch kann man als Arbeitgeber nicht darauf verzichten, zu erwidern, wen man angegriffen wird, was mir ja auch bei Scheidemann, wie mir von allen Seiten versichert wird, recht gut gelungen ist. **[N]**
Mit nochmaligem besten Dank und freundlichen Empfehlungen

Ihr sehr ergebener
gez. C. Duisberg.

Emil Kraepelin an Carl Duisberg,
15.IX.1917, München, Briefkarte[49]

Hochgeehrter Herr Geheimrat!

Besten Dank für Ihre freundlichen Mitteilungen und namentlich für die beigeschlossenen Abdrücke! Die Berechtigung der von uns erhobenen Forderungen kann in der Tat nicht überzeugender dargetan werden, als durch die Untaten aus dem Munde der Feinde. Die Entwicklung der Dinge hat uns ja jetzt schon in der Ubootsfrage und in der Kanzlerfrage Recht gegeben[50]; sie wird es hoffentlich auch in der Friedensfrage tun. **[N]**
Die Neuesten Nachrichten[51] waren eifrige Befürworter des verflossenen Kanzlers und segeln jetzt etwa im Fahrwasser des Herrn Müller-Meiningen[52]; sie genießen hier allgemein den Ruf eines ungewöhnlich charakterlosen Blattes.
Es wird Sie vielleicht interessieren, zu hören, daß wir hier gestern unter eifriger Mitwirkung des Zentrums einen Landesverein der „Vaterländischen Partei", gegründet haben[53]. Auch wenn man, wie

[49] Archiv Bayer: NL Duisberg. Der Briefkarte ist der maschinenschriftliche Vermerk „Dank für Denkschrift über das Hilfsdienstgesetz" ohne Unterschrift beigefügt.

[50] Kraepelin bezieht sich hier auf die Wiederaufnahme des uneingeschränkten U-Boot-Krieges seit dem 01.II.1917 und die Entlassung Theobald von Bethmann-Hollwegs am 13.VII.1917.

[51] Gemeint sind die *Münchner Neuesten Nachrichten.*

[52] Ernst Müller-Meiningen (⋆1866 – +1944), Politiker; von 1886 bis 1890 Studium der Rechtswissenschaften in München, 1891 Promotion in Erlangen, zwischen 1899 und 1903 mehrere Fortbildungsaufenthalte im Ausland; juristische Laufbahn im bayerischen Staatsdienst, ab 1903 Landgerichtsrat in Aschaffenburg, ab 1911 Oberlandesgerichtsrat in München, von 1898 bis 1918 Abgeordneter der Freisinnigen Volkspartei im Reichstag, ab 1905 auch im Bayerischen Landtag, ab 1918 Mitglied der Deutschen Demokratischen Partei, 1919/20 bayerischer Justizminister, 1924 Ausscheiden aus dem Bayerischen Landtag und aus der Deutschen Demokratischen Partei. Vgl. Reimann 1969.

[53] Gemeinsam mit Wolfgang Kapp, Friedrich Fürst zu Löwenstein-Wertheim-Freudenberg und Max von Gruber war Emil Kraepelin seit Anfang September 1917 unmittelbar am Aufbau des bayerischen Landesvereins der Vaterlandspartei beteiligt. Er zählte zu den Unterzeichnern des Gründungsaufrufs vom 02.X.1917 und wurde Mitglied des engeren Ausschusses. Der Vorstand des Landesvereins setzte sich aus Franz von Buhl, Robert Einhauser (⋆1871 – +1931) und Max von Gruber zusammen. Die baye-

ich ebenfalls, sonst dem politischen Treiben vollständig fern steht, muß man ja in solchen Zeiten wol oder übel doch auch in den politischen Schützengraben!
In vorzüglicher Hochachtung Ihr ganz ergebener E Kraepelin.

Emil Kraepelin an Ina Kraepelin (Tochter),
21.XII.1917, München, Briefkarte[54]

Mein liebes kleines Inele!

Zum ersten Weihnachtsfeste in der Ferne, im Feindesland[55], schicke ich Dir meine herzlichsten Segenswünsche! Es wird Dir sicher eine erhebende Erinnerung für Dein ganzes Leben sein, daß es Dir vergönnt gewesen ist, in dieser schwersten Zeit unseres Volkes nach Deinen Kräften beitragen zu können, die Tränen zu trocknen und die Wunden zu heilen, die der furchtbare Krieg schlägt. Manches Mal möchte ich Dich darum beneiden, daß Du noch so jung bist und hinaus konntest, während ich da draußen zu nichts nütze wäre und deswegen daheim bleiben muß. Ich bin aber jetzt auch fachärztlicher Beirat des Sanitätsamtes geworden[56] und kann wenigstens dazu beitragen, hier die richtige Behandlung aller der [N] zahlreichen Neurosen in die Wege zu leiten, die uns der Krieg gebracht hat. Wir werden am Weihnachtsabend Deiner gedenken und wünschen Dir volle Befriedigung. Eine Kleinigkeit, die ich für

rische Zentrumspartei stand der Gründung des Landesvereins ablehnend gegenüber, obwohl Einhauser Landtagsabgeordneter des Zentrums war. Vgl. Hadry 2008; Hagenlücke 1997, S. 236-244.

[54] MPIP-HA: K 36/1. Ina Kraepelin (⋆1894 – †1959), Gymnasiallehrerin für Biologie, Chemie und Geographie in Würzburg. Die Briefkarte ist an „Schwester Ina Kraepelin, Kriegslazaretttruppe Bayr. 22.“ adressiert.

[55] Ina Kraepelin war als Schwester des Roten Kreuzes von August 1917 bis November 1918 beim Bayerischen Lazarett-Trupp 22 in der westlichen Etappe eingesetzt. Vgl. BayHStA: MK 46640, Personalakte Ina Kraepelin 1920-1947.

[56] Vermutlich im Sommer 1917 wurde Kraepelin auf Anregung des Sanitätsamts München Mitglied des dortigen fachärztlichen Beirats. Kraepelin sollte in den Münchner Lazaretten die „Kriegsneurotiker“ identifizieren, um sie z. B. in das Lazarett der Münchner Universitätsnervenklinik oder in andere psychiatrische Anstalten einzuweisen. Vgl. Kraepelin 1983a, S. 190f.

Dich gekauft habe, erhältst Du noch, sobald das Schicken möglich ist. Soeben war Rudolf Franke hier; er kommt jetzt auch nach dem Westen, nach Charleville. Herr Eger[57] hat gerade einen herrlichen Baum aus dem Walde gebracht. Tante Emma[58] hat sich ganz ausgezeichnet erholt; sie ist so rüstig und heiter wie nur jemals. Viel hat dazu Ernstl[59] beigetragen, mit dem sie sich den ganzen Tag beschäftigt. Auch Hanna ist munterer geworden; sie soll sich nach dem Feste die Mandeln herausschneiden lassen. Unsere militärische Lage ist jetzt so günstig wie jemals[60]; es kämpft an allen Orten, und der Friede wird wol nicht mehr allzulange auf sich warten lassen. Hoffentlich erfüllt er unsere Erwartungen!
Herzliche Grüße und Küsse von Deinem getreuen Papa.

[57] Vermutlich handelt es sich um den Gärtner der Münchner Nervenklinik, Johann Eger.

[58] Gemeint ist Kraepelins älteste Schwester Emma (⋆1849 – †1924, ⚭Willert); vgl. Bd. III, S. 31, Fußnote 8. Sie lebte – nach dem Tod ihres Ehemannes, des Oberlandesgerichtsrats Anton Willert – seit September 1917 im Münchner Haushalt Kraepelins.

[59] Gemeint ist Kraepelins erster Enkel Ernst Schmidt-Kraepelin (⋆1916 – †1982), Sohn von Toni und Karl Friedrich Schmidt.

[60] Kraepelin bezieht sich hier auf die Nachricht vom deutsch-russischen Waffenstillstandsabkommen in Brest-Litowsk sowie auf die für die Achsenmächte anscheinend militärisch günstige Situation an der Westfront. Vgl. Craig 1995, S. 376f.

5.5. Briefe aus dem Jahr 1918

Amalie Caro an Emil Kraepelin,
12.I.1918, Mannheim, Brief[1]

Sehr verehrter Herr Professor,

Ihr finanzielles Ziel möglichst bald zu erreichen, möchte ich Ihnen wirklich gern gönnen, – in dieser Hinsicht bangt mir vor der Zukunft – das, was kommt wird voraussichtlich sehr einschneidend. Die eine Adresse in Leverkußen bezieht sich, wie Sie wohl ahnten, auf Herrn Geh. Reg. R. Prof. Dr C. Duisberg Verwandter von Herrn v. Böttinger[2] (beide Frauen geb. Beyer).
Nr 2 wäre der hiesige Fabrikant Commerz. R. D^{r}. h. c. Karl Lanz[3] (42 Jahre alt), dessen Mutter doch alles tat, um durch Millionen-Stiftungen ihrem einzigen Sohn eine führende Stellung hier zu geben. Dessen jetzt persönl. geadelter Schwager, hier ist der Ludwigshafener **[N]** Eisen- u Stahl Fabrikant Röchling[4]. –
Mit den Mittelspersonen ist es so eine Sache, es mag für die Betreffenden vielleicht peinlich sein, hiesige davon Betraute zu wissen, – schade, dass ich bis jetzt noch keinen persönl. Verkehr in diesem Hause habe, ich würde dies für Sie besorgen – vielleicht findet sich durch Jemanden doch noch Gelegenheit – wenn es soweit kommen sollte. –
Die Anilin-Direktoren sind jetzt übrigens mit hohen bayr. Orden wieder ausgezeichnet worden.
Was sehnt man sich auf den Frieden! Inzwischen wurden wir wieder von Fliegern heimgesucht, die namentlich die Rheinbrücke zerstören wollten[5]. – Die Häuser wurden arg zerhaust. – Bis jetzt

[1] MPIP-HA: K 33/3 Caro.

[2] Sowohl Carl Duisberg als auch Henry Theodore von Böttinger waren maßgeblich an der Gründung der DFA beteiligt. Vgl. S. 239, Fußnote 10, S. 253, Fußnote 53.

[3] Karl Lanz war seit 1903 mit Gisella Giulini verheiratet; vgl. S. 248, Fußnote 38.

[4] Gemeint ist vermutlich August Röchling (⋆1856 – †1937), verheiratet mit Phillipine Lanz. Röchling hatte zwar ein bayerisches Adelsprädikat erhalten, führte es jedoch nicht. Vgl. Auskunft Stadtarchiv Mannheim.

[5] Am 24.XII.1917 wurde Mannheim durch englische Fliegertruppen bombardiert. Vgl. Auskunft Stadtarchiv Mannheim.

fühlte ich mich stets zu müde um mich in den Keller zu flüchten – gut, wenn es so vorüber geht. –
Heute beabsichtigt Pfarrer Traub[6] aus Dortmund einen vaterl. Vortrag im grossen Festsaal zu halten – er **[N]** kam unmöglich zu Wort, die Sozialdemokraten beschimpften ihn in unflätigster Weise – sangen die Marseilliese etc, fast kam es zur Revolution und die Versammlung musste gesprengt werden. Vom „Durchhalten“ will keiner was wissen. – Die Zustände sind schrecklich traurig. – Hoffentlich ergeht es Ihnen, sehr verehrter Herr Professor und den werten Ihren bei diesem scharfen Winter recht gut.
Mit freundlichen Grüssen

Ihre ergebene
A. C. –

Georg Stertz an Emil Kraepelin,
29.I.1918, Breslau, Brief[7]

Sehr geehrter Herr Geheimrat!

Wider Erwarten und zu meinem größten Bedauern bin ich nun doch nicht in der Lage den Termin meines Dienstantritts in Ihrer Klinik am 1. April einzuhalten. Prof. Bumke[8] und auch ich haben

[6]Gottfried Christoph Traub (⋆1869 – †1956), evangelischer Theologe und Politiker; ab 1887 Studium der Theologie, Philosophie und Nationalökonomie in Tübingen, 1894/95 Mitbegründer der evangelisch-sozialen Konferenz in Württemberg, 1901 Pastor in Dortmund, 1912 Ausschluß aus dem Pfarrdienst nach Lehrzuchtverfahren; zunächst Mitglied der Deutschen Fortschrittspartei, seit 1917 der Deutschen Vaterlandspartei, während des Ersten Weltkriegs Redner des Alldeutschen Verbands, von 1913 bis 1918 Mitglied des Preussischen Abgeordnetenhauses und 1919/1920 der Weimarer Nationalversammlung, 1918 Mitbegründer der Deutschnationalen Volkspartei, 1920 als Kultusminister in der Regierung seines Freundes Wolfgang Kapp vorgesehen, nach dem fehlgeschlagenen Kapp-Putsch Flucht nach Österreich, 1920 Rehabilitierung als evangelischer Geistlicher, 1921 Umzug nach München; von 1919 bis 1929 Herausgeber der *Eisernen Blätter* und von 1921 bis 1934 Herausgeber der *München-Augsburger Abendzeitung*, ab 1940 stellvertretender Predigtdienst in der Apostel-Kirchengemeinde in München-Solln. Vgl. Traub 1949; Hoser 1990, S. 248-250, 342-345, 480-500; Henrichs 2001.
[7]MPIP-HA: K 33/17 Stertz.
[8]Oswald Bumke (⋆1877 – †1950), Psychiater und Neurologe; Studium der Medizin in Freiburg und Leipzig, Promotion 1901 in Kiel, anschließend

kein Mittel unversucht gelassen beim Ministerium die Versetzung Kehrers[9] aus Baden hierher durchzusetzen. Es scheiterte alles an der Unnachgiebigkeit der Leitung des Sanitätsamtes des Badischen Armeekorps. Auch die Inanspruchnahme persönlicher Beziehungen zur preußischen Medizinalabteilung konnte daran nichts ändern. **[N]** Es schwebt nun zwar auch ein durch das Kultusministerium geleitetes Reclamationsgesuch für Kehrer, doch verspreche ich mir von diesem keinen Erfolg mehr und bin nun genötigt Ihnen von diesem betrüblichen Ergebnis des Kampfes gegen den Militarismus Kenntnis zu geben. Eine andere geeignete Persönlichkeit als Ersatz bei meinem Fortgang hat Prof. Bumke nicht finden können, so hat er mich von meinen hiesigen Verpflichtungen nicht entheben können.

Wir hatten uns schon sehr auf die Übersiedelung am 1. April gefreut, uns bereits eine Wohnung gesichert, und ich glaubte in Anbetracht der vielen **[N]** Eisen, die wir im Feuer hatten, dem Collegen Rüdin *[noch ?]* vor einigen Wochen schreiben zu dürfen, daß er mit größter Wahrscheinlichkeit auf Ablösung rechnen könnte[10]. So schwierig hätte ich mir die Aktion nicht gedacht. Daß nun jetzt jedes persönliche Opfer bringen muß, daran ist ja nichts besonderes, aber daß es ohne recht einleuchtenden Grund geschieht, das ist das Schmerzliche daran.

Assistent Alfred Hoches in Freiburg, dort 1904 Habilitation; 1914 Berufung als Ordinarius nach Rostock, 1916 nach Breslau, 1921 nach Leipzig und 1924 – als Nachfolger Emil Kraepelins – nach München, dort 1928/29 Rektor der Universität, von 1945 bis 1947 seiner Ämter enthoben, 1947 Emeritierung. Bumke wurde u. a. durch seine konsilarische Behandlung Lenins in Moskau im Frühjahr 1923 bekannt. Vgl. Bumke 1952.

[9] Ferdinand Adalbert Kehrer (⋆1883 – †1966), Psychiater und Neurologe; Sohn des Gynäkologen Ferdinand Adolph Kehrer, ab 1901 Studium der Philosophie und Medizin in Heidelberg, Berlin, München und Kiel, 1908 Promotion, bis 1911 Assistent an der psychiatrischen Universitätsklinik Freiburg, 1913 Habilitation in Kiel, 1914 Rückkehr nach Freiburg als Oberarzt; während des Ersten Weltkriegs Militärpsychiater in Lazaretten im Schwarzwald, Dezember 1918 Wechsel nach Breslau, dort Ernennung zum außerordentlichen Professor, 1925 Berufung als Ordinarius nach Münster, 1953 Emeritierung. Kehrer wurde u. a. durch seine Methode des „Zwangsexerzierens“ bei der Behandlung von Kriegsneurotikern und als Protagonist der psychiatrischen Eugenik bekannt. Vgl. Dicke 2004, S. 58-72; Kehrer 1964, S. 27.

[10] Ernst Rüdin wurde am 01.IV.1918 zum Leiter der Genealogisch-Demographischen Abteilung der DFA ernannt. Vgl. Weber 1993, S. 302.

Hoffentlich finden wir im Laufe der Zeit noch neue Möglichkeiten oder der Friede kommt doch einmal schneller als man zu hoffen wagt und macht der persönlichen Beengung ein Ende. **[N]**
Ich bitte Sie mir wegen des ungewollten Vertragsbruches nicht zu zürnen und hoffe recht bald Versäumtes nachholen zu können.
Mit besten Empfehlungen auch von meiner Frau
Ihr sehr ergebener

G. Stertz

Karl Wilmanns an Emil Kraepelin,
25.II.1918, Karlsruhe, Brief[11]

Verehrter und lieber Herr Professor!

Ich danke Ihnen herzlich für die Zusendung Ihres Aufsatzes über „Geschlechtliche Verirrung und Volksvermehrung“[12] und „Die Beeinflussung der Treffsicherheit beim Schiessen durch Alkohol“[13], die ich mit Interesse lesen werde.
Gruhle[14] hat ein Lehrbuch der Psychiatrie für praktische Aerzte geschrieben[15]. Es ist ganz Gruhle, viel Licht und viel Schatten; er hat eine sehr persönliche Einteilung des allgemeinen Teils „logisch“ durchgeführt, wobei Zusammengehöriges auseinandergerissen und Dinge, die einander fremd sind, zusammengeworfen werden. Die klinische Psychiatrie im engsten Sinne, die Lehre von den „grossen“ Geisteskrankheiten kommt nur kurz weg. Umso mehr ist Wert auf die Psychopathien gelegt. Es ist sehr oft unangenehm „belehrend“, etwa im Sinne von „Gruhle als Erzieher“ geschrieben. Es enthält auch einge grobe Schnitzer. Aber auf der anderen Seite macht es den Arzt auf viele kleine, aber wichtige Dinge aufmerksam, die in den Lehrbüchern meist unerwähnt bleiben, und versenkt sich mit Liebe in das Grenzgebiet, das die [wenigsten] Psychiater als

[11] MPIP-HA: K 33/21 Wilmanns. Karl Wilmanns (⋆1873 – +1945), Psychiater; zur Biographie vgl. Bd. VI, S. 295, Fußnote 1.
[12] Vgl. Kraepelin 1918d.
[13] Vgl. Abschnitt 3.1, Kraepelin 1916b.
[14] Hans Walter Gruhle (⋆1880 – +1956), Psychiater; zur Biographie vgl. Bd. VI, S. 199, Fußnote 128.
[15] Vgl. Gruhle 1918.

einen unsicheren Boden kaum zu betreten wagen. Im ganzen genommen glaube ich, dass es einschlagen wird. Jedenfalls steht es bei allen Mängeln turmhoch über den Lehrbüchern von Siemerling und Genossen, Raecke, Cimbal, Becker, Jolly[16] usw.
Ich habe noch eine Bitte. Gelegentlich meines letzten Aufenthalts in Konstanz habe ich die Freunde eines mir bekannten Arztes, das Ehepaar Wieler kennen gelernt, dessen kleiner Sohn Paul W. in Ihrer Klinik ist[17]. Der Fall interessiert mich sehr, zumal ich glaube, einen ähnlichen vor Jahren selbst kennen gelernt zu haben. Dieser war ein Mädchen, das sich mit etwa 3 Jahren charakterlich veränderte, intellektuell zunächst stehen blieb und mir und den Kinderärzten grosses Kopfzerbrechen machte. Im Laufe von Jahren trat die organische Natur des Leidens, an der zunächst auch ich gezweifelt hatte, deutlich hervor; es stellten sich – anscheinend im Gegensatz zu dem kleinen Wieler – Rückenmarkssymtome ein, und es entwickelte sich dann ziemlich schnell eine schwere Verblödung mit kolossaler Gewichtszunahme[18]. Das Kind starb nach etwa 9 jähriger Dauer der Erkrankung hochgradig verblödet in einer Idiotenanstalt. Eine Sektion wurde leider nicht gemacht.
Darf ich Sie vielleicht um das Krankenblatt zu kurzer Einsicht bitten? Ich meine, derartige Fälle sind trotz ihrer grossen Seltenheit von so allgemeinem Interesse, dass man nichts unterlassen darf, sich über sie zu belehren.
Mit besten Grüssen und Empfehlungen an Ihre
Frau Gemahlin
Ihr dankbarer

Wilmanns

[16] Vgl. Becker 1896; Binswanger 1904; Cimbal 1909; Jolly 1914; Raecke 1919.

[17] Paul Wieler, der Sohn eines Kaufmanns aus Konstanz, wurde 1915 in die Münchner Universitätsnervenklinik aufgenommen. Vgl. MPIP-HA: Zugangsbücher, Patienten-Zugangsbuch der Universitätsnervenklinik München 1915.

[18] Wilmanns beschreibt hier möglicherweise eine Patientin mit Prader-Willi-Syndrom, einer nach heutigem Kenntnisstand durch eine Mutation auf Chromosom 15 verursachten genetischen Erkrankung, die u. a. durch Kleinwuchs, Entwicklungsverzögerung und massive Adipositas gekennzeichnet ist.

Paul Nitsche an Emil Kraepelin,
16.III.1918, Sonnenstein, Brief[19]

Sehr verehrter Herr Professor!

Ich möchte mir erlauben Ihnen mitzuteilen, dass ich zum Direktor der Anstalt Dösen ernannt worden bin und meine neue Stellung schon am 1. April antreten werde.
Ich freue mich über diese Veränderung sehr, da ich dadurch wieder ein grossstädtisches psychiatrisches Arbeitsgebiet bekomme und Dösen mir immer als die bei weitem erstrebens-werteste sächsische Anstalt erschienen ist. Hoffentlich wird nun Flechsig[20] bald durch einen richtigen Nachfolger ersetzt. Für eine ordentliche Zusammenarbeit von Klinik und Dösen sind in Leipzig **[N]** ja die günstigsten Vorbedingungen gegeben.
Sie glauben nicht, wie schädlich sich in Sachsen die neuen Beobachtungen nach geradezu gewissenloser Gefechtstätigkeit Flechsigs bemerkbar macht.
Mit der Bitte, mich Ihrer Frau Gemahlin bestens empfehlen zu wollen,
bin ich
Ihr sehr ergebener

P. Nitsche

Emil Kraepelin an Gustav Krupp,
24.IX.1918, München, Brief[21]

Hochgeehrter Herr!

Ihre freundlichen Zeilen wie das Beileidstelegramm bei dem traurigen Anlasse des Hinscheidens von Professor Brodmann habe ich dem Verwaltungsrate der Forschungsanstalt zur Kenntnis gebracht: die Herren lassen Ihnen für Ihre Teilnahme ihren besten Dank ausdrücken. Wie ich Ihnen schon mitteilte, ist der Verlust,

[19] MPIP-HA: K 33/13 Nitsche. Paul Nitsche (⋆1876 – †1948), Psychiater; zur Biographie vgl. Bd. VI, S. 370, Fußnote 5.
[20] Paul Flechsig (⋆1847 – †1929), Neurologe und Psychiater; zur Biographie vgl. Bd. III, S. 126, Fußnote 26.
[21] PsyKl LMU, Durchschlag.

der uns getroffen hat, in der Tat ein ausserordentlich schwerer, da es nicht nur jetzt, sondern auf absehbare Zeit hinaus kaum möglich erscheint, einen geeigneten Ersatz für den Dahingegangenen zu finden. Es bleibt uns daher im Augenblick tatsächlich nichts anderes übrig, als die topographisch-histologische Abteilung aufzulösen. Selbstverständlich haben wir uns auf das **[N]** eingehendste mit den Möglichkeiten der zukünftigen Gestaltung beschäftigt. Da Herr Dr. Bielschowsky[22] bei Brodmanns Beerdigung hier war, haben wir mit ihm ausführlich darüber gesprochen und ihn gebeten, Prof. Vogts[23] Rat darüber einzuholen. Aus dem sich daran schliessenden Briefwechsel mit Vogt hat sich dasselbe ergeben, was auch unsere Anschauung war, nämlich, dass zur Zeit nur 2 oder 3 Herren überhaupt vorhanden sind, die sich mit den von Brodmann bearbeiteten Fragen näher beschäftigt haben. Es wird daher zunächst zu prüfen sein, ob einer oder der andere von ihnen für uns geeignet ist und ob, wann und unter welchen Bedingungen er etwa geneigt sein würde, in die Forschungsanstalt einzutreten. Wenn, wie leider zu erwarten steht, diese Versuche, einen geeigneten Nachfolger zu finden, scheitern, so bleibt kein anderer Weg als der, einen jüngeren begabten Forscher, der Neigung und Befähigung für das betreffende **[N]** Gebiet besitzt, zu seiner näheren Ausbildung einige Jahre an das Vogt'sche Institut[24] zu senden. Auch Vogt hat diese Möglichkeit bereits mit uns erörtert. Dass wir jederzeit bereit sind, mit dem Berliner Institut zusammenzuarbeiten und eine solche Verbindung mit besonderer Freude

[22] Max Bielschowsky (⋆1869 – †1940), Neuropathologe; Studium der Medizin in Breslau, Berlin und München, dort 1893 Promotion, anschließend wissenschaftlicher Mitarbeiter von Ludwig Edinger am Senckenbergischen Institut in Frankfurt/Main, ab 1896 Assistent im Labor von Emanuel Mendel in Berlin, ab 1904 Mitarbeiter von Oskar Vogt, Leiter des histopathologischen Labors und 1925 Berufung zum Wissenschaftlichen Mitglied am Kaiser-Wilhelm-Institut für Hirnforschung; nach Entlassung 1933 Tätigkeit an der psychiatrischen Universitätsklinik Utrecht und am Instituto Cajal Madrid, 1936 Rückkehr nach Berlin, 1939 Emigration nach London. Bielschowsky wurde vor allem durch die nach ihm benannte Silberimprägnationsmethode der Nervenfasern bekannt. Vgl. Ostertag 1963.

[23] Oskar Vogt (⋆1870 – †1959), Neuroanatom und Psychiater; zur Biographie vgl. Bd. VI, S. 318, Fußnote 5.

[24] Gemeint ist das von Oskar Vogt seit 1914 geleitete Kaiser-Wilhelm-Institut für Hirnforschung in Berlin.

begrüssen, schrieb ich Ihnen bereits. Es ist aber auf der anderen Seite nicht zu verkennen, dass die Fragen, deren Bearbeitung gerade für unsere Zwecke erforderlich ist, sich nicht ohne weiteres mit den Aufgaben des Berliner Institutes decken. Jedenfalls werden wir im Laufe der Zeit immer dringender die Notwendigkeit der Errichtung einer eigenen topographisch-histologischen Abteilung an unserer Anstalt empfinden. Wir werden uns Mühe geben, nach Möglichkeit alle diejenigen Wege zu beschreiten, die zu diesem Ziele führen können.
Mit vorzüglicher Hochachtung

Ihr
ganz ergebener
[Kraepelin]

Gustav Krupp an Emil Kraepelin,
14.X.1918, Essen-Hügel, Brief[25]

Sehr verehrter Herr Geheimrat,

Die gewaltige Umwälzung, welche die letzten 10 Tage auf dem Gebiete der inneren wie äusseren Politik uns gebracht haben[26], veranlassen mich, nach Möglichkeit die Verbindlichkeiten abzustossen, die noch in der Schwebe sind. Hierzu rechne ich nun auch die im vorigen Jahre für den Bau der „Deutschen Forschungsanstalt für Psychiatrie“ seitens meiner Frau und mir, sowie seitens meiner Schwiegermutter in Aussicht gestellte Summe. **[N]**
Ich lege Wert darauf, die Ueberweisung dieses Betrages in Kriegsanleihe alsbald vorzunehmen, und bitte Sie, mich baldtunlichst wissen zu lassen, ob der Betrag abermals ins Staatsschuldbuch zu Gunsten genannter Anstalt eingetragen oder einer anderen Stelle überwiesen werden soll.
Ueber unsere Gesamtlage mag ich heute nicht schreiben. Darüber gelegentlich mündlich Näheres!

[25] MPIP-HA: K PsyKl LMU.
[26] Gemeint sind vermutlich die Ernennung von Prinz Max von Baden zum Reichskanzler am 03.X.1918 und die Übermittlung eines Waffenstillstandsgesuchs an die USA am 04.X.1918.

Inzwischen verbleibe ich mit bestem Gruss, auch von meiner Frau, und indem ich Ihnen den Empfang Ihres gefälligen Schreibens vom 24. v. Mts. noch mit verbindlichstem Danke bestätige,
stets Ihr sehr ergebener
Krupp v Bohlen Halbach

Alwin Knauer an Emil Kraepelin,
18.XI.1918, Würzburg, Brief[27]

Sehr geehrter Herr Geheimrat!

Verzeihen Sie, daß ich Sie mit einer Bitte belästige. Meine militärische Stellung wird demnächst ein Ende nehmen und ich muss sehen, daß ich nicht plötzlich brotlos werde. Da ich bei Kriegsausbruch meine materiell wertvolle Stellung in Amerika, die ich mir ganz aus eigener Kraft unter den wahrlich schwierigsten Umständen geschaffen hatte, aufgegeben habe, um als Kriegsfreiwilliger ins Feld zu ziehen und dafür vom Militär nur Ausnut**[N]**zung und Zurücksetzung im Vergleich zu anderen erfahren habe, so glaube ich Anspruch darauf zu haben, dass das Reich jetzt auch etwas für mich tut. Ich habe vor, mich mit einem Gesuch an das Auswärtige Amt zu wenden, daß man mir für meine verlorene Position in Amerika einen anständigen Ersatz giebt oder – was mir unter den gegenwärtigen traurigen Verhältnissen noch lieber wäre – diplomatische Schritte unternimmt, dass ich drüben wieder in meine früheren Rechte eingesetzt werde. Der komman**[N]**dierende General, der Armeearzt, Herr Geheimrat Enderlen[28] – Heidelberg, die mein ärztliches Wirken während des Krieges beobachtet haben, haben mir zur Unterstützung des Gesuches sehr warm gehaltene Empfehlungsschreiben übersandt. Ich würde es natürlich sehr begrüssen, wenn auch Herr Geheimrat meine Bemühungen durch einige Zeilen unterstützen möchten.

[27] MPIP-HA: K 33/10 Knauer.

[28] Eugen Enderlen (⋆1863 – †1940), Chirurg; Studium der Medizin in München, dort 1888 Promotion, Habilitation 1895 in Greifswald, dort 1899 Ernennung zum außerordentlichen Professor, 1904 Berufung nach Basel, 1908 nach Würzburg, 1918 nach Heidelberg, 1932 Emeritierung, Übersiedlung nach Stuttgart. Enderlen wurde vor allem durch seine Arbeiten über Operationsmethoden am Magen-Darm-Trakt bekannt. Vgl. Wachsmuth 1963.

Ich verhehle mir nicht, dass die jetzigen Machthaber für derartige Ansprüche wahrscheinlich nicht viel Verständnis haben werden – man heisst ja nicht Cohn und ist nur ein Landsmann. Aber ich verspreche mir **[N]** doch einigen Eindruck von den vielen Beweisen der Verehrung, die ich während des Krieges von meinen früheren Kollegen und Schülern drüben erhalten habe, die mir brieflich immer wieder die Hoffnung ausgesprochen haben, daß ich nach dem Frieden zurückkehren möge.
Wenn Herr Geheimrat meine Bitte erfüllen wollten, wäre ich Ihnen zu neuem Dank verpflichtet.

Mit hochachtungsvollem
Gruß, zugleich an Ihre
werte Familie,
Ihr ergebener
Dr. Knauer

5.6. Briefe aus dem Jahr 1919

Franz Tuczek an Emil Kraepelin,
13.I.1919, Marburg, Brief[1]

Sehr verehrter Herr Kollega,

nachdem der Krieg mir zwei Söhne genommen – mein Jüngster starb im Herbst an doppelseitigem Influenza-empyem[2] – beschäftigt mich jetzt die Sorge um die Zukunft meiner älteren Söhne und gibt mir Mut, Sie um einen freundlichen Rat zu bitten. Mein 28jähriger Sohn Karl[3], Oberarzt der Res., sieht seiner demnächstigen Entlassung aus dem Heeresdienst entgegen und wohnt z. Z. mit seiner jungen Frau, der Tochter unseres Nationalökonomen Troeltsch[4], mit welcher er seit 2½ Jahren [N] bisher kinderlos verheiratet ist, hier bei seinen Schwiegereltern. Der Entschluß, zur Psychiatrie zu gehn, steht schon seit Jahren bei ihm fest, aber wo und wie anfangen? Ich lege den größten Wert darauf, daß er, ehe er in einen Anstaltsbetrieb geht, eine gründliche und möglichst vielfältige klinische Vorbildung erhält – Mir scheint es gegenwärtig sehr schwierig, anzukommen; Gaupp[5] und Hoche[6] konnten ihm keine Vakanz in sichere Aussicht stellen. Psychiatrie hat er

[1] MPIP-HA: K 33/18 Tuczek. Franz Tuczek (⋆1852 – †1925), Psychiater; zur Biographie vgl. Bd. IV, S. 122, Fußnote 23.

[2] Vereiterung beider Lungenflügel nach Lungenentzündung.

[3] Karl Tuczek (⋆1891 – †1931), Psychiater; Studium der Medizin in Berlin und Freiburg, von 1921 bis zu seinem Tod zweiter Arzt an der Privatanstalt Kennenburg-Esslingen. Karl Tuczek erhielt trotz dieser Intervention seines Vaters keine Stelle bei Emil Kraepelin, sondern bei Karl Wilmanns an der Heidelberger Universitätsklinik. Vgl. Brief Karl Wilmanns an Emil Kraepelin, 08.VII.1919, S. 317; Krauß 1949, S. 39.

[4] Walter Troeltsch (⋆1866 – †1933), Volkswirtschaftler; Studium der Staatswissenschaften in München, Berlin und Tübingen, dort 1890 Promotion und 1891 Habilitation; 1897 Ernennung zum außerordentlichen Professor, 1899 Berufung an die Technische Hochschule Karlsruhe, 1902 nach Marburg, dort 1912/13 Rektor. Troeltsch wurde vor allem durch seine empirischen Untersuchungen zum Arbeitsmarkt bekannt.

[5] Robert Gaupp (⋆1870 – †1953), Psychiater; zur Biographie vgl. Bd. IV, S. 295f.

[6] Alfred Erich Hoche (⋆1865 – †1943), Psychiater; zur Biographie Bd. IV, S. 280, Fußnote 79.

bei Ziehen[7] und Hoche gehört, die Approbationsprüfung im Sommer 1913 mit „sehr gut" bestanden, mit **[N]** einer Dissertation „Die Beziehungen der Nebennieren-Pigmentation zur Hautfarbe mit besonderer Berücksichtigung der pigmentierten Nebennieren-Tumoren"[8] (erschienen in Ziegler's Beiträgen zur path. Anat. u zur allg. Pathologie LVIII H. 2) magna c. laude promoviert; das praktische Jahr hier beim Pathologen, inneren Kliniker und bei mir absolviert. Während des ganzen Krieges war er im Felde. Leider kann er nicht mit einer schon reiferen psychiatrischen Erfahrung und speziellen Ausbildung noch einer besonderen Forschungsrichtung aufwarten, so daß **[N]** ich, bei der gewiß großen Ihnen zur Verfügung stehenden Auswahl, kaum daran denken kann, daß Sie selbst ihn für eine etwaige Assistentenvakanz in Aussicht nehmen würden. Aber vielleicht können Sie mir raten, wohin ich mich mit Aussicht auf Erfolg am besten wenden könnte. Eine Schwierigkeit liegt *[gewiß ?]* auch in der Wohnungsfrage, obgleich das junge Paar natürlich mit der „kleinsten Hütte" sich begnügen würde. Empfehlen Sie mich Ihrer verehrten Frau Gattin und Töchtern und seien Sie, besonders auch von meiner Frau, bestens gegrüßt! Ihr sehr ergebener

Tuczek

Amalie Caro an Emil Kraepelin,
26.I.1919, Mannheim, Brief[9]

Sehr verehrter Herr Professor,

Verzeihen Sie bitte, wenn diesmal meine Glückwünsche zum Jahreswechsel noch verspätet eintreffen, herzliche Wünsche hauptsächlich zur Erhaltung Ihrer Gesundheit, wie auch in der Familie! Dies ist ja jetzt die Hauptsache. Ferner mögen Sie auch 1919 noch weitere Freude erleben an der Entwickelung Ihres Institutes! Es ist ja ein Glück, dass Sie bis jetzt so viel dafür erreichen konnten, noch rechtzeitig vor unserem tiefen nationalen Unglück, – und wie

[7] Theodor Ziehen (⋆1862 – +1950), Psychiater; zur Biographie vgl. Bd. V, S. 177, Fußnote 30.
[8] Vgl. Tuczek 1914.
[9] MPIP-HA: K 33/3 Caro.

ich höre, werden gerade jetzt noch grosse Spenden für Hochschulen und gemeinnützige Einrichtungen gestiftet, – sonst holt es ja doch der Staat. – **[N]** Ach wie schauderhaft sind doch die Zustände geworden, es ist ja zum Verzweifeln trostlos. Gott gebe, dass wir nach der Nationalversammlung wieder Hoffnung und Lichtblicke für die Zukunft bekommen!
– Mir persönlich geht es gesundheitlich immer noch abwechselnd, und litt ich in letzter Zeit viel an seelischen Depressionen. Das viele Alleinsein in dieser düstren Zeit ist sicherlich nicht gut, und in gedrückter Stimmung meidet man auch gern Anschluss und Zerstreuung. Hier in Mannhein ging es oft zu ordinär her, und manche Versammlung wurde in wüster Weise gesprengt. Fortwährend höre ich noch stets meinen Vater reden. „Wehe uns Allen, wenn nach dem bevorstehenden Krieg die Socialdemokratie ans Ruder kommt.“ Deren Verhalten ist so beschränkt und maaslos, dass der Ruin unvermeidlich geworden ist. **[N]** Das Proletariat will auch hier nun seine Wohnungen in sämmtlichen Villen Privathäuser und Etagen aufschlagen und wir sollen nur 1 Zimmer per Person behalten. Ich wollte, ich lebte in Ruhe und Frieden noch einige Jahre auf dem Land. –
Die Forunkelose verlässt mich noch nicht, sie ist nun 1 Jahr mein Gast, nichts hilft dagegen. –
Diesen Monat sind nun seit meiner Genesung in der Heidelberger Klinik 20 Jahre verflossen! Schon eine lange Zeit her! Bin doch geistig gesund geblieben – wenn ich auch zeitweise vom Schicksal hart dabei angefasst wurde! Es ist nur schade, dass ich diese schönen Lebensjahre nicht noch mehr habe ausnutzen dürfen – immer mit dem Trost auf die Zukunft – und die Zukunft kam und – man kann nicht mehr, wie man möchte. –
In der Beziehung haben Sie Ihre **[N]** beneidenswerten schönen Weltreisen hinter sich und dürfen nun den Erinnerungen leben. –
In Dankbarkeit an meine Heidelberger Erinnerungen möchte ich Ihnen, sehr verehrter Herr Professor doch gern ein äusseres Zeichen des Gedenkens widmen, und habe anlässlich dieses Zwecks bei meinem Düsseldorfer Besuch diesen Sommer im Atelier des

alten Malers Hendschel[10] (Bruder des Skizzenmalers) eine Landschaft gewählt, mit welcher ich hoffe Ihnen eine kleine Freude zu machen. Allerdings ich muss noch um Aufschub bitten und wird mein Schwager Burghard[11] so bald ein Versandt wieder gestattet ist, dieses Ihnen zuschicken. Auch ist der Kistenversand momentan zu unsicher. –
Hoffentlich ist es Ihnen und Ihrer Familie stets wohl ergangen und sind Sie von der Grippe[12] verschont geblieben.
Mit freundlichen Grüssen, Hochachtungsvoll

Ihre ergebene
Amalie Caro. –

Gustav Aschaffenburg an Emil Kraepelin, 19.IV.1919, Köln, Brief[13]

Sehr verehrter Herr College!

Inmitten dieser unglaublichen Zeit muss ich Sie mit einer Bitte belästigen. Der Zusammenbruch hat mich umso schwerer getroffen, als mich meine Ihnen ja von früher her wohlbekannte optimistische Auffassung bis zuletzt auf einen guten Ausgang hoffen liess, und nun stehe ich dem völligen Versagen, vor allem auch unseres Volkes, gegenüber recht fassungslos. Unter den Umständen bleibt nichts übrig, als sich in die Arbeit zu flüchten und ich habe deshalb die mir persönlich sonst nicht einmal besonders wünschenswert erscheinende Umwandlung der Akademie in eine Universität (an der nebenbei die Akademie völlig unbeteiligt war), dankbar begrüsst, weil sie uns mit organisatorischen Arbeiten überhäuft, da wir schon im Mai die klinischen Semester beginnen sollen[14].

[10] Ottmar Hendschel (⋆1845 – †1925), Kunstmaler aus der Düsseldorfer Malerschule. Wesentlich bekannter war sein Bruder, der Zeichner und Radierer Albert Hendschel (⋆1834 – †1883). Vgl. Auskunft Künstlerverein Malkasten Düsseldorf, Archiv; Abbildung S. 311.

[11] Gemeint ist Otto Burghard, seit 1893 mit Louisa Caro verheiratet.

[12] Gemeint ist die sogenannte „Spanische Grippe“, eine 1918/19 grassierende Influenza-Pandemie, an der weltweit mindestens 25 Millionen Menschen starben. Vgl. Philips 2003.

[13] MPIP-HA: K 33/1 Aschaffenburg.

[14] Die Universität Köln entstand im Mai 1919 durch die Zusammenlegung der 1904 gegründeten Akademie für praktische Medizin und der Handelshochschule. Vgl. Heimbüchel 1988.

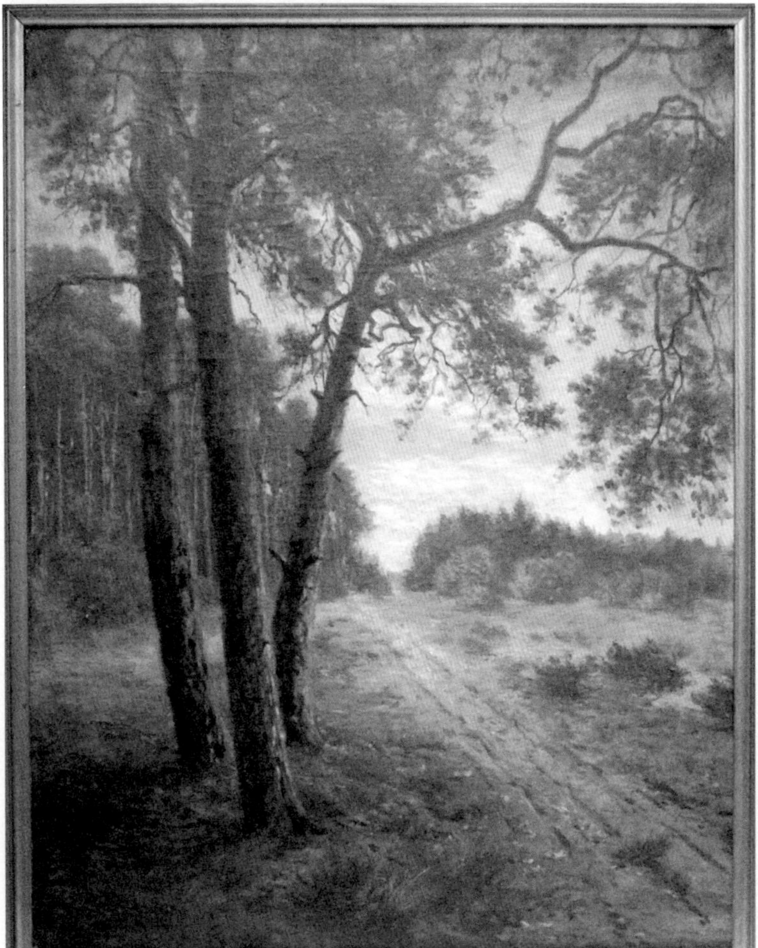

„Föhrenwald", Ottmar Hendschel, 1919

Dr. Schneider[15], der schon vor dem Krieg 2 Jahre mein Assistent war und dessen Arbeiten über Zwangsvorstellungen[16] Ihnen [N] vielleicht aus der Gaub'schen Zeitschrift[17] erinnerlich ist, ist zur Habilitation zugelassen, und ich bin damit gut dran. Er ist ein feinsinniger, begabter und ernster Mensch, der mir eine Stütze ist und mich auch persönlich sehr anregt.
Ich möchte nun aber ausserdem, wie ich Ihnen schon einmal mündlich auseinandergesetzt habe, mein psychologisches Laboratorium zu einem Institut für angewandte Psychologie ausbilden. Da wir hier die Begutachtung psychopathischer Kinder, Jugendlicher und der Grenzfälle in erheblichem Umfange zu erledigen haben, liegt mir daran, diesen Zweig unserer Tätigkeit besser zu gestalten; das kann ich nur, wenn ich einen geeigneten Herrn dazu habe. Nun habe ich Gelegenheit, Herrn Prof. Busch[18] aus Tübingen zu bekommen, mit dem ich bereits tastende Verhandlungen aufgenommen habe. Es liegt mir aber viel daran, auch von anderer Seite ein Urteil zu haben, das ich dem akademischen Rat (demnächst der Medizinischen Fakultät) vorlegen kann. Da Sie Herrn Prof. Busch kennen, wäre ich Ihnen für eine gutachtliche Aeusserung über ihn als Wissenschaftlicher, Lehrer und Mensch sehr verbunden.
Ich denke augenblicklich viel an München und die dortigen Verhältnisse; wie mag es Ihnen ergehen! Aus den Zeitungen ersehe

[15] Kurt Schneider (⋆1887 – †1967), Psychiater; Studium der Medizin und Philosophie in Tübingen und Berlin, 1910 Staatsexamen, 1911 Assistent von Robert Gaupp an der psychiatrischen Universitätsklinik Tübingen, dort 1912 Promotion zum Dr. med., 1913 Assistent bei Gustav Aschaffenburg in Köln, dort 1919 Habilitation und 1921 Promotion zum Dr. phil. bei Max Scheler, 1922 Ernennung zum außerordentlichen Professor; 1931 Leiter der Klinischen Abteilung der DFA, 1946 Berufung nach Heidelberg, 1955 Emeritierung. Schneider wurde vor allem durch seine grundlegenden Arbeiten zu Persönlichkeitsstörungen und zur Psychopathologie bekannt, die eine wichtige Voraussetzung für die Entwicklung der aktuellen nosologischen Systeme der Psychiatrie darstellen. Vgl. Huber 1997.

[16] Vgl. Schneider 1915; Schneider 1918.

[17] Gemeint ist die *Zeitschrift für die gesamte Neurologie und Psychiatrie*, die u. a. von Robert Gaupp herausgegeben wurde.

[18] Alfred Werner Busch (⋆1876 – †1959), Psychiater; bis 1902 Studium der Medizin in Bonn, Berlin und Heidelberg, dort Promotion, Weiterbildung bei Wilhelm Wundt in Leipzig und von 1904 bis 1906 bei Emil Kraepelin in München, 1909 Habilitation in Tübingen, dort ab 1917 Extraordinarius, ab 1921 in Köln. Vgl. Bd. VI, S. 42.

ich, dass Sie augenblicklich einen der Volksführer in der Klinik haben[19]; einen andern – Rotenhöfer[20] – habe ich vor dem Kriege einige Tage in Behandlung gehabt – zu kurz, um eine sichere Diagnose zu stellen, am wahrscheinlichsten war es wohl, dass es sich um eine alte Hebephrenie handelte. **[N]**
Soweit man heute davon reden kann, geht es uns gut, wenigstens gesundheitlich, wenn auch die Ernährung viel zu wünschen übrig lässt und wir statt der bolschewistischen Herrscher die seelischer nicht weniger schwer zu ertragende Herrschaft der Engländer haben, die zur Zeit 80 000 Mann in Cöln untergebracht haben.
Ich schicke den Brief weg in der Hoffnung, dass er in Ihre Hände kommt, wenn auch München augenblicklich noch abgeschlossen ist, so dauert es wohl nur noch wenige Tage und ich hoffe daher, der Brief kommt richtig in ihre Hände.
Mit herzlichen Grüssen von Haus zu Haus

Ihr ganz ergebener
Aschaffenburg

Der Brief kam als „gesperrt“ zurück. Nachdem inzwischen der Münchner Wahnsinn[21] vorläufig geendet hat, kann ich Ihnen und den Ihrigen, die ich wohlbehalten hoffe, meinen Glückwunsch zur Befreiung aussprechen.
5/V/19

Emil Kraepelin an Gustav Krupp,
25.IV.1919, München, Brief[22]

Hochgeehrter Herr!

Ihre freundlichen Zeilen vom 9. ds. Mts. trafen mich auf dem Krankenlager. Erst gestern bin ich wieder heimgekehrt, befinde

[19] Gemeint ist vermutlich Matthias Wagner (⋆ 1888), ein Abteilungsführer der republikanischen Schutztruppe, der vom 29.III. bis zum 09.V.1919 in der Münchner Nervenklinik forensisch-psychiatrisch untersucht wurde, da er am 20.III.1919 in alkoholisiertem Zustand einen Stabsarzt erschossen hatte. Vgl. StAM: Staatsanwaltschaft München I, 3014.

[20] Nach Auskunft des Stadtarchivs München ist eine Person dieses Namens unter den Rotgardisten bzw. der Räteregierung nicht ermittelbar.

[21] Gemeint sind die Münchner Räterepublik und ihre Niederschlagung.

[22] PsyKl LMU, Durchschlag.

mich aber augenblicklich schon wieder ganz wohl. Für Ihre liebenswürdige Zusage, unserer Anstalt das schöne Blatt von Prof. Héroux[23] zu stiften und überdies noch die Kosten für die Anfertigung der Buchmarke übernehmen zu wollen, sage ich Ihnen unsern herzlichsten Dank. Ich möchte indessen dazu bemerken, dass wir selbstverständlich die Anfertigung der Buchmarke als Aufgabe der Anstalt betrachtet und dafür die Mittel bereitgestellt haben, während wir es nicht verantworten zu können glaubten, die Ausgabe für das Kunstwerk aus den Mitteln der Forschungsanstalt zu machen. Durch Ihre **[N]** Zuwendung wird die uns zur Verfügung stehende Summe für die Anschaffung von Zeitschriften in sehr erfreulicher Weise erhöht. Da die Buchmarken noch nicht geliefert sind, kann ich Ihnen zur Zeit den Betrag der Rechnung noch nicht mitteilen; nach dem Voranschlage sollten es etwas über 800 M sein. Sobald diese Frage entschieden ist, werde ich mir erlauben, Ihnen weitere Mitteilung zu machen.
Ob und wann dieser Brief Sie erreichen wird, erscheint zur Zeit ganz unsicher, da im Augenblick alle Verbindungen gesperrt sind. Wir hoffen indessen, dass im Laufe einiger Tage der Verkehr mit dem Norden dauernd wieder hergestellt wird.
Wie mir in meiner Abwesenheit mitgeteilt wurde, hat mich eine Dame in Ihrem Auftrage zu sprechen gewünscht. Es ist ihr auch meine Adresse angegeben worden, doch hat sie anscheinend nicht weiter den Versuch gemacht, sich mit mir in Verbindung zu setzen, sodass ich im Unklaren **[N]** darüber geblieben bin, was sie mir mitzuteilen hatte.
In vorzüglicher Hochachtung

Ihr
ganz ergebener
[Kraepelin]

[23] L. C. Bruno Heróux (⋆1868 – †1944), Maler, Graphiker und Ex-Libris-Künstler; Ausbildung an der Akademie für Graphische Künste in Leipzig, an der er seit 1903 auch als Lehrer wirkte, ab 1892 als Illustrator für Zeitschriften, anatomische Atlanten und vor allem als Gestalter von Ex-Libris tätig. Vgl. Liebsch 1922; Kunze 1997.

Karl Wilmanns an Emil Kraepelin,
08.VII.1919, Heidelberg, Brief[24]

Lieber und verehrter Herr Professor!

Ich danke Ihnen bestens für Ihre Karte vom 23. Juli und Ihre grundsätzliche Bereitwilligkeit, Herrn Gruhle zum Referenten für die nächste Sitzung unseres Vereins vorzuschlagen[25]. Berichtigend möchte ich zu Ihrer Karte bemerken, daß Sie und Sommer[26] Ihr Referat nicht in der Sitzung in Straßburg sondern in der in Stuttgart gehalten haben[27]. Diese liegt nunmehr, wenn ich mich nicht sehr irre, 9 Jahre zurück. Trotzdem wäre es natürlich nicht erfreulich, wenn jetzt schon wiederum ein Referat über das gleiche Thema abgegeben würde. Gruhle beabsichtigt das auch nicht. Er möchte als Titel für sein Referat etwa wählen „Über moderne Psychopathologie“. Er würde dabei die Methoden und Ergebnisse der experimentellen Psychopathologie im engeren Sinne kurz zusammenfassen, die Jaspersche[28] Richtung flüchtig berühren, auf die Untersuchungen von Külpe[29] und auf die neuesten Untersuchun-

[24] MPIP-HA: K 33/21 Wilmanns.

[25] Gemeint ist die Jahresversammlung des Deutschen Vereins für Psychiatrie am 27./28.V.1920 in Hamburg, an der Gruhle jedoch nicht teilnahm. Vgl. Anwesenheitsliste, *Allgemeine Zeitschrift für Psychiatrie*, Bd. 76, 1920, S. 593f.

[26] Robert Sommer (⋆1864 – +1937), Psychiater; zur Biographie vgl. Bd. V, S. 157, Fußnote 4.

[27] Auf der Jahresversammlung des Deutschen Vereins für Psychiatrie in Stuttgart am 21./22.IV.1911 hatten sowohl Emil Kraepelin als auch Robert Sommer ein Referat über *Die psychologischen Untersuchungsmethoden* gehalten. Vgl. Kraepelin 1911e; Sommer 1911a.

[28] Karl Jaspers (⋆1883 – +1969), Philosoph und Psychiater; 1901 Studium der Rechtswissenschaften in Freiburg und München, ab 1902 Studium der Medizin in Berlin, Göttingen und Heidelberg, 1909 Promotion, von 1908 bis 1915 Assistent an der dortigen Universitäts-Irrenklinik, 1913 Habilitation über *Allgemeine Psychopathologie*; 1916 Extraordinarius, 1922 Ordinarius für Philosophie in Heidelberg, 1933 Ausschluß von der Universität, 1937 zwangsweise Versetzung in den Ruhestand, 1943 Publikationsverbot, 1948 Berufung nach Basel, 1961 Emeritierung. Vgl. Jaspers 1913; Salamun 1985; Saner 2005.

[29] Oswald Külpe (⋆1862 – +1915), Psychologe und Philosoph; zur Biographie vgl. Bd. VI, S. 158, Fußnote 7. Gemeint ist die Denkpsychologie, hier die Analyse des Problemlösens, logischen Schließens und der Begriffsbildung; vgl. Külpe 1912.

gen bei Kopfbeschädigten (Poppelreuter[30] und besonders Goldstein[31]) eingehen, zu ihnen kritisch Stellung nehmen, um schließlich einen Ausblick auf die zukünftige Arbeitsweise zu tun. Da sich Gruhle mit vielem Interesse und, wie ich glaube, auch mit großer Gründlichkeit diesen Fragen zugewandt hat, so glaube ich, ihn mit gutem Gewissen als Referenten empfehlen zu dürfen.
Die günstigen Berichte über das Befinden Nissls, die heute durch einen Brief von Spielmeyer an Steiner[32] bestätigt und erweitert wurden, haben uns außerordentlich gefreut. Es wäre sehr wünschenswert, wenn Romberg Nissl etwas im Auge behalten würde[33]. Ich habe ihn hinreichend kennen gelernt, um zu wissen, daß er seinem körperlichen Befinden große Aufmerksamkeit schenkt, solange es ihm leidlich gut geht; sobald er jedoch eine Verschlechterung feststellt, sucht er sie zu verdrängen und wird leichtsinnig. Er ist darin wie ein Kind und bedarf eines energischen Arztes, um sich vor Schaden zu bewahren. **[N]**

[30] Vgl. S. 226, Fußnote 19; Poppelreuter 1917.

[31] Kurt Goldstein (⋆1878 – †1965), Neurologe, Psychiater und Neuropsychologe; Studium der Philosophie und Medizin, ab 1906 Assistent an der psychiatrischen Universitätsklinik in Königsberg, 1914 mit Adhémar Gelb (⋆1887 – †1936) Gründung des Instituts für die Erforschung der Folgeerscheinungen von Hirnverletzungen in Frankfurt/Main, dort 1929 Ordinarius für Neurologie, 1930 Berufung nach Berlin, 1933 nach Verhaftung Emigration nach Amsterdam, 1935 nach New York, Lehrtätigkeit an der Harvard und der Columbia University. Goldstein, ein Schwager des Philosophen Ernst Cassirer (⋆1874 – †1945), kritisierte das tradierte, stirkt topographisch-lokalisatorische Verständnis von Hirnfunktionsstörungen und gilt als einer der Begründer der Gestalttheorie und der Neuropsychologie. Vgl. Goldstein 1919; Noppeney 2000; Belz 2006.

[32] Gabriel Steiner (⋆1883 – †1965), Neuropathologe und Neurologe; Studium der Medizin in München, Würzburg und Freiburg, 1910 Promotion in Straßburg, dort 1913 als Assistent von Robert Wollenberg Habilitation, ab 1919 als außerordentlicher Professor Leiter des neuropathologischen Labors in Heidelberg; nach Entlassung 1936 Emigration in die USA, von 1937 bis 1954 Professor für Neuropathologie und Neurologie an der Wayne University Detroit, danach bis 1958 Leiter des Michigan Multiple Sclerosis Center. Steiner wurde vor allem durch seine Arbeiten über Infektionserreger im Zentralnervensystem und über Multiple Sklerose bekannt.

[33] Franz Nissl starb am 11.VIII.1919 an einer Urämie.

Der Klinikbetrieb läuft jetzt gut. An Assistenten habe ich Gruhle, Wetzel[34], Mayer[35], der sich besonders für klinische Psychiatrie interessiert, Tuczek[36], ein Sohn unseres Kollegen, der mit viel Interesse und auch Begabung an die klinische Psychiatrie herantritt, ferner Prinzhorn[37], der nach mannigfaltigen Versuchen in anderen Berufen sich mit großem Eifer der klinischen Psychiatrie zugewandt hat, Fleischmann[38], der uns allen sehr gefällt, psychiatrisch aber ganz unbegabt ist und trotz großen Eifers und Strebens Neurologe bleiben wird, Steiner, über dessen Zuzug wir alle außerordentlich erfreut sind, und endlich Homburger[39], der die Poliklinik führt und gleichzeitig in enger Beziehung mit der Kinderklinik sich mit psychopatischen Kindern beschäftigt.

[34] Albrecht Wetzel (⋆1880 – †1947), Psychiater; Studium der Medizin in Tübingen und München, 1904 Promotion in Tübingen, anschließend u. a. Schiffsarzt des Norddeutschen Lloyd, ab 1908 Assistent an der Heidelberger Universitäts-Irrenklinik, dort 1918 Habilitation mit der forensisch-psychiatrischen Studie *Über Massenmörder*, 1922 Ernennung zum außerordentlichen Professor, 1924 Ärztlicher Direktor am Bürgerhospital Stuttgart; 1944 Pensionierung. Vgl. Mildenberger 2008; Wetzel 1920a.

[35] Wilhelm [Willy] Mayer-Gross (⋆1889 – †1961), Psychiater und Neurologe; Studium der Medizin in Heidelberg, Kiel und München, Promotion 1913 und Habilitation 1924 in Heidelberg, dort 1929 Ernennung zum außerordentlichen Professor; 1933 Entlassung und Emigration nach England, zunächst u. a. am Maudsley Hospital in London tätig, ab 1939 am Crichton Royal Hospital in Dumfries (Schottland) und von 1955 bis 1961 an der Universität Birmingham. Vgl. Haas 1976.

[36] Vgl. S. 307, Fußnote 3.

[37] Hans Prinzhorn (⋆1886 – †1933), Psychiater und Kunsthistoriker; Studium der Psychologie, Philosophie und Kunstgeschichte in Tübingen, Leipzig und München, 1908 Promotion zum Dr. phil., anschließend Gesangsausbildung in London, ab 1913 Studium der Medizin in Freiburg, 1918 Staatsexamen, anschließend Assistent bei Karl Wilmanns in Heidelberg, dort 1919 Promotion zum Dr. med., ab 1921 Arzt an verschiedenen Kliniken und Sanatorien in Zürich, Dresden und Wiesbaden, nach Trennung von der Tänzerin Mary Wigman 1924 Niederlassung als ärztlicher Psychotherapeut in Frankfurt/Main, 1929/30 Aufenthalt in den USA und in Paris, verbrachte seine letzten Lebensjahre im Schwarzwald und in München. Vgl. Prinzhorn 1922; Röske 1995.

[38] Rudolf Hugo Leopold Fleischmann (⋆1886 – †1945), Nervenarzt; 1912 Promotion bei Emil Kraepelin in München, von 1919 bis 1945 Mitinhaber und ärztlicher Leiter des Kurhauses Bad Nassau. Vgl. Fleischmann 1911; Auskunft Verbandsgemeinde Nassau.

[39] Vgl. S. 278, Fußnote 6.

Prinzhorn interessiert sich besonders für die Kunst der Geisteskranken. Da er sich früher sehr eingehend mit Kunstgeschichte beschäftigt hat und außerdem der Schwager des hiesigen Staatsrechtslehrers Fehr[40], eines großen Freundes der sogenannten modernen Kunst, ist, bringt er die erforderliche Grundlage für die Beschäftigung mit diesem schwierigen Grenzgebiet mit. – Ich habe ein Rundschreiben an sämtliche Heil- und Pflegeanstalten Deutschlands ergehen lassen und gebeten, uns künstlerische Erzeugnisse aller Art, in erster Linie zeichnerische, malerische und bildhauerische Arbeiten zu Studienzwecken zuzusenden. Der Erfolg war außerordentlich überraschend. Wir haben ein ganz ungewöhnlich reichhaltiges Material erhalten, mit dem wir alle nicht gerechnet hatten. Die Erzeugnisse sind zum Teil von ganz hervorragendem klinischen Interesse, zum Teil aber wirklich bei aller Verrücktheit künstlerisch wertvoll.
Nachdem wir einige hundert zum Teil sehr wertvolle Blätter gesammelt hatten, habe ich an die Stifter appelliert, uns das Material als Geschenk zur Errichtung eines Museums für pathologische Kunst zu überlassen. Auch da erlebten wir wiederum die Überraschung, daß wir lauter Zusagen erhielten. So besitzen wir jetzt ein Material, wie es glaube ich wohl nirgends bisher angesammelt ist. Besonders interes**[3]**sant und künstlerisch wertvoll sind die Zeichnungen von einem in einer schlesischen Anstalt befindlichen früheren Regierungsbaumeister[41], der zur Zeit auf der Besserung

[40] Hans Fehr (⋆1874 – †1961), Jurist und Rechtshistoriker; Studium der Rechtswissenschaften in Würzburg, Bonn, Berlin und Bern, dort 1899 Promotion, bis 1901 Attaché an der schweizerischen Gesandtschaft in Paris, 1904 Habilitation in Leipzig; 1906 außerordentlicher Professor in Jena, 1912 Berufung als Ordinarius nach Halle, 1917 nach Heidelberg und 1924 nach Bern, 1944 Emeritierung. Abgesehen von seinen rechtshistorischen Studien wurde Fehr hauptsächlich durch seine Untersuchungen über die Beziehungen zwischen Recht und Kunst bekannt. Während seiner Tätigkeit in Heidelberg legte Fehr, der mit Emil Nolde (⋆1867 – †1956) befreundet war, eine Bildersammlung zur Rechtsgeschichte an. Vgl. Bader 1948.

[41] Gemeint ist Paul Goesch (⋆1885 – †1940), Architekt und Kunstmaler; von 1903 bis 1910 Studium der Architektur, 1908 Ausmalung des Saales „Zum Elbthal" in Dresden-Laubegast, 1914 Examen zum Regierungsbaumeister in Berlin, von 1915 bis 1917 bei der Postverwaltung Kulm tätig, infolge psychischer Erkrankung Einweisung in eine schlesische Heil- und

von einem katatonischen Erregungszustand ist. Ich habe einen Teil seiner Sachen als Geschenk erhalten und einen Teil aus mir zur Verfügung stehenden Mitteln für das Museum gekauft. Interessant ist, daß der Bruder des Kranken daraufhin den Rest einem Kunsthändler in Berlin übergeben hat, und daß die kleinen Aquarelle wie wir hören wie warme Semmeln dort abgehen. Wie das ungeheuer reichhaltige und sehr verschiedenartige Material wissenschaftlich verarbeitet werden soll ist mir freilich selbst vorläufig noch unklar. Ich habe Prinzhorn vorgeschlagen, auf dem nächsten Psychiatertag einen einleitenden Vortrag über dieses Gebiet zu halten[42]; gleichzeitig würden wir damit eine kleine Ausstellung der ausgesuchtesten Sachen verbinden.

Ich schreibe dies alles, weil ich annehme, daß Sie dafür Interesse haben, zumal sie ja auch schon seit vielen Jahren sich mit dem Gegenstand beschäftigt haben[43]. Gleichzeitig möchte ich bei Ihnen anfragen, ob Sie uns die künstlerischen Erzeugnisse, die in Ihrem Museum befindlich sind, also im wesentlichen Zeichnungen, Malereien, bildhauerische Arbeiten, Holzschnitzereien u. dergl., soweit sie ohne Schwierigkeiten und Gefährdung verschickt werden können, für kurze Zeit überlassen könnten. Als Gegengabe würden wir nach Sichtung unseres Materials bereit sein, Ihnen das eine oder das andere Stück von unseren Dubletten samt einer kurzen Zählkarte über den Verfertiger für das dortige Museum zu überlassen.

Daß das Ministerium[44] nach langen Kämpfen eingewilligt hat, den Keller auf der Männerseite zu einem vielräumigen experimentell

Pflegeanstalt, 1920 Mitglied der avantgardistischen Künstlergruppe „Gläserne Kette“ in Berlin, in den 1920er Jahren Übersiedlung nach Göttingen, dort Patient der Provinzial-Heil- und Pflegeanstalt, 1935 Verlegung in die Brandenburgische Landes-Irrenanstalt Teupitz, 1940 infolge der T4-Aktion ermordet. Vgl. Berlinische Galerie 1976; Boyd Whyte 1996; Poley 2001; Mechler 2008.

[42] Prinzhorn veröffentlichte im September 1919 einen ersten Beitrag zu diesem Thema; vgl. Prinzhorn 1919.

[43] Kraepelin begann während seiner Amtszeit in Heidelberg, Kunstwerke von Patienten zu sammeln, wobei ihn diese Arbeiten hauptsächlich als Beispiele für die psychopathologische Störung des Ausdrucks bei Psychosen interessierten. Hierzu äußerte er sich erstmals im allgemeinen Teil der siebten Auflage seines Lehrbuchs. Vgl. Kraepelin 1899a, S. 234f.

[44] Gemeint ist das badische Kultusministerium.

psychologischen Laboratorium umzugestalten und die Garderoben auf den Speicher zu verlegen, habe ich Ihnen wohl schon bereits mitgeteilt. Die Garderoben sind bereits verlegt. Auf den Speichern sind mehrere sehr schöne und helle Räume geschaffen worden. An den Ausbau des Kellers wird am 1. August geschritten werden. **[N]** Für den 1. Oktober erwarte ich die Ordensschwestern.[45] Die Oberin und die Wirtschafterin treten bereits am 1. September ihre Stellung an, um sich für ihre Tätigkeit einzuarbeiten. Als Wohnung war für sie ein Haus in der Bergheimerstraße bestimmt. Leider wird das Haus aber nicht frei, da es zur Zeit von verschiedenen Parteien bewohnt wird und diese wegen der herrschenden Wohnungsnot in Heidelberg keine neue Wohnung finden können. Ich habe aber trotzdem darauf bestanden, daß die Ordensschwestern bereits am 1. Oktober ihren Dienst übernehmen. Das Personal wird immer üppiger und unbescheidener in seinen Forderungen und nicht besser in seinen Leistungen. Nachdem das Innere Ministerium in unbegreiflicher Schwächlichkeit die Forderungen des Personals in den Heilanstalten (Achtstundentag, Einheitskost usw.) bewilligt hat, stellte naturgemäß mein Personal die gleichen Forderungen[46]. Ich habe mich natürlich mit Händen und Füßen dagegen gewehrt und Unterstützung beim Ministerium gefunden. Auf die Dauer würde es aber bei der Entwicklung unserer Verhältnisse kaum vermeidbar sein, auch unserem Personal ihre Ansprüche zu bewilligen. Unter diesen Umständen bleibt mir nichts anderes übrig, als die ruhige Abteilung auf der Frauenseite für die Schwestern zu räumen. Ich verliere dadurch natürlich eine erheblich Anzahl von Betten und die Klinik eine Einnahme von ungefähr jährlich 10 000 Mark an Verpflegungssätzen. Das letztere ist mir insoferne nicht unerwünscht, als ich dadurch einen Druck auf das Ministerium ausüben kann, dieses Provisorium möglichst bald abzuschaffen und endgültig geordnete Verhältnisse eintreten zu las-

[45] Die Krankenpflege in der Heidelberger Klinik übernahmen von 1919 bis 1969 die Barmherzigen Schwestern vom Heiligen Kreuz („Ingenbohler Schwestern") aus dem Kloster Hegne bei Allensbach. Vgl. Auskunft Provinzleitung der Kongregation der Barmherzigen Schwestern, Hegne, 03.IX.2008.

[46] Zur gleichen Problematik an der Münchner Nervenklinik vgl. Abschnitt 4.5.

sen. Das wird nur möglich sein, wenn auf dem Speicher der Klinik Wohnräume für die Schwestern geschaffen werden. Ich möchte diesen Vorschlag aber nicht eher machen, bis daß die Arbeiten im Keller soweit fortgeschritten sind, daß sie zu Ende geführt werden müssen. Sonst müßte ich befürchten, daß das Ministerium seine Genehmigung zum Ausbau des Kellers zurücknimmt und die dafür zur Verfügung gestellten Mittel für den Ausbau des Speichers verwendet. Ich bin Optimist genug, um hoffen zu dürfen, daß im **[N]** Laufe des kommenden Jahres der Ausbau des Speichers bewilligt wird, zumal durch den Verlust von jährlich 10 000 Mark an Verpflegungskosten ein gewisser Druck auf das Ministerium ausgeübt werden muss.
Meine Absicht, Sie und Nissl in München zu besuchen, habe ich immer wieder hinausschieben müssen, da wir durch die wiederholten Zwischensemester[47] außerordentlich beschäftigt sind. Ich fürchte, daß ich auch in den kommenden Ferien meine Absicht kaum ausführen werde. Anfang August denke ich auf 8 Tage nach Bremen zu gehen, um meine Eltern zu besuchen, die ich seit drei Jahren nicht gesehen habe, und den Rest mit meiner Familie am Bodensee gegenüber der Insel Reichenau zu verleben.
Mit den besten Grüßen und Empfehlungen
Ihr dankbarer
Wilmanns

[47] Vgl. S. 115, Fußnote 15.

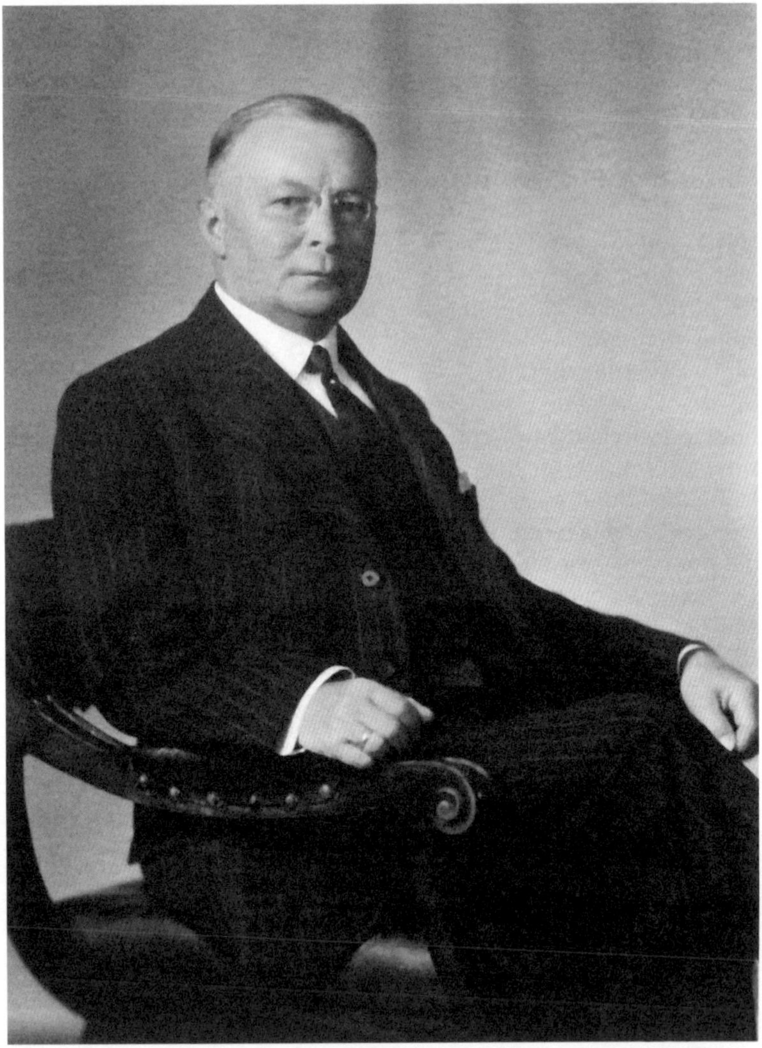

Friedrich Zahn

Friedrich Zahn an Emil Kraepelin,
04.VIII.1919, München, Briefkarte[48]

Hochverehrter Herr Geheimrat!

Tausend Dank für die so liebenswürdige Übersendung Ihrer „Psych. Randbemerkungen zur Zeitgeschichte"[49]. Ich habe sie mit allergrößtem Interesse gelesen u. dabei den Wunsch immer wieder **[N]** verspürt, daß auch unsere Männer der Massenpolitik Ihre so lehrreichen Ausführungen über Massenpsyche u. Massenpsychose etc. lesen u. beherzigen würden. Dann käme man auf allen Gebieten der Politik, der Wirtschafts-, Sozial-, Kultur- u. Außen-Politik trotz aller Schwierigkeiten erfolgreicher wieder in die Reihe. Anliegender Artikel ist Ihnen vielleicht als gedrängter Auszug aus meiner Ihnen bekannten Schrift „Bayern u. die Reichseinheit"[50] nicht unwillkommen. Verehrungsvollste Grüße

Zahn.

[48] MPIP-HA: K 33/22 Zahn. Friedrich Zahn (⋆1869 – †1946), Studium der Rechts- und Staatswissenschaften in Leipzig und München, 1890 Promotion zum Dr. rer. pol., 1891 juristisches Staatsexamen, 1894 Staatsexamen für den höheren Justiz- und Verwaltungsdienst in Bayern, 1895 Promotion zum Dr. jur.; von 1898 bis 1900 bayerischer Bezirksamtsassessor, ab 1900 Regierungsrat im Kaiserlichen Statistischen Amt Berlin, von 1902 bis 1905 Extraordinarius in Berlin, danach Beigeordneter der Stadt Düsseldorf, von 1907 bis 1939 zunächst Direktor, später Präsident des Bayerischen Statistischen Landesamtes, ab 1931 Präsident des Internationalen Statistischen Instituts und Professor für Staatswissenschaften und Statistik in München. Während des Ersten Weltkriegs zählte Zahn in München zu den frühen Befürwortern des uneingeschränkten U-Boot-Krieges und einer bevölkerungspolitisch motivierten Annexionspolitik. Vgl. Albrecht 1968, S. 159f.; Degener 1912, S. 1816; Tooze 2001, S. 45; Zahn 1918; Abbildung S. 322.

[49] Vgl. Kraepelin 1919c.

[50] Vgl. Zahn 1919.

Hermann Schneider an Emil Kraepelin, 05.IX.1919, Isny, Brief[51]

Hochverehrter Herr Professor, erlauben Sie mir, Ihnen als meinem verehrten Lehrer, den ersten Teil meiner „Metaphysik"[52] anbei zu übersenden. Wenn auch Ihre philosophischen Interessen naturgemäss psychologisch gefärbt und gerichtet sind und gerade von diesem Standpunkt aus eine gerechte Würdigung der Bestrebungen, von der Erkenntnistheorie los zu einer selbständigen Metaphysik zu kommen sehr schwierig ist, so wage ich doch auf eine freundliche Aufnahme für mein Werk zu hoffen; als Arzt stehen Sie ja im praktischen Leben und von Praktikern *[aller ?]* Berufe erhoffe ich die Anerkennung meiner Arbeit, die die Metaphysik aus der dunkeln Unbestimmtheit einer Wissenschaft von allerlei unlösbaren Antinomien und idealistischen Sonderbarkeiten zu einer einfachen Erfahrungswissenschaft vom richtigen Handeln und Beurteilen allgemein machen soll. **[N]**
Ich schrieb Ihnen das letzte Mal aus Leitheim, wo ich als Nervenarzt im Heeresdienst stand und u. a. Stoff zu einer Arbeit über Dementia präcox sammelte. Wenige Wochen nach meinem Brief erkrankte ich zweimal hintereinander an Ruhr und brach so vollständig zusammen, dass ich als Vollinvalide aus dem Heer entlassen wurde und mehr als ein halbes Jahr bettlägerig blieb. Dann erholte ich mich langsam und nahm die Arbeit an meiner „Metaphysik" wieder auf, die ich seit Jahren immer neu in starkem Wechsel von Induktion und Deduktion umwälzte, ohne damit zu Ende zu kommen. Endlich brachte die 19. Durcharbeit des Stoffes Ergebnisse, bei denen ich mich beruhigen konnte und die Form, die diesen Ergebnissen natürlich schien. Ich konnte mit der Veröffentlichung beginnen. Da in Leipzig die Ernährungsverhältnisse und das Klima ungünstig waren und die *[Vollendung ?]* meines Buches neben der Lehrtätigkeit über meine Kräfte ging, liess ich mich von der Universität beurlauben und zog hierher, nach Isny im Württembergischen Allgäu; hier hab ich mich **[N]** gesundheitlich vollständig erholt. Ich hoffe, in weniger als Jahresfrist mein Buch vollständig herauszubringen und dann, von dieser Last befreit und

[51] MPIP-HA: K 33/17 Schneider.
[52] Vgl. Schneider 1919.

endlich mit festen philosophischen Ergebnissen, meine Lehrtätigkeit wiederaufzunehmen und an meiner Stelle zum Wiederaufbau Deutschlands beizutragen. Von Isny aus hab ich nach München nur ein paar Stunden Bahn; würden Sie, verehrter Herr Professor, mir gestatten, Sie gelegentlich einmal zu besuchen? jetzt wo ich durch meine Arbeit meinen Abfall von der Psychiatrie rechtfertigen kann, würde es mir eine grosse Freude sein, Sie wiederzusehen. Ich höre, dass Sie die Spartakistentage in München gut überstanden haben und in unveränderter *[Freude ?]* Ihres Amtes walten – die Revolution hat Ihnen also ebensowenig als das „annus maxime criticum“[53], das 63. Lebensjahr, etwas anhaben können. Möge Sie ein gutes Geschick noch viele Jahre gesund und schöpferisch erhalten! **[N]**
In alter Verehrung bin ich

Ihr dankbarer Schüler
Hermann Schneider.

Gustav Aschaffenburg an Emil Kraepelin, 01.X.1919, Köln, Brief[54]

Sehr verehrter Herr Kollege!

Wie ich Ihnen seiner Zeit schon schrieb, beabsichtigen wir die Anstellung eines experimentellen Psychologen. Die Angelegenheit ist vorläufig leider noch nicht spruchreif, weil uns die Mittel noch nicht zur Verfügung stehen. Nunmehr bildet sich neuerdings eine neue und ernste Schwierigkeit heraus. Die philosophische Fakultät interessiert sich ebenfalls dafür, wünscht aber den Anschluss der Professur an die medizinische Fakultät. Soweit könnte ich ganz einverstanden sein, wenn nicht gleichzeitig der Versuch gemacht würde, in der Personenfrage mitzureden. Mahsgebend ist dabei Professor Scheler[55], Sie werden ihn vielleicht kennen. Er ist ein

[53] Lateinisch, „das kritischstee Jahr“.
[54] MPIP-HA: K 33/1 Aschaffenburg.
[55] Max Scheler (⋆1874 – †1928), Philosoph; Studium der Medizin, Philosophie, Psychologie und Nationalökonomie in München, Berlin und Jena, dort Promotion 1897 und Habilitation 1899 bei Rudolf Eucken; 1906 Umhabilitation nach München, dort Mitglied des Phänomenologen-Kreises, infolge eines öffentlichen Skandals 1910 Aufgabe der Privatdozentur, da-

Mann von Geist, der aber seiner ganzen Denkrichtung nach alles unter einem ultrakatholischen Gesichtspunkt anzusehen liebt und infolge**[N]**dessen, und da er gleichzeitig einem ideellen Sozialismus im Sinne des Urchristentums nicht ganz fern steht, bei der Regierung sehr gut angeschrieben ist. Scheler hat von München her irgendwelche Beziehungen zu Specht[56] und möchte Specht gerne hierher bringen.
Ich habe dagegen die grössten Bedenken. Specht interessiert sich meines Wissens nicht für Experimentalpsychologie, und die Fragen, die ihn interessieren, sind nicht die gleichen, deren Bearbeitung mir am Herzen liegt; und da ich die Absicht habe, dem hierher zu berufenden Herrn mein psychologisches Laboratorium zur Verfügung zu stellen, bin ich aber auch sonst sehr beteiligt, wenn die Persönlichkeit des Herrn Schwierigkeiten hervorzurufen droht, und ich habe in der Erinnerung, als wenn Specht nicht ganz leicht zu nehmen wäre. Ich kenne ihn persönlich nicht und möchte ihm kein Urecht tun. Deshalb bitte ich Sie um eine offene Auskunft über Specht, die mir ermöglicht, seine Eignung für den hiesigen Posten zu beurteilen und die ich, Ihre Zustimmung vorausgesetzt, auch der engeren Fakultät vorlegen möchte, damit sie sich selbst über Charakter, Arbeitsrichtung und Eignung des Herrn unterrichten kann. Ich wäre Ihnen deshalb ausserordentlich verbunden, wenn Sie mir diese Auskunft geben könnten. **[N]**
Der Tod Nissls war mir ein harter Schlag. Ich wusste leider garnichts von seiner schweren Erkrankung und fürchte, ein Brief, den ich ihm sofort schrieb, als ich von Wilmanns von der drohenden Lebensgefahr Kenntnis erhielt, hat ihn nicht mehr erreicht. Wir haben in ihm alle einen Menschen von seltener innerer Güte und

nach Privatgelehrter in Berlin und Göttingen; ab 1913 Mitherausgeber von Edmund Husserls *Jahrbuch für Philosophie und phänomenologische Forschung*, 1917/18 im Auftrag des Auswärtigen Amtes in der Schweiz, in Österreich und den Niederlanden tätig, auf Initiative von Konrad Adenauer 1919 Berufung zum Direktor am Institut für Sozialwissenschaften der neu gegründeten Universität Köln, politisches Engagement für das Zentrum, 1928 Berufung nach Frankfurt/Main. Vgl. Henckmann 1998.

[56] Wilhelm Specht (⋆1874 – †1945), Psychologe und Psychiater; zur Biographie vgl. Bd. VI, S. 254, Fußnote 35. Specht war wie Scheler Schüler des Münchner Psychologen Theodor Lipps, wurde jedoch nicht nach Köln berufen.

Anständigkeit verloren, für die Wissenschaft und das Forschungsinstitut ist sein Verlust unersetzlich. Wo findet sich für Leute wie Alzheimer, Rotmann[57] und Nissl der Nachwuchs?
Mit der Bitte, mich Ihrer Frau Gemahlin und den Kollegen zu empfehlen, bin ich

Ihr ganz ergebenster
Aschaffenburg

Emil Kraepelin an Adolf Meyer,
03.XI.1919, München, Brief[58]

Sehr geehrter Herr Kollege!

Ihre freundlichen Zeilen vom 6. Oktober[59] sind heute in meine Hände gelangt. Es war mir ausserordentlich schmerzlich, daraus zu ersehen, dass der Kollege Hoch[60], den ich so sehr schätzen gelernt hatte, einem so traurigen Schicksal zum Opfer gefallen ist. Für mich erklärt sich jetzt die Tatsache, dass ich auf 2 Briefe, die ich ihm seit Freigabe der Korrespondenz mit Amerika geschrieben hatte, ohne Antwort blieb.
Ihr liebenswürdiges Anerbieten, die Beziehungen zu Herrn Phips zu vermitteln, nehme ich mit bestem Danke an, wenn ich allerdings nach Ihren Darlegungen daran zweifeln muss, ob dieser Schritt irgend welche Aussicht auf Erfolg bietet[61]. Wie Sie wissen werden, ist während des Krieges, im April 1917, hier in

[57] Gemeint ist Korbinian Brodmann.

[58] AMCMA: Folder I/2188/1.

[59] Vgl. AMCMA: Folder I/2188/1, Brief Adolf Meyer an Emil Kraepelin, 06.X.1919. Meyer unterrichtete Kraepelin darin über den Tod von August Hoch am 23.IX.1919 in San Francisco und bot ihm an, sein Anliegen an die Rockefeller Foundation weiterzuleiten.

[60] August Hoch (⋆1868 – †1919), Psychiater, Histopathologe und Psychologe; zur Biographie vgl. Bd. V., S. 231, Fußnote 103. Hoch starb im September 1919 an den Folgen einer Phlebitis.

[61] Henry Phipps (⋆1839 – †1930), Industrieller; zur Biographie vgl. Bd. VI, S. 320, Fußnote 7. Nach Meyer litt Phipps an „a very decided senile atrophy of the brain and almost permanent disorientation, and matters such as you probably have in mind are usually brought to his administrating officers, usually through me when they refer to any psychiatric problems“. Vgl. AMCMA: Folder I/2188/1, Brief Adolf Meyer an Emil Kraepelin, 06.X.1919.

München die Deutsche Forschungsanstalt [N] für Psychiatrie gegründet worden, über deren Ziele der beiliegende kleine Aufsatz[62] Sie unterrichten möge. Die Anstalt ist zunächst in den Räumen der Psychiatrischen Klinik untergebracht worden, doch bestand die Absicht, so bald wie möglich ihr ein eigenes Heim zu errichten, nachdem es schwierig erschien, auf die Dauer die Leitung mit derjenigen der Klinik zu verbinden. Es gelang, für die Anstalt eine Reihe hervorragender Forscher zu gewinnen, u. A. Brodmann und Nissl, die wir leider beide schon nach verhältnismässig kurzer Zeit wieder verlieren mussten. Aus Ihrem Schreiben ersehe ich, dass Ihnen von Nissls Tod, der im August dieses Jahres erfolgte – er erlag einer alten Nephritis – noch nichts bekannt ist. Die Entwicklung der Forschungsanstalt, die durch vielfache Unterstützungen in ausreichendem Masse gesichert erschien, ist durch den unglücklichen Ausgang des Krieges natürlich auf das schwerste beeinträchtigt worden. Da wir in absehbarer Zeit auf grössere Beiträge in Deutschland nicht [N] werden rechnen können, wird die Gewinnung hervorragender Forscher und die Schaffung ausreichender Arbeitsmöglichkeiten, vor allem aber auch die Errichtung eines eigenen Heims voraussichtlich auf lange Zeit unmöglich sein. Unter diesen Umständen wollte ich den Versuch nicht unterlassen, vielleicht in Amerika, das ja wirtschaftlich unvergleichlich viel besser dasteht, für unsere Bestrebungen, die der ganzen Menschheit zugute kommen sollen, Gönner und Freunde zu suchen. Unter anderem dachte ich dabei auch an Herrn Phips, der ja sein Interesse für diese Fragen in der opferwilligsten Weise betätigt hat[63]. Ich muss es Ihnen überlassen, ob Sie es unter den gegebenen Verhältnissen für tunlich halten, in geeigneter Form irgend welche Schritte zu unserer Unterstützung zu tun. Wenn Sie es für zweckmässig halten, wäre ich gerne bereit, Ihnen eine englische Über-

[62] Gemeint ist *Die Deutsche Forschungsanstalt für Psychiatrie*; vgl. Kraepelin 1918e; Abschnitt 3.2. Den Text übersetzte James Loeb ins Englische; vgl. AMCMA: Folder I/2188/2; MPIP-HA: DFA 2/1, Brief Emil Kraepelin an James Loeb, 15.XI.1919.

[63] Henry Phipps stiftete 1908 $ 750.000 zur Gründung der psychiatrischen Klinik der Johns Hopkins University. In diesem Zusammenhang hatte er auch Emil Kraepelin in München besucht. Vgl. Kraepelin 1983a, S. 157; Brief Sir William Osler an Emil Kraepelin, 16.VII, 1908, Bd. VI, S. 320.

setzung des beiliegenden kleinen Aufsatzes zu übermitteln. Selbstverständlich sind wir Ihnen für jede Unterstützung unserer Pläne ausseror**[N]**dentlich dankbar; es könnte sich ja doch ergeben, dass auch andere wohlhabende Menschenfreunde, denen die so dringend notwendige Bekämpfung der Geisteskrankheiten am Herzen liegt, bereit sein würden, uns ihre Unterstützung zu leihen. Jeden Hinweis auf derartige Möglichkeiten würde ich selbstverständlich sehr gerne benutzen.
An Herrn Kollegen Hoch hatte ich mich hauptsächlich deswegen gewendet, um von ihm die Adresse des Herrn Dr. Favill[64] zu erfahren, die mir nicht bekannt ist. Ich dachte an die Möglichkeit, dass auch er durch seine Beziehungen in der Lage sein könnte, uns zu unterstützen. Vielleicht darf ich annehmen, dass Ihnen die Adresse Dr. Favills und vielleicht auch von Mrs. Blaine[65] bekannt ist; Sie würden mich sehr verbinden, wenn Sie mir darüber freundlichst Nachricht geben wollten.
Die wissenschaftliche Arbeit hat natürlich auch bei uns durch den Krieg tiefgreifende Störungen erlitten. Seit einiger Zeit sind wir indessen bemüht, sie wieder **[II.]** mit frischen Kräften aufzunehmen, und dürfen hoffen, sie mit den geringen, uns bisher zur Verfügung stehenden Mitteln nach Möglichkeit fördern zu können. Sollten wir darin von unseren Fachgenossen unterstützt werden können, so würde uns das eine besondere Freude sein.
Mit kollegialen Grüssen verbleibe ich

Ihr
ganz ergebener
Kraepelin

[64] Henry Baird Favill (⋆1860 – †1916), Mediziner; zur Biographie vgl. Bd. VI, S. 142, Fußnote 90.

[65] Anita McCormick Blaine (⋆1866 – †1954), Philanthropin; zur Biographie vgl. Bd. VI, S. 144, Fußnote 96. Emil Kraepelin hatte Anita Blaine und Henry Favill auf seiner Amerika-Reise 1908 kennengelernt. Vgl. Bd. VI, Abschnitt 5.2.

Emil Kraepelin an Henry Phipps,
07.XI.1919, München, Brief[66]

Dear Mr. Phipps!

The eminent philanthropical and practical interest, you always have taken in the progress of psychiatry, encourages me, to send you some notices about the development of my science in our country during the last years.
In 1913 the German society of psychiatry has charged me, to elaborate the plan of a large institution for the study of the causes of mental diseases, their prevention and their remedies[67]. In 1917 I had the opportunity, to get a large sum for this purpose by some friends[68] and so we established the institution provisionally in my clinic as a private foundation, connected with the university of Munich. How we thought to bring forward our work, you may see by the enclosed translation[69] of a little paper of mine.
The unfortunate issue of the war has had the consequence, that the sources of our money have been exhau**[N]**sted. There is little hope in our country, to get the means for a satisfying development of our institution for a very long time, if ever. In this most unhappy condition two American gentlemen[70], ancient patients of mine, have already lent me their active assistance, but of course the immense task, to improve on our arms against the evil of mental diseases, demands sums beyond power. Therefore as the temporary president of our institution I feel obliged, to try, whether I can find in other countries some persons of good will and understanding for the importance of our endeavours. I think especially of the relations of patients, who have experienced themselves the disaster and the dangers of mental disease.[71] Perhaps you, as the

[66] AMCMA: Folder I/3081/16. Zu Phipps vgl. S. 327, Fußnote 61.
[67] Vgl. Brief Fritz Siemens an Emil Kraepelin, 31.III.1917, S. 280; Siemens 1912, S. 731.
[68] Gemeint ist der Bankier und Wissenschaftsmäzen James Loeb.
[69] Vgl. S. 328, Fußnote 62.
[70] Gemeint sind James Loeb und Alfred Heinsheimer.
[71] Tatsächlich stammten viele der frühen Stifter und Förderer der DFA aus Familien, die von psychischen Erkrankungen betroffen waren. Neben James Loeb, Amalie Caro und Alfred Heinsheimer wurde vermutlich auch ein Neffe von Gustav Krupp von Bohlen und Halbach nach Kopfverletzun-

founder of the celebrate clinic[72] in Baltimore, will have the occasion to recommend our work to such people, who take an interest in the combat against the most fatal sufferings of human beings, and are prepared to help us.
What we want, is to build a house for our institution and to gain the most excellent men as possible, especially for chemical work and for experimental studies **[N]** on degeneration, perhaps also for the physiology of the brain. As you will see by my paper, we have already sections for the pathological histology of the brain, for genealogy and statistics, for experimental psychology, for clinical and for serological work, but there is no chance for any extension in our actual condition.
I hope, you will remember still your visit at my clinic[73], when I showed you the rooms, where now our institution is working. Afterwards Professor Adolph Meyer showed me the plan of his new, splendid clinic. I was very sorry, that *it* was impossible for me, to come myself to Baltimore, to be present at the inauguration[74], but I think, that there will be future communications.
With my best wishes believe me, dear Mr. Phipps, yours most sincerely

Prof. Dr. Kraepelin.
München (Germany), Göthestrasse 55

gen im Ersten Weltkrieg in der Münchner Klinik behandelt. Vgl. Auskunft Historisches Archiv Krupp, 02.X.2008; Einleitung (Abschnitt 2), S. 74.

[72] Gemeint ist die Henry Phipps Psychiatric Clinic in Baltimore, die Phipps 1913 als private Stiftung für die Johns Hopkins University errichtete. Vgl. Brief Adolf Meyer an Emil Kraepelin, 02.XI.1912, Bd. VI, S. 360; Shorter 1997, S. 111.

[73] Henry Phipps besuchte 1908 die Münchner Nervenklinik, um für seine Klinikneugründung in Baltimore Anregungen zu erhalten. Vgl. Kraepelin 1983a, S. 157.

[74] Adolf Meyer hatte Kraepelin zur Einweihung der neuen Klinik eingeladen. Vgl. Brief Adolf Meyer an Emil Kraepelin, 02.XI.1912, Bd. VI, S. 360.

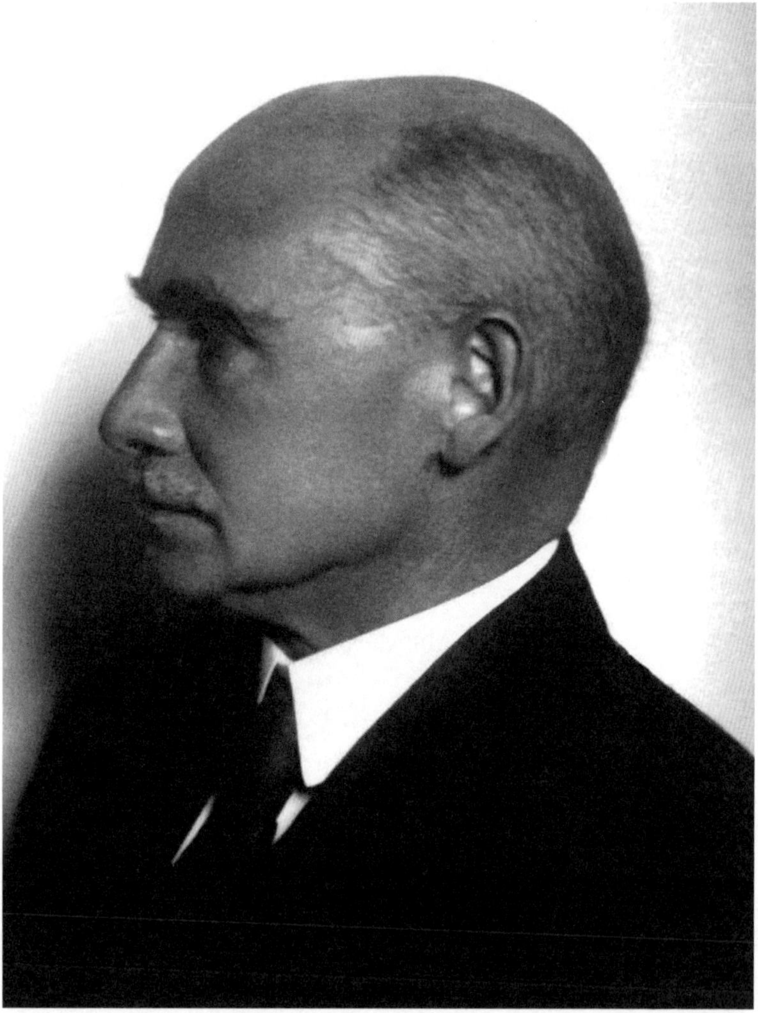

Theodor von Winterstein

Theodor von Winterstein an Emil Kraepelin,
27.XI.1919, München, Brief[75]

Hochverehrter Herr Geheimrat,

seien Sie herzlichst bedankt für die mir übermittelten Drucksachen u. die wohl gelungenen Bücherwerke. Die gründliche Abfuhr des berüchtigten Herrn Schwuchow[76] hat mich sehr gefreut u. voll u. ganz haben Sie mit Ihren psychiatr. Randbemerkungen zur Zeitgeschichte[77] ins Schwarze getroffen; Ihre Ausführungen über Ziele u. Wege der psychiatr Forschung[78] werde ich mir für eine ruhige Stunde aufheben.
Schon längst hatte ich vor, Sie u. Ihre Forschungsanstalt zu besuchen; ich werde das demnächst nachholen u. mir erlauben, mich vorher telephon. anzumelden. Meine Arbeit für die Pfalz, für die ich seit meiner Austreibung durch die Franzosen als Staatskommissar tätig bin, hat mich bisher ausschließlich in Anspruch genommen. Die verschiedenen Widerwärtigkeiten, die ich erlebt habe u. über die ich Ihnen erzählen werde, sind ausgeglichen durch den Erfolg, daß ich mit meinen Getreuen die Pfalz als deutsches Land in den Frieden führe.
Mit verehrungsvoller Begrüßung

Ihr sehr ergebener
Winterstein

[75]MPIP-HA: K 33/21 Winterstein. Theodor von Winterstein (⋆1861 – †1945), Jurist und Politiker; 1886 Promotion, Ministerialrat im bayerischen Innenministerium, Regierungspräsident der bayerischen Pfalz in Speyer; 1919 nach Ausweisung durch die französischen Behörden Gründung der „Zentralstelle für pfälzische Angelegenheiten (Pfalzzentrale)“, Ernennung zum bayerischen Staatskommissar für die Pfalz, von 1921 bis 1927 Regierungspräsident der Oberpfalz in Regensburg, Aufsichtsratsvorsitzender der Münchner Lebensversicherungsansalt AG. Winterstein war 1916/17 maßgeblich an der juristischen Ausarbeitung der Stiftungssatzung der DFA beteiligt. Vgl. Kraepelin 1983a, S. 203; Abbildung S. 332.

[76]Gemeint sind Kraepelins Äußerungen über die Schriften von Peter Schwuchow, einem Kritiker der Abstinenzbewegung, Herausgeber der Zeitschrift *Die Abwehr. Deutsche Bundeskorrespondenz des Deutschen Abwehr-Bundes gegen die Ausschreitungen der Abstinenzbewegung.* Vgl. Kraepelin 1918c; Schwuchow 1915.

[77]Vgl. Kraepelin 1919c.

[78]Vgl. Kraepelin 1918b.

Adolf Meyer an Emil Kraepelin,
01.XII.1919, Baltimore, Brief[79]

My dear Professor Kraepelin:

I am very sorry indeed to hear of the death of Nissl. He certainly was a remarkable figure and wonderfully stimulating, even with some of his eccentric conceptions.
From this side I have to announce to you the death of Favill. He died of pneumonia while attending the Cattle Breeders' Association. He was one of the keenest stock breeders, besides having his many medical and humanitarian interests. Mrs. Blaine's address is 101 E. Erie Street, Chicago. The situation in this country is probably not quite as favorable as you may imagine. The financial uncertainty, and the fact that a great deal has been held up during the years of the war and now makes new demands, and the tremendous taxes, make it exceedingly difficult to get any surplus funds, so that my own institution is still running on very limited funds with relatively little outlook of immediate relief. So much of the capital is tied up and demands in all directions are simply phenomenal. I shall, however, put your appeal before the Phipps family and before Mrs. Blaine.
Another factor which is probably not as deeply appreciated abroad is the deeply rooted national feeling which makes me suggest that by all means the most promising channels would be appeals to Mr. Heinsheimer[80] and to Jacob Schiff[81] and to the Warburg family.

[79] AMCMA: Folder I/2188/1. Adolf Meyer (⋆1866 – †1950), Psychiater; zur Biographie vgl. Bd. V, S. 321, Fußnote 52.

[80] Alfred M. Heinsheimer (⋆1865/7 – †1929), Börsenmakler und Bankier; Cousin von James Loeb, tätig in New York und San Francisco, einer der wichtigsten Mäzene der DFA, nach 1918 von Emil Kraepelin und Felix Plaut medizinisch betreut. Vgl. z. B. MPIP-HA: Briefe James Loeb an Emil Kraepelin, DFA 2/2, 01.XI.1921, DFA 2/3, 13.XI.1923; S. 61, Fußnote 185.

[81] Jacob Henry Schiff (⋆1847 – †1920), Bankier und Mäzen; Teilhaber des New Yorker Bankhauses Kuhn, Loeb & Co., 1910/11 Stiftung von $ 10 000 für die Bibliothek des Berliner Amerika-Instituts sowie Gründung des Germanistischen Seminars an der New Yorker Cornell University, 1914 Gründung einer Editionsreihe für klassische Texte des jüdischen Altertums. Vgl. Adler 1928.

In order to be helpful to you, I should like to have as few more of the reprints of your appeal[82]. **[2]**
The outlook for smoothing out the consequences of the great catastrophe that has disrupted the world is still very gloomy. I can not help but feel that much work will have to be done in Central Europe as well as in the allied countries to get on a basis of a calmer understanding of the cold facts. It seems to me that those interested in more than national problems ought to be able to arrive at a commonly accepted understanding which could gradually be assimilated by wider and wider circles. If the chasm is kept open by a rigid adherence to the feelings used in the campaigns, I am afraid that there will be only more strife ahead. The faith in a solution of the European problems by war was such a terrible misunderstanding of the present-day attitude of the non-military nations that it would be a great misfortune if it were not possible to create a safer foundation for the future. It will be the task of these who have more than national interests to see that the plans of the future will not be the product of bitterness, but that of a calm understanding of the past and the recognition of the opportunities for the future.
If my communications to the Phipps family receive an answer, I shall be glad to let you know.
Believe me

Very sincerely yours,
[Adolf Meyer]

[82] Kraepelin schickte Meyer zwei Exemplare der von James Loeb angefertigten englischen Übersetzung seines Aufsatzes *Die Deutsche Forschungsanstalt für Psychiatrie* als „Werbeschrift". Vgl. S. 328, Fußnote 62; Brief Emil Kraepelin an Adolf Meyer, 07.I.1920, S. 341.

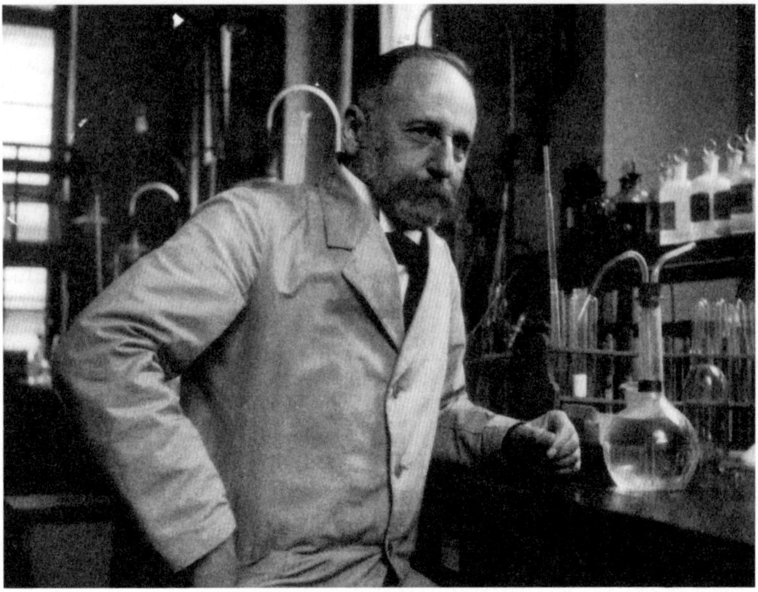

Richard Willstätter

Richard Willstätter an Emil Kraepelin,
03.XII.1919, München, Briefkarte[83]

Hochverehrter Herr Kollege!

Sie hatten die Freundlichkeit, mir Ihren Aufsatz „Die Zukunft der deutschen Hochschulen“[84] zu senden, und ich bin Ihnen dafür sehr verbunden. In vielen Punkten hatte ich mir ähnliche Ansichten gebildet; aber ich habe auch in Manchem von Ihnen gelernt und Anregungen von Ihnen empfangen, für die ich Ihnen dankbar bin. In aufrichtiger Hochschätzung Ihr ergebenster

Willstätter.

Moritz Geiger an Emil Kraepelin,
09.XII.1919, ohne Ort, Brief[85]

Hochgeehrter Herr Geheimrat!

Für die liebenswürdige Zusendung Ihres Aufsatzes über „Die Zukunft der deutschen Hochschulen“[86] sage ich Ihnen verbindlichsten Dank. In allen wesentlichen Punkten bin ich im Lauf mei-

[83] MPIP-HA: K 33/21 Willstätter. Richard Martin Willstätter (⋆1872 – +1942), Chemiker; Studium der Chemie in München, dort 1894 Promotion, 1896 Habilitation und 1902 Ernennung zum Extraordinarius für organische Chemie, 1905 Ordinarius an der ETH Zürich für allgemeine und analytische Chemie, 1912 Direktor der organischen Abteilung am Kaiser-Wilhelm-Institut für Chemie in Berlin-Dahlem, 1915 Berufung nach München; 1924 Aufgabe dieses Lehrstuhls nicht zuletzt wegen des wachsenden Antisemitismus, danach u. a. Beratungstätigkeit für die chemische Industrie, 1938 Emigration nach Locarno. Willstätter gilt als einer der Begründer der Biochemie und erforschte hauptsächlich Alkaloide und Pflanzenfarbstoffe, insbesondere Chlorophyll, wofür er 1915 den Nobelpreis erhielt. Vgl. Litten 1999; Willstätter 1949; Abbildung S. 336.

[84] Vgl. Abschnitt 3.3, Kraepelin 1919d.

[85] MPIP-HA: K 33/7 Geiger. Moritz Geiger (⋆1880 – +1937), Philosoph; Studium der Rechtswissenschaften, Literatur, Philosophie und Psychologie in München bei Theodor Lipps und in Leipzig bei Wilhelm Wundt, 1904 Promotion, 1906 Assistent von Edmund Husserl in Göttingen, 1907 Habilitation in München; als Angehöriger des Münchener Phänomenologen-Kreises Mitbegründer und -herausgeber des *Jahrbuchs für Philosophie und phänomenologische Forschung*, 1915 Ernennung zum außerordentlichen Professor, 1923 Berufung nach Göttingen, 1933 Emigration in die USA, Professor am Vassar College. Vgl. Bellinger 2003.

[86] Vgl. Abschschnitt 3.3, Kraepelin 1919d.

ner Mitarbeit an der Reformtätigkeit des Aktionsausschusses zu ähnlichen Ergebnissen gekommen.[87] Für die völlige Freigabe der Senatswahlen würde ich mich freilich nicht einsetzen – ich denke dazu zu pessimistisch über die weitere Entwicklung der Universitäten, was die pekuniäre **[N]** Seite angeht. Wenn wir dann einen immer grösser werdenden Stock von nicht etatmäßigen Dozenten bekommen, die keine Aussicht auf Beförderung haben, so wird, fürchte ich, die Unzufriedenheit so wachsen, daß die geistige Übermacht der besonnenen und reifen Mitglieder des Lehrkörpers, auf die Sie vertrauen, nicht mehr ausreichen wird, um Senatswahlen im vernüftigen Sinne durchzusetzen.

In vorzüglicher Hochachtung
Ihr sehr ergebener M. Geiger.

Julius Wagner von Jauregg an Emil Kraepelin, 13.XII.1919, Wien, Brief[88]

Sehr geehrter Herr Hofrat!

Ich habe dieser Tage eine Sendung des deutschen Vereins für Psychiatrie erhalten, betreffend eine Anfrage der Polizei-Direktion in München über Veranstaltungen auf dem Gebiete der Wachsuggestion[89]. Beiliegend eine Zuschrift, in der Sie, sehr geehrter Herr Collega, vorschlagen, dass ich dem Vorstande des Vereines eine Meinungsäusserung über **[N]** ein Gutachten Schrenck-Notzing's

[87] Geiger gehörte dem am 06.IV.1919 aus mehreren Ordinarien, Extraordinarien und Assistenten gebildeten „Aktionsausschuß" der Ludwig-Maximilians-Universität an, der gemeinsam mit dem „Studentenrat" die Reform der Universität in Angriff nehmen sollte. Vgl. Müller 1953, S. 209-211; Linse 1969, S. 58f.

[88] MPIP-HA: K 33/21 Wagner-Jauregg. Julius Wagner Edler von Jauregg (⋆1857 – †1940), Psychiater; zur Biographie vgl. Bd. V, S. 225, Fußnote 69.

[89] Im März 1919 nahm in Wien unter großer öffentlicher Anteilnahme eine „Kommission zur Erhebung militärischer Pflichtverletzungen" ihre Arbeit auf, die sich mit Vorwürfen hinsichtlich der Anwendung der sogenannten elektrischen Suggestionsbehandlung im Ersten Weltkrieg befaßte. Wagner-Jauregg, der als Mitglied der Kommission bestellt worden war, geriet bald selbst unter Verdacht, so daß gegen ihn im Oktober 1920 eine eigene Untersuchung eingeleitet wurde. Sowohl Wagner-Jauregg als auch die anderen Beschuldigten wurden freigesprochen. Vgl. Hofer 2004, S. 189-193, 283-290; Eissler 1979.

abgeben soll. Ich bin gerne bereit, mich dieser Aufgabe zu unterziehen.
Ich wäre Ihnen nun sehr dankbar, wenn Sie mir das Gutachten[90], das Sie vor Jahren in dieser Angelegenheit an den Münchener Obermedicinalausschuss abgegeben haben, für kurze Zeit zur Einsicht überlassen würden. (gegen baldigen Rückschluss).
Ich habe vor einem Laienpublicum **[N]** vor Kurzem hier einen das Thema der Wachsuggestion und Hypnose behandelnden populären Vortrag* gehalten, den ich dann über Aufforderung in etwas modicifierter Form in der Gesellschaft der Aerzte wiederholte. Ich erlaube mir Ihnen diesen Vortrag[91] beizuschliessen.
Die hypnotische und telepathische Seuche ist bei uns eben so gross wie in Deutschland.

Mit herzlichem Gruss
Ihr ergebener
Wagner-Jauregg

Robert Wollenberg an Emil Kraepelin,
27.XII.1919, Marburg, Brief[92]

Sehr verehrter Herr College!

Ich komme heute mit der Bitte zu Ihnen, dass Sie für mich in Leipzig eintreten. Wie ich zuverlässig höre, tritt Flechsig demnächst zurück. Ich bin 57 Jahre alt (geb. 9. II. 62) und stehe also an der Grenze der Berufbarkeit, die an einer grossen Universität aber wol nicht ganz so eng gesteckt sein wird wie an einer kleinen. Deshalb hoffe ich auf Leipzig trotz der Enttäuschung, die mir Binswanger[93] in Jena wol bereiten wird. Ich denke, auch das schwere Schicksal,

* *[Fußnote im Original:]* verbunden mit Experimenten

[90] MPIP-HA: K 28/2. Vgl. Bd. II, Abschnitt 5.3.

[91] Wagner referierte am 2.V.1919 im Großen Konzerthaussaal Wien. Vgl. Wagner 1919a; 1919b.

[92] MPIP-HA: K 33/21 Wollenberg. Robert Wollenberg (⋆1862 – †1942), Psychiater; zur Biographie vgl. Bd. V, S. 354, Fußnote 42.

[93] Otto Binswanger (⋆1852 – †1929), Psychiater; zur Biographie vgl. Bd. III, S. 157, Fußnote 24. Binswanger wurde 1919 als Ordinarius für Psychiatrie in Jena emeritiert. Zu seinem Nachfolger wurde nicht Robert Wollenberg, sondern sein Schüler Hans Berger (⋆1873 – †1941) berufen.

das mich als Strassburger Professor ohne mein Verschulden getroffen hat, sollte Fakultäten und Regierungen bestimmen, mich zu berücksichtigen. Ich habe, wie Ihnen wol bekannt ist, nicht nur meine Stellung und mein Heim mit aller Habe, Bibliothek etc. vielleicht unwiederbringlich verloren[94], sondern bin auch hier in eine sehr schwierige u. unbefriedigende Situation gekommen. Hier vollzieht sich nämlich gerade die Trennung zwischen Landesanstalt und Klinik, derart dass die erstere (unter Professor Jahrmärker[95]) vorerst noch eigentlich alles, wie Kranke, Vorlesungen, Prüfungen hat, ich aber die erst im Rohbau fertig ge**[N]**stellten Gebäude einer neuen, zunächst auf 28 (!) Betten berechneten Aufnahmestation fertig machen und einrichten soll[96]. Ich bin also meiner Arbeits- und Lehrtätigkeit beraubt, habe keine *[Bücher, ?]* Präparate etc und weiss nicht, wie ich mir eine erträgliche Lage bei den jetzigen Schwierigkeiten schaffen soll. Die von mir betriebene Erweiterung der Station ist *[natürlich ?]* auch nur sehr schwer u. zeitlich ganz unsicher zu erreichen. Eine Wohnung finden wir auch nur schwer, so dass wir zur Zeit getrennt leben müssen, und die Möbel sind mit allem andern noch im Feindesland. Kurz die Lage ist schwierig genug und Niemand – auch unter den hiesigen, mir sehr freundlich begegnenden Collegen – verdenkt es mir, wenn ich mich an einen Ort sehne, wo ich wieder arbeiten und an meine frühere Existenz anknüpfen kann. – Ich bitte Sie also, wenn es Ihnen möglich ist, mir behülflich zu sein.[97] Man spricht immer von den Elsässern, die versorgt werden müssen. Ich gehöre auch zu diesen trotz meiner Berufung nach Marburg, die ich unter diesen Umständen für kein Glück halten kann. Ich sehne mich nach einer Tätigkeit, die mir Gelegenheit zur Verwertung meiner *[Erfahrungen ?]* gibt. Helfen Sie mir dazu.

Mit bestem Gruss R Wollenberg.

[94] Wollenberg war seit 1906 Ordinarius für Psychiatrie in Straßburg, das er – wie alle deutschen Professoren – Ende 1918 infolge der Rückgabe von Elsaß-Lothringen an Frankreich verlassen mußte.

[95] Maximilian Jahrmärker (⋆1872 – †1943), Psychiater; zur Biographie und Situation in Marburg vgl. Bd. VI, S. 373, Fußnote 19.

[96] Vgl. hierzu auch Hermelink 1927, S. 661f.

[97] Eine Unterstützung der Berufung Wollenbergs nach Leipzig durch Kraepelin ist nicht nachweisbar. Nachfolger Flechsigs wurde 1921 Bumke, wobei ihm Wollenberg im selben Jahr als Ordinarius in Breslau nachfolgte.

5.7. Briefe aus dem Jahr 1920

Emil Kraepelin an Adolf Meyer,
07.I.1920, München, Brief[1]

Sehr geehrter Herr Kollege!

Für Ihre freundichen Zeilen sage ich Ihnen meinen verbindlichsten Dank. Ich begreife vollständig, dass die Aussichten, für uns etwas zu erreichen, im Augenblicke bei Ihnen recht ungünstige sind. Hoffentlich ist es Ihnen jedoch trotzdem einmal möglich, Jemanden zu finden, der in dieser Beziehung uns günstig gesinnt ist. Um Ihnen eine Werbung zu erleichtern, lege ich Ihnen noch 2 Exemplare der englischen Übersetzung unserer Werbeschrift[2] bei. Mit lebhaftem Bedauern habe ich von dem Tode Dr. Favills gehört. Ich habe ihn während der Zeit, die ich mit ihm in Amerika zubrachte, sehr schätzen gelernt und bedauere lebhaft, dass der anscheinend noch sehr rüstige Mann so früh erlegen ist. **[N]**
Ihre Wünsche hinsichtlich der Wiederherstellung der Beziehungen zwischen den bis dahin im Kriege befindlichen Völkern teilen wir natürlich auch. Es wird uns jedoch durch die Art des Vorgehens unserer früheren Gegner ausserordentlich schwer gemacht, derartige Wünsche in die Tat umzusetzen. Gerade die wissenschaftlichen Anstalten werden gewiss in erster Linie dazu berufen sein, die noch jetzt bestehenden tiefgreifenden Gegensätze auszugleichen, wenn das überhaupt in absehbarer Zeit möglich sein sollte.
In kollegialer Hochachtung verbleibe ich

Ihr
ganz ergebener
Kraepelin

Ein Bericht über die Tätigkeit unserer Forschungsanstalt wird Ihnen binnen kurzem zugehen; einen kleinen Aufsatz lege ich bei.

[1] AMCMA: Folder I/2188/1.
[2] Vgl. S. 328, Fußnote 62; Brief Adolf Meyer an Emil Kraepelin, 01.XII.1919, S. 334f.

Emil Kraepelin an Gustav Krupp,
09.I.1920, München, Brief[3]

Hochgeehrter Herr!

Mit lebhaftem Bedauern habe ich von Herrn Ministerialdirektor Matt[4] erfahren, daß es Ihnen leider nicht möglich war, zu unserer diesjährigen Stiftungsratssitzung hierherzukommen, und Ihre freundlichen Zeilen haben es mir klar gemacht, dass triftige Gründe Sie davon abgehalten haben. Ich brauche Ihnen nicht zu versichern, dass ich ausserordentlich gerne mit Ihnen wieder einmal eingehend über die Gesamtlage unserer Anstalt, über unsere Arbeitspläne und über die Zukunft gesprochen haben würde. Es gibt da so viele Einzelheiten, die sich schriftlich ohne übermässigen Zeitverlust für beide Teile kaum erledigen lassen. Es war mir daher eine Freude, aus Ihren freundlichen Zeilen zu ersehen, dass doch vielleicht in absehbarer Zeit einmal wieder Gelegenheit sein wird, mit Ihnen eingehende Rücksprache zu nehmen; ich hoffe nur, **[N]** dass dann Ihre Zeit nicht so knapp bemessen sein sein möge, wie es das letztemal leider der Fall war.
Im ganzen lässt sich ja glücklicherweise sagen, dass die Lage unserer Anstalt trotz der niederschmetternden Verluste, die wir erlitten haben, und trotz der schweren Zeiten, immer noch verhältnismässig befriedigend ist, und dass die Arbeit, wenn auch nicht in den gehofften Ausmassen, so doch ruhig und stetig fortschreitet. Über die Tätigkeit der Forschungsanstalt in dem verflossenen Zeitraum wird Sie ein kurzer Jahresbericht[5] unterrichten, der in diesen Tagen in Druck gehen wird. Ausserdem werden wir uns erlauben, Ihnen in einiger Zeit den ersten Band[6] unserer gesam-

[3] PsyKl LMU, Durchschlag.

[4] Franz Matt (⋆1860 – †1929), Jurist und Kulturpolitiker; Studium der Rechtswissenschaften in München und Leipzig, 1879 Promotion zum Dr. jur.; danach Laufbahn im bayerischen Verwaltungsdienst bis zum Ministerialdirektor im Kultusministerium, von 1920 bis 1926 Bayerischer Kultusminister, während seiner Amtszeit Reform der bayerischen Universitäten, Mitglied der Bayerischen Volkspartei, 1923 maßgeblich beteiligt an den Konkordatsverhandlungen mit dem Heiligen Stuhl. Vgl. Schmidt 2000.

[5] Vgl. Bericht 1920.

[6] Gemeint ist der erste Band der Arbeiten aus der Deutschen Forschungsanstalt für Psychiatrie; vgl. DFA 1919.

melten Arbeiten zugehen zu lassen, dessen Inhalt Ihnen allerdings zum Teil fremdartig, zum Teil schon bekannt sein wird. Jedenfalls hat sich bis jetzt gezeigt, dass die Einrichtung unserer Forschungsanstalt im grossen und ganzen durchaus zweckmäßig gestaltet ist und eine Grundlage bietet, auf der eine aus**[N]**sichtsreiche weitere Entwicklung möglich ist, sobald einmal die jetzige Notlage sich wird überwinden lassen.
Mit dem Ausdrucke vorzüglichster Hochachtung verbleibe ich

Ihr
ganz ergebener
[Kraepelin]

Emil Kraepelin an Anita Blaine,
21.I.1920, München, Brief[7]

Dear Mrs. Blaine!

Some months ago I, wrote a letter to Dr. Favill, which, as I knew by Dr. Adolph Mayer, has never reached him. I was very sorry to hear of the death of that excellent man and also of the unfortunate end of poor Dr. Hoch. So two of the company of 1908 have already gone. I can say, that I very often thought with greatest pleasure of those wonderful days and of the deep impressions, I got from the nature and from the amiable hospitality of my companions.[8]
The reason, why i wrote to Dr. Favill, was to give him notice of a subject, that seamed me to be of interest not only for me and my country, but surely for the science of the whole world. As I asked him, to tell you of my ideas, you will perhaps allow me, to put here some lines of my letter: *[...]*[9]
I am in doubt, whether you will take any interest in our work, that has been disturbed so unfortunately, but I dare perhaps hope, to hear from you shortly, whether you think it possible or not, to find any assistance in the Unites States for the fighting against mental disease. Our task is so extremely difficult and so important too,

[7] WHS: AMBP, MSS 1E 358. Zu Anita Blaine vgl. S. 329, Fußnote 65.
[8] Zu Kraepelins USA-Reise im Jahr 1908 vgl. Bd. VI, Abschnitt 5.2.
[9] Das nachfolgende Zitat ist textidentisch mit dem zweiten bis einschließlich vierten Absatz des Briefes von Emil Kraepelin an Henry Phipps vom 07.XI.1919; vgl. S. 330f.

that I feel obliged, to do my best, though I know very well, that I myself shall not see the success.
By Dr. Meyer I heard some knews of Mr. Mc.Cormik[10] in Sta. Barbara. If you find time to write me some lines, I **[N]** should be obliged very much to get some notice about his actual state.
In rememberance of your kind hospitality and of long gone charming days I am, dear Mrs Blaine,

yours most sincerely
E Kraepelin.

Karl Wilmanns an Emil Kraepelin,
16.II.1920, Heidelberg, Brief[11]

Hochverehrter Herr Professor!

In den nächsten Tagen wird Steiner auf einige Tage nach München kommen, um sich mit Plaut über die Fortführung der Rekurrensimpfungen bei Paralytikern[12] und noch einige andere Dinge zu besprechen. Bei der Gelegenheit wird er sie auch um die Erlaubnis bitten, einige der von Nissl nach München überführten Gehirne von früheren Kranken unserer Klinik für diese zurückzugewinnen. Es handelt sich dabei um einige Kranke, für die wir besonderes Interesse haben und deren Gehirnuntersuchung Herr Steiner selbst gerne vornehmen möchte. Ebenso würden wir es dankbar begrüssen, wenn Sie uns die eine oder andere von den Diapositiven, die Nissl von hier aus mit nach München genommen hat, für den Unterricht wieder überlassen könnten. Wahrscheinlich wird sich, ohne dass die Interessen der Forschungsanstalt dadurch geschädigt werden, ein Weg finden lassen, uns diesen Wunsch zu erfüllen. Ich wäre Ihnen ganz **[N]** ganz besonders dankbar dafür.
Für Ihre Bereitwilligkeit, uns eine oder die andere Stickerei oder Zeichnung von Geisteskranken aus Ihrem Museum[13] zu Studien-

[10] Stanley R. McCormick (⋆1874 – +1947), Patient von Emil Kraepelin; zur Biographie vgl. Bd. VI, S. 330, Fußnote 3.
[11] MPIP-HA: K 33/21 Wilmanns.
[12] Felix Plaut, der Leiter der serologischen Abteilung der DFA, beschäftigte sich seit 1919 mit der Therapie der progressiven Paralyse durch kontrollierte Infektion mit Rekurrens-Spirochäten. Vgl. Plaut 1919.
[13] Vgl. S. 319, Fußnote 43.

zwecken überlassen zu wollen, danke ich Ihnen bestens. Unsere Sammlung hat sich unter Prinzhorns rühriger Arbeit ausserordentlich vermehrt, sodass sie jetzt tatsächlich einen äusserst interessanten Überblick über das schizophrene Schaffen gewährt und eine Sehenswürdigkeit geworden ist.
Mit grossem Bedauern höre ich, dass Ihre Frau Tochter[14] Ihre Rückkehr nach Heidelberg wegen Erholungsbedürftigkeit noch verzögern wird. Andererseits aber begrüsse ich es, dass sie sich entschlossen hat, sich zunächst gründlich zu restaurieren, bevor sie ihre Tätigkeit wieder aufnimmt. Darf ich Sie bitten, mich Ihrer Frau Gemahlin und Frau Tochter bestens zu empfehlen.
Mit ergebensten Grüssen
Ihr dankbarer

Wilmanns

Paul Nikolaus Cossmann an Emil Kraepelin,
22.III.1920, München, Postkarte[15]

Verehrter Herr Geheimrat! Mit dem Rückempfang der Allg Rundschau[16] bestätige ich verbindlich dankend den Empfang Ihres Aufsatzes „Alkoholgewerbe und Wissenschaft“[17], den ich sogleich gelesen habe. Mit dem Entsetzen, daß Sie sich mit solchen Leuten

[14] Gemeint ist Toni Kraepelin. Vgl. Abbildung S. 368.

[15] MPIP-HA: K 33/3 Cossmann. Paul Nikolaus Cossmann (⋆1869 – †1942), Publizist, Schriftsteller und Philosoph; von 1887 bis 1890 Studium der Philosophie und Naturwissenschaften in München, von 1905 bis 1933 Herausgeber der nationalkonservativen und nach 1918 gegen die Weimarer Republik und ihre Institutionen agitierenden *Süddeutschen Monatshefte*, ab 1921 zugleich gemeinsam mit Fritz Gerlich Herausgeber der *Münchner Neuesten Nachrichten*, lebte nach seiner ersten Verhaftung 1933 wegen der Beteiligung an der Vorbereitung eines monarchistischen Putsches gegen Hitler zurückgezogen bei München, wurde 1938 erneut verhaftet und 1942 im KZ Theresienstadt ermordet. Kraepelin gehörte schon vor dem Ersten Weltkrieg zu den Mitarbeitern von Cossmanns Monatsheften. Vgl. Flemming 2003; Kraus 2003; Selig 1967, S. 203; Abbildung S. 347.

[16] Gemeint ist vermutlich die seit 1904 in München erscheinende Wochenzeitschrift *Allgemeine Rundschau*, eines der bedeutendsten katholischen Publikationsorgane in Deutschland bis 1933. Die Zeitschrift stand nicht nur dem Zentrum, sondern auch der Sittlichkeitsbewegung nahe. Vgl. Lochner 1954.

[17] Vgl. Kraepelin 1918c.

befassen müssen verbindet sich die Genugthuung über die reichen Aufschlüsse die der Aufsatz enthält – außerdem eine Fülle von Komik. Soweit man mitreden kann ohne die beiden Länder aus eigener Anschauuung zu kennen, halte ich für möglich daß in dem **[N]** jetzt stattfindenden Rennen um die Führerschaft zwischen den beiden angelsächsischen Ländern die Abstinenz in Amerika und die Trunksucht in England eine große Rolle spielen wird. Heute besuchte mich ein Deutscher der 30 Jahre als Kellner in England war; von solchen Leuten kann man manches lernen.
Mit besten Empfehlungen
Ihr ergebenster Cossmann

Wilhelm Weygandt an Emil Kraepelin,
05.V.1920, Hamburg, Brief[18]

Hoch verehrter Herr Geheimrat!

Mit Freude sehe ich Ihrem werten Besuch entgegen. Das Reisen ist freilich eine Qual, zumal nach dem soviel schlechter versorgten Norddeutschland. Meine Frau hat es vor kurzem gewagt, mit 4jährigem Kind 3. Klasse nach Bayern zu fahren und will vor Pfingsten zurückkehren. Vielleicht ist es für manche Besucher der Versammlung[19] lehrreich, einen Blick in eine Grossstadt zu werfen, in der die Mehrheitssozialdemokratie in Reinkultur wirtschaftet[20], nur beeinflusst durch die Angst vor den Unabhängigen und infolge dessen noch eifriger darauf bedacht, den Handarbeitern mit Riesenlöhnen zu schmeicheln auf Kosten **[N]** der immer mehr bedrückten und helotisierten Kopfarbeiter und Beamten.
Die Versammlung wird doch wohl mehr als 100 Besucher haben.

[18] MPIP-HA: K 33/21 Weygandt.

[19] Gemeint ist die Tagung des Deutschen Vereins für Psychiatrie in Hamburg am 27./28.IV.1920, an der Kraepelin teilnahm. Diese Versammlung war die erste ordentliche Sitzung des Vereins seit 1914. Vgl. *Allgemeine Zeitschrift für Psychiatrie*, Bd. 76, 1920, S. 593-667.

[20] Bei der Wahl am 16.III.1919 errang die SPD mit 50,5 % die absolute Mehrheit in der Hamburgischen Bürgerschaft, bildete allerdings mit der Deutschen Demokratischen Partei (DDP), die 20,5 % erreichte, eine Koalitionsregierung. Die Unabhängigen Sozialdemokraten (USPD) und die Deutsche Volkspartei (DVP) stellten mit jeweils 8 % die drittstärksten Fraktionen der Bürgerschaft. Vgl. Büttner 1998, S. 6.

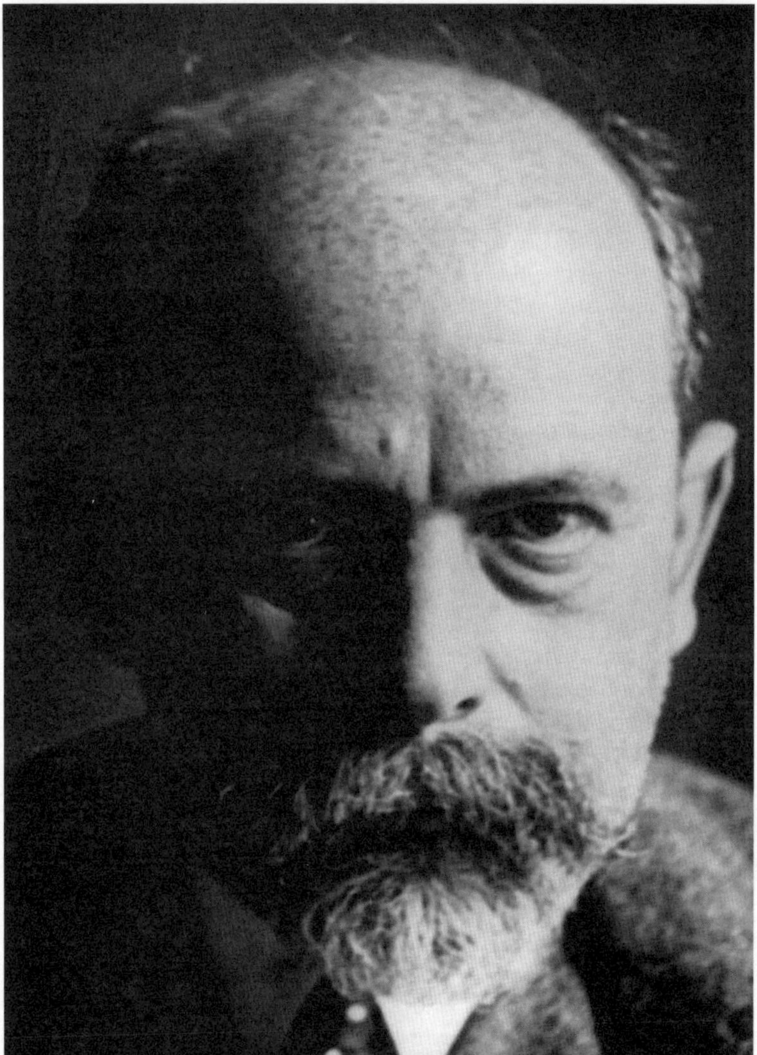

Paul Nikolaus Cossmann

Ich wäre sehr dankbar für kurze Mitteilung Ihrer Ankunftszeit.
Mit hochachtungsvollen Grüssen
Ihr dankbar ergebener W. Weygandt

Karl Wilmanns an Emil Kraepelin,
08.V.1920, Heidelberg, Brief[21]

Sehr verehrter Herr Professor!

Selbstverständlich bin ich gerne bereit, die Katamnesen[22] über die Sie interessierenden Heidelberger Fälle zu erheben. Ihrer Frau Tochter stehen die Krankengeschichten jederzeit zur Verfügung, und ich bin gerne bereit, den Schriftwechsel durch die Klinik gehen zu lassen.
Mit den Schwestern bin ich im grossen und ganzen zufrieden. Alles hat seine zwei Seiten. Sie sind durchschnittlich weniger begabt als die früheren Wärterinnen und begreifen infolgedessen sehr viel schwerer, worauf es ankommt. Der Dienst ist überdies in unseren immer noch stark überfüllten Abteilungen recht schwierig und stellt hohe Anforderungen an sie. Aber sie haben alle den besten Willen, sind ausserordentlich fleissig, geduldig und gefügig, sodass ich die Hoffnung habe, dass sie in ab**[N]**sehbarer Zeit ihren Dienst zu voller Zufriedenheit verrichten werden. Das Publikum ist ausserordentlich zufrieden mit den Schwestern. Die ewigen Klagen, die bis dahin immer eingelaufen sind über rohe Behandlung oder gar Misshandlung, sind verstummt. Die Einstellung von Schwestern hat mir jedenfalls eine Unmenge Ärger und Verdruss erspart, und ich werde von dem Herrn Fischer[23] in Wiesloch und andern, die mir vorher aufs ernstlichste abgeraten haben, Schwestern einzustellen, jetzt sehr beneidet. Auch der Referent des Unterrichtsministeriums ist mit dem Wechsel sehr einverstanden, da die Heidelberger Klinik naturgemäss viel billiger wirtschaftet als die Freiburger. Es ist ein wahres Glück, dass dieser Wechsel noch rechtzeitig vorgenommen worden ist. Nach der Revolution wäre

[21] MPIP-HA: K 33/21 Wilmanns.

[22] Zur Bedeutung der Katamnese für Kraepelins klinische Forschung um 1920 vgl. Kraepelin 1919e.

[23] Gemeint ist Max Fischer. Vgl. S. 291, Fußnote 41.

er nicht mehr möglich gewesen, und wie ich das weltliche Wartepersonal nach seiner ungeheuren Vermehrung hätte in der Klinik unterbringen sollen, ist mir unverständlich.
Ich habe namhafte Mittel für den Ausbau der Klinik gesammelt, ungefähr 200000 Mark. Bisher [N] ist das Erdgeschoss auf der Männerseite zu einem sehr schönen psychologischen Laboratorium ausgebaut worden. Das Ministerium hat dazu 20 000 Mark bewilligt. Die Überschreitungen betrugen 27 000 M., die ich aus der mir zur Verfügung stehenden Bausumme getilgt habe. Dringend notwendig ist jetzt der Ausbau des Dachgeschosses auf der Frauenseite für die Unterbringung der Schwestern und der Ausbau des Dachgeschosses auf der Männerseite für die Unterbringung der Nachtwache, die Schaffung eines Tagesraums für das männliche Wartepersonal, für die Unterbringung der Krankengeschichten und der Schreibmaschinenfräulein und Laborantin. Vor einem Jahr wäre es noch möglich gewesen, das Dachgeschoss mit den verfügbaren freiwilligen Spenden unter geringem Zuschuss des Staats auszubauen. Das Ministerium hat trotz zahlloser Eingaben und mündlichen Drängens sich nicht damit einverstanden erklärt. Mittlerweile kostet der Ausbau das Dreifache, sodass er bis auf weiteres verschoben worden ist. Ich habe mich daraufhin mit dem Landtag in Verbindung [N] gesetzt und einen Vertreter der Sozialdemokraten im Hause gehabt, um ihm die traurige Verfassung unserer Heizanlagen und der Unterbringungsräumlichkeiten für das männliche Wartepersonal zu demonstrieren, einen Vertreter der demokratischen Partei, um ihm die Unterbringung der Kranken und die überfüllten Abteilungen vorzuführen, und erwarte noch einen Vertreter des Centrums, um ihm zu zeigen, in welcher Weise die Schwestern in engen Räumen zusammengepfercht werden mussten. Da diese drei Herrn im Haushaltungsausschuss sitzen, hoffe ich, dass im Herbst im Nachtragsetat die Mittel für den Ausbau flüssig gemacht werden.
Auch nach Mitteln für wissenschaftliche Zwecke habe ich mich umgesehen und rund 40000 Mark zusammen gebracht. 20 000 Mark stehen noch aus, sind mir aber sicher versprochen worden, sodass ich einigermassen ruhig in die Zukunft sehen kann.

Ich selbst werde nicht nach Hamburg[24] fahren. Derartige Reisen sind zu kostspielig geworden. Von meinen Assistenten werden Herr Wetzel und Herr Prinzhorn hingehen. Herr Prinzhorn wird einen Vortrag über das künstlerische Schaffen Geisteskranker halten. Unser Museum ist mittlerweile auf 4 000 **[N]** einzelne Blätter angewachsen und bildet jetzt tatsächlich eine Sehenswürdigkeit, die einen vorzüglichen Überblick über die ungeheure Mannigfaltigkeit der Kunst der Geisteskranken gewährt. Ich hoffe, dass Sie Ihr Weg auch einmal über Heidelberg führt und Sie Gelegenheit nehmen, unsere Neuerungen anzusehen.
Mit den besten Empfehlungen an Sie und Ihre Gattin

Ihr dankbarst ergebener
Wilmanns

Robert Hercod an Emil Kraepelin,
20.V.1920, Lausanne, Brief[25]

Hochgeehrter Herr Professor,

Der 15. Internationale Kongress gegen den Alkoholismus findet vom 21-25 September in Washington statt. Unter den Gegenständen, die zur Behandlung kommen, befindet sich ein Referat über Sinnestätigkeit und Alkohol, mit besonderer Berücksichtigung *der letzten Arbeiten.* Die europäische Kommission des Kongresses (Ministerpräsident Ruys de Beerenbroek[26], Prof. Slotema-

[24] Gemeint ist die Tagung des Deutschen Vereins für Psychiatrie in Hamburg 1920. Prinzhorn referierte dort über *Das bildnerische Schaffen der Geisteskranken*, Wetzel über *Akute Psychosen und Jahreszeit.* Darüber hinaus stellte Prinzhorn etwa 50 Zeichnungen und Gemälde aus der Heidelberger Sammlung aus. Vgl. Prinzhorn 1920; Wetzel 1920b.

[25] MPIP-HA: K 33/8 Hercod. Robert Hercod (⋆1876 – †1963), Publizist und Aktivist der Abstinenzbewegung; ab 1891 Herausgeber der *Internationalen Zeitschrift gegen den Alkoholismus*, von 1902 bis 1921 Direktor des Schweizerischen Abstinenzsekretariats in Lausanne, das 1913 in Schweizerische Zentralstelle zur Bekämpfung des Alkohols umbenannt wurde, von 1907 bis 1950 zugleich Leiter des Bureau international contre l'alcoholisme in Lausanne. Vgl. Hercod 1904.

[26] Charles Joseph Maria Rujis [Ruys] de Beerenbroeck [Beerenbrouck] (⋆1873 – †1936), Politiker und Jurist; ab 1892 Studium der Rechtswissenschaften zunächst in Den Haag, ab 1893 in Leiden, 1895 Promotion; 1896 Rechtsanwalt in Maastricht, ab 1900 in Limburg, seit 1910 Aktivist

ker[27], Prof Gonser[28] und Hercod) hat mich beauftragt, Sie zu bitten, dieses Referat zu übernehmen. Wir legen ein grosses Gewicht darauf, dass die wissenschaftlichen Referate von hervorragenden Gelehrten übernommen werden, um den Amerikanern zu zeigen, dass Europa Tüchtiges auf diesem Gebiete geleistet hat, und die Aufmerksamkeit der amerikanischen Gelehrten, die bis jetzt ziemlich gleichgültig geblieben sind, auf die Alkoholfrage zu lenken. Alle Teilnehmer des Kongresses, welchem Lande auch sie angehören, würden es als eine Ehre betrachten, wenn Sie, ein Meister der Wissenschaft, unsere Einladung annehmen würden[29]. Die Amerikaner halten sehr darauf, einen wirklich internationalen Kongress zu haben, in dem alle Kulturstaaten gleichmäsig vertreten sind. Vor einigen Wochen bin **[N]** ich nach Berlin gereist mit einem Vertreter des amerikanischen Ausschusses, um mit Prof. Gonser über die Beteiligung Deutschlands zu sprechen und sie zu sichern. Ich brauche kaum zu versichern, dass die Deutschen ebenso höflich und herzlich von den Kongressteilnehmern behandelt sein werden, wie die andern Referenten. Unsere Kongresse haben einen einzigen

des niederländischen Grünen Kreuzes, führender Repräsentant der liberalen katholischen Sozialreformbewegung der Niederlande, von 1899 bis 1918 Gemeinderat in Maastricht, ab 1905 Abgeordneter, zwischen 1914 und 1918 Bevollmächtigter für die Belgische Flüchtlingshilfe, 1918 Gouverneur von Limburg, von 1918 bis 1925 erster katholischer Ministerpräsident der Niederlande, anschließend Vorsitzender der Zweiten Kammer, von 1929 bis 1933 erneut Regierungschef. Vgl. Stassen 2005.

[27] Johan Rudolph Slotemaker de Bruïne (⋆1869 – †1941), Theologe, Soziologe und Politiker; ab 1889 Studium der Theologie in Utrecht; dort 1894 Promotion, danach Geistlicher in verschiedenen Gemeinden, ab 1907 wieder in Utrecht tätig, Beschäftigung mit sozial- und kirchenpolitischen Fragen, von 1909 bis 1913 Dozent für christliche Ethik in Utrecht und an der Amsterdamer „Volksuniversiteit“, ab 1912 Mitglied der Christelijk Historisch Unie (Partei der reformierten Christen), Gegner des Frauenwahlrechts, 1916 Berufung als Professor für Dogmatik nach Utrecht, 1921 Emeritierung, im gleichen Jahr Teilnahme am Abstinenzkongreß in den USA, seit 1922 Abgeordneter im niederländischen Parlament, von 1926 bis 1929 niederländischer Minister für Arbeit und Handel, von 1933 bis 1935 Sozialminister und von 1935 bis 1939 Kultusminister. Vgl. Groenewold 2007.

[28] Gemeint ist Immanuel Gonser. Vgl. S. 222, Fußnote 4.

[29] Emil Kraepelin reiste im Oktober 1920 nicht nach Washington, allerdings suchte er während seines Aufenthalts in Washington Anfang April 1925 namhafte Vertreter der Abstinenzbewegung in den USA auf. Vgl. MPIP-HA: K 37/4, Korrespondenz mit Robert Hercod.

Zweck, den Fortschritt des Kampfes gegen den Alkoholismus zu beschleunigen. Sie dienen keiner politischen Bewegung und sind unabhängig von den Leidenschaften des Tages. Ihr Name ist den amerikanischen Alkoholgegnern seit langem bekannt, sie werden sich freuen, Ihnen für alles was Sie für unsere Sache in der ganzen Welt getan haben, danken zu können.
Es ist selbstverständlich, dass alle Reiseauslagen den Kongressteilnehmern rückvergütet werden.
Was die Sprache anbetrifft, so muss man der Tatsache Rechnung tragen, dass 99% der Zuhörer nur englisch verstehen werden. Man wird also auf diese Weise vorgehen: Die Referenten, die die englische Sprache ungenügend beherrschen, werden die Hauptzüge ihres Referats in ihrer Muttersprache resümieren. Dann wird das ganze Referat in englischer Uebersetzung vorgelesen. Ich glaube, dass es dazu möglich sein wird, Ihnen die Gelegenheit zu geben, vor einem wissenschaftlichen Publikum in deutscher Sprache über Ihre Arbeiten zu berichten.
Ich hoffe sehr, dass es Ihnen möglich sein wird, unserer Einladung Folge zu leisten. Herr Prof. Gonser wird Ihnen auch Dank schreiben. Hoffentlich können Sie, nachdem Sie seine Meinung gehört haben, uns eine zusagende Antwort geben. Ich persönlich, alle Kongressteilnehmer werden Ihnen dafür sehr dankbar sein.
Mit hochachtungsvollen Grüssen
R. Hercod

Erwin Stransky an Emil Kraepelin, 04.VI.1920, Wien, Brief[30]

Hochverehrter Herr Geheimrat!

Sie verzeihen, wenn ich – getreu den in meinem Hamburger Vortrage[31] vorgezeichenten Richtlinien – in Vollstreckung einer nationalen Pflicht beiliegendes Zeitungsblatt an Sie übermittle; ich würde raten, dasselbe zu lesen und sich über dessen Tendenzen klar zu werden; es drücken sich darin Stimmungen aus, wie sie bei uns zu Lande immer noch von – weniger zahlenmässig als ihrem moralischen Gewichte nach – einflussreichen Gruppen gehegt und verbreitet werden und deren Hinüberspielen nach Deutschland aus beiliegenden Zeitungsartikeln klar aufscheint; Stimmungen und Strömungen, die, wie ohne weiters einleuchtend, gegen das Teuerste gehen, was wir – auch wir Deutsch-Österreicher, die wir ja leider noch nicht dazugehören – besitzen, nämlich die Einheit des Deutschen Reiches; die das Deutsche Reich confessionell zu zerreissen bestrebt sind; und die nicht davor zurückschrecken – darin liegt ihre besondere Gefährlichkeit! –, gerade das nationale Fühlen und unsere deutschösterr. Anschlussbewegung in schlauer Weise zu benutzen und zu missbrauchen, um auf diesem Wege das Gift in den deutschen Volksgeist einzuschmuggeln (vgl. die rot umrandeten Aufsätze auf S. 1, 2 u. 3!).

---

[30] MPIP-HA: K 33/17 Stransky. Erwin Stransky (⋆1877 – †1962), Psychiater und Neurologe; Studium der Medizin in Wien, dort 1900 Promotion, ab 1901 Assistent von Heinrich Obersteiner und Julius Wagner von Jauregg, 1905 Gerichtsarzt in Wien, dort 1908 Habilitation und Ernennung zum Landesgerichtspsychiater, 1915 außerordentlicher Professor, 1920 Vorsitzender des Vereins für angewandte Psychopathologie und Psychologie Wien; 1938 Berufsverbot wegen jüdischer Herkunft, 1945 Wiederaufbau der Anstalt Wien-Rosenhügel, 1946 Ernennung zum ordentlichen Professor.

[31] Auf der Jahresversammlung des Deutschen Vereins für Psychiatrie in Hamburg 1920 referierte Stransky zum Thema *Der seelische Wiederaufbau des deutschen Volkes und die Aufgaben der Psychiatrie*. Stransky forderte darin u. a., durch „völkische Erziehungsarbeit“ müsse der Psychiater „der berufenste Führer werden auf den Wegen zu Deutschlands Erneuerung, er wird zum Wegweiser werden nicht nur für Ärzte, sondern auch für Geschichts- und Gesellschaftsforscher und darüber hinaus für alle Staats- und Volksmänner, denen es ernstlich um das Wohl Deutschlands zu tun“ sei. Vgl. Stransky 1920, S. 278, 280.

Ich denke an unser Hamburger Tischgespräch und daran, dass Sie, ganz wie wir Bürgerliche in Deutschland und Deutsch[N]österreich überhaupt, heute vor allem die Linksgefahr sehen, deren Grösse niemand weniger unterschätzt als ich; allein mir erscheint jene Rechtsgefahr, die von gewissen Schwarzen her droht – diese Leute scheinen auch mit Frankreich im geheimen Einverständnis! – mindestens ebensogross, wie wohl ich fest überzeugt bin, dass bei uns wie bei Ihnen hunderttausende strenger Katholiken absolut zuverlässig national deutsch denken und fühlen; allein es scheint mir doch, dass diese Leute samt ihren Führern nicht wissen, welches die internationalen Drahtzieher sind, denen sie auf den Leim zu gehen drohen.
Darum hielt es mich nicht: ich muss Ihnen, der Sie Führer auf fachgenössischem wie auf nationalpolitischem Gebiete zugleich sind, beiliegendes litterarisches Produkt zukommen lassen, damit Sie und Ihre in allen bürgerlichen Lagern stehenden Bundesgenossen auf dem Gefechtsmarsche gegen den linken Feind, der hoffentlich zum Siege über den Radikalismus führen wird, nicht so weit nach rechts geraten, dass dabei die deutsche Einheit zu Schaden kommt. Seien Sie auf der Hut!

In ausgezeichneter Hochachtung und Verehrung!
Prof. Stransky

Shûzô Kure an Emil Kraepelin,
12.VII.1920, Paris, Brief[32]

Hochverehrter Herr Professor!

Wegen des langjährigen Krieges bin ich gezwungen verhindert, meinem hochgeschätzten Lehrer, Herrn Professor, mal zu schreiben, obwol ich sehr oft an die unvergesslichen schönen Tagen in Heidelberg, wo ich unter Ihrer Leitung die Psychiatrie studirte, mich erinnerte[33]. Zufällig kam ich von der Regierung befohlen

[32]MPIP-HA: K 20/V/1. Shûzô Kure (⋆1865 – †1932), Psychiater; zur Biographie vgl. Bd. V, S. 293, Fußnote 7.

[33]Shûzô Kure hospitierte im Sommersemester 1899 bei Emil Kraepelin in Heidelberg; vgl. Brief Shûzô Kure an Emil Kraepelin, 11.III.1899, Bd. V, S. 293.

nach Europa und bleibe seit 8. d. Monates hier in Paris. Ich möchte die kurze Zeit meiner Rundreise um die Welt möglichst fruchtbringend benutzen und weiß, daß es anderswo unmöglich ist, als in München bei Ihnen, Herrn Professor, einige Zeit in Ihrer weltberühmten Klinik zu bleiben, wenn auch einige Tage.
Hierdurch wende Ich an Sie, Herrn Professor, mit folgen Fragen:
1. Ob Sie es mir erlauben, daß mein angeführter Wunsch zu erfüllen?
2. ob man überhaupt als Fremde in München bleiben darf?
Wenn Sie, Herr Professor, es nicht recht passend annehmen, mich in Ihrer werten Klinik einzulassen, so möchte ich doch noch einmal Sie und Ihre Familie besuchen. Das ist mein Wunsch, der mich seit dem Tage wo ich das Japan verließ, nie verließ.
Hochachtungsvoll

Ihr ergebenster
Shuzo Kure
aus Tokio.

Wenigstens möchte Ihre werte
Klinik besichtigen!
U. b. A. w. g.
meine Adresse: Grand Hotel, Paris, Zimmernummer 557.

Emil Kraepelin an Gustav Krupp,
06.IX.1920, Baierbrunn, Brief[34]

Hochgeehrter Herr!

Mit lebhaftem Bedauern habe ich aus Ihrem freundlichen Schreiben entnommen, dass Ihre Frau Gemahlin erkrankt ist und Sie auch in absehbarer Zeit nicht ans Reisen denken können. Ich bitte Sie, Ihrer Frau Gemahlin unsere besten Wünsche für baldige Genesung auszusprechen, und erlaube mir gleichzeitig, Ihnen zu dem Zuwachs, den Ihre Familie erfahren hat, unsere aufrichtigsten Glückwünsche zu übermitteln. Ich kann hier deswegen besonders

[34] PsyKl LMU, Durchschlag. Da Kraepelin während und nach dem Ersten Weltkrieg seine beschlagnahmte Villa in Suna am Lago Maggiore nicht benutzen konnte, verbrachte er seine Ferien in seinem Blockhaus in Baierbrunn bei München. Vgl. Bd. VI, S. 28, Fußnote 49; Brief Emil Kraepelin an Wilhelm Wundt, 27.XII.1919, Steinberg 2002, S. 119, Brief Nr. 371.

mit Ihnen fühlen, weil mir vor kurzem ein kleines Enkeltöchterchen hier geboren wurde[35].
Die jetzt abgeschlossene Zusammenstellung des Mehrbedarfs unserer Forschungsanstalt an Gehältern unter dem Drucke der augenblicklichen Verhältnisse hat ergeben, dass wir von jetzt ab ungefähr 60 000 $\mathcal{M}$ jährlich **[N]** mehr aufwenden müssen, als bis dahin. Glücklicherweise wird sich für die nächsten Jahre dieser Betrag aus unseren Zinsen gerade noch decken lassen, aber jede Möglichkeit einer Erweiterung unserer Bedürfnisse ist ausgeschlossen, wenn es uns nicht gelingt, neue Hilfsquellen zu eröffnen. Ich bin sehr bemüht darum, weiss aber nicht, wie weit ich Erfolg haben werde. Sobald ich etwas zu berichten weiss, werde ich mir erlauben, Ihnen wieder Mitteilung zu machen.
Meine Arbeitsferien werden in etwa 14 Tagen abgeschlossen sein; Ich gedenke von da ab bis zum Frühjahr oder wenigstens bis Weihnachten München nicht mehr auf längere Zeit zu verlassen.
In vorzüglicher Hochachtung verbleibe ich

Ihr
ganz ergebener
[Kraepelin]

Karl Wilmanns an Emil Kraepelin,
26.X.1920, Heidelberg, Brief[36]

Sehr verehrter Herr Professor!

In der Anlage sende ich Ihnen die versprochene Krankengeschichte Krämer sowie die Photographie von *[Häcker ?]*[37]. Ich habe sie

[35] Gemeint ist Kraepelins drittes Enkelkind Lore, geboren am 20.VIII.1920, Tochter von Toni und Karl Friedrich Schmidt.
[36] MPIP-HA: K 33/21 Wilmanns.
[37] Gemeint ist Ewald Hecker (⋆1843 – †1909), Psychiater; zunächst Studium der Architektur, dann der Medizin, 1866 Promotion in Königsberg, Assistent an der Irrenanstalt Allenberg, 1867 mit seinem Kollegen Karl Ludwig Kahlbaum Wechsel nach Görlitz, 1876 Direktor der Heil- und Pflegeanstalt Plagwitz bei Löwenberg in Schlesien, 1881 Ankauf der Heilanstalt Johannisberg am Rhein, 1891 Verlegung der Privatanstalt nach Wiesbaden, 1907 Ernennung zum Professor. Hecker wurde vor allem durch die

noch einmal mit der Radierung vom Grafen Kalkreuth[38] verglichen, und ich meine fast selbst, dass es vielleicht zweckmässiger wäre, für die Veröffentlichung die Photographie zu wählen. Vielleicht ist die Platte von dem Wiesbadener Photographen noch erhältlich. Wenn Sie es wünschen, könnte ich darnach Umfrage halten.
Ich habe neulich vergessen, Sie um folgendes zu bitten: Bei Besichtigung Ihrer Sammlung von pathologischer Kunst hatte ich auch Gelegenheit, die Stickereisammlung zu sehen, die ja von ganz besonderem Interesse ist. In der Mappe lagen einige lose Blätter mit Stickereien. Würden Sie die grosse Güte haben, uns diese für unsere Sammlung zu überlassen? Sie wären für uns von besonderem Wert, da wir davon **[N]** nichts Ähnliches besitzen. Sie selbst berauben sich dadurch nicht, da Sie ja noch das Vielfache von durchaus ähnlichen Blättern behalten.
Weiterhin sah ich, dass der Kranke aus Eglfing Ihnen eine ganze Anzahl von Stäben, die unter sich nahezu gleich sind, geliefert hat. Wir wären Ihnen dankbar, wenn Sie uns auch davon 1 oder 2 Stäbe überlassen könnten; sie interessieren uns wegen der Parallele mit der primitiven Kunst besonders.[39] Falls Sie dafür Interesse haben, bin ich gerne bereit, Ihnen eine Anzahl von Blättern aus unserer Sammlung zusammenzustellen, die für uns entbehrlich sind. – Gelegentlich der Rücksprache mit dem Herrn Kahn[40] stellte ich fest,

von ihm geprägten Begriffe der Hebephrenie und Cyclothymie bekannt, die Kraepelins Nosologie nachhaltig beeinflußten. Vgl. Wilmanns 1924.

[38] Leopold Karl Walter Graf von Kalckreuth (⋆1855 – †1928), Kunstmaler und Graphiker; Studium in Weimar und München, von 1895 bis 1899 an der Staatlichen Akademie der Künste in Karlsruhe tätig, anschließend in Stuttgart und Hamburg, 1908 in Breslau, Gründungsmitglied des Schlesischen Künstlerbundes. Kalckreuth zählte neben Liebermann und Leibl zu den bedeutendsten deutschen Landschafts- und Genremalern um 1900. Vgl. Mollier 1967.

[39] In den Beständen der Sammlung Prinzhorn waren derartige Stäbe nicht mehr zu ermitteln. Vgl. Auskunft Sammlung Prinzhorn, 24.IX.2008.

[40] Eugen Kahn (⋆1887 – †1973), Psychiater; Studium der Medizin in Heidelberg, Berlin und München, dort 1911 Promotion bei Kraepelin, ab 1912 Assistent an der Münchner Nervenklinik, nach der Emeritierung Kraepelins von 1922 bis 1924 kommissarische Leitung der Klinik, 1924 Habilitation, 1927 Ernennung zum außerordentlichen Professor; 1930 Berufung nach Yale als Sterling Professor für Psychiatrie und psychische Hygiene,

dass die Verfertigerin der Stickereien nicht bekannt ist. Aus den Schriftstücken, die der Sammlung beiliegen, glaube ich aber, wird es möglich sein, ihre Spur zu finden. Ich bin gerne bereit, falls Sie uns auch die Schriftstücke auf einige Zeit überlassen würden, an ihrer Hand Nachforschungen nach der Verfertigerin anzustellen und Ihnen das Ergebnis unserer Feststellungen mitzuteilen. **[N]** Die Krankengeschiche Krämer erbitte ich nach gemachtem Gebrauch für uns zurück. Die Photographie von Hecker überlasse ich der Forschungsanstalt zur Vervielfältigung. Sollte diese aber grossen Wert auf ihren Besitz legen, so würde ich sie ihr, wenn auch ungern, da sie mir Hecker persönlich geschenkt hat, ganz zur Verfügung stellen.[41]
Mit der Bitte, mich Ihrer Gattin und Tochter bestens zu empfehlen,

Ihr ergebenster
Wilmanns

Emil Kraepelin an James Loeb,
06.XI.1920, München, Brief[42]

Sehr geehrter Herr Loeb!

Es ist schon lange her, dass ich von Ihnen nichts wieder gehört habe, sodass ich sehr wünschen möchte, einmal Nachricht von Ihnen zu haben. Zuletzt erfuhr ich etwas von Ihnen, durch einen Brief von Herrn Heinsheimer[43], dem Herr Dr. Hambuechen[44] in

nach dem Zweiten Weltkrieg häufige Aufenthalte in der Schweiz, ab 1949 Research Associate of Psychiatry in Yale, dort 1956 Emeritierung, Professor für Psychiatrie am Baylor College of Medicine in Houston, 1962 Emeritierung in Houston. Vgl. Pokorny 1973.

[41] Die Photographie befindet sich heute in der Bildersammlung des Historischen Archivs des Max-Planck-Instituts für Psychiatrie.

[42] MPIP-HA: DFA 2/1, Durchschlag.

[43] Vgl. S. 334, Fußnote 80.

[44] Joseph Wilhelm Hambüchen (⋆1895 – +1969), Stiefsohn von James Loeb, Bankier; wuchs in New York und Murnau auf, von 1920 bis 1923 Studium der Wirtschaftswissenschaften in Harvard, bis 1924 Bankausbildung in London und Berlin, bis 1937 als Bankier in Berlin, London und den USA tätig, in den 1930er Jahren Übersiedlung nach Zürich und Lugano, ab 1939 in Huntington (Long Island) ansässig, ab den 1940er Jahren Ban-

St. Francisco einen Besuch abgestattet hatte; er teilte mir mit, dass nach diesen Nachrichten Ihr Befinden ein befriedigendes sei. Ich hoffe sehr, dass diese Nachricht den Tatsachen entspricht, möchte aber doch gerne selber Näheres darüber hören.
Es wird Sie gewiss freuen, zu erfahren, dass Herr Heinsheimer unserer Forschungsanstalt wiederum 200 000 $\mathcal{M}$ zur Verfügung gestellt hat.[45] Wir können wahrhaftig nicht genug von Glück sagen, dass wir in unserer Not immer von Neuem so bedeutende Stiftungen erhalten, die es uns ermög**[N]**lichen, diese schwierigen Zeiten ohne Nachteil zu überstehen. Auch von anderer Seite sind wir wieder unterstützt worden. Herr v. Cramer-Klett[46] hat uns 14 000 $\mathcal{M}$, den Erlös eines von ihm verkauften Röntgenapparates aus seinem Lazarett, zur Verfügung gestellt. Ferner erhielten wir von der amerikanischen EMERGENCY SOCIETY IN AID OF EUROPEAN SCIENCE AND ART in New York die Aufforderung, unsere Bedürfnisse namhaft zu machen. Leider steht dieser Gesellschaft bisher nur 1 000 000 $\mathcal{M}$ zur Verfügung, mit der die gesamte Wissenschaft und Kunst Mitteleuropas unterstützt werden soll. Es ist daher nicht zu hoffen, dass wir von dort irgend welche nennenswerten Zuschüsse bekommen werden. Nur daran dürfen wir vielleicht denken, dass man uns etwas ausländische Literatur, die ja jetzt unerschwinglich ist, zugänglich machen wird; wir werden es abwarten. Auch noch von mehreren anderen Seiten habe ich vielleicht Aussicht, kleinere Summen zu erhalten, doch steht darüber noch nichts fest. **[N]**

kier in Boston, 1954 kurzzeitige Rückkehr nach Deutschland zur Regelung der Nachlaßangelegenheiten von James Loeb.

[45] Heinsheimer hatte bereits im Herbst 1916 durch Max Warburg der Deutschen Forschungsanstalt für Psychiatrie 500.000 Mark gestiftet. Eine weitere Spende von 220.000 Mark erfolgte im Sommer 1921. Vgl. MPIP-HA: Briefe James Loeb an Emil Kraepelin, DFA 2/1, 11.IX.1916, DFA 2/2, 13.VIII.1921, Brief Emil Kraepelin an James Loeb, DFA 2/1, 15.XI.1919.

[46] Theodor jun. Freiherr von Cramer-Klett (⋆1874 – †1938), Industrieller und Mäzen; Hauptaktionär der 1898 fusionierten Vereinigten Maschinenfabrik Augburg und Maschinenbaugesellschaft Nürnberg AG, der späteren MAN AG; förderte u. a. die Wiederbegründung der Klöster Ettal und Plankstetten sowie das Krüppelheim Hohenaschau. Cramer-Klett zählte zu den vermögendsten Personen in Deutschland. Vgl. Cramer-Klett 1960; Hamm 2008; Martin 1914, S. 130-132.

Inzwischen hat sich unsere Forschungsanstalt günstig weiterentwickelt, vor allem darin, dass eine grössere Anzahl von wissenschaftlichen Arbeitern bei uns eingetreten ist. So arbeiten z. Zt. in der anatomischen Abteilung 8 Herren, darunter einer aus Finnland[47], in der genealogischen 2 Herren, nachdem einige Andere bereits ihre Arbeiten abgeschlossen haben. Auch in den übrigen Abteilungen sind noch 4 Herren beschäftigt. Einer der wesentlichsten Zwecke unserer Anstalt, das wissenschaftliche Interesse in weiten Kreisen zu beleben, scheint sich demnach mehr und mehr zu erfüllen. Natürlich wachsen mit der Ausdehnung der Arbeiten auch die Kosten des Betriebes; wir hoffen jedoch, mit den jetzt zur Verfügung stehenden Mitteln fürs erste auszukommen, wenn auch an eine Erweiterung unserer Aufgaben vorderhand nicht gedacht werden kann. Im Januar oder Februar wird die nächste Stiftungsratssitzung stattfinden; ich bedauere lebhaft, dass Sie nach Ihren früheren Mitteilungen voraussicht**[N]**lich bis dahin noch nicht wieder in München sein werden. Die Festrede wird Herr Prof. Rüdin über Vererbungsfragen halten.
Es ist mir nicht erinnerlich, ob ich Ihnen seinerzeit die Satzungen unserer Kinderstiftung[48] übersandt habe. Sollte das nicht geschehen sein, so lege ich Ihnen ein Exemplar derselben bei, das vielleicht Frau Doktor[49] interessieren wird. Am letzten 4. Oktober haben wir zum ersten male die Kindergabe verteilt; der Betrag war zunächst freilich nur 50 $\mathcal{M}$. Dafür waren im Laufe des verflossenen Jahres 4 Kinder zur Welt gekommen, von denen das Älteste beschenkt werden konnte; die übrigen müssen in den näch-

[47] Vgl. Bericht 1921, S. 352; Oksala 1923; Oksala 1926.

[48] Die zwischen 1919 und 1938 bestehende Kinderstiftung der Münchner Nervenklinik war eine Zustiftung zum Vermögen der Ludwig-Maximilians-Universität mit dem Zweck, den Beamten und Bediensteten der Klinik bei der Geburt von Kindern Beihilfen zu gewähren. Vgl. BayHStA: MK 39588, Satzung der Kinderstiftung.

[49] Marie Antonie Loeb (⋆1864 – +1933, ⋆Schmidt); Ausbildung zur Krankenschwester, in den 1890er Jahren Auswanderung nach New York, dort Eheschließung mit dem aus Aldenhoven im Rheinland stammenden Mediziner Joseph Hambüchen, Hausarzt der Familien Loeb und Warburg, nach Tod ihres Ehemanns um 1901 als Krankenschwester und Hausdame bei James Loeb tätig, ab etwa 1909 in Bayern ansässig, 1921 Verehelichung mit James Loeb; Marie Antonie brachte die Söhne Ernst und Joseph Wilhelm Hambüchen mit in die Ehe. Vgl. Burgmair 1997, S. 94.

sten Jahren darankommen. Durch einige kleinere Zuwendungen, die ich im Laufe des Jahres noch selber erhöhen zu können glaube, hat das Kapital wieder einen gewissen Zuwachs erhalten. Ich habe sogar die Hoffnung, dass wir durch eine mir in Aussicht gestellte Zustiftung die Höhe der Kindergabe für das nächste Jahr auf **[II.]** 100 $\mathcal{M}$ werden bringen können, die wir dann zunächst auf 2 Kinder verteilen werden.

Aus Italien hatte ich in diesen Tagen die Nachricht[50], dass mir zunächst gestattet wird, mein Haus für die Jahresmiete von 3000 Lire zu mieten, was ich, wie Ihnen erinnerlich sein wird, anstrebte. Infolgedessen werde ich voraussichtlich am Tage nach Weihnachten mit meiner zweiten Tochter[51] nach Italien fahren, um dort alles für einen längeren Aufenthalt im Frühjahr einzurichten, und meine Angelegenheiten nach Möglichkeit zu ordnen. Wenn es nicht Winter wäre, würde ich die Gelegenheit gerne benutzen, Sie aufzusuchen (nicht nach der Art von Binswanger[52]); ich fürchte indessen, dass jetzt die Verbindung von St. Moritz zum Comer See Schwierigkeiten machen wird. Vielleicht geht es besser zu Anfang März oder bei meiner Rückkehr Ende April, doch kann ich natürlich darüber noch **[N]** gar nichts sagen. Vorgestern erhielt ich dann noch aus Rom die Nachricht, dass einige meiner Fachgenossen[53] den Versuch machen wollen, mir die Rückgabe meines Hauses durch das einschlägige Ministerium zu vermitteln. Das wäre natürlich für mich ein grosses Glück, da es mir auf die Dauer schwerlich möglich wäre, für ein Landhaus im Süden jährlich die

[50] Der italienische Psychiater Giovanni Mingazzini hatte Kraepelin mitgeteilt, daß das zuständige Ministerium in Rom keine Einwände mehr gegen eine mietweise Nutzung seiner beschlagnahmten Villa in Suna erhob. Vgl. MPIP-HA: DFA 34/4, Brief Giovanni Mingazzini an Emil Kraepelin, 02.XI.1920; Kraepelin 1983a, S. 214f.

[51] Eva Kraepelin (⋆1892 – †1983), Hauswirtschaftslehrerin; ab 1926 verheiratet mit dem württembergischen Ministerialbeamten Rupert Dürr in Stuttgart; auf Wunsch ihres Vaters lernte Eva Kraepelin vor dem Ersten Weltkrieg Italienisch.

[52] Gemeint ist vermutlich Otto Binswanger, der sich nach seiner Emeritierung 1919 in Jena nach Landschlacht in die Nähe von Kreuzlingen zurückgezogen hatte und als medizinischer Berater tätig war. Binswanger hatte unangemeldet James Loeb in Murnau aufgesucht, um mit ihm über dessen Vetter Aby Warburg zu sprechen, der seit dem 9.X.1920 Patient von Binswanger in Jena war. Vgl. Binswanger 2007, S. 13, 221f.

[53] Gemeint ist Giovanni Mingazzini.

Summe von 7-8000 $\mathcal{M}$ auszugeben. Ich muss somit abwarten, was die nächsten Monate bringen, freue mich aber inzwischen wenigstens darauf, den Frühling wieder im Süden verbringen zu können. Vielleicht habe ich Ihnen früher schon geschrieben, dass ich jetzt den Versuch machen will, eine Unterstützung unserer Anstalt durch die Deutsche Industrie zu erreichen. Zu diesem Zwecke habe ich einen kleinen Aufsatz[54] geschrieben, den ich Ihnen beifolgend übersende. Es handelt sich darum, eine Arbeitswissenschaft zu begründen, die darauf hinausläuft, in möglichst zweck[**N**]mässsiger Weise die Arbeitskraft unseres Volkes zu verwenden.[55] Wenn es gelänge, auf diesem Gebiete Fortschritte zu machen, so könnten sie gleichermassen für unsere wirtschaftlichen Fortschritte und für die Volksgesundheit von Bedeutung werden.
Indem ich hoffe, dass Sie uns hier in München noch nicht ganz vergessen haben, verbleibe ich mit der Bitte, mich Frau Doktor angelegentlichst zu empfehlen, und mit freundlichen Grüssen für Sie

Ihr
ganz ergebener
[Kraepelin]

Franz Ludwig Stuhlmann an Emil Kraepelin, 13.XII.1920, Hamburg, Brief[56]

Hochverehrter Herr Geheimrat!

Es drängt mich, Ihnen meinen herzlichsten Dank zu sagen für die überaus grosse Liebenswürdigkeit, die Sie meinem Adoptivsohne erwiesen haben, indem Sie ihn mehrfach einluden. Ich bitte auch

[54] Gemeint ist der Beitrag *Arbeitspsychologie*; vgl. Kraepelin 1920d.

[55] Die psychologische Abteilung der DFA setzte sich unter ihrem Leiter Otto Graf (⋆1893 – †1962) intensiv mit arbeitspsychologischen Fragestellungen auseinander. Graf wechselte 1929 mit seiner Abteilung an das Kaiser-Wilhelm-Institut für Arbeitsphysiologie in Dortmund.

[56] MPIP-HA: K 33/17 Stuhlmann. Franz Ludwig Stuhlmann (⋆1863 – †1928), Zoologe und Kolonialbeamter, Leiter der Zentralstelle des Hamburgischen Kolonialinstituts, nach dem Ersten Weltkrieg Umbenennung in Hamburgisches Welt-Wirtschafts-Archiv; zur Biographie vgl. Bd. VI, S. 338, Fußnote 37.

Ihrer Gattin meinen Dank zukommen zu lassen! Es ist mir eine grosse Beruhigung, dass mein Junge bei Ihnen einen Anlehnungspunkt gefunden hat.
Vor kurzem ist in England ein Buch erschienen von Sir Campbell Stuart[57], Secrets of the Crewe House (Holder and Stoughton Warwicksquare London $7\frac{1}{2}$ Sh) in dem geschildert wird, wie England es verstanden hat, durch eine Flut von Nachrichten und Pamphleten die ganze Welt zu beeinflussen, so dass durch die Massensuggestion alles sich gegen uns wandte, und dass diese Massensuggestion auch bei uns selbst ihre Wirkung tat[58]. Auch heute in der Revolution mit allen ihren Schlagworten, mit der Begeisterung für den Bolschiwismus u a m spielt diese Suggestion ganzer Völker eine ungeheure Rolle. Sollte es da nicht sehr nützlich sein, wenn jemand mit Ihrer ungeheuren Autorität immer wieder das Publikum auf das Thema dieser Suggestion hinweist und davor warnt, ihr zu unterliegen; wenn stets die Leute veranlasst werden, Kritik diesen Einflüssen gegenüber zu üben? Und zwar wirkt es wohl besser, wenn diese Hinweise in wissenschaftlicher Form nicht nur in Fachzeitschriften sondern auch in der Tagespresse erscheinen. Vielleicht überlegen Sie es sich einmal, ob Sie Sich nicht entschliessen könnten, Selbst oder durch Ihre Herren diese Aufgabe zu unternehmen. Es kommt mir so vor, als ob dadurch viel gutes geschaffen werden könnte. Die Engländer z B. die damals selbst den Einspruch [N] beim Frieden von Schimonoseki[59] anregten, dann selbst aber

[57]Sir Campbell Stuart (⋆1885 – +1972), Militär und Verlagskaufmann; 1916/17 englischer Militärattaché in Washington, gemeinsam mit Alfred Harmsworth (Viscount Northcliff) ab Februar 1918 Leiter der englischen Propaganda für die gegnerischen Staaten, nach dem Ersten Weltkrieg bis 1960 Direktor der London Times Publishing Company, Vorsitzender des Exekutivkomitees der English Historical Society, ab 1923 Berater der kanadischen und englischen Regierung für Telekommunikation, insbesondere für die Tätigkeit von Cable & Wireless plc. Vgl. Stuart 1920.

[58]Gemeint ist hier vermutlich der sogenannte *Bryce Report on Alleged German Outrages*, den das britische War Propaganda Bureau im Mai 1915 veröffentlichte. Die darin geschilderten Kriegsgreuel der deutschen Truppen in Belgien förderten insbesondere die antideutsche Haltung in den USA, obwohl der Wahrheitsgehalt des Berichts äußert umstritten war. Vgl. Robbins 1967.

[59]Mit dem Vertrag von Shimonoseki wurde am 17.IV.1895 der Chinesisch-Japanische Krieg beendet. Der Friedensvertrag stärkte die politische,

zurücktraten, die haben in Japan und in der ganzen Welt verbreitet, dass Deutschland durch seine Teilnahme am Einspruch Japan gegen uns aufgebracht hätten, wodurch sein Anschluss an die Entente im Kriege entstanden sei, und Japan hat es sich selbst einreden lassen; ja zuletzt glaubten wir selbst es. Die Kriegsgeschichte mit der Leichenverwertung auf Fett[60] ist auch so eine Sache – bis zum Glauben, dass wir durch Entwaffnung von den Feinden einen guten Frieden bekommen würden. Der Sozialismus arbeitet mit Massensuggestion, noch mehr der Bolschiwismus.
Vielleicht überlegen Sie Sich den Fall einmal, ob Sie nicht Studien dieser Volkskrankheit widmen könnten, die gewiss aeusserst wichtig wären.[61] Ob sie allerdings endgiltig nützen, ist eine zweite Frage, denn diese Beeinflussung liegt wohl in der Natur des Menschen, die aber doch erzogen werden können, Kritik zu üben.
Mit der Bitte um eine gehorsame Empfehlung an Ihre Frau Gemahlin
in ausgezeichneter Hochachtung
Ihr sehr ergebener

F. Stuhlmann

---

wirtschaftliche und militärische Situation Japans erheblich zum Nachteil Chinas, da er u. a. die Abtretung Taiwans und hohe Reparationszahlungen sowie die Anerkennung der Souveränität Koreas regelte. Vgl. Coucheron-Aamot 1899.

[60] Gemeint ist die Kriegspropaganda der Entente, wonach in der letzten Phase des Ersten Weltkriegs in Deutschland das Fett Verstorbener zur Weiterverarbeitung genutzt worden sein sollte. Vgl. Sanders 1990, S. 123; Hamann 2004, S. 78f., 173.

[61] Emil Kraepelin ging auf diese Frage zwar nicht in einer eigenständigen Publikation ein, hatte sich hierzu jedoch in seinen *Psychiatrischen Randbemerkungen zur Zeitgeschichte* geäußert, ebenso wie sein Mitarbeiter Eugen Kahn in *Psychopathen als revolutionäre Führer*. Vgl. Kraepelin 1919c; Kahn 1919.

Siegfried Kahlbaum an Emil Kraepelin,
16.XII.1920, Görlitz, Brief[62]

Hochverehrter Herr Geheimrat!

Auf Ihre Anregung hin habe ich die Bilder von älteren Aerzten und Forschern, welche in meinem Besitze sind, einer Durchsicht unterzogen und folgende Bilder, grösstenteils keiner eigentlichen Irrenärzte, ausserdem mehrerer nicht deutscher gefunden[63]:

O. Müller	(Handschrift)	Rud. Laubuscher	(Handschrift)
Griesinger		E. A. Zeller	
Alexander Monro	(Handschrift)	Esquirol	(Handschrift)
Burdach	(Handschrift)	Joh. Müller	
C. Linné		Pinel	
Paul Zaochias		Joh. Caspar Lavater	
E. Platner		Jensen	(Dalldorf)
Rothe	(Warschau)	Langermann	(?)

Sämtliche von diesen Bildern stehen Ihnen zur Anfertigung von Abdrücken zur Verfügung und bitte ich mich nochmals zu benachrichtigen, für welche Sie Interesse haben.

[62] MPIP-HA: K 20/V/2. Siegfried Kahlbaum (⋆1870 – †1943), Psychiater; Approbation 1895, zunächst Assistent von Carl Wernicke in Breslau, nach dem Tod seines Vaters Karl Ludwig Kahlbaum (⋆1828 – †1899) Übernahme der Leitung der Heilanstalt für Nerven- und Gemütskranke in Görlitz, Ernennung zum Sanitätsrat.

[63] Es handelt sich um Portraits und Teilnachlässe folgender Mediziner und Naturwissenschaftler: Otto Müller (⋆1832 – †1900), Rudolf Leubuscher (⋆1821 – †1861), Wilhelm Griesinger (⋆1817 – †1868), Ernst Albert von Zeller (⋆1804 – †1877), Alexander Monro (⋆1733 – †1817), Jean Etienne Dominique Esquirol (⋆1772 – †1840), Carl Friedrich Burdach (⋆1776 – †1847), Johannes Müller (⋆1801 – †1858), Carl von Linné (⋆1707 – †1778), Philippe Pinel (⋆1745 – †1826), Paolo Zacchia (⋆1584 – †1659), Johann Caspar Lavater (⋆1741 – †1801), Julius Wilhelm Jensen (⋆1841 – †1891), Ernst Platner (⋆1744 – †1818), Adolf Nikolaus von Rothe (⋆1832 – †1903), Johann Gottfried Langermann (⋆1768 – †1832). Der Vermerk „Handschrift" bedeutet das Vorhandensein eines Autographen oder eines signierten Portraits.

Was den wissenschaftlichen Nachlass meines Vaters anbelangt, so habe ich denselben Neisser[64], Bunzlau, welcher auch die Biographie[65] zu bearbeiten hat, übergeben, gleichzeitig auch die Briefe sowohl von befreundeten Kollegen meines Vaters wie von Letzterem selbst, soweit dieselben für Psychiatrie und Biographie von Wert sind. Gelegentlich der Besprechung, welche ich bereits im Sommer d. J. mit Neisser gehabt habe, versprach mir derselbe, den Nachlass einer Durchsicht zu unterziehen und eventuell zur Veröffentlichung vorzubereiten. **[N]**
Die eventuell in Betracht kommenden Briefe befinden sich jetzt also ebenfalls bei Neisser, Bunzlau. Von den Werken meiner Bibliothek gehe ich daran einen Katalog aufzustellen und kann ich mich erst, wenn dieser fertig gestellt ist, über die Abgabe einzelner Bücher entscheiden[66].
Ich werde nicht verfehlen bei günstiger Gelegenheit an die Forschungsanstalten zu denken und auf die Notwendigkeit zur Unterstützung des Instituts beizutragen, hinweisen. Ich bedaure, dass es mir bis jetzt noch nicht gelungen ist, irgend jemanden aus meiner Klientel für eine Stiftung zu gewinnen.

Mit angelegentlichsten Empfehlungen
hochachtungsvollst Ihr ergebenster
Dr. Kahlbaum.

[64] Clemens Neisser (⋆1861 – †1940), Psychiater; zur Biographie vgl. Bd. IV, S. 148, Fußnote 91.
[65] Vgl. Neisser 1924.
[66] Siegfried Kahlbaum schenkte Emil Kraepelin vor allem Portraits für seine Sammlung von Abbildungen bedeutender Psychiater. Vgl. Bericht 1921, S. 345.

Emil Kraepelin an Siegfried Kahlbaum,
23.XII.1920, München, Brief[67]

Sehr geehrter Herr Kollege!

Besten Dank für Ihre freundlichen Zeilen. Es würde mich sehr freuen, wenn Sie mir nach der Weihnachtszeit folgende in Ihrem Besitze befindliche Bilder zur Anfertigung von Abdrücken zur Verfügung stellen wollten: Griesinger, Monro, Burdach, Caschias, Pabner[68], Leubuscher, Esquirol, Johannes Müller, Pinel, Lavater, Jensen und Langermann. Ich nehme an, dass die Bilder nicht gerahmt sind; sonst würde ich Ihnen empfehlen, sie für die Versendung aus ihren Rahmen herausnehmen zu lassen, was in der Regel mit leichter Mühe geschehen kann, weil sie auf diese Weise vor Verletzungen besser geschützt sind. Für unversehrte Rücksendung werde ich nach besten Kräften Sorge tragen.
Was Sie mir über den wissenschaftlichen Nachlass Ihres Herrn Vaters mitgeteilt haben, hat mich sehr interessiert. Ich würde es sehr begrüssen, wenn Herr Kol**[N]**lege Neisser die ihm anvertraute Arbeit möglichst bald zum Abschlusse bringen würde. Über die Aussicht, unter Umständen aus der Bücherei Ihres Herrn Vaters das eine oder andere Werk erhalten zu können, bin ich sehr erfreut. Sie können sich denken, dass unsere Anstalt in der jetzigen Zeit mit grossen Schwierigkeiten zu kämpfen hat und daher dankbar jede Bereicherung ihres Besitzstandes begrüsst. Da allmählich der Besuch der Anstalt durch arbeitslustige Fachgenossen anwächst, ist auch bei uns die Gewähr dafür gegeben, dass die aufgestellten Bücher eifrig benützt werden.
Wenn Sie bei Gelegenheit die Anregung von Stiftungen oder letztwilligen Verfügungen zu Gunsten unserer Forschungsanstalt im Auge behalten wollen, so sind wir Ihnen dafür sehr dankbar.
Mit kollegialem Grusse

Ihr ganz ergebener
[Kraepelin]

[67]MPIP-HA: K 20/V/2, Durchschlag.
[68]Gemeint sind Paolo Zacchia und Ernst Platner.

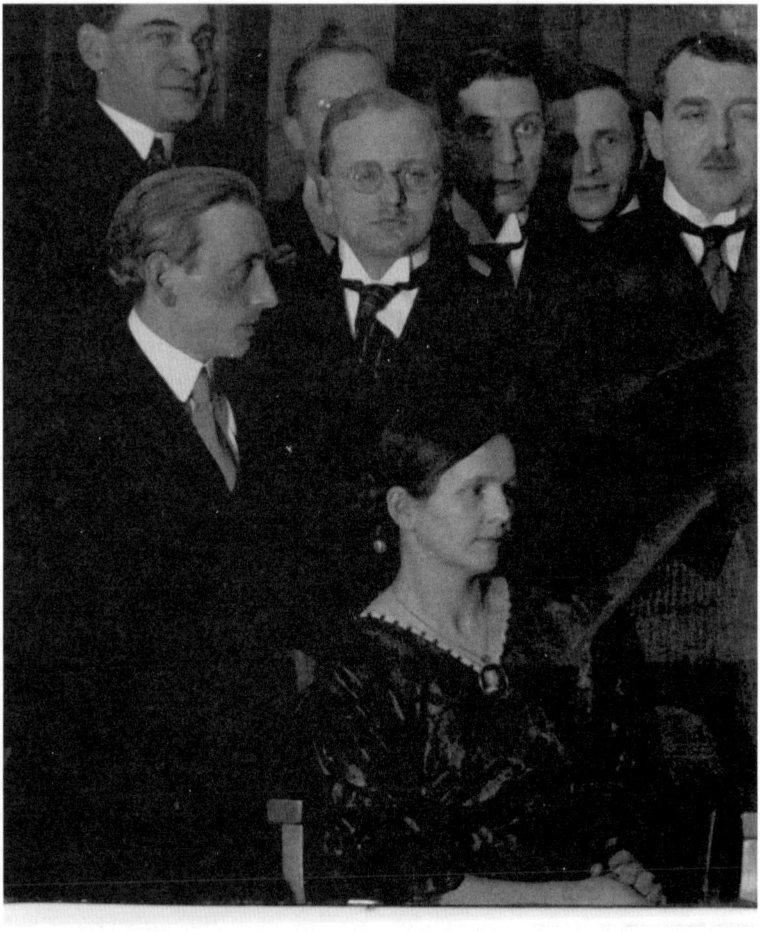

Toni Kraepelin im Kollegenkreis, um 1916

5.8. Briefe aus dem Jahr 1921

Emil Kraepelin an Max Fischer,
03.I.1921, München, Brief[1]

Sehr geehrter Herr Kollege!

Auf der letzten Versammlung des Vereins Deutscher Irrenärzte in Hamburg ist die auch Ihnen seinerzeit zur Begutachtung vorgelegte Zählkarte, nachdem alle Beteiligten sich über die endgiltige Fassung geeinigt hatten, einstimmig angenommen und den zuständigen Stellen übermittelt worden.[2] Ich hoffe, dass nunmehr eine brauchbare wissenschaftliche Statistik im ganzen Deutschen Reiche in die Wege geleitet werden wird.
Die Bestrebungen des Herrn Kollegen Römer[3] in Konstanz suchen auch wir auf alle Weise zu fördern. Leider sind zur Zeit die wirtschaftlichen Schwierigkeiten ja so grosse, dass sie nur schwer überwunden werden können; wir hoffen indessen für die Zukunft auf ein gedeihliches Zusammenarbeiten. **[N]**
Bei einer nochmaligen Durchsicht Ihres Briefes vom 24. Oktober 1920 ersehe ich, dass Sie wegen der mitgesandten Krankengruppe meine Meinung zu wissen wünschen. Mir war das Bild bisher nicht bekannt und ich weiss auch nicht, wer sein Urheber ist. Von

---

[1] MPIP-HA: K 20/V/2, Durchschlag.

[2] Der Deutsche Verein für Psychiatrie verabschiedete auf Empfehlung seines statistischen Ausschusses am 27.V.1920 ein sogenanntes „kleines“ und ein „großes Diagnosenschema“ für die Reichsgeisteskrankenstatistik, das im wesentlichen der Nosologie Kraepelins folgte. Vgl. *Allgemeine Zeitschrift für Psychiatrie*, Bd. 76, 1920, S. 622-628. Zur Entwicklung und Verwendung von Kraepelins Zählkarten vgl. Weber 1997c; Engstrom 2005.

[3] Hans Römer (⋆1878 – †1947), Psychiater; Studium der Medizin in Tübingen und Kiel, 1904 Assistent an der Anstalt Schussenried, 1905 an der psychiatrischen Universitätsklinik Leipzig, 1906 in Illenau, dort 1913 Ernennung zum Oberarzt, 1918 Versetzung an die Anstalt Reichenau (Konstanz), Ernennung zum stellvertretenden Direktor, 1921 Medizinalreferent im badischen Innenministerium, ab 1929 Direktor der Anstalt Illenau, ab 1938 Herausgeber der *Allgemeinen Zeitschrift für Psychiatrie*, in Anbetracht der T4-Aktion und der bevorstehenden Auflösung der Illenau 1940 Rücktritt und Übersiedlung nach Stuttgart, kurzzeitige Niederlassung als Nervenarzt.

Roller[4] und Hergt[5] haben wir diejenigen Bilder ausgesucht, die uns am geeignetsten schienen, von ersterem die Lithographie, von letzerem nicht das aus dem hohen Alter stammende, weil es uns doch mehr auf die Persönlichkeit der früheren Jahre anzukommen schien. Die Auswahl des Schüle'schen Bildes kommt ja erst für den nächsten Band in Betracht[6]; ich wäre sehr dankbar, wenn Sie uns dabei Ihren Rat geben würden.
Ihre freundliche Zusage, uns gelegentlich Stiftungen aus Ihrer Bücherei machen zu wollen, nehmen wir selbstverständlich mit bestem Danke an; hoffentlich werden sie recht reichlich ausfallen.
In kollegialer Hochachtung

Ihr ganz ergebener
[Kraepelin]

[4]Christian Friedrich Wilhelm Roller (⋆1802 – †1878), Psychiater; zur Biographie vgl. Bd. V, S. 325, Fußnote 4.
[5]Karl Hergt (⋆1807 – †1889), Psychiater; Studium der Medizin in Heidelberg, Wien und Paris, medizinische Studienreise durch Frankreich und Italien, ab 1835 Assistent Rollers in Heidelberg, 1842 mit Roller Übersiedlung in die neu errichtete badische Landes-Irrenanstalt Illenau, 1878 nach dem Tod Rollers Übernahme der Direktion.
[6]Gemeint ist hier die Biographie über Heinrich Schüle von Max Fischer im zweiten Band des von Theodor Kirchhoff herausgegebenen Werks *Deutsche Nervenärzte.* Vgl. Fischer 1924.

Arthur Kronfeld an Emil Kraepelin,
21.I.1921, Berlin, Brief[7]

Hochgeehrter Herr Geheimrat!

Darf ich die ergebene Bitte aussprechen, mir ein Separatum Ihrer Arbeit: „Die Erscheinungsformen des Irreseins“[8] gütigst zu überlassen? Ich brauche dasselbe für meinen 2. Band, „Das Seelenleben der Geisteskranken“[9]. Zugleich bitte ich, es nicht für unbescheiden zu halten, wenn ich meiner Freude darüber Ausdruck gebe, dass der Meister unserer Wissenschaft nunmehr die phaenomenologisch-analytischen und strukturanalytischen Ge-

[7] MPIP-HA: K 33/10 Kronfeld. Arthur Kronfeld (⋆1886 – †1941), Psychiater, Sexualwissenschaftler und Psychotherapeut; Studium der Medizin in Jena, München, Berlin und Heidelberg, dort 1909 Promotion zum Dr. med., Verfasser literarischer Werke des Frühexpressionismus, 1912 Promotion zum Dr. phil. in Gießen, 1913 Assistent bei Hugo Liepmann an der Anstalt Berlin-Dalldorf; während des Ersten Weltkriegs überwiegend an der Westfront eingesetzt, 1917 Leiter der Nervenstation des Lazaretts Freiburg, dort 1918 Mitglied des Soldatenrates, nach Rückkehr nach Berlin Mitarbeiter von Magnus Hirschfeld, 1926 Niederlassung als Nervenarzt, 1927 Habilitation bei Karl Bonhoeffer; mit Ernst Kretschmer Begründer der Allgemeinen Ärztlichen Gesellschaft für Psychotherapie, Redakteur des Zentralblatts für Psychotherapie; 1935 Emigration in die Schweiz, 1936 Leiter der Abteilung für experimentelle Therapie am neuropsychiatrischen Forschungsinstitut Moskau. Vgl. Kittel 1988.

[8] Ohne seine ätiologischen und nosologischen Auffassungen nochmals prinzipiell zu verändern, räumte Kraepelin in dieser Arbeit ein, daß die „Gestaltung der klinischen Erscheinungen“ durch individuelle „pathoplastische“ Faktoren bestimmt wird. Die Unmöglichkeit einer in allen Fällen sicheren Abgrenzung zwischen Dementia praecox und manisch-depressivem Irresein würde außerdem „den Verdacht nahelegen, daß unsere Fragestellung fehlerhaft sei“. Vgl. Kraepelin 1920f, S. 6, 27. Diese Ausführungen Kraepelins wurden, wie hier nachfolgend auch von Kronfeld, vielfach als eine späte Revision seiner Nosologie interpretiert. Zur Bewertung dieser nosologischen Modifikation im Gesamtwerk Kraepelins vgl. Hoff 1994, S. 64-69.

[9] Ein Werk dieses Titels wurde von Arthur Kronfeld nicht publiziert. Gemeint ist ein geplanter Fortsetzungsband für *Das Wesen der psychiatrischen Erkenntnis.* Darin wurde Kraepelin von Kronfeld eine „Hypertrophie klinischer Gesichtspunkte und Dogmatismen“ sowie die Ausschaltung der Psychiatrie als „autochthone Wissenschaft“ zugunsten einer „sklavischen Abhängigkeit der psychiatrischen Forschung von ihren heterologen Hilfswissenschaften“ vorgehalten. Vgl. Kronfeld 1920, S. 8. Kronfeld hatte ein Kraepelin gewidmetes Exemplar dieses Werks am 25.IV.1920 übersandt. Vgl. MPIP Bibliothek: III C 17.

sichtspunkte in der neuen Forschungsbestrebung nicht nur gutheisst, sondern sogar um so bedeutsame und allgemein anwendbare Charakteristika bereichert, wie dies Ihre Arbeit tut. Es ist, mit Ausnahme vielleicht von Kretschmer[10] in einer gewissen Phase seiner Entwicklung, niemals an die klinischen Abgrenzungen und Krankheitsformen getastet worden[11]; diese bilden vielmehr immer Ausgangs- und Zielpunkt psychiatrischer Unterscheidungen. Es hat sich für die neueren Bestrebungen vielmehr stets und **[N]** allein darum gehandelt, die äusserlich-deskriptiven Koinzidenzen Klinischer Beobachtung durch die exakte Bestimmung von Grund und Art ihrer inneren, notwendigen Zusammengehörigkeit, ihres „Aufbaus" in genetischer und analytischer Hinsicht, zu beglaubigen oder zu prüfen. Dieser Gesichtspunkt war stets auch der Ihres gesamten Werkes, wenigstens in seinen früheren Auflagen, in der letzten trat er vor der deskriptiven Fülle etwas, und m. E. vielleicht zu sehr, zurück. Mit der neuen Arbeit nehmen Sie ihn wieder auf und führen damit Ihr Lebenswerk, in welchem wir Jüngeren und noch Unfertigen gleichsam aufgewachsen sind, über seine letzten Formulierungen weit hinaus.
Verzeihen Sie diese Ausführungen, zu denen ich mich gerade angesichts meiner publizistischen Opposition gegen den Klinizismus des letzten Jahrzehnts gedrängt fühle, nachdem ich Ihre neue Arbeit gelesen habe.

In ausgezeichneter Hochachtung
ergebenst
Kronfeld.

[10] Ernst Kretschmer (⋆1888 – †1964), Psychiater; 1906 Studium der Philosophie, Geschichte, Literatur- und Kunstgeschichte in Tübingen, von 1907 bis 1913 Studium der Medizin in München und Hamburg, danach Assistent von Robert Gaupp in Tübingen, von 1916 bis 1918 Leiter eines psychiatrischen Lazaretts, 1918 Habilitation in Tübingen, 1926 Berufung an die Universitäts-Nervenklinik nach Marburg, 1946 nach Tübingen, nach seiner Emeritierung 1956 dort Leiter der Forschungsstelle für Konstitutions- und Arbeitspsychologie, Mitglied des Bundesgesundheitsrats. Kretschmer wurde vor allem durch seine Anthropologie und Konstitutionstypologie bekannt, die von den 1940er bis 1960er Jahren zu den einflußreichsten theoretischen Konzepten in der Psychiatrie zählte. Vgl. Kretschmer 1989; Matz 2000; Priwitzer 2007.

[11] Zur Auseinandersetzung zwischen Kretschmer und Kraepelins Münchener Schule, vor allem mit Eugen Kahn, vgl. Priwitzer 2007, S. 231-240.

Franz Tuczek an Emil Kraepelin,
27.II.1921, Marburg, Brief[12]

Hochverehrter Herr Kollege,

an den Vorsitzenden des Reichsverbandes beamteter deutscher Irrenärzte habe ich am 18. d. M. folgendes Schreiben gerichtet: „Wenn ich erst jetzt wieder auf den Fortbildungskurs in somatischer Medizin für Psychiater zurückkomme, so hat das darin seinen Grund, daß ich die durch die gehäuften Zwischensemester[13] und Prüfungen überlasteten Dozenten erst zur Ruhe kommen lassen wollte. Heute habe ich Ihnen folgendes mitzuteilen:
1) Diesseits ist das Zustandekommen eines dreiwöchigen Kurses vom 10.-29. Oktober **[N]** d. J. gesichert;
2) vorgeschlagen werden folgende Fächer:
a) Innere Medizin (Schwenkenberg[14])
b) Chirurgie (Laewen[15])
c) patholog. Anatomie (Löhlein[16])

[12]MPIP-HA: K 33/18 Tuczek.

[13]Vgl. S. 115, Fußnote 15.

[14]Gemeint ist Friedrich Alfred Schwenckenbecher (⋆1875 – †1963), Internist; ab 1894 Studium der Medizin in Heidelberg, Jena, Göttingen, München und Marburg, dort 1900 Promotion, danach Assistent an der Medizinischen Klinik in Tübingen, 1914 Ordinarius für innere Medizin in Frankfurt/Main, 1920 Berufung nach Marburg, von 1922/23 Rektor der Universität Marburg, 1949 Emeritierung. Vgl. Auerbach 1979, S. 383; Gerz 2008, S. 115.

[15]Arthur Läwen (⋆1876 – †1958), Anästhesist und Chirurg; Studium der Medizin in Rostock, Freiburg, München und Leipzig, 1900 Approbation, 1904 Assistent an der dortigen chirurgischen Universitätsklinik, 1908 Habilitation, 1912 außerordentlicher Professor, 1920 Berufung als Ordinarius nach Marburg, 1928 nach Königsberg, von 1941 bis 1943 Vorsitzender der Deutschen Gesellschaft für Chirurgie. Läwen wurde vor allem durch seine Arbeiten zur Lokalanästhesie und zur Beatmung bekannt. Vgl. Auerbach 1979, S. 301; Goerig 1993.

[16]Max Hermann Friedrich Löhlein (⋆1877 – †1921), Pathologe; Studium der Medizin in Bonn, Würzburg und Gießen, dort 1900 Promotion, 1906 Habilitation in Leipzig, 1910 Exkursion nach Kamerun zur Untersuchung von Tropenkrankheiten, Ernennung zum außerordentlichen Professor in Leipzig, ab 1913 Prosektor am Krankenhaus Berlin-Charlottenburg, 1918 Berufung als Ordinarius nach Marburg. Vgl. Auerbach 1979, S. 306; Gerz 2008, S. 112f.

d) Hygiene – neuere Forschungen über Immunitätsfragen – (Bonhoff[17])
e) Geschlechtskrankheiten – insbesondere moderne Syphilisbehandlung – (Ruete[18]);
3) als Honorar sind 200 ℳ für die Teilnahme des Einzelnen am Gesamtkurs in Aussicht genommen – in der Voraussetzung, daß die Kosten von den delegierenden Ländern bzw. Provinzen übernommen werden; **[N]**
4) Zur Vorbereitung aller Einzelheiten haben sich die Kollegen Schwenke[19] (Oberarzt an der psychiatr. Klinik) und Jahrmärker[20] bereit erklärt. Diese würden auch für Unterkunft der Kollegen sorgen, welche in den Universitätsferien keine Schwierigkeit haben wird.
Nun bitte ich Sie, durch Umfrage festzustellen, ob auf der eben Ihnen skizzierten Grundlage das Zustandekommen des Kurses gesichert u. auf wieviele Teilnehmer zu rechnen ist; sodann mir von dem Ergebnis dieser Umfrage Mitteilung zu machen.“ **[N]**
Koll. Baumann[21] will den Inhalt dieses Schreibens in der psych-

[17] Heinrich Bonhoff (⋆1864 – †1940), Hygieniker; 1887 Approbation, 1895 Habilitation in Berlin, ab 1899 Extraordinarius für Hygiene in Marburg. Vgl. Auerbach 1979, S. 206.

[18] Alfred E. Ruete (⋆1882 – †1951), Dermatologe; Studium der Medizin in Heidelberg, Freiburg, München und Straßburg, dort 1907 Promotion, ab 1920 Extraordinarius, ab 1934 Ordinarius für Haut- und Geschlechtskrankheiten in Marburg, 1930/31 Dekan der medizinischen Fakultät, 1945 Entlassung, ab 1948/49 Wiederaufnahme seiner Lehrtätigkeit. Vgl. Auerbach 1979, S. 353; Gerz 2008, S. 114.

[19] Gemeint ist August Scharnke (⋆1885 – †1931), Psychiater und Neurologe; ab 1903 Studium an der militärärztlichen Kaiser-Wilhelm-Akademie in Berlin, 1910 Approbation, danach Militärdienst, 1913 an die psychiatrische Universitätsklinik Straßburg abkommandiert, dort Promotion, von 1914 bis 1918 Einsatz im Ersten Weltkrieg, ab 1919 an der psychiatrischen Universitätsklinik Marburg tätig, dort 1920 Oberarzt und 1921 Habilitation, 1925 Ernennung zum außerordentlichen Professor, ab 1927 Oberarzt der psychiatrischen Klinik Rostock-Gehlsheim.

[20] Maximilian Jahrmärker (⋆1872 – †1943), Psychiater; zur Biographie vgl. Bd. VI, S. 373, Fußnote 19.

[21] Friedrich Baumann (⋆1874 – †nach 1940), Psychiater; Studium der Medizin in Marburg, Kiel und Bonn, 1898 dort Promotion, 1899 Approbation, danach Bezirksarztassistent in St. Blasien, ab 1900 Assistenzarzt am Stadtkrankenhaus Dresden, von 1902 bis 1908 Assistenzarzt der Landesirrenanstalt Landsberg/Warthe, 1908 kurzzeitig Oberarzt an der Anstalt

iatr.-neurolog. Wochenschrift veröffentlichen, und wird das Zustandekommen des Kurses in Marburg – abgesehen von der gegenwärtig unberechenbaren Gesamtlage – davon abhängen, ob eine genügende Zahl von Teilnehmern sich meldet[22]; auch wissen wir ja nichts über die gegenwärtige Bewilligungsbereitschaft der Behörden.
Ich wollte nicht unterlassen, von dem Stand dieser Angelegenheit Ihnen Mitteilung zu machen.
Mit freundlichem Gruß
Ihr sehr ergebener

Tuczek

Emil Kraepelin an Carl Duisberg,
02.VII.1921, München, Rundschreiben [23]

An die Stifter der Deutschen Forschungsanstalt für Psychiatrie.

Es war von vornherein unser Wunsch, unsern Stiftern regelmässig die in unserer Forschungsanstalt durchgeführten Arbeiten zu übermitteln, wie es mit dem ersten Bande[24] dieser Abhandlungen bereits geschehen ist.

---

für Epileptische in Potsdam, anschließend an der Anstalt Teupitz, ab 1918 Direktor der Anstalt Landsberg/Warthe, von 1929 bis 1931 Direktor der Landesanstalt Lübben, von 1931 bis 1934 Direktor der Brandenburgischen Landesanstalt Sorau und von 1935 bis 1939 Direktor der Landesirrenanstalt Eberswalde; daneben seit 1919 Vorsitzender des Verbandes der Ärzte an den Brandenburgischen Landesanstalten, zugleich ehrenamtlicher Landesmedizinalreferent, ab 1940 als hauptamtlicher Landesmedizinaldirektor der Provinz Brandenburg bei der Hauptverwaltung des Landesgesundheitsrats in Potsdam tätig. Vgl. Donalies 2004; Hübener 2002, S. 188f.; Brandenburgisches Landeshauptarchiv: Rep. 55, Provinzialverband Per. 137.

[22] Der Kurs kam mangels Teilnehmern nicht zustande. Vgl. *Psychiatrisch-Neurologische Wochenschrift*, Bd. 23, 1921, S. 66, 123.

[23] Archiv Bayer: NL Duisberg. Dem Rundschreiben ist der handschriftliche Vermerk Duisbergs „Wir bitten um Zusendung für unsere *[reichhaltg ?]* Bücherei [chemischer und] naturw & mediz Werke“ ohne Unterschrift beigefügt. Vgl. NL Duisberg, Brief Carl Duisberg an Deutsche Forschungsanstalt für Psychiatrie, 06.VII.1921.

[24] Vgl. DFA 1919.

Inzwischen sind die Kosten für Papier und Drucklegung so bedeutend gestiegen, dass wir die Zahl der von der Verlagsbuchhandlung hergestellten Exemplare unserer Arbeiten nach Möglichkeit einzuschränken genötigt sind, da sonst die uns verfügbaren Mittel nicht ausreichen. Wir sehen uns unter diesen Umständen zu unserm lebhaften Bedauern veranlasst, an die Herren Stifter die höfliche Anfrage zu richten, ob und in wie weit sie Wert darauf legen regelmässig diese Arbeiten zugestellt zu erhalten, im Hinblick darauf, dass sie wegen ihres wissenschaftlichen Inhalts für den einen oder anderen unserer Stifter vielleicht nur geringe Wichtigkeit haben dürften. Da in diesem Jahre noch 2–3 solcher Bände erscheinen dürften, bitten wir diejenigen unserer Stifter, die auf die Zusendung Wert legen, uns davon Mitteilung zu machen. Wir werden selbstverständlich jeden dahingehenden Wunsch mit Vergnügen erfüllen.

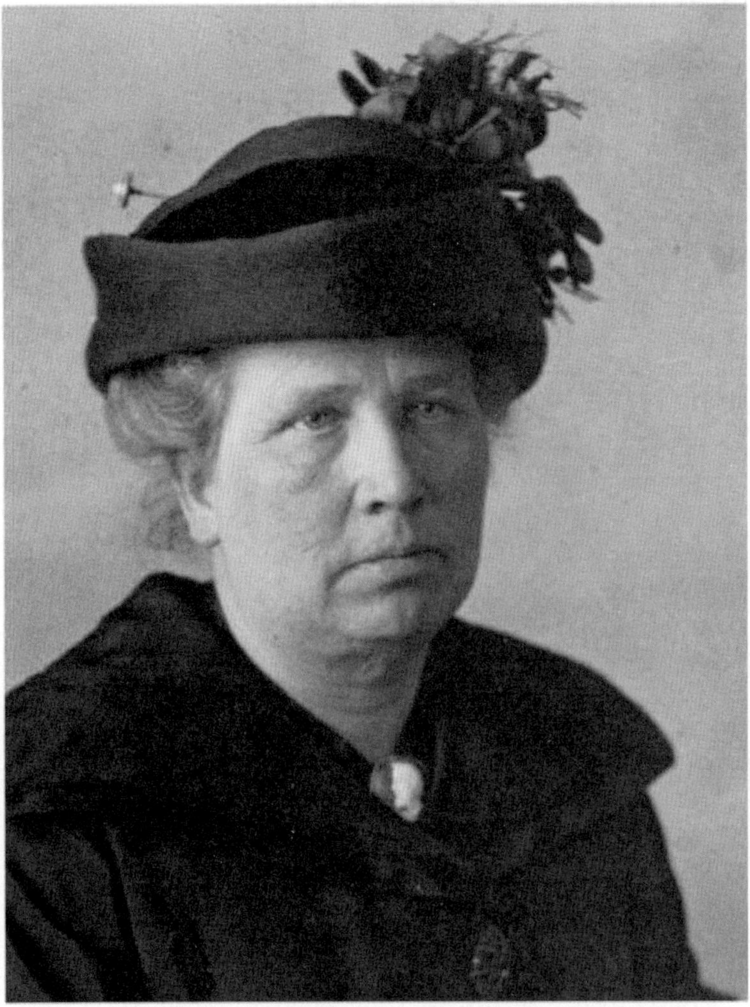

*Ina Kraepelin (*Schwabe), um 1915*

Abbildungsverzeichnis

Bildnachweis:
10., 17.: AGMPG;
16.: BayHStA;
15.: Bayerisches Statistisches Landesamt, München;
4.: belleville Verlag, München;
11.: Historisches Archiv Krupp, Essen-Hügel;
1., 2., 3., 6., 5., 7., 8., 12., 13., 14., 18., 19., 20.: MPIP-HA;
9.: Schloßmuseum Murnau, Bildarchiv.

Verzeichnis der publizierten Briefe

Briefverzeichnis nach Datum

1914

1915

1916

1917

1918

1919

1920

1921

Briefverzeichnis nach Autoren

Quellen und Literatur

Archivalien

AGMPG Archiv zur Geschichte der Max-Planck-Gesellschaft, Berlin-Dahlem: Bestand Senatsprotokolle KWG.

AMCMA The Alan Mason Chesney Medical Archives, Baltimore: Adolf Meyer Papers.

Archiv Bayer Bayer AG, Zentrale Dienste, Bayer-Archiv, Leverkusen: NL Duisberg.

Archiv Rezensried Rezensried (Herrsching): NL Alfred Ploetz.

BArch Bundesarchiv, Berlin: Bestände Reichsministerium des Innern (R 1501), Reichsgesundheitsamt (R 86), Oberreichsanwalt (R 3003).

BayHStA Bayerisches Hauptstaatsarchiv, München: Bestände MA, MInn, MK, MKr, Stv. Gen. Kdo. I. b. AK.

BBAW Archiv der Berlin-Brandenburgischen Akademie der Wissenschaften, Berlin: NL D. Schäfer.

GStAPK Geheimes Staatsarchiv Preußischer Kulturbesitz, Berlin: NL Kapp.

MPIP-HA Historisches Archiv des Max-Planck-Institut für Psychiatrie, München.

PsyKl LMU Psychiatrische Klinik der Ludwig-Maximilians-Universität München, Psychiatriehistorische Sammlung.

StAM Staatsarchiv München: Bestände Polizeidirektion, RA, Staatanwaltschaft München I, Staatsanwaltschaften.

UAM Universitätsarchiv München: Bestände Medizinische Fakultät, Senat.

WHS Wisconsin Historical Society, Madison: McCormick Collection, Anita McCormick Blaine Papers (AMBP).

Nachtrag zur Bibliographie Emil Kraepelin[1]

1906

1906c Das Verbrechen als soziale Krankheit. *Monatsschrift für Kriminalpsychologie und Strafrechtsreform*, Bd. 3, 1906/07, S. 257-279. Rudolf Wassermann (Hg.): *Vergeltungsstrafe, Rechtsstrafe, Schutzstrafe.* Vier Vorträge gehalten im akademisch-Juristischen Verein zu München. Carl Winter Verlag, Heidelberg 1906, S. 22-44.

1918

1918d Geschlechtliche Verirrungen und Volksvermehrung. *Münchner Medizinische Wochenschrift*, Jg. 65, 1918, S. 117-120. Gruber, Max von; Trumpp, Josef (Hg.): *Zur Erhaltung und Mehrung der Volkskraft.* Arbeiten einer vom Ärztlichen Verein München eingesetzten Kommission. J. F. Lehmanns Verlag, München 1918, S. 148-163.

[1] Vgl. Bd. I, Abschnitt 3.3.

Literaturverzeichnis

Abelshauser 2003 Abelshauser, Werner (Hg.): *Die BASF*. Eine Unternehmensgeschichte. Verlag C. H. Beck, München 2003.

Ackermann 2004 Ackermann, Jens P.: *Die Geburt des modernen Propagandakrieges im Ersten Weltkrieg*. Dietrich Schäfer, Gelehrter und Politiker (Europäische Hochschulschriften, Reihe 3, Geschichte und ihre Hilfswissenschaften, Bd. 987). Peter Lang Verlag, Frankfurt/Main 2004.

Adler 1928 Adler, Cyrus: *Jacob H. Schiff*. His Life and Letters. 2 Bde. Doubleday & Doran, New York 1928.

Albrecht 1968 Albrecht, Willy: *Landtag und Regierung in Bayern am Vorabend der Revolution von 1918*. Studien zur gesellschaftlichen und staatlichen Entwicklung Deutschlands von 1912–1918. Duncker & Humblot Verlag, Berlin 1968.

Allers 1916 Allers, Rudolf: *Über Schädelschüsse*. Probleme der Klinik und der Fürsorge. Springer Verlag, Berlin 1916.

Alzheimer 1911 Alzheimer, Alois: Ist die Einrichtung einer psychiatrischen Abteilung im Reichsgesundheitsamt erstrebenswert? *Zeitschrift für die gesamte Neurologie und Psychiatrie*, Bd. 6, 1911, S. 242-246.

Angermeyer 2005 Angermeyer, Matthias; Steinberg, Holger (Hg.): *200 Jahre Psychiatrie an der Universität Leipzig*. Personen und Konzepte. Springer Medizin Verlag, Heidelberg 2005.

Arnhold 1928 Arnhold, Johanna (Hg.): *Eduard Arnhold*. Ein Gedenkbuch. Selbstverlag, Berlin 1928.

Aschaffenburg 1916 Aschaffenburg, Gustav: Ueber die Spätfolgen der Schädelverletzungen. *Neurologisches Centralblatt*, Jg. 35, 1916, S. 824f.

Auerbach 1911 Auerbach, Siegmund: Die Errichtung einer besonderen Abteilung im Reichsgesundheitsamt zur Bekämpfung der Nerven- und Geisteskrankheiten. *Psychiatrisch-Neurologische Wochenschrift*, Jg. 13, 1911, S. 427-430.

Auerbach 1979 Auerbach, Inge: *Catalogus professorum Academiae Marburgensis* (Bd. 2). Veröffentlichungen der Historischen Kommission für Hessen, Marburg 1979.

Bader 1948 Bader, Karl S.: *Kunst und Recht*. Festgabe für Hans Fehr. Müller Verlag, Karlsruhe 1948.

Basler 1962 Basler, Werner: *Deutschlands Annexionspolitik in Polen und im Baltikum 1914-1918*. Rütten & Loening, Berlin 1962.

Bauer 1982 Bauer, Richard (Hg.): *Zu Gast im Alten München.* Erinnerungen an Hotels, Wirtschaften und Cafés. Hugendubel Verlag, München 1982.

Bauer 1989 Bauer, Reinhard (Hg.): *Im Dunst aus Bier, Rauch und Volk.* Arbeit und Leben in München von 1840 bis 1945, Piper Verlag, München 1989.

Becke-Goehring 1990 Becke-Goehring, Margot: *Freunde in der Zeit des Aufbruchs der Chemie.* Ein Briefwechsel zwischen Theodor Curtius und Carl Duisberg. Springer Verlag, Berlin 1990.

Beckenbauer 1987 Beckenbauer, Alfons: *Ludwig III. von Bayern 1845–1921.* Ein König auf der Suche nach seinem Volk. Verlag Friedrich Pustet, Regenburg 1987.

Becker 1896 Becker, Theophil: *Einführung in die Psychiatrie.* Mit specieller Berücksichtigung der Differentialdiagnose der einzelnen Geisteskrankheiten. Thieme Verlag, Leipzig 1896.

Becker 1919 Becker, Carl Heinrich: *Gedanken zur Hochschulreform.* Quelle & Meyer Verlag, Leipzig 1919.

Becker 2007 Becker, Winfried: Hermann von Grauert (1850-1924). Jürgen Aretz u. a. (Hg.): *Zeitgeschichte in Lebensbildern* (Bd. 12). Aschendorff Verlag, Münster 2007, S. 10-21.

Bellinger 2003 Bellinger, Gerhard J.; Regler-Bellinger, Brigitte: Moritz Geiger (1880–1937). *Schwabings Ainmillerstraße und ihre bedeutendsten Anwohner.* Books on Demand, Norderstedt 2003, S. 475-482.

Belz 2006 Belz, Wolfram; Eisenblätter, Andreas; Schulz, Axel: *Vom Konkreten zum Abstrakten.* Leben und Werk Kurt Goldsteins (1878–1965). Verlag für Akademische Schriften, Frankfurt/Main 2006.

Beninde 1920 Beninde, Max: *Hungerblockade und Volksgesundheit* (Veröffentlichungen aus dem Gebiete der Medizinalverwaltung, Bd. 10/3, 104). Schoetz Verlag, Berlin 1920.

Bericht 1920 Bericht über die Deutsche Forschungsanstalt für Psychiatrie in München zur Stiftungsratssitzung am 3. Januar 1920. *Zeitschrift für die gesamte Neurologie und Psychiatrie*, Referate Bd. 20, 1920, 150-158.

Bericht 1921 Zweiter Bericht über die Deutsche Forschungsanstalt für Psychiatrie in München zur Stiftungsratssitzung am 30. April 1921. *Zeitschrift für die gesamte Neurologie und Psychiatrie*, Bd. 70, 1921, 342-359.

Bericht 1923 Dritter Bericht über die Deutsche Forschungsanstalt für Psychiatrie in München zur Stiftungsratssitzung am 6. Mai 1922.

Zeitschrift für die gesamte Neurologie und Psychiatrie, Bd. 80, 1923, S. 240-260.

Berlinische Galerie 1976 Berlinische Galerie (Hg.): *Paul Goesch.* Aquarelle und Zeichnungen, 1885–1940. Berlinische Galerie, Berlin 1976.

Bernthsen 1925 Bernthsen, August: *Fünfzig Jahre Tätigkeit in chemischer Wissenschaft und Industrie.* Einige Lebenserinnerungen. Verlag Chemie, Leipzig 1925.

Binder 2001 Binder, Hans: Gustav Siegle. Unternehmer, Politiker, Wohltäter 1840-1905. Kommission für Geschichtliche Landeskunde in Baden-Württemberg (Hg.): *Lebensbilder aus Baden-Württemberg* (Bd. 20). Kohlhammer Verlag, Stuttgart 2001, S. 294-306.

Binswanger 1904 Binswanger, Otto; Siemerling, Ernst: *Lehrbuch der Psychiatrie.* Gustav Fischer Verlag, Jena 1904.

Binswanger 2007 Binswanger, Ludwig; Warburg, Aby; Marazia, Chantal (Hg.); Stimilli, Davide (Hg.): *Die unendliche Heilung.* Aby Warburgs Krankengeschichte. diaphanes Verlag, Zürich 2007.

Birnbaum 1982 Birnbaum, Immanuel: Juden in der Münchener Räterepublik. Hans Lamm (Hg.): *Vergangene Tage.* Jüdische Kultur in München. Langen Müller Verlag, München 1982, S. 369-371.

Böhme 1975 Böhme, Klaus: *Aufrufe und Reden Deutscher Professoren im Ersten Weltkrieg* (Universal-Bibliothek, Bd. 9787). Reclam Verlag, Stuttgart 1975.

Bonhoeffer 1920 Bonhoeffer, Karl: Rede zur Eröffnung der Versammlung des Deutschen Vereins für Psychiatrie in Hamburg. *Allgemeine Zeitschrift für Psychiatrie*, Bd. 76, 1920, S. 597.

Boog 1965 Boog, Horst: *Graf Ernst zu Reventlow 1869–1943.* Eine Studie zur Krise der deutschen Geschichte seit dem Ende des 19. Jahrhunderts. Dissertation, Universität Heidelberg 1965.

Boy 1904 Boy, Bengt: *Alkoholens inverkan på skjutförmågan jämte några därtill knutna betraktelser* (Skrifter utgifna af Svenska sällskapet för nykterhet och folkuppfostran, 1904/1). Norstedt, Stockholm 1904.

Boyd Whyte 1996 Boyd Whyte, Iain; Schneider, Romana: *Die Gläserne Kette.* Gerd Hatje Verlag, Stuttgart 1996.

Braun 1912 Braun, Wilhelm; Lewandowsky, Max: Die Verletzungen des Gehirns und des Schädels. Max Lewandowsky (Hg.): *Handbuch der Neurologie* (Bd. 3). Springer Verlag, Berlin 1912, S. 29-70.

Breuer 2001 Breuer, Stefan: *Ordnungen der Ungleichheit.* Die deutsche Rechte im Widerstreit ihrer Ideen 1871–1945. Wissenschaftliche Buchgesellschaft, Darmstadt 2001.

Brocke 1990 Brocke, Bernhard vom: Die Kaiser-Wilhelm-Gesellschaft im Kaiserreich. Ders. (Hg.): *Forschung im Spannungsfeld von Politik und Gesellschaft.* Geschichte und Struktur der Kaiser-Wilhelm-/Max-Planck-Gesellschaft. Deutsche Verlagsanstalt, Stuttgart 1990, S. 17-162.

Bruendel 2003 Bruendel, Steffen: *Volksgemeinschaft oder Volksstaat.* Die „Ideen von 1914" und die Neuordnung Deutschlands im Ersten Weltkrieg. Akademie Verlag, Berlin 2003.

Bruendel 2004 Bruendel, Steffen: Die Geburt der „Volksgemeinschaft" aus dem „Geist von 1914". Entstehung und Wandel eines „sozialistischen" Gesellschaftsentwurfs. *Zeitgeschichte-online.* URL (Mai 2004): `http://www.zeitgeschichte-online.de/md=EWK-Bruendel`

Buhl 1922 Buhl, Franz von: *Reden und Aufsätze 1990–1921.* Oldenbourg Verlag, München 1922.

Bumke 1952 Bumke, Oswald: *Erinnerungen und Betrachtungen.* Der Weg eines deutschen Psychiaters. Richard Pflaum Verlag, München 1952.

Burger 1988 Burger, Hubert: Der Skandal am Nockherberg. Von der Bierschlacht anno 1888 und andere Tumulte dieser Art. *Charivari*, Jg. 14, 1988, S. 21-25.

Burgmair 1997 Burgmair, Wolfgang; Weber, Matthias M.: „... Daß er sich nirgends wohler als in Murnau fühle ...". James Loeb als Förderer der Wissenschaft und philanthropischer Mäzen. *Jahrbuch des Historischen Vereins Murnau am Staffelsee*, Jg. 18, 1997, S. 77-128.

Burgmair 1999 Burgmair, Wolfgang; Wachsmann, Nikolaus; Weber, Matthias M.: „Die soziale Prognose wird damit sehr trübe ..." Theodor Viernstein und die Kriminalbiologische Sammelstelle in Bayern. Michael Farin (Hg.): *Polizeireport München 1799-1999.* belleville Verlag, München 1999, S. 250-287.

Burgmair 2000a Burgmair, Wolfgang; Engstrom, Eric J.; Weber, Matthias M. (Hg.): *Emil Kraepelin – Persönliches.* Selbstzeugnisse (Edition Emil Kraepelin, Bd. I). belleville Verlag, München 2000.

Burgmair 2000b Burgmair, Wolfgang; Weber, Matthias M.: Ein „... Lichtstrahl in das trübe Dunkel ..." James Loeb als Wissenschaftsmäzen der psychiatrischen Forschung. Brigitte Salmen (Hg.): *James Loeb 1867–1933*. Kunstsammler und Mäzen. Schloßmuseum Murnau 2000, S. 117-126.

Burgmair 2001 Burgmair, Wolfgang; Engstrom, Eric J.; Hoff, Paul; Weber, Matthias M. (Hg.): *Emil Kraepelin – Kriminologische und forensische Schriften* (Edition Emil Kraepelin, Bd. II). belleville Verlag, München 2001.

Burgmair 2002 Burgmair, Wolfgang; Engstrom, Eric J.; Weber, Matthias M. (Hg.): *Emil Kraepelin – Briefe I*. 1868–1886 (Edition Emil Kraepelin, Bd. III). belleville Verlag, München 2002.

Burgmair 2003a Burgmair, Wolfgang; Engstrom, Eric J.; Hirschmüller, Albrecht; Weber, Matthias M. (Hg.): *Emil Kraepelin – Kraepelin in Dorpat*. 1886–1891 (Edition Emil Kraepelin, Bd. IV). belleville Verlag, München 2003.

Burgmair 2003b Burgmair, Wolfgang; Weber, Matthias M.: „Das Geld ist gut angelegt, und du brauchst keine Reue zu haben". James Loeb, ein deutsch-amerikanischer Wissenschaftsmäzen zwischen Kaiserreich und Weimarer Republik. *Historische Zeitschrift*, Bd. 277, 2003, S. 343-378.

Burgmair 2005 Burgmair, Wolfgang; Engstrom, Eric J.; Weber, Matthias M. (Hg.): *Emil Kraepelin – Kraepelin in Heidelberg*. 1891–1903 (Edition Emil Kraepelin, Bd. V). belleville Verlag, München 2005.

Burgmair 2006 Burgmair, Wolfgang; Engstrom, Eric J.; Weber, Matthias M. (Hg).: *Emil Kraepelin – Kraepelin in München I*. 1903–1914 (Edition Emil Kraepelin, Bd. VI). belleville Verlag, München 2006.

Burgmair 2008 Burgmair, Wolfgang; Locher, Wolfgang: *Medizinhistorischer Stadtführer München*. Kunstverlag Josef Fink, Lindenberg 2008.

Büttner 1998 Büttner, Ursula: *Errichtung und Zerstörung der Demokratie in Hamburg*. Landeszentrale für politische Bildung Hamburg, Hamburg 1998.

Carossa 1978 Carossa, Hans: *Der Arzt Gion. Geheimnisse des reifen Lebens* (Jubiläumsausgabe zum hundertsten Geburtstag, Bd. 4). Insel Verlag, Frankfurt/Main 1978.

Cavallie 1995 Cavallie, James: *Ludendorff und Kapp in Schweden*. Aus dem Leben zweier Verlierer. Peter Lang Verlag, Frankfurt/Main 1995.

Chickering 2007 Chickering, Roger: Max Weber und Dietrich Schäfer. Ders. (Hg.): *Krieg, Frieden und Geschichte*. Gesammelte Aufsätze über patriotischen Aktionismus, Geschichtskultur und totalen Krieg. Franz Steiner Verlag, Stuttgart 2007, S. 93-105.

Cimbal 1909 Cimbal, Walter; Julius, Otto: *Taschenbuch zur Untersuchung nervöser und psychischer Krankheiten und krankheitsverdächtiger Zustände.* Eine Anleitung für Mediziner und Juristen, insbesondere für beamtete Ärzte. Springer Verlag, Berlin 1909.

Coing 1977 Coing, Marga: Die Bibliothek des Heidelberger Nationalökonomen Emanuel Leser (1849-1914) und ihre Eingliederung in die Universitätsbibliothek Heidelberg. Heidelberger Bibliothekare (Hg.): *Bibliothek und Wissenschaft* (Bd. 11). Harrassowitz Verlag, Wiesbaden 1977, S. 72-117.

Coucheron-Aamot 1899 Coucheron-Aamot, William: *Die Geschichte Ostasiens nach dem Frieden von Shimonoseki* (Japan, Korea, China). Tiefenbach Verlag, Leipzig 1899.

Craig 1993 Craig, Gordon A.: *Deutsche Geschichte 1866–1945*. Vom Norddeutschen Bund bis zum Ende des Dritten Reiches. Verlag C. H. Beck, München 1993.

Craig 1995 Craig, Gordon A.: *Geschichte Europas 1815–1980*. Vom Wiener Kongreß bis zur Gegenwart. Verlag C. H. Beck, München 1995.

Cramer-Klett 1960 Cramer-Klett, Ludwig Benedikt von: Theodor Freiherr von Cramer-Klett; 1874–1937. *Veröffentlichungen der Gesellschaft für Fränkische Geschichte*, Reihe 7, Lebensläufe aus Franken, Bd. 6, 1960, S. 82-97.

DBE 1999 Killy, Walter; u. a. (Hg.): *Deutsche Biographische Enzyklopädie*. Saur Verlag, München 1999.

Dedichen 1901 Dedichen, Henrik A. Th.: *Die Heil- und Pflege-Anstalten für Psychisch Kranke in den Skandinavischen Ländern im Jahre 1900.* Reimer Verlag, Berlin 1901.

Degener 1912 Degener, Hermann A. L.: *Unsere Zeitgenossen.* Wer ist's? 6. Ausgabe. H. A. Ludwig Degener Verlag, Leipzig 1912.

Demme 1956 Demme, Hans: Viktor Kafka zum Gedächtnis. *Fortschritte der Neurologie, Psychiatrie und ihrer Grenzgebiete*, Jg. 24, 1956, S. 164.

Deutelmoser 2003 Deutelmoser, Otto K.: *Kilian Steiner und die Württembergische Vereinsbank.* Thorbecke Verlag, Ostfildern 2003.

DFA 1919 Deutsche Forschungsanstalt für Psychiatrie (Hg.): *Arbeiten aus der Deutschen Forschungsanstalt für Psychiatrie in München* (Kaiser-Wilhelm-Institut). Bd. 1. Springer Verlag, Berlin 1919.

DFA 1923 Deutsche Forschungsanstalt für Psychiatrie (Hg.): *Die Wirkungen der Alkoholknappheit während des Weltkrieges.* Erfahrungen und Erwägungen. Springer Verlag, Berlin 1923.

Dicke 2004 Dicke, Jan Nikolas: *Eugenik und Rassenhygiene in Münster* (Berliner Beiträge zur Zeitgeschichte, Bd. 3). Weißensee Verlag, Berlin 2004.

Dickenson 2003 Dickenson, Edward Ross: The Men's Christian Morality Movement in Germany, 1880–1914. Some Reflections on Politics, Sex, and Sexual Politics. *Journal of Modern History*, Bd. 75, 2003, S. 59-110.

Diehl 1901 Diehl, August: Ueber die Eigenschaften der Schrift bei Gesunden. Emil Kraepelin (Hg.): *Psychologische Arbeiten*, Bd. 3, 1901, S. 1-61.

Distl 1993 Distl, Dieter: *Ernst Toller.* Eine politische Biographie (Edition Descartes, Bd. 1). Bickel Verlag, Schrobenhausen 1993.

Dittrich 1998 Dittrich, Lothar; Rieke-Müller, Annelore: *Carl Hagenbeck (1844-1913).* Tierhandel und Schaustellungen im deutschen Kaiserreich. Peter Lang Verlag, Frankfurt/Main 1998.

Döderlein 1934 Döderlein, Albert: Die Eingriffe zur Unfruchtbarmachung der Frau. Arthur Gütt; Ernst Rüdin; Falk Ruttke (Hg.): *Gesetz zur Verhütung erbkranken Nachwuchses vom 14. Juli 1933.* J. F. Lehmanns Verlag, München 1934, S. 224-227.

Donalies 2004 Donalies, Christian: Persönliche Erinnerungen an die Landesanstalt Eberswalde. Angelika Grimmberger; Jens Fehlauer (Hg.): *Architektur und Psychiatrie im Wandel.* Beiträge zum Martin-Gropius-Bau der Landesklinik Eberswalde. be.bra Verlag, Berlin 2004, S. 107-133.

Dorrmann 2002 Dorrmann, Michael: *Eduard Arnhold (1849-1925).* Eine biographische Studie zu Unternehmer- und Mäzenatentum im Deutschen Kaiserreich. Akademie Verlag, Berlin 2002.

Düwell 1993 Düwell, Kurt: Eduard Arnhold, Mäzen und Freund des Kulturreferats der Kulturabteilung des Auswärtigen Amts im Kaiserreich und in der Weimarer Republik. Ekkehard Mai; Peter Paret (Hg.): *Sammler, Stifter und Museen.* Kulturförderung in Deutschland im 19. und 20. Jahrhundert. Böhlau Verlag, Köln 1993, S. 239-254.

Dyckerhoff 1964 Dyckerhoff-Aktiengesellschaft (Hg.): *100 Jahre Dyckerhoff-Zement.* Porträt eines Unternehmens. 1864–1964. Dyckerhoff-Zementwerke, Wiesbaden 1964.

Eckart 2001 Eckart, Wolfgang U.; Gradmann, Christoph (Hg.): *Ärzte-Lexikon.* Von der Antike bis zur Gegenwart. 2. Auflage. Springer Verlag, Berlin 2001.

Eissler 1979 Eissler, Kurt Robert: *Freud und Wagner-Jauregg vor der Kommission zur Erhebung militärischer Pflichtverletzungen.* Löcker Verlag, Wien 1979.

Elsberg 1944 Elsberg, Charles A.: *The Story of a Hospital.* The Neurological Institute of New York, 1909–1938. Paul B. Hoeber, New York 1944.

Engels 2004 Engels, Huub [Hubertus Josephus Maria]: *Gestoorde taal in de dromen von Emil Kraepelin.* Dissertation, Universität Nijmegen 2004.

Englisch 1993 Englisch, Werner: *In memoriam Albert Döderlein.* Springer Verlag, Berlin 1993.

Engstrom 1991 Engstrom, Eric J.: Emil Kraepelin. Psychiatry and Public Affairs in Wilhelmine Germany. *History of Psychiatry*, Bd. 2, 1991, S. 111-132.

Engstrom 1997 Engstrom, Eric J.: Kulturelle Dimensionen der Psychiatrie und Sozialpsychiatrie – Emil Kraepelin und Willy Hellpach. Gangolf Hübinger; Rüdiger vom Bruch; Friedrich Wilhelm Graf (Hg.): *Kultur und Kulturwissenschaften um 1900.* Bd. II, Idealismus und Positivismus. Franz Steiner Verlag, Stuttgart 1997, S. 164-189.

Engstrom 2003a Engstrom, Eric J.: Assembling Professional Selves. On Clinical Instruction in German Academic Psychiatry. Ders.; Volker Roelcke (Hg.): *Psychiatrie im 19. Jahrhundert.* Forschungen zur Geschichte von psychiatrischen Institutionen, Debatten und Praktiken im deutschen Sprachraum (Akademie der Wissenschaften und Literatur Mainz, Medizinische Forschung, Bd. 13). Schwabe Verlag, Basel 2003, S. 117-152.

Engstrom 2003b Engstrom, Eric J.: *Clinical Psychiatry in Imperial Germany.* A History of Psychiatric Practice. Cornell University Press, Ithaca 2003.

Engstrom 2003c Engstrom, Eric J.: On Eugenic Practices and Professional Politics. Emil Kraepelin's „Social" Psychiatry. F. Fuentenebro de Diego; R. Huertas García-Alejo; C. Valiente Ots (Hg.): *Historia de la Psiquiatría en Europa.* Temas y Tendencias. Frenia, Madrid 2003, S. 477-490.

Engstrom 2005 Engstrom, Eric J.: Die Ökonomie klinischer Inskription. Zu diagnostischen und nosologischen Schreibpraktiken in der Psychiatrie. Cornelius Brock; Armin Schäfer (Hg.): *Psychographien.* diaphanes Verlag, Zürich 2005, S. 77-98.

Epstein 1962 Epstein, Klaus: *Matthias Erzberger und das Dilemma der deutschen Demokratie.* Verlag Annedore Leber, Berlin 1962.

Erb 1920 Erb, Wilhelm: Johann Hoffmann † 1. November 1919. *Deutsche Zeitschrift für Nervenheilkunde*, Bd. 65, 1920, S. I-XXIV.

Erhaltung 1918 Deutsche Wacht (Hg.): *Die Erhaltung und Mehrung der deutschen Volkskraft.* Vorträge und Aussprachen gehalten bei der Tagung in München am 27. und 28. Mai 1918. J. F. Lehmanns Verlag, München 1918.

Erp Taalman Kip 1905 Erp Taalman Kip, Marcus Jacobus van: *De invloed van den alcohol op onze geestvermogens.* Amersfoort, Slothouwer 1905.

Erp Taalman Kip 1912 Erp Taalman Kip, Marcus Jacobus van: *De behandeling van functioneele neurosen.* Scheltema & Holkema, Amsterdam 1912.

Eschenburg 1973 Eschenburg, Theodor: *Matthias Erzberger.* Der große Mann des Parlamentarismus und der Finanzreform. Piper Verlag, München 1973.

Euler 1986 Euler, Friedrich Wilhelm: *Die Familie Engelhorn in Mannheim.* Vorfahren und Nachkommen des Gründers der BASF, Kommerzienrat Friedrich Engelhorn (1821-1902). Mannheimer Morgen Verlag, Mannheim 1986.

Eulner 1970 Eulner, Hans-Heinz: *Die Entwicklung der medizinischen Spezialfächer an den Universitäten des deutschen Sprachgebietes* (Studien zur Medizingeschichte des neunzehnten Jahrhunderts, Bd. 4). Enke Verlag, Stuttgart 1970.

Falter 1995 Falter, Josef: *Chronik des Polizeipräsidiums München* (Bd. 1). 2. Auflage. Münchner Sicherheitsforum, München 1995.

Faulstich 1998 Faulstich, Heinz: *Hungersterben in der Psychiatrie 1914–1949.* Mit einer Topographie der NS-Psychiatrie. Lambertus Verlag, Freiburg 1998.

Finger 2006 Finger, Christian: Alexander Wacker. Werner Kraus (Hg.): *Schauplätze der Industriekultur in Bayern.* Schnell & Steiner Verlag, Regensburg 2006.

Fischer 1924 Fischer, Max: Heinrich Schüle 1840–1916. Theodor Kirchhoff (Hg.): *Deutsche Irrenärzte.* Einzelbilder ihres Lebens und Wirkens (Bd. 2). Springer Verlag, Berlin 1924, S. 184-195.

Fischer 1992 Fischer, Jörg-Uwe: *Admiral des Kaisers.* Georg Alexander von Müller als Chef des Marinekabinetts Wilhelms II. (Moderne Geschichte und Politik, Bd. 9). Peter Lang Verlag,

Frankfurt/Main 1992 (zugleich: Dissertation, Universität Tübingen 1991).

Fischer-Homberger 1975 Fischer-Homberger, Esther: *Die traumatische Neurose.* Vom somatischen zum sozialen Leiden. Verlag Hans Huber, Bern 1975.

Fix 1994 Fix, Markus: *Leben und Werk des Gehirnanatomen Korbinian Brodmann (1868-1918).* Dissertation, Universität Tübingen 1994.

Fleischmann 1911 Fleischmann, Rudolf: Beiträge zur Lehre von der conträren Sexualempfindung. *Zeitschrift für die gesamte Neurologie und Psychiatrie*, Bd. 7, 1911, S. 262-317 (zugleich: Dissertation, Universität München, 1912).

Flemming 2003 Flemming, Jens: „Gegen die intellektualistische Zersetzung der alten moralischen Werte“. Die Süddeutschen Monatshefte zwischen Krieg und Nationalsozialismus. Michel Grunewald (Hg.): *Le milieu intellectuel conservateur en Allemagne, sa presse et ses réseaux* (Convergences 27). Peter Lang Verlag, Bern 2003, S. 165-201.

Flügge 2006 Flügge, Manfred: *Heinrich Mann.* Eine Biographie. Rowohlt Verlag, Reinbek bei Hamburg 2006.

Förster 1916 Förster, Friedrich Wilhelm: *Die deutsche Jugend und der Weltkrieg.* Kriegs- und Friedensaufsätze. Verlag Naturwissenschaften, Leipzig 1916.

Folz 2006 Folz, Willibald: Dr. Georg Heim. *Archivalische Zeitschrift*, Bd. 88 (Festschrift für Hermann Rumschöttel zum 65. Geburtstag), 2006, S. 165-178.

Fouquet 1999 Fouquet, Dörte: *Die Gründung der hamburgischen Universität.* Verlag für Berlin-Brandenburg, Potsdam 1999.

Franke 2001 Franke, Christoph (Hg.): *Genealogisches Handbuch des Adels.* Genealogisches Handbuch der Fürstlichen Häuser (Bd. XVI). C. A. Starke Verlag, Limburg/Lahn 2001.

Frankel 2005 Frankel, Richard E.: *Bismarck's Shadow.* The Cult of Leadership and the Transformation of the German Right, 1898–1945. Berg, Oxford 2005.

Fricke 1982 Fricke, Dieter: Deutscher Flottenverein und Regierung 1900-1906. *Zeitschrift für Geschichtswissenschaft*, Jg. 30, 1982, S. 141-157.

Frie 1994 Frie, Ewald: Vorbild oder Spiegelbild? Kriegsbeschädigtenfürsorge in Deutschland 1914–1919. Wolfgang Michalka (Hg.): *Der Erste Weltkrieg.* Wirkung, Wahrnehmung, Analyse. Piper Verlag, München 1994, S. 563-580.

Friemberger 1998 Friemberger, Claudia: *Sebastian Schlittenbauer und die Anfänge der Bayerischen Volkspartei.* Klosterverlag St. Ottilien, Wolnzach 1998.

Fritzsche 1998 Fritzsche, Peter: *Germans into Nazis.* Harvard University Press, Cambridge 1998.

Gaupp 1918 Gaupp, Robert: Max Lewandwosky †. *Zeitschrift für die gesamte Neurologie und Psychiatrie*, Bd. 41, 1918, o. S.

Geier 1998 Geier, Martin H.: *Verkehrte Welt.* Revolution, Inflation und Moderne, München 1914–1924. Vandenhoeck & Ruprecht Verlag, Göttingen 1998.

Gellinek 2006 Gellinek, Christian: *Philipp Scheidemann.* Gedächtnis und Erinnerung. Waxmann-Verlag, Münster 2006.

Gerz 2008 Gerz, Yvonne: *Die Situation der Medizinischen Fakultät Marburg in der Nachkriegszeit 1945–1950.* Dissertation, Universität Marburg 2008.

Gildemeister 1915 Gildemeister, Andreas: *Deutschlands Kriegsziele.* Hauschild, Bremen 1915.

Glatzel 1978 Glatzel, Manfred: *Ernst von Romberg (1865–1933).* Eine Biographie. Dissertation, Universität München 1978.

Goerig 1993 Goerig, M.; Schulte am Esch, J.: Arthur Läwen – Ein Wegbereiter moderner Anästhesieverfahren. *Anästhesiologie, Intensivmedizin, Notfallmedizin, Schmerztherapie*, Jg. 28, 1993, S. 315-325.

Goldscheider 1899 Goldscheider, Alfred: *Anleitung zur Uebungsbehandlung bei Ataxie.* Thieme Verlag, Leipzig 1899.

Goldstein 1919 Goldstein, Kurt: *Die Behandlung, Fürsorge und Begutachtung der Hirnverletzten.* Zugleich ein Beitrag zur Verwendung psychologischer Methoden in der Klinik. Vogel Verlag, Leipzig 1919.

Grau 2001 Grau, Bernhard: *Kurt Eisner 1867–1819.* Eine Biographie. Verlag C. H. Beck, München 2001.

Groenewold 2007 Groenewold, Cor: *Christelijk en sociaal.* Biografie van J. R. Slotemaker de Bruïne. Verloren, Hilversum 2007.

Grote 1969 Grote, Gustav: *Heinrich Theodor von Böttinger* (Wuppertaler Biographien, Folge 8). Born-Verlag, Wuppertal 1969.

Gruber 1918a Gruber, Max von: Leitsätze über Alkoholismus und Nachwuchs. *Münchner Medizinische Wochenschrift*, Jg. 65, 1918, S. 367-369.

Gruber 1918b Gruber, Max von; Trumpp, Josef: *Zur Erhaltung und Mehrung der Volkskraft.* Arbeiten einer vom ärztlichen Verein

München eingesetzten Kommission. J. F. Lehmanns Verlag, München 1918.

Gruhle 1918 Gruhle, Hans Walter: *Psychiatrie für Ärzte* (Fachbücher für Ärzte, Bd. 3). Springer Verlag, Berlin 1918.

Gudden 1987 Gudden, Wolfgang: *Bernhard von Gudden.* Leben und Werk. Dissertation, Universität München 1987.

Guttstadt 1900 Guttstadt, Albert: *Krankenhaus-Lexikon für das Deutsche Reich.* Georg Reimer Verlag, Berlin 1900.

Haas 1976 Haas, Karl Ferdinand: *Wilhelm Mayer-Gross.* Leben und Werk. Dissertation, Universität Mainz 1976.

Hadry 2008 Hadry, Sarah: Deutsche Vaterlandspartei, 1917/18. *Historisches Lexikon Bayerns.* URL (10.07.2008): `http://www.historisches-lexikon-bayerns.de/artikel/artikel\_44862`

Häbich 1947 Häbich, Theodor: *Deutsche Latifundien.* Bericht und Mahnung. Kohlhammer Verlag, Stuttgart 1947.

Haering 1962 Haering, Hermann: Rudolf von Knosp. Kommission für Geschichtliche Landeskunde in Baden-Württemberg (Hg.): *Lebensbilder aus Schwaben und Franken* (Bd. 8). Kohlhammer Verlag, Stuttgart 1962, S. 272.

Hagenlücke 1997 Hagenlücke, Heinz: *Deutsche Vaterlandspartei.* Die nationale Rechte am Ende des Kaiserreiches (Beiträge zur Geschichte des Parlamentarismus und der politischen Parteien, Bd. 108). Droste Verlag, Düsseldorf 1997.

Hamann 2004 Hamann, Brigitte: *Der Erste Weltkrieg.* Wahrheit und Lüge in Bildern und Texten. Piper Verlag, München 2004.

Hamm 2008 Hamm, Margot; Neunzert, Hartfrid: Die Familie Cramer-Klett. Wolfgang Jahn (Hg.): *Adel in Bayern.* Ritter, Grafen, Industriebarone. Haus der Bayerischen Geschichte, Augsburg 2008, S. 314-321.

Handbuch 1912 Bayerisches Statistisches Landesamt: *Hof- und Staats-Handbuch* des Königreichs Bayern für das Jahr 1912. J. Lindauer'sche Buchhandlung, München 1912.

Hašek 2004 Hašek, Jaroslaw: *Die Abenteuer des braven Soldaten Schwejk.* Aus dem Tschechischen von Grete Reiner. Weltbild Verlag, Augsburg 2004.

Heimbüchel 1988 Heimbüchel, Bernd; Pabst, Klaus (Hg.): *Kölner Universitätsgeschichte* (Bd. 2). Das 19. und 20. Jahrhundert. Böhlau Verlag, Köln 1988.

Heinicken 1921 Heinicken, Philipp: *Die Seeschiffahrt.* Walther Rothschild Verlag, Berlin 1921.

Heitmann 2006 Heitmann, Jan: Mit U-Deutschland über den Atlantik. Ein Handelsschiff fährt unter Wasser. *Schiff und Zeit*, Jg. 63, 2006, S. 39-43.

Henckmann 1998 Henckmann, Wolfhart: *Max Scheler* (Beck'sche Reihe, Denker, Bd. 543). Verlag C. H. Beck, München 1998.

Henrichs 2001 Henrichs, Willi: *Gottfried Traub* (1869–1956). Liberaler Theologe und extremer Nationalprotestant (Schriften der Hans-Ehrenberg-Gesellschaft, Bd. 8). Hartmut Spenner Verlag, Waltrop 2001.

Hercod 1904 Hercod, Robert: *Die Schule und der Kampf gegen den Alkoholismus.* Hefte 46/47, Schriftstelle des Alkoholgegnerbundes, Basel 1904.

Hering 2003 Hering, Sabine; Schilde, Kurt (Hg.): *Die Rote Hilfe.* Die Geschichte der internationalen kommunistischen „Wohlfahrtsorganisation" und ihre sozialen Aktivitäten in Deutschland (1921-1941). Leske und Budrich Verlag, Opladen 2003.

Hermelink 1927 Hermelink, Heinrich; Kaehler, Siegfried A.: Die psychiatrische Klinik. *Die Philipps-Universität zu Marburg, 1527–1927.* N. G. Elwert Verlag, Marburg 1927, S. 660-662.

Herz 1988 Herz, Rudolf; Halfbrodt, Dirk: *Revolution und Fotografie.* München 1918/19. NiSHEN Verlag, Berlin 1988.

Hirsch 1884 Hirsch, August (Hg.): *Biographisches Lexikon der hervorragenden Ärzte aller Zeiten und Völker.* 5 Bde. Urban & Schwarzenberg Verlag, Wien 1884–1888.

Hirschfeld 1916 Hirschfeld, R.: Zur Behandlung im Kriege erworbener hysterischer Zustände, insbesondere von Sprachstörungen. *Zeitschrift für die gesamte Neurologie und Psychiatrie*, Bd. 34, 1916, S. 195-205.

Hoensbroech 1912 Hoensbroech, Paul von: *Moderner Staat und römische Kirche.* Ein kirchenpolitisches Programm auf geschichtlicher Grundlage. Breitkopf & Härtel Verlag, Leipzig 1912.

Hoensbroech 1919 Hoensbroech, Paul von: *Wilhelms II. Abdankung und Flucht.* Ein Mahn- und Lehrwort. Curtius Verlag, Berlin 1919.

Hofer 2004 Hofer, Hans-Georg: *Nervenschwäche und Krieg.* Modernitätskritik und Krisenbewältigung in der österreichischen Psychiatrie (1880–1920). Böhlau Verlag, Wien 2004.

Hoff 1994 Hoff, Paul: *Emil Kraepelin und die Psychiatrie als klinische Wissenschaft.* Ein Beitrag zum Selbstverständnis psychiatrischer Forschung (Monographien aus dem Gesamtgebiete der Psychiatrie, Band 73). Springer Verlag, Berlin 1994.

Holzner 1997 Holzner, Johann Heinrich: Die Pathologie in Österreich. *Der Pathologe*, Bd. 18, 1997, S. 40f.

Homburger 1926 Homburger, August: *Vorlesungen über Psychopathologie des Kindesalters.* Springer Verlag, Berlin 1926.

Hoser 1990 Hoser, Paul: *Die politischen, wirtschaftlichen und sozialien Hintergründe der Münchner Tagespresse zwischen 1914 und 1934.* Methoden der Pressebeeinflusung. 2 Bde. Peter Lang Verlag, Frankfurt/Main 1990.

Huber 1997 Huber, Gerd: Kurt Schneider (1887–1967), ein Psychiater in seiner Zeit. *Schriftenreihe der Deutschen Gesellschaft für Geschichte der Nervenheilkunde Würzburg*, Bd. 3, 1997, S. 85-94.

Hübener 2002 Hübener, Kristina: Die Landesanstalt Eberswalde 1933–1945. Dies. (Hg.): *Brandenburgische Heil- und Pflegeanstalten in der NS-Zeit.* be.bra Verlag, Berlin 2002, S. 179-194.

Hürter 2007 Hürter, Johannes; Rusconi, Gian Enrico: *Der Kriegseintritt Italiens im Mai 1915* (Schriftenreihe der Vierteljahrshefte für Zeitgeschichte). Oldenbourg Verlag, München 2007.

Huth 1982 Huth, Hans (Hg.): *Die Kunstdenkmäler des Stadtkreises Mannheim* (Bd. I). Deutscher Kunstverlag, München 1982.

Hutten-Czapski 1930 Hutten-Czapski, Bogdan Graf von: *Ein Kampf ums Recht.* Julius Sittenfeld, Berlin 1930.

Hutten-Czapski 1936 Hutten-Czapski, Bogdan Graf von: *Sechzig Jahre Politik und Gesellschaft.* Zweiter Band. Verlag E. S. Mittler & Sohn, Berlin 1936.

Isserlin 1925 Isserlin, Max: Hugo Liepmann zum Gedächtnis. *Zeitschrift für die gesamte Neurologie und Psychiatrie*, Bd. 99, 1925, S. 636-650.

Jäckle 1988 Jäckle, Renate: *Schicksale jüdischer und „staatsfeindlicher“* Ärztinnen und Ärzte nach 1933 in München. Verlag Das Freie Buch, München 1988.

Jaspers 1913 Jaspers, Karl: *Allgemeine Psychopathologie.* Ein Leitfaden für Studierende, Ärzte und Psychologen. Springer Verlag, Berlin 1913 (zugleich: Habilitationsschrift, Universität Heidelberg).

Jelgersma 1911 Jelgersma, Gerbrandus; Erp Taalman Kip, Marcus Jacobus van: *De Papendrechtsche strafzaak en de psychiater.* Twee opstellen. Scheltema & Holkema, Amsterdam 1911.

Johnson 1990a Johnson, Jeffrey Allan: Vom Plan einer Chemischen Reichsanstalt zum ersten Kaiser-Wilhelm-Institut. Rudolf Vierhaus, Bernhard vom Brocke (Hg.): *Forschung im Spannungsfeld von Politik und Gesellschaft.* Geschichte und Struktur der

Kaiser-Wilhelm-/Max-Planck-Gesellschaft. Deutsche Verlagsanstalt, Stuttgart 1990, S. 486-515.

Johnson 1990b Johnson, Jeffrey Allan: *The Kaiser's Chemists.* Science and Modernization in Imperial Germany. University of North Carolina Press, Chapel Hill 1990.

Jolly 1914 Jolly, Philipp: *Kurzer Leitfaden der Psychiatrie.* Marcus & Weber Verlag, Bonn 1914.

Joppich 1997 Joppich, Robin: *Otto von Schjerning.* Wissenschaftler, Generalstabsarzt in der preussischen Armee und Chef des Feldsanitätswesens im Ersten Weltkrieg. Dissertation, Universität Heidelberg 1997.

Jürgs 1999 Jürgs, Michael: *Alzheimer.* Spurensuche im Niemandsland. List Verlag, München 1999.

Jutz 1981 Jutz, Renate: *Max Isserlin.* Gründer der Heckscher Nervenklinik für Kinder und Jugendliche. Selbstverlag Heckscher-Klinik, München 1981.

Kästner 1990 Kästner, Ingrid; Thom, Achim: *575 Jahre Medizinische Fakultät der Universität Leipzig.* Barth Verlag, Leipzig 1990.

Kahn 1919 Kahn, Eugen: Psychopathen als revolutionäre Führer. *Zeitschrift für die gesamte Neurologie und Psychiatrie*, Bd. 52, 1919, S. 90-106.

Kallenbach 1931 Kallenbach, Richard: Heinrich von Thelemann. Staatsminister der Justiz vom 11. Februar 1912 bis 8. November 1918. *Die Königlich Bayerischen Staatsminister der Justiz in der Zeit von 1818 bis 1918.* Ihre Herkunft, ihr Werdegang und ihr Wirken (Bd. 2, 1854–1918). Bayerisches Staatsministerium der Justiz, München 1931, S. 1005-1043.

Karl 2008 Karl, Michaela: Ernst Toller (1893–1939). Vom jugendlichen Idealisten zum desillusionierten Pazifisten. *Die Münchener Räterepublik.* Porträts einer Revolution. Patmos Verlag, Düsseldorf 2008, S. 190-207.

Kaufmann 1916a Kaufmann, Fritz: Die planmässige Heilung komplizierter psychogener Bewegungsstörungen bei Soldaten in einer Sitzung. *Münchner Medizinische Wochenschrift*, Jg. 63 (feldärztliche Beilage), 1916, S. 802.

Kaufmann 1916b Kaufmann, Paul: *Krieg, Geschlechtskrankheiten und Arbeiterversicherung.* Vahlen Verlag, Berlin 1916.

Kaufmann 1917a Kaufmann, Fritz: Die Ueberrumpelungsbehandlung der psychogenen motorischen Reizerscheinungen. *Zeitschrift für die gesamte Neurologie und Psychiatrie*, Referate Bd. 13, 1917, 61f.

Kaufmann 1917b Kaufmann, Fritz: Zur Behandlung der motorischen Kriegsneurosen. *Münchner Medizinische Wochenschrift*, Jg. 64, 1917, S. 1520-1523.

Kehrer 1917 Kehrer, Ferdinand Adalbert: Zur Frage der Behandlung von Kriegsneurosen. *Zeitschrift für die gesamte Psychiatrie und Neurologie*, Bd. 36, 1917, S. 1-22.

Kehrer 1964 Kehrer, Ferdinand Adalbert: Erinnerungen eines Neuro- und Psychopathologen. *Hippokrates*, Jg. 35, 1964, S. 22-29.

Kittel 1988 Kittel, Ingo-Wolf: *Arthur Kronfeld.* 1886–1941. Ein Pionier der Psychologie, Sexualwissenschaft und Psychotherapie (Bibliothek der Universität Konstanz, Ausstellungskataloge 17). Universität Konstanz, Konstanz 1988.

Köglmeier 1999 Köglmeier, Georg: Ernst Toller in der Münchener Revolutions- und Rätezeit. Stefan Neuhaus (Hg.): *Ernst Toller und die Weimarer Republik.* Ein Autor im Spannungsfeld von Literatur und Politik (Schriftenreihe der Ernst-Toller-Gesellschaft, Bd. 1). Königshausen & Neumann Verlag, Würzburg 1999, S. 27-45.

Köhne 2009 Köhne, Julia Barbara: *Kriegshysteriker.* Strategische Bilder und mediale Techniken militärpsychiatrischen Wissens (1914–1920). Matthiesen Verlag, Husum 2009.

Köhne-Lindenlaub 2008 Köhne-Lindenlaub, Renate: *Die Villa Hügel.* Unternehmerwohnsitz im Wandel der Zeit. Deutscher Kunstverlag, München 2008.

Kolb 1982 Kolb, Annette: *Daphne Herbst.* Roman. Fischer Taschenbuch Verlag, Frankfurt/Main 1982.

Kolle 1959 Kolle, Kurt: Nachruf Georg Stertz. *Münchner Medizinische Wochenschrift*, Jg. 101, 1959, S. 869-870.

Knoepfler 1895 Knoepfler, Alois: *Lehrbuch der Kirchengeschichte.* Herder Verlag, Freiburg 1895.

Knoll 1986 Knoll-BASF Gruppe (Hg.): *Knoll 1886-1986.* 100 Jahre im Dienste der Gesundheit. Ludwigshafen 1986.

Kraus 2003 Kraus, Hans Christof: Kulturkonservatismus und Dolchstoßlegende. Die „Süddeutschen Monatshefte" 1904-1936. Ders. (Hg.): *Konservative Zeitschriften zwischen Kaiserreich und Diktatur.* Duncker & Humblot Verlag, Berlin 2003, S. 13-43.

Krauß 1940 Krauß, Paul: *Kennenburg 1840–1940.* Die Geschichte einer Privatanstalt für Nerven- und Gemütskranke während eines Jahrhunderts. Schreiber Verlag, Esslingen 1940.

Kretschmer 1989 Kretschmer, Wolfgang: Ernst Kretschmer. Das Ringen um die medizinische Psychologie. *Deutsche medizinische Wochenschrift*, Bd. 114, 1989, S. 922-926.

Kreuter 1996 Kreuter, Alma: *Deutschsprachige Neurologen und Psychiater*. Ein biographisch-bibliographisches Lexikon von den Vorläufern bis zur Mitte des 20. Jahrhunderts. Saur Verlag, München 1996.

Kriegsarchiv 1923 Bayerisches Kriegsarchiv (Hg.): *Die Bayern im Großen Kriege 1914–1918.* Verlag des Bayerischen Kriegsarchivs, München 1923.

Kritscher 1980 Kritscher, Herbert: Rudolf Pöch – Arzt, Anthropologe und Ethnograph. *Annalen des Naturhistorischen Museums in Wien*, Bd. 83, 1980, S. 743-762.

Kronfeld 1920 Kronfeld, Arthur: *Das Wesen der psychiatrischen Erkenntnis.* Springer Verlag, Berlin 1920.

Kronschwitz 1997 Kronschwitz, Claudia: *Franz Volhard.* Leben und Werk. Sinemis Verlagsgesellschaft, Frankfurt/Main 1997.

Krüll 1992 Krüll, Marianne: *Im Netz der Zauberer.* Eine andere Geschichte der Familie Mann. Arche Verlag, Zürich 1992.

Krumeich 2008 Krumeich, Gerd; Lepsius, Rainer M.; Rudhard, Birgit; Schön, Manfred (Hg.): *Max Weber, Briefe 1915–1917* (Max Weber Gesamtausgabe, Abteilung II: Briefe, Bd. 9). J. C. B. Mohr (Paul Siebeck), Tübingen 2008.

Kühlmann 1948 Kühlmann, Richard von: *Erinnerungen.* Lambert Schneider Verlag, Heidelberg 1948.

Külpe 1912 Külpe, Oswald: Über die moderne Psychologie des Denkens. *Internationale Monatsschrift für Wissenschaft, Kunst und Technik*, Jg. 6, 1912, S. 1069-1110.

Kuenheim 2007 Kuenheim, Haug von: *Carl Hagenbeck.* Ellert & Richter Verlag, Hamburg 2007.

Kuhn 2001 Kuhn, Erich: Johann Hoffmann, erster ordentlicher Professor für Nervenpathologie in Heidelberg. *Fortschritte der Neurologie und Psychiatrie*, Bd. 69, 2001, S. S18-S22.

Kunze 1997 Kunze, Emil: *Bruno Héroux.* Vortrag zur Tagung der Deutschen Ex-Libris-Gesellschaft. Kulturamt Stadt Haltern, Haltern 1997.

Laehr 1912 Laehr, Hans: *Die Anstalten für psychisch Kranke in Deutschland, Österreich, der Schweiz und den Baltischen Ländern.* 7. Auflage. Reimer Verlag, Berlin 1912.

Lässig 1998 Lässig, Simone: Juden und Mäzenatentum in Deutschland: Religiöses Ethos, kompensierendes Minderheitsverhalten oder genuine Bürgerlichkeit? *Zeitschrift für Geschichtswissenschaft*, Bd. 48, 1998, S. 211-236.

Lankes 1993 Lankes, Christian: *München als Garnison im 19. Jahrhundert.* Die Haupt- und Residenzstadt als Standort der Bayerischen Armee von Kurfürst Max IV. Joseph bis zur Jahrhundertwende (Militärgeschichte und Wehrwissenschaften, Bd. 2). Verlag E. S. Mittler & Sohn, Berlin 1993.

Lehmann 1935 Lehmann, Melanie: *Verleger J. F. Lehmann.* Ein Leben im Kampf für Deutschland. J. F. Lehmanns Verlag, München 1935.

Lengwiler 2000 Lengwiler, Martin: *Zwischen Klinik und Kaserne.* Die Geschichte der Militärpsychiatrie in Deutschland und der Schweiz 1870–1914. Chronos, Zürich 2000.

Lerner 1996 Lerner, Paul: „Ein Sieg des deutschen Willens". Wille und Gemeinschaft in der deutschen Kriegspsychiatrie. Wolfgang U. Eckart; Christoph Gradmann (Hg.): *Die Medizin und der Erste Weltkrieg.* Centaurus Verlagsgesellschaft, Pfaffenweiler 1996, S. 85-108.

Lerner 2003 Lerner, Paul: *Hysterical Men.* War, Psychiatry, and the Politics of Trauma in Germany, 1890-1930. Cornell University Press, Ithaca 2003.

Lewandowsky 1912 Lewandowsky, Max: Zirkulationsstörungen des Gehirns. Ders. (Hg.): *Handbuch der Neurologie* (Bd. 3). Springer Verlag, Berlin 1912, S. 71-198.

Lichnowsky 1918 Lichowsky, Karl Fürst von: *Die Schuld der deutschen Regierung am Kriege.* Payot Verlag, Lausanne 1918.

Liebsch 1922 Liebsch, Arthur; Delpy, Egbert: *Bruno Héroux.* Sein graphisches Werk bis Op. 501. Bong Verlag, Berlin 1922.

Liedtke 1982 Liedtke, Hartwig: *Karl Birnbaum.* Leben und Werk. Dissertation, Universität Köln 1982.

Linse 1969 Linse, Ulrich: Die Anarchisten und die Münchner Novemberrevolution. Karl Bosl (Hg.): *Bayern im Umbruch.* Die Revolution von 1918, ihre Voraussetzungen, ihr Verlauf und ihre Folgen. Oldenbourg Verlag, München 1969, S. 37-73.

Litten 1999 Litten, Freddy: *Der Rücktritt Richard Willstätters 1924/25 und seine Hintergründe.* Ein Münchener Universitätsskandal? (Studien zur Geschichte der Mathematik und der Naturwissenschaften, Heft 32). Institut für Geschichte der Naturwissenschaften, München 1999.

Lochner 1954 Lochner, Hansmartin: *Die katholischen Zeitschriften Bayerns 1900–1918.* Dissertation, Universität München 1954.

Lötsch 2000 Lötsch, Gerhard: *Die Geschichte der Illenau von 1842-1940.* Von der Menschenwürde zum Lebenswert. Achertäler Verlag, Kappelrodeck 2000.

Maienschein 1989 Maienschein, Jane: *One Hundred Years Exploring Life, 1888–1988.* The Marine Biological Laboratory at Woods Hole. Jones & Bartlett Publishers, Boston 1989.

Marschall 1982 Marschall, Horst Karl: *Friedrich von Thiersch.* Ein Münchner Architekt des Späthistorismus (Materialien zur Kunst des 19. Jahrhunderts, Bd. 30). Prestel Verlag, München 1982.

Martin 1914 Martin, Rudolf: *Jahrbuch des Vermögens und Einkommens der Millionäre in Bayern.* Verlag Rudolf Martin, Berlin 1914.

Matz 2000 Matz, Bernhard: *Die Konstitutionstypologie von Ernst Kretschmer.* Ein Beitrag zur Geschichte der Psychiatrie und Psychologie des Zwanzigsten Jahrhunderts. Dissertation, Freie Universität Berlin 2000.

Mayer-Gross 1930 Mayer-Gross, Walter: August Homburger †. *Der Nervenarzt*, Jg. 3, 1930, S. 505f.

Mechler 2008 Mechler, Sabine: Paul Goesch – Schutz gegen Verfehlungen. *Künstler in der Irre.* Sammlung Prinzhorn, Heidelberg 2008, S. 202-213.

Merck 1912 Merck, Karl: *Kondensation von Inden mit Kretonen.* Roether-Verlag, Darmstadt 1912 (zugleich: Dissertation, Universität Straßburg).

Meyer 1917a Meyer, Ernst: Ueber die Frage der Dienstbeschädigung bei den Psychosen. *Archiv für Psychiatrie*, Bd. 57, 1917, S. 209-220.

Meyer 1917b Meyer, Ernst: Kriegsbeschädigung bei Psychosen und Neurosen. *Archiv für Psychiatrie*, Bd. 58, 1917, S. 616-634.

Michl 2007 Michl, Susanne: *Im Dienste des „Volkskörpers“.* Deutsche und französische Ärzte im Ersten Weltkrieg. Vandenhoeck & Ruprecht Verlag, Göttingen 2007.

Middelhoff 1995 Middelhoff, Hans Dieter: Das psychiatrische Hilfsvereinswesen in Baden. Hans Kayser (Hg.): *Vom Anstaltspflegling zum Psychiatrieerfahrenen.* Stationen sozialpsychiatrischer Entwicklung in Südwestdeutschland. 100 Jahre Hilfsverein für Nerven- und Gemütskranke in Baden-Württemberg. Verlag Psychiatrie und Geschichte, Zwiefalten 1995, S. 39-71.

Mildenberger 2008 Mildenberger, Florian: Albrecht Wetzel (1880–1947). Michael Farin; Florian Mildenberger (Hg.): *Albrecht Wet-*

zel, Über Massenmörder (1920). belleville Verlag, München 2008, S. 169f.

Möckel 1941 Möckel, Wilhelm; Römer, Hans: Max Fischer †. *Allgemeine Zeitschrift für Psychiatrie*, Bd. 117, 1941, S. 1-9.

Mollier 1967 Mollier, Hans; Kalckreuth, Johannes: *Wesen und Werk meines Vaters.* Lebensbild des Malers Graf Leopold von Kalckreuth. Christians Verlag, Hamburg 1967.

Mommsen 2002 Mommsen, Wolfgang Justin: *Die Urkatastrophe Deutschlands.* Der Erste Weltkrieg 1914–1918 (Handbuch der deutschen Geschichte, Bd. 17). Klett-Cotta Verlag, Stuttgart 2002.

Monsen 1997 Monsen, Arve: *Politisk biologi.* Opprettelsen av Institutt for arvelighetsforskning i 1916 (TMV skriftsserie, Bd. 21). Senter for teknologi og menneskelige verdier (TMV), Universitetet i Oslo, Oslo 1997.

Müller 1917 Müller, Karl Alexander von: Die Forderung der Stunde. Verein Deutsche Wacht (Hg.): *Deutschlands Kampf um Leben und Tod.* Zwei Kriegsvorträge (Flugschriften des Vereins „Deutsche Wacht“, 4). Kellerer Verlag, München 1917.

Müller 1953 Müller, Friedrich von: *Lebenserinnerungen.* J. F. Lehmanns Verlag, München 1953.

Müller 1954 Müller, Karl Alexander von: *Mars und Venus.* Erinnerungen 1914–1919. Gustav Klipper Verlag, Stuttgart 1954.

Müller 1959 Müller, Georg Alexander von: *Regierte der Kaiser?* Kriegstagebücher, Aufzeichnungen und Briefe 1914-1918. Hg. von Walter Görlitz. Musterschmidt-Verlag, Göttingen 1959.

Müller 1991 Müller, Guido: *Weltpolitische Bildung und akademische Reform.* Carl Heinrich Beckers Wissenschafts- und Hochschulpolitik 1908–1930. Böhlau Verlag, Köln 1991.

NDB 1953 Historische Kommission der Bayerischen Akademie der Wissenschaften (Hg.): *Neue Deutsche Biographie.* Duncker & Humblot Verlag, Berlin 1953ff.

Neisser 1916 Neisser, Albert: *Die Geschlechtskrankheiten und ihre Bekämpfung.* Vorschläge und Forderungen für Ärzte, Juristen und Soziologen. Springer Verlag, Berlin 1916.

Neisser 1924 Neisser, Clemens: Karl Ludwig Kahlbaum (1828-1899). Theodor Kirchhoff (Hg.): *Deutsche Irrenärzte.* Einzelbilder ihres Lebens und Wirkens (Bd. 2). Springer Verlag, Berlin 1924, S. 87-96.

Nesner 1987 Nesner, Hans-Jörg: *Das Erzbistum München und Freising zur Zeit des Erzbischofs und Kardinals Franziskus von Bet-*

tinger. 1909–1917 (Münchener Theologische Studien, Bd. 28). St. Ottilien, Eos-Verlag 1987.

Noppeney 2000 Noppeney, Uta: *Abstrakte Haltung: Kurt Goldstein im Spannungsfeld von Neurologie, Psychologie und Philosophie* (Epistemata, Reihe Philosophie, Bd. 284). Königshausen & Neumann, Würzburg 2000 (zugleich: Dissertation, Universität Würzburg 1998).

Nordalm 2003 Nordalm, Jens: *Historismus und moderne Welt*. Duncker & Humblot Verlag, Berlin 2003.

Oksala 1923 Oksala, H.: Untersuchung über Eisen bei Gehirnsyphilis. *Zeitschrift für die gesamte Neurologie und Psychiatrie*, Bd. 81, 1923, S. 1-44.

Oksala 1926 Oksala, H.: Untersuchung über Eisen bei Gehirnsyphilis. *Zeitschrift für die gesamte Neurologie und Psychiatrie*, Bd. 103, 1926, S. 786-815.

Ostertag 1963 Ostertag, Berthold: Max Bielschowsky (1869-1940). Kurt Kolle (Hg.): *Große Nervenärzte* (Bd. 3). 22 Lebensbilder. Thieme Verlag, Stuttgart 1963, S. 3-8.

Pabón Suárez 1978 Pabón Suárez, Eisenhower: *Der medizinische Unterricht an der Ludwig-Maximilians-Universität zu München von 1875 bis 1925 im Spiegel der Vorlesungsankündigungen*. Dissertation, Universität München 1978.

Pagel 1901 Pagel, Julius Leopold: *Biographisches Lexikon hervorragender Ärzte des neunzehnten Jahrhunderts*. Mit einer historischen Einleitung. Urban & Schwarzenberg Verlag, Berlin 1901.

Peiffer 2004 Peiffer, Jürgen: *Hirnforschung in Deutschland 1849 bis 1974*. Briefe zur Entwicklung von Psychiatrie und Neurowissenschaften sowie zum Einfluß des politischen Umfeldes auf Wissenschaftler (Schriften der mathematisch-naturwissenschaftlichen Klasse der Heidelberger Akademie der Wissenschaften, Bd. 13). Springer Verlag, Berlin 2004.

Philips 2003 Philips, Howard; Kilingray, David (Hg.): *The Spanish Influenza Pandemic of 1918–1919*. New Perspectives. Routledge, London 2003.

Plaut 1916 Plaut, Felix: Ueber den Mechanismus der Abbauvorgänge bei dem Abderhaldenschen Dialysierverfahren. *Zeitschrift für Immunitätsforschung und experimentelle Therapie*, Bd. 24, 1916, S. 361-379.

Plaut 1919 Plaut, Felix; Steiner, Gabriel: Rekurrensinfektion bei Paralytikern. *Zeitschrift für die gesamte Neurologie und Psychiatrie*, Bd. 53, 1919, S. 103-120.

Plöger 2007 Plöger, Frederik M.: *Soziologie in totalitären Zeiten.* Zu Leben und Werk von Ernst Wilhelm Eschmann (1904–1987). LIT Verlag, Berlin 2007.

Pöch 1916 Pöch, Rudolf: Phonographische Aufnahmen in den k. u. k. Kriegsgefangenenlagern. *Sitzungsberichte der Kaiserlichen Akademie der Wissenschaften in Wien* (Mathematisch-naturwissenschaftliche Klasse, Abt. 3, 124/125). Wien 1916.

Pöhls 1975 Pöhls, Joachim: *Die Tägliche Rundschau und die Zerstörung der Weimarer Republik 1930-1933.* 2 Bde. Institut für Publizistik, Münster 1975.

Pokorny 1973 Pokorny, Alex D.: Eugen Kahn 1887–1973. *American Journal of Psychiatry*, Bd. 130, 1973, S. 822.

Poley 2001 Poley, Stefanie: Prinzhorn – Kubin – Goesch. Sammlung Prinzhorn (Hg.): *Vision und Revision einer Entdeckung.* Sammlung Prinzhorn, Heidelberg 2001, S. 61-66.

Poppelreuter 1917 Poppelreuter, Walther: *Die psychischen Schädigungen durch Kopfschuß im Kriege 1914/16.* Mit besonderer Berücksichtigung der pathopsychologischen, pädagogischen, gewerblichen und sozialen Beziehungen. Voss Verlag, Leipzig 1917.

Poppelreuter 1929 Poppelreuter, Walther: *Arbeitspsychologische Leitsätze für den Zeitnehmer.* R. Oldenbourg Verlag, München 1929.

Portz 2000 Portz, Thomas: *Großindustrie, Kriegszielbewegung und OHL, Siegfrieden und Kanzlersturz.* Carl Duisberg und die deutsche Außenpolitik im Ersten Weltkrieg. Europaforum-Verlag, Lauf a. d. Pegnitz 2000.

Prinzhorn 1919 Prinzhorn, Hans: Das bildnerische Schaffen der Geisteskranken. I. Die Betrachtung und Bewertung des bildnerischen Schaffens der Geisteskranken in der Psychiatrie. *Zeitschrift für die gesamte Neurologie und Psychiatrie*, Bd. 52, 1919, S. 307-326.

Prinzhorn 1920 Prinzhorn, Hans: Das bildnerische Schaffen der Geisteskranken. *Allgemeine Zeitschrift für Psychiatrie*, Bd. 76, 1920, S. 665f.

Prinzhorn 1922 Prinzhorn, Hans: *Die Bildnerei der Geisteskranken.* Springer Verlag, Berlin 1922.

Priwitzer 2007 Priwitzer, Martin: *Ernst Kretschmer und das Wahnproblem* (Contubernium. Tübinger Beiträge zur Universitäts- und Wissenschaftsgeschichte, Bd. 65). Franz Steiner Verlag, Stuttgart 2007.

Puttkamer 1933 Puttkamer, Jesco von (Hg.): *Carl Duisberg. Meine Lebenserinnerungen.* Reclam Verlag, Leipzig 1933.

Pyta 2007 Pyta, Wolfram: *Hindenburg.* Herrschaft zwischen Hohenzollern und Hitler. Siedler Verlag, München 2007.

Raecke 1919 Raecke, Julius: *Kurzgefaßtes Lehrbuch der gerichtlichen Psychiatrie für Mediziner und Juristen.* Bergmann Verlag, Wiesbaden 1919.

Reichsausschuß 1915 Reichsausschuß der Kriegsbeschädigtenfürsorge (Hg.): *Bericht über die Konferenz zur Errichtung eines Reichsausschusses der Kriegsbeschädigtenfürsorge am Donnerstag, den 16. September 1915 im Landeshause der Provinz Brandenburg.* Rohde, Berlin 1915.

Reichs-Medizinal-Kalender 1904 Schwalbe, Julius (Hg.): *Reichsmedizinalkalender für Deutschland auf das Jahr 1904.* Thieme Verlag, Leipzig 1904.

Reimann 1969 Reimann, Joachim: *Ernst Müller-Meiningen und der Linksliberalismus in seiner Zeit.* Zur Biographie eines bayerischen und deutschen Politikers, 1866–1944 (Miscellanea Bavarica Monacensia, Heft 11). Schön Verlag, München 1969 (zugleich: Dissertation, Universität München 1969).

Reimers 1999 Reimers, Kirsten: Ernst Tollers ästhetische Konzeptionen. Stefan Neuhaus (Hg.): *Ernst Toller und die Weimarer Republik.* Ein Autor im Spannungsfeld von Literatur und Politik (Schriften der Ernst-Toller-Gesellschaft, Bd. 1). Königshausen & Neumann Verlag, Würzburg 1999, S. 155-168.

Remane 2000 Remane, Horst (Hg.): *Richard Willstätter im Briefwechsel mit Emil Fischer in den Jahren 1901 bis 1918.* Engel Verlag für Wissenschafts- und Regionalgeschichte, Berlin 2000.

Resch 1997 Resch, Fridolin; Wilke, Wilkin: *80 Jahre psychiatrische Abteilung in der Justizvollzugsanstalt Straubing 1917-1997.* Justizvollzugsanstalt, Straubing 1997.

Richter 1996 Richter, Jochen: Das Kaiser-Wilhelm-Institut für Hirnforschung und die Topographie der Großhirnhemisphären. Ein Beitrag zur Institutsgeschichte der Kaiser-Wilhelm-Gesellschaft und zur Geschichte der architektonischen Hirnforschung. Bernhard vom Brocke, Hubert Laitko (Hg.): *Die Kaiser-Wilhelm-/Max-Planck-Gesellschaft und ihre Institute.* Walter de Gruyter Verlag, Berlin 1996. S. 349-408.

Ridder 2000 Ridder, Michael de: *Heroin.* Vom Arzneimittel zur Droge. Campus Verlag, Frankfurt/Main 2000.

Riedesser 1996 Riedesser, Peter; Verderber, Axel: *Maschinengewehre hinter der Front.* Zur Geschichte der deutschen Militärpsychiatrie. Fischer Taschenbuch Verlag, Frankfurt/Main 1996.

Robbins 1967 Robbins, Keith G.: Lord Bryce and the First World War. *The Historical Journal*, Bd. 10, 1967, S. 255-278.

Roedel 2003 Roedel, Christian: *Krieger, Denker, Amateure.* Alfred von Tirpitz und das Seekriegsbild vor dem Ersten Weltkrieg. Franz Steiner Verlag, Stuttgart 2003.

Röske 1995 Röske, Thomas: *Der Arzt als Künstler.* Ästhetik und Psychotherapie bei Hans Prinzhorn (1886-1933). Aisthesis Verlag, Bielefeld 1995.

Rohlfien 2002 Rohlfien, Klaus: Für zahlende Kranke I. und II. Klasse. Das Verhältnis der Stadtgemeinde zur Provinzial-Irrenanstalt. Landesklinik Eberswalde (Hg.): *Gropius in Eberswalde.* Der Martin-Gropius-Bau der Landesklinik Eberswalde. be.bra Verlag, Berlin 2002, S. 99-108.

Rothe 1997 Rothe, Wolfgang: *Ernst Toller* (Rowohlts Monographien). 2. Auflage. Rowohlt Taschenbuch Verlag, Reinbek bei Hamburg 1997.

Rüdin 1916 Rüdin, Ernst: *Zur Vererbung und Neuentstehung der Dementia praecox* (Monographien aus dem Gesamtgebiete der Neurologie und Psychiatrie, Bd. 12). Springer Verlag, Berlin 1916.

Rüdin 1918 Rüdin, Ernst: Alkoholismus, vererbbare Krankheitsanlagen, Ehekonsens. Deutsche Wacht (Hg.): *Die Erhaltung und Mehrung der deutschen Volkskraft.* Vorträge und Aussprachen gehalten bei der Tagung in München am 27. und 28. Mai 1918. J. F. Lehmanns Verlag, München 1918, S. 87-97.

Salamun 1985 Salamun, Kurt: *Karl Jaspers.* Verlag C. H. Beck, München 1985.

Salmen 2000 Salmen, Brigitte: James Loeb, Leben und Wirken. Dies. (Hg.): *James Loeb 1867–1933.* Kunstsammler und Mäzen. Schloßmuseum Murnau 2000, S. 17-72.

Sammet 2003 Sammet, Kai: Burgfrieden und Totenstille – Die Irrenanstalt Hamburg-Langenhorn, die Verwaltung und der Hunger 1914–1918. *Zeitschrift des Vereins für Hamburgische Geschichte*, Bd. 89, 2003, S. 149-174.

Sanders 1990 Sanders, Michael L.; Taylor, Philipp M.: *Britische Propaganda im Ersten Weltkrieg.* Colloquium Verlag, Berlin 1990.

Saner 2005 Saner, Hans: *Karl Jaspers.* Mit Selbstzeugnissen und Bilddokumenten. 12. Auflage. Rowohlt Verlag, Reinbek bei Hamburg 2005.

Satzinger 1998 Satzinger, Helga: *Die Geschichte der genetisch orientierten Hirnforschung von Cécile und Oskar Vogt in der Zeit von 1895 bis ca. 1927* (Braunschweiger Veröffentlichungen zur Geschichte der Pharmazie und der Naturwissenschaften, Bd. 41). Deutscher Apotheker Verlag, Stuttgart 1998.

Sauerteig 1999 Sauerteig, Lutz: *Krankheit, Sexualität, Gesellschaft.* Geschlechtskrankheiten und Gesundheitspolitik in Deutschland im 19. und frühen 20. Jahrhundert. Franz Steiner Verlag, Stuttgart 1999.

Schäfer 1926 Schäfer, Dietrich: *Mein Leben.* Koehler Verlag, Leipzig 1926.

Schaper 1991 Schaper, Uwe: *Krafft Graf von Crailsheim.* Leben und Wirken des bayerischen Ministerpräsidenten (Nürnberger Werkstücke zur Stadt- und Landesgeschichte, Bd. 47). Korn und Berg Verlag, Nürnberg 1991.

Scherer 2007 Scherer, Benedikt Maria: *Der Architekt Carl Sattler.* Leben und Werk (1877–1966). Martin Meidenbauer Verlagsbuchhandlung, München 2007.

Schmersal 1999 Schmersal, Helmut: *Philipp Scheidemann 1865–1939.* Ein vergessener Sozialdemokrat (Europäische Hochschulschriften, Bd. 844). Peter Lang Verlag, Frankfurt/Main 1999.

Schmidt 2000 Schmidt, Lydia: *Kultusminister Franz Matt (1920–1926).* Schul-, Kirchen- und Kunstpolitik in Bayern nach dem Umbruch von 1918 (Schriftenreihe zur Bayerischen Landesgeschichte, Bd. 126). Verlag C. H. Beck, München 2000.

Schmiedebach 1997 Schmiedebach, Heinz-Peter: Die „Traumatische Neurose“ – Soziale Versicherung und der Griff der Psychiatrie nach dem Unfallpatienten. Michael Hubenstorf u. a. (Hg.): *Medizingeschichte und Gesellschaftskritik.* Matthiesen Verlag, Husum 1997, S. 123-134.

Schmiedebach 2003 Schmiedebach, Heinz-Peter; Priebe, Stefan: Open Psychiatric Care and Social Psychiatry in 19th and Early 20th Century Germany. Eric J. Engstrom; Volker Roelcke (Hg.): *Psychiatrie im 19. Jahrhundert.* Forschungen zur Geschichte von psychiatrischen Institutionen, Debatten und Praktiken im deutschen Sprachraum (Akademie der Wissenschaften und Literatur Mainz, Medizinische Forschung, Bd. 13). Schwabe Verlag, Basel 2003, S. 263-281.

Schmolze 1978 Schmolze, Gerhard (Hg.): *Revolution und Räterepublik in München 1918/19 in Augenzeugenberichten.* Deutscher Taschenbuch Verlag, München 1978.

Schmorl 1952 Schmorl, Karl: Adolf von Baeyer 1835–1917. *Große Naturforscher* (Bd. 10). Wissenschaftliche Verlagsgesellschaft, Stuttgart 1952, S. 200-211.

Schneider 1903 Schneider Hermann: Ein Beitrag zur Lehre von der Paranoia. *Allgemeine Zeitschrift für Psychiatrie*, Bd. 60, 1903, S. 65-110.

Schneider 1907 Schneider, Hermann: *Kultur und Denken der alten Ägypter* (Entwicklungsgeschichte der Menschheit, Bd. 1). Voigtländer Verlag, Leipzig 1907.

Schneider 1910 Schneider, Hermann: *Kultur und Denken der alten Babylonier und Juden* (Entwicklungsgeschichte der Menschheit, Bd. 2). Voigtländer Verlag, Leipzig 1910.

Schneider 1912 Schneider, Hermann: *Religion und Philosophie.* Ihr Wesen und ihre Aufgabe in der Gegenwart. Hinrichs Verlag, Leipzig 1912.

Schneider 1915 Schneider, Kurt: Über Erinnerungsfälschungen bei Zwangsgedanken. *Zeitschrift für die gesamte Neurologie und Psychiatrie*, Bd. 28, 1915, S. 90-112.

Schneider 1918 Schneider, Kurt: Die Lehre vom Zwangsdenken in den letzten zwölf Jahren. *Zeitschrift für die gesamte Neurologie und Psychiatrie*, Referate Bd. 16, 1918, S. 113-146, 193-215.

Schneider 1919 Schneider, Hermann: *Metaphysik als exakte Wissenschaft.* Hinrichs Verlag, Leipzig 1919.

Schneider 1927 Schneider, Hermann: *Die Kulturleistungen der Menschheit.* 2 Bde. J. J. Weber Verlag, Leipzig 1927.

Schober 1998 Schober, Gerhard: *Frühe Villen und Landhäuser am Starnberger See.* Zur Erinnerung an eine Kulturlandschaft. Oreos Verlag, Waakirchen-Schaftlach 1998.

Scholz 1961 Scholz, Willibald (Hg.): *50 Jahre Neuropathologie in Deutschland.* 1885–1935. Thieme Verlag, Stuttgart 1961.

Schröter 1992 Schröter, Hans: *Friedrich Engelhorn.* Ein Unternehmer-Porträt des 19. Jahrhunderts. Pfälzische Verlagsanstalt, Landau/Pfalz 1992.

Schwabe 1966 Schwabe, Klaus: Ursprung und Verbreitung des Alldeutschen Annexionismus in der Deutschen Professorenschaft im Ersten Weltkrieg (Zur Entstehung der Intellektuelleneingabe vom Sommer 1915). *Vierteljahrshefte für Zeitgeschichte*, Jg. 14, 1966, 105-138.

Schwabe 1969 Schwabe, Klaus: *Wissenschaft und Kriegsmoral.* Die deutschen Hochschullehrer und die politischen Grundfragen des Ersten Weltkrieges. Musterschmidt Verlag, Göttingen 1969.

Schwerdtfeger 1997 Schwerdtfeger, Hartmut; Herly, Erik: *Die Handels-U-Boote Deutschland und Bremen.* Das Abenteuer der sensationellen Ozeanüberquerung. Kurze-Schönholz & Ziesemer Verlag, Bremen 1997.

Schwuchow 1915 Schwuchow, Peter: *Wahrheit und Klarheit.* Beiträge zur Alkoholfrage. 5. Auflage. Deutscher Abwehrbund gegen die Ausschreitungen der Abstinenzbewegung, Berlin 1915.

Seel 1919 Seel, E.; Deuzel, W.; Raunecker, E.: Über Kriegsbiere. *Zeitschrift für Lebensmitteluntersuchung und -Forschung*, A, Bd. 37, 1919, S. 116-124.

Selig 1967 Selig, Wolfram: *Paul Nikolaus Cossmann und die Süddeutschen Monatshefte von 1914–1918.* Ein Beitrag zur Geschichte der nationalen Publizistik im Ersten Weltkrieg. A. Fromm Verlag, Osnabrück 1967.

Shorter 1997 Shorter, Edward: *A History of Psychiatry.* From the Era of the Asylum to the Age of Prozac. John Wiley & Sons, New York 1997.

Siebold 2001 Siebold, Gerhard: *Röchling.* Kontinuität im Wandel. Thorbecke Verlag, Stuttgart 2001.

Siemens 1912 Siemens, Fritz: Die Errichtung eines biologischen Forschungsinstitutes über die körperlichen Grundlagen der Geisteskrankheiten. *Allgemeine Zeitschrift für Psychiatrie*, Jg. 69, 1912, S. 725-731 (auch in: *Psychiatrisch-Neurologische Wochenschrift*, Jg. 14, 1912, S. 101-104).

Smolka 1990 Smolka, Wolfgang J.: *Alexander von Wacker.* Das Leben eines Industrie-Pioniers. Langen Müller Herbig Verlag, München 1990.

Sommer 1910 Sommer, Robert: Eine psychiatrische Abteilung des Reichsgesundheitsamts. *Psychiatrisch-Neurologische Wochenschrift*, Jg. 12, 1910, S. 295-298.

Sommer 1911a Sommer, Robert: Die psychologischen Untersuchungsmethoden. *Allgemeine Zeitschrift für Psychiatrie*, Bd. 68, 1911, S. 511-516.

Sommer 1911b Sommer, Robert: Zur Frage einer psychiatrischen Abteilung des Reichsgesundheitsamtes. *Psychiatrisch-Neurologische Wochenschrift*, Jg. 13, 1911, S. 31-34.

Spielmeyer 1915 Spielmeyer, Walther: *Zur Klinik und Anatomie der Nervenschußverletzungen.* Springer Verlag, Berlin 1915.

Stassen 2005 Stassen, M. J. L. A.: *Charles Ruys de Beerenbrouck.* Edelman – staatsman 1873–1936. En leven lang een vaste waarde.

Uitgevers TIC, Maastricht 2005 (zugleich: Dissertation, Universität Maastricht 2000).

Stegmann 1970 Stegmann, Dirk: *Die Erben Bismarcks.* Parteien und Verbände in der Spätphase des Wilhelminischen Deutschland. Verlag Kiepenheuer & Witsch, Köln 1970.

Steinberg 2002 Steinberg, Holger (Hg.): *Der Briefwechsel zwischen Wilhelm Wundt und Emil Kraepelin.* Zeugnis einer jahrzehntelangen Freundschaft. Verlag Hans Huber, Bern 2002.

Steinmetz 1929 Steinmetz, Paul: *Die deutsche Volkshochschulbewegung* (Probleme der Staats- und Kultursoziologie, Bd. 5). Braun Verlag, Karlsruhe 1929.

Sternsdorf-Hauck 1989 Sternsdorf-Hauck, Christine: *Brotmarken und rote Fahne.* Frauen in der bayerischen Revolution und Räterepublik 1918/19. Isp Verlag, Frankfurt/Main 1989.

Stransky 1920 Stransky, Erwin: Der seelische Wiederaufbau des deutschen Volkes und die Aufgaben der Psychiatrie. *Zeitschrift für die gesamte Neurologie und Psychiatrie*, Bd. 60, 1920, S. 271-280.

Stuart 1920 Stuart, Sir Campbell: *Secrets of Crewe House.* The Story of a Famous Campaign. Hodder and Stoughton, London 1920.

Stürzbecher 1962 Stürzbecher, Manfred; Wagner, Gustav: *Die Vorgeschichte der Berufung von Edmund Lesser an die Charité* (Schriftenreihe der Nordwestdeutschen Dermatologischen Gesellschaft, Bd. 7). Lipsius & Tischer Verlag, Kiel 1962.

ter Haar 1988 ter Haar, Carel: Ernst Toller (1893–1939) „der aber an Deutschland scheiterte“. Manfred Treml u. a. (Hg.): *Geschichte und Kultur der Juden in Bayern.* Lebensläufe. Haus der Bayerischen Geschichte, München 1988, S. 309-314.

Thiemeyer 2007 Thiemeyer, Guido: Der Erste Weltkrieg. Ein Forschungsbericht. *Archiv für Sozialgeschichte*, Bd. 47, 2007, S. 683-694.

Toller 1963 Toller, Ernst: *Eine Jugend in Deutschland.* Rowohlt Verlag, Reinbek bei Hamburg 1963.

Toller 1979 Toller, Ernst: *Prosa, Briefe, Dramen, Gedichte.* Mit einem Vorwort von Kurt Hiller. Rowohlt Taschenbuch Verlag, Reinbek bei Hamburg 1979.

Toller 1995 Toller, Ernst: *Gesammelte Werke.* Hg. von John M. Spalek und Wolfgang Frühwald. Bd. 1. Hanser Verlag, München 1995.

Tooze 2001 Tooze, J. Adam: *Statistics and the German State, 1900–1945.* The Making of Modern Economic Knowledge. Cambridge University Press, Cambridge 2001.

Traub 1949 Traub, Gottfried: *Erinnerungen.* Aus der sozialen Bewegung – Aus meinen kirchlichen Kämpfen. Oldenbourg Verlag, München 1949.

Trumpp 1916 Trumpp, Josef: 1. Bericht über die Tätigkeit der vom Aerztlichen Verein München eingesetzten Kommisssion zur Beratung von Fragen der Erhaltung und Mehrung der Volkskraft. *Münchner Medizinische Wochenschrift*, Jg. 63, 1916, S. 1523f.

Tuczek 1914 Tuczek, Karl: *Über die Beziehungen der Nebennierenpigmentation zur Hautfarbe.* Gustav Fischer Verlag, Jena 1914.

Unabhängiger Ausschuß 1916 Unabhängiger Ausschuß für einen Deutschen Frieden (Hg.): *An das Deutsche Volk, 1916.* Berlin 1916.

Vocke 1915 Vocke, Friedrich: *Jahresbericht der Oberbayer. Heil- und Pflegeanstalt Eglfing bei München.* Wolf & Sohn, München 1915.

Vocke 1920 Vocke, Friedrich: Aussprache über die Bildung von Kommissionen in den Kreisen und für das Land. *Allgemeine Zeitschrift für Psychiatrie*, Bd. 76, 1920, S. 818-820.

Vogt 1994 Vogt, Martin: „Illusionen als Tugend und kühle Beurteilung als Laster“. Deutschlands „gute Gesellschaft“ im Ersten Weltkrieg. Wolfgang Michalka (Hg.): *Der Erste Weltkrieg.* Wirkung, Wahrnehmung, Analyse. Piper Verlag, München 1994, S. 622-648.

Volkert 1983 Volkert, Wilhelm (Hg.): *Handbuch der bayerischen Ämter, Gemeinden und Gerichte 1799–1980.* Verlag C. H. Beck, München 1983.

Voß 1919 Voß, G.: Untersuchungen über die geistige Leistungsfähigkeit der Schädel-Hirnverletzten mit Kraepelins Methode der fortlaufenden Additionen. *Allgemeine Zeitschrift für Psychiatrie*, Bd. 75, 1919, S. 265-280.

Voswinckel 2002 Voswinckel, Peter (Hg.): *Biographisches Lexikon der hervorragenden Ärzte der letzten fünfzig Jahre.* Nachträge und Ergänzungen (Bd. 3). Georg Olms Verlag, Hildesheim 2002.

Wachsmuth 1963 Wachsmuth, Werner (Hg.): *Eugen Enderlen 1863–1963.* Vier Vorträge. Springer Verlag, Berlin 1963.

Wagner 1919a Wagner Edler von Jauregg, Julius: *Telepathie und Hypnose im Verbrechen.* Vereinigung der Gerichtssaalreferenten der Wiener Tagespresse, Wien 1919.

Wagner 1919b Wagner Edler von Jauregg, Julius: Ueber Suggestion, Hypnose, Telepathie. *Deutsche Medizinische Wochenschrift*, Bd. 45, 1919, S. 1343.

Waitzbauer 1998 Waitzbauer, Harald: *Vom Irrenhaus zur Christian-Doppler-Klinik.* 100 Jahre Salzburger Landesnervenklinik 1898-1998. Otto Müller Verlag, Salzburg 1998.

Weber 1991 Weber, Matthias M.: „Ein Forschungsinstitut für Psychiatrie ..." Die Entwicklung der DFA in München zwischen 1917 und 1945. *Sudhoffs Archiv*, Jg. 75, 1991, S. 74-89.

Weber 1993 Weber, Matthias M.: *Ernst Rüdin.* Eine kritische Biographie. Springer Verlag, Berlin 1993.

Weber 1996 Weber, Matthias M.: Harnack-Prinzip oder Führerprinzip? Erbbiologie unter Ernst Rüdin an der Deutschen Forschungsanstalt für Psychiatrie in München. Bernhard vom Brocke, Hubert Laitko (Hg.): *Die Kaiser-Wilhelm-/Max-Planck-Gesellschaft und ihre Institute.* Walter de Gruyter Verlag, Berlin 1996, S. 409-422.

Weber 1997a Weber, Matthias M.; Burgmair, Wolfgang: „Anders als die Andern". Kraepelins Gutachten über Hirschfelds Aufklärungsfilm. Ein Beitrag zur Psychiatriegeschichte der Weimarer Republik. *Sudhoffs Archiv*, Bd. 81, 1997, S. 1-20.

Weber 1997b Weber, Matthias M.: Aloys Alzheimer, a coworker of Emil Kraepelin. *Journal of psychiatric research*, Bd. 31, 1997, S. 635-643.

Weber 1997c Weber, Matthias M.; Engstrom, Eric J.: Kraepelin's Diagnostic Cards. The Confluence of Empirical Research and Preconceived Categories. *History of Psychiatry*, Bd. 8, 1997, S. 375-385.

Weber 2003 Weber, Matthias M.: „Natürlich besoff ich mich lästerlich ...". Kraepelin und die Abstinenzbewegung um 1900. *Sucht*, Bd. 49, 2003, S. 34-41.

Weber-Jasper 1996 Weber-Jasper, Elisabeth: *Wilhelm Weygandt (1870-1939).* Psychiatrie zwischen erkenntnistheoretischem Idealismus und Rassenhygiene (Abhandlungen zur Geschichte der Medizin und der Naturwissenschaften, Bd. 76). Matthiesen Verlag, Husum 1996.

Wehler 1995 Wehler, Hans-Ulrich: *Deutsche Gesellschaftsgeschichte.* Bd. 3. 1849–1914. Von der „Deutschen Doppelrevolution" bis zum Beginn des Ersten Weltkrieges. Verlag C. H. Beck, München 1995.

Wehler 1998 Wehler, Hans-Ulrich: Wilhelminischer Honoratiorenklüngel oder protofaschistische Massenbewegung. Die „Deutsche Vaterlandspartei" von 1917/18. Ders. (Hg.): *Politik in der Geschichte.* Essays. Verlag C. H. Beck, München 1998, S. 172-177.

Wehler 2003 Wehler, Hans-Ulrich: *Deutsche Gesellschaftsgeschichte.* Bd. 4. 1914–1949. Vom Beginn des Ersten Weltkrieges bis zur Gründung der beiden deutschen Staaten. Verlag C. H. Beck, München 2003.

Weiler 1919a Weiler, Karl: Ein Jahr Kriegsneurotikerbehandlung im I. bayer. AK. *Münchner Medizinische Wochenschrift*, Jg. 66, 1919, S. 401-407.

Weiler 1919b Weiler, Karl: Versorgung und weitere Behandlung der psychopathischen, hysterischen und neurotischen Kriegsteilnehmer. *Münchner Medizinische Wochenschrift*, Jg. 66, 1919, S. 531-536.

Weiler 1933 Weiler, Karl: *Nervöse und seelische Störungen bei Teilnehmern am Weltkriege, ihre ärztliche und rechtliche Beurteilung* (Arbeit und Gesundheit. Sozialmedizinische Schriftenreihe aus dem Gebiete des Reichsarbeitsministeriums, Heft 22). Thieme Verlag, Leipzig 1933.

Weindling 1989 Weindling, Paul: *Health, Race, and German Politics between National Unification and Nazism, 1870–1945.* Cambridge University Press, Cambridge 1989.

Weingart 1992 Weingart, Peter; Kroll, Jürgen; Bayertz, Kurt: *Rasse, Blut und Gene.* Geschichte der Eugenik und Rassenhygiene in Deutschland. Suhrkamp Verlag, Frankfurt/Main 1992.

Weisz 1970 Weisz, Christoph: *Münchener Historiker der Weimarer Zeit.* Konrad Beyerle, Max Buchner, Michael Doeberl, Erich Marcks, Karl Alexander von Müller, Hermann Oncken. Duncker & Humblot Verlag, Berlin 1970.

Weitsch 1919 Weitsch, Eduard: *Zur Sozialisierung des Geistes.* Grundlagen und Richtlinien für die deutsche Volkshochschule. Eugen Diederichs Verlag, Jena 1919.

Wetzel 1920 Wetzel, Albrecht: *Über Massenmörder.* Ein Beitrag zu den persönlichen Verbrechensursachen und zu den Methoden ihrer Erforschung (Abhandlungen aus dem Gesamtgebiete der Kriminalpsychologie, Heft 3). Springer Verlag, Berlin 1920.

Wetzel 1920b Wetzel, Albrecht: Akute Psychosen und Jahreszeit. *Allgemeine Zeitschrift für Psychiatrie*, Bd. 76, 1920, S. 666f.

Weyerer 2008 Weyerer, Benedikt: Max Isserlin und die Heckscher Klinik. Ilse Macek (Hg.): *Ausgegrenzt – entrechtet – deportiert.* Schwabing und Schwabinger Schicksale 1933 bis 1945. Volk Verlag, München 2008, S. 406-462.

Weygandt 1914 Weygandt, Wilhelm: Geisteskranken im Krieg. *Münchner Medizinische Wochenschrift*, Jg. 61, 1914, S. 2152, 2179-2187.

Weygandt 1915a Weygandt, Wilhelm: Kriegseinflüsse und Psychiatrie. *Jahreskurse für ärztliche Fortbildung*, Jg. 6, 1915, S. 15-50.

Weygandt 1915b Weygandt, Wilhelm: Der Krieg und die Neurosen. *Die Umschau*, Jg. 19, 1915, S. 281-284.

Weygandt 1922 Weygandt, Wilhelm: *Staatskrankenanstalt und psychiatrische Universitätsklinik.* Ein Beitrag zur Krankenanstaltsbehandlung und Fürsorge psychisch Kranker und Nervenleidender. Meißner Verlag, Hamburg 1922.

Weygandt 1928 Weygandt, Wilhelm: *Die Staatskrankenanstalt Friedrichsberg und Psychiatrische Universitätsklinik Hamburg.* Braun Verlag, Düsseldorf 1928.

Williams 2001 Williams, John Alexander: Ecstasies of the Young. Sexuality, the Youth Movement, and Moral Panic in Germany on the Eve of the First World War. *Central European History*, Bd. 34.2, 2001, S. 163-189.

Willstätter 1949 Willstätter, Richard: *Aus meinem Leben.* Von Arbeit, Muße und Freunden. Hg. von Arthur Stoll. Verlag Chemie, Weinheim 1949.

Wilmanns 1924 Wilmanns, Karl: Ewald Hecker, 1843-1909. Theodor Kirchhoff (Hg.): *Deutsche Irrenärzte.* Einzelbilder ihres Lebens und Wirkens (Bd. 2). Springer Verlag, Berlin 1924, S. 208-217.

Zahn 1918 Zahn, Friedrich: Deutsche Volkswirtschaft und Bevölkerung. Deutsche Wacht (Hg.): *Die Erhaltung und Mehrung der deutschen Volkskraft.* Vorträge und Aussprachen gehalten bei der Tagung in München am 27. und 28. Mai 1918. J. F. Lehmanns Verlag, München 1918, S. 13-37.

Zahn 1919 Zahn, Friedrich: *Bayern und die Reichseinheit.* Gerber Verlag, München 1919.

Ziegler 2005 Ziegler, Leopold: *Gesammelte Werke in Dokumenten.* Bd. 5. Briefe und Dokumente. Bearbeitet von Theodor Binder und Manfred Bosch. Königshausen & Neumann Verlag, Würzburg 2005.

Zorn 1986 Zorn, Wolfgang: *Bayerns Geschichte im 20. Jahrhundert.* Verlag C. H. Beck, München 1986.

Namens- und Ortsindex

Allgemeine Hinweise

Seitenzahlen in *kursiver* Schrift verweisen auf die Erwähnung des Namens oder Ortes in Fußnoten, Seitenzahlen in **fetter** Schrift auf Briefe der genannten Person. Emil Kraepelin ist in den Index nicht eigens aufgenommen.
Kliniken, psychiatrische Institutionen und Pflegeeinrichtungen, Strafanstalten etc. sowie Universitäten und andere Hochschulen sind unter den Stichwörtern „Klinik", „Strafanstalt" bzw. „Universität" in Verbindung mit dem jeweiligen Ortsnamen aufgeführt.

Häufige Vornamen

Sofern sich aus dem Kontext oder den Anmerkungen nichts anderes ergibt, sind mit den in den Briefen häufig genannten Vornamen folgende Personen gemeint:

Carl [Karl, Korl] – Carl Kraepelin
Ina – Ina Kraepelin (⋆Schwabe)
Emma – Emma Kraepelin
Toni – Toni Schmidt-Kraepelin

A

C

E

I

J

L

M

N

Q

R

V

W

Edition Emil Kraepelin bei belleville

Emil Kraepelin (1856–1926) zählt zu den bedeutendsten Psychiatern an der Wende vom 19. zum 20. Jahrhundert. Sein Denken wurde vor allem von der Philosophie und der naturwissenschaftlichen Psychologie Wilhelm Wundts geprägt. Langfristig richtungweisend war hauptsächlich Kraepelins Einteilung der psychischen Krankheiten, insbesondere sein Konzept der „Dementia praecox" und des „Manisch-depressiven Irreseins". Darüber hinaus beschäftigte sich Kraepelin mit zahlreichen sozialpolitischen Fragen seiner Zeit, z. B. der Strafrechtsreform und der Abstinenzbewegung. Vor allem während des Ersten Weltkriegs vertrat Kraepelin eine zunehmend national-konservative und elitistische Position.

Während etwa über seinen Zeitgenossen und Antipoden Sigmund Freud eine inzwischen unüberschaubare Literatur existiert, sind Leben und Werk Kraepelins in der öffentlichen Diskussion nach wie vor wenig präsent. Dies ist nicht zuletzt dadurch begründet, daß – abgesehen von den neun Auflagen seines bekannten *Lehrbuchs der Psychiatrie* – wichtige Schriften Kraepelins und Materialien aus seinem Nachlaß nur schwer zugänglich sind oder bislang nicht publiziert wurden. Die Reihe *Edition Emil Kraepelin* möchte daher die Forschung über Kraepelin und damit über die Entwicklung sowie die Bedeutung der deutschen Psychiatrie im späten 19. und frühen 20. Jahrhundert auf eine breitere Quellengrundlage stellen.

Bisher sind erschienen:

Emil Kraepelin – „Persönliches". Selbstzeugnisse. Herausgegeben von Wolfgang Burgmair, Eric J. Engstrom und Matthias M. Weber. München 2000 (Werke I). 277 S., 30 Abb., 19,90 €. ISBN 978-3-933510-90-7

Band 1 enthält die erstmals vollständig veröffentlichte, Anfang der 1920er Jahre verfaßte Selbstschilderung „Persönliches". Kraepelin gestaltet darin aus tradierten Formen des bürgerlichen Sittenspiegels und seiner klinischen Untersuchungsmethodik ein „psychohygienisches" Vermächtnis, in dem er sowohl seine Charaktermerkmale einschließlich persönlicher Schwächen, als auch seine allgemeine Lebenshaltung und seine politischen Anschauungen offen darlegt. Nicht zuletzt dadurch wird die ursprünglich private Analyse zu einem Zeitdokument. Eine Auswahl bislang unbekannter Gedichte und Abbildungen, ein chronologischer Lebenslauf und eine vollständige Werkbibliographie ergänzen diesen Band und ermöglichen eine umfassende Sicht auf seine Persönlichkeit.

Emil Kraepelin – Kriminologische und forensische Schriften. Werke und Briefe. Herausgegeben von Wolfgang Burgmair, Eric J. Engstrom, Paul Hoff und Matthias M. Weber. München 2001 (Werke II). 426 S., 11 Abb., 24,90 €. ISBN 978-3-933510-91-4

Band 2 enthält die wichtigsten kriminologischen und forensischen Schriften des bedeutenden Psychiaters. Dieser bislang wenig beachtete Aspekt seines wissenschaftlichen Œuvres stellt einen wesentlichen Beitrag zur Debatte um die Strafrechtsreform seit dem Ende des 19. Jahrhunderts dar. Bereits in seiner ersten Publikation *Die Abschaffung des Strafmaßes* von 1880 forderte Kraepelin eine radikale Neuorientierung des Strafvollzugs. Seine zwei Jahre später entstandene moralphilosophische Abhandlung *Schuld und Strafe*, die hier erstmals veröffentlicht wird, läßt den Einfluß der italienischen positivistischen Schule Lombrosos besonders deutlich erkennen. Kraepelins spätere kriminologische Aufsätze eröffnen einen zusätzlichen Einblick in die Entwicklung seiner Reformideen, die sich zunehmend an der Interpretation des Verbrechens als einer sozialen Krankheit orientierten.

Emil Kraepelin – Briefe I. 1868–1886. Herausgegeben von Wolfgang Burgmair, Eric J. Engstrom und Matthias M. Weber. München 2002 (Werke III). 405 S., 16 Abb., 24,90 €. ISBN 978-3-933510-92-1

Band 3 enthält eine repräsentative Auswahl der wissenschaftlichen und privaten Korrespondenz aus dem Zeitraum von 1868 bis 1886. Im Mittelpunkt des Briefwechsels steht einerseits der persönliche Werdegang Kraepelins, beginnend mit seiner Schulzeit in Neustrelitz (Mecklenburg) und seinem Studium an den Universitäten Leipzig und Würzburg, andererseits seine frühe akademische Laufbahn als Assistenzarzt am Würzburger Juliusspital, der Oberbayerischen Kreisirrenanstalt und der Leipziger Nervenklinik.

Emil Kraepelin – Kraepelin in Dorpat. 1886–1891. Herausgegeben von Wolfgang Burgmair, Eric J. Engstrom, Albrecht Hirschmüller und Matthias M. Weber. München 2003 (Werke IV). 373 S., 22 Abb., 19,90 €. ISBN 978-3-933510-93-8

Im Mittelpunkt des vierten Bandes steht sein Wirken als Ordinarius für Psychiatrie in Dorpat (Tartu, Estland) von 1886 bis 1891. Die einzige deutschsprachige Universität des russischen Kaiserreichs bot in den 1880er Jahren ein anregendes, aber zugleich bewegtes akademisches Umfeld. Die geographische Lage am Rande der deutschsprachigen Gelehrtenkultur, die heterogene ethnische Zusammensetzung der Studentenschaft, die seit 1889 einsetzende „Russifizierung" des Bildungswesens und die dadurch hervorgerufene Spaltung des Lehrkörpers machten die Universität zum Schauplatz wachsender Spannungen. Der Briefwechsel und wenig bekannte Publikationen Kraepelins aus seiner Zeit in Dorpat spiegeln nicht nur diese wechselvolle politische und akademische Situation wider, sondern auch die Entstehung seiner wissenschaftlichen Leitideen.

Emil Kraepelin – Kraepelin in Heidelberg. 1891–1903. Herausgegeben von Wolfgang Burgmair, Eric J. Engstrom und Matthias M. Weber. München 2005 (Werke V). 412 S., 22 Abb., 24,90 €. ISBN 3-933510-94-5

Zur Umsetzung seines Programms, das sowohl auf die Definition von Krankheitseinheiten als auch auf die Entwicklung einer „messenden Individualpsychologie" abzielte, führte Kraepelin in Heidelberg zwischen 1891 und 1903 neue Strategien der klinischen und experimentellen Forschung, d. h. eine neue Wissensökonomie ein. Die damit verbundenen administrativen Veränderungen riefen erhebliche Widerstände im psychiatrischen Versorgungssystem Badens hervor. Gleichzeitig wurden Kraepelins Schüler zu international erfolgreichen Multiplikatoren seiner Nosologie. Darüber hinaus wandte er sich zunehmend der „sozialen Frage" sowie der Abstinenzbewegung zu.

Emil Kraepelin – Kraepelin in München I. 1903–1914. Herausgegeben von Wolfgang Burgmair, Eric J. Engstrom und Matthias M. Weber. München 2006 (Werke VI). 444 S., 23 Abb., 24,90 €. ISBN 978-3-933510-95-2

Obwohl Emil Kraepelin glaubte, durch die Übernahme des Münchner Lehrstuhls für Psychiatrie 1903 sein „persönliches Glück der Wissenschaft zum Opfer" gebracht zu haben, erreichte er während seiner Jahre als Direktor der Universitätsnervenklinik den Höhepunkt seines Einflusses und seiner internationalen Bedeutung. Während Kraepelins Forschung durch die Arbeit an seinem Lehrbuch bestimmt war, traten gesundheits- und berufspolitische Aspekte stark in den Vordergrund seiner Aktivitäten, insbesondere der Kampf gegen die „Entartung". Gleichzeitig schuf er sich mit seiner Villa „Buon Rimedio" einen privaten Rückzugsraum, in dem er seine Vorstellung eines von Natur und Reisen geprägten Lebensstils verwirklichen konnte.

Die Reihe wird fortgesetzt.

belleville Verlag Michael Farin
Hormayrstraße 15, D-80997 München
email: belleville@t-online.de